U0266621

老年心律失常的介入诊断与治疗

Interventional Diagnosis and Treatment of Arrhythmias in the Elderly

主　编　马　路　江梦溪
副主编　田海涛　王鸿燕　卞　宁

科学出版社

北　京

内 容 简 介

本书共 31 章。分别阐述了老年心律失常的概论，抗心律失常药物的应用原则，心脏电生理检查的基本原理、应用及操作技术。针对老年房性心律失常疾病阐述了房间隔穿刺术、房性心动过速、心房扑动、心房颤动、房室结折返性心动过速等的电生理特点和消融。对于老年室性心律失常疾病阐述了室性期前收缩、室性心动过速、心室颤动的电生理特点及消融。介入治疗方面介绍了导管消融的并发症及处理、心电生理检查和导管消融的新技术。本书还介绍了起搏器治疗老年心律失常的基础理论和临床应用（植入技术、计时周期、方式选择、频率适应性起搏、起搏心电图、随访与程控、故障识别及处理、转复除颤器和心脏再同步治疗）。内容科学严谨、知识丰富详尽，配有丰富的图表加以说明，适合于心血管内科、心血管外科和老年病科的医师参考阅读。

图书在版编目（CIP）数据

老年心律失常的介入诊断与治疗 / 马路，江梦溪主编. —北京：科学出版社，2023.6
ISBN 978-7-03-075626-8

Ⅰ.①老… Ⅱ.①马…②江… Ⅲ.①老年病－心律失常－诊断②老年病－心律失常－介入性治疗 Ⅳ.①R541.7

中国国家版本馆CIP数据核字（2023）第097038号

责任编辑：郭 颖 马 莉 / 责任校对：郭瑞芝
责任印制：赵 博 / 封面设计：龙 岩

科 学 出 版 社 出版
北京东黄城根北街 16 号
邮政编码：100717
http://www.sciencep.com

三河市春园印刷有限公司 印刷
科学出版社发行 各地新华书店经销

*

2023 年 6 月第 一 版 开本：787×1092 1/16
2023 年 6 月第一次印刷 印张：26 插页：12
字数：639 000
定价：238.00 元
（如有印装质量问题，我社负责调换）

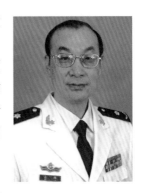

马　路　解放军总医院第六医学中心老年病科主任医师，北京朝阳中西医结合急诊抢救中心心血管病中心主任兼心内一区主任，深圳汉喜心血管病医院心内科及胸痛中心主任，北京中医药大学硕士生导师。老年心血管专业医学博士（导师王士雯院士），中西医结合专业博士后（导师陈可冀院士）。国家食品药品监督管理局心血管化学药物、中药及民族药物审评专家。参加进口药物普拉格雷、利伐沙班、阿哌沙班、生物素化依达肝素、伊伐布雷定、阿利吉仑、奥普力农、他达拉非片等；国产维拉帕米缓释片、巴替非班注射液、马来酸左旋氨氯地平/阿托伐他汀钙片、重组人肝细胞生长因子裸质粒注射液、果糖二磷酸钠颗粒等，国家创新药注射用盐酸椒苯酮胺的评审。参加注射用灯盏细辛及血塞通注射液等50余种中药的评审。从事中西医结合工作30余年。临床擅长心血管疾病及疑难杂症的中西医结合治疗，冠心病及心律失常的介入治疗，心力衰竭的干细胞治疗。主持军队、省部级课题7项。主编、参编著作5部。发表论文80余篇。获军队医疗成果二等奖1项，三等奖2项。

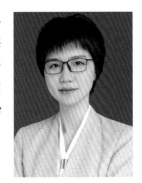

江梦溪　首都医科大学药学院教授，博士生导师。主要从事心血管药理及代谢性疾病的机制研究，深入研究了类固醇硫酸酯酶介导的代谢物重激活在肥胖、2型糖尿病及心血管疾病中的作用并阐明其作用机制，为代谢性疾病及心血管疾病的防治提供了新的靶标和方法。多项研究成果发表于 *Journal of Hepatology*、*Nature Communications* 等期刊。

编者名单

主　编　马　路　江梦溪

副主编　田海涛　王鸿燕　卞　宁

编　者（以姓氏笔画为序）

马　路　王　庆　王鸿燕　王鲁宁

牛绍莉　卞　宁　尹玉霞　田海涛

华　参　江梦溪　李　晶　吴超联

张海军　陈　睿　邵　翔　赵成凯

廉鸿飞

　　老年人由于年龄增长及其特殊的病理生理特性，引起退行性变导致心律失常；或在老年退行性变的基础上出现心血管疾病而导致心律失常，或既往已有的或新发的各种心血管病，或其他疾病因素而导致心律失常。老年人心律失常有其独特的临床特点：①大部分起病隐匿、病史较长、进展缓慢；②难于恢复或痊愈；③房室传导阻滞程度往往较重，如不及时处理预后差；④临床症状较年轻人明显；⑤老年人心脏传导阻滞一旦发生，常呈进行性发展，且大多发生于希氏束（His 束）远端或束支。因而老年人心律失常往往比较顽固，单用药物很难得到控制；年龄是大多数心律失常发展的独立危险因素，但高龄患者在临床试验中的代表性不足，致使此类患者在心律失常治疗中，尤其是介入治疗的有效性和安全性的关键证据不足。

　　该书总结了衰老与心律失常的病理生理学，并介绍了最常见心律失常年龄特异性管理的现有证据，包括药物、导管消融术和心脏植入式电子设备，为临床医疗提供了帮助。该书编者曾师从我国著名老年心脏病学专家王士雯院士和中西医结合心血管病专家陈可冀院士，早年也曾随我学习介入诊疗技术，多年默默在老年心血管病领域辛勤工作，颇多领悟，注重临床，注重实际，科学务实。

　　该书实用性、操作性强，也强调科学性和规范性，结合近年来国内外老年心律失常的临床研究成果，可作为临床医师对老年心律失常患者进行介入诊疗的参考。

马长生

主任医师、教授
中华医学会心血管病学分会候任主任委员
国家心血管病临床医学研究中心主任
首都医科大学心脏病学系主任
首都医科大学附属北京安贞医院心脏内科中心主任

前　言　Preface

　　心脏结构和功能随年龄增长性改变与病态窦房结综合征、心房颤动等心律失常密切相关，而且易化了心肌折返的形成，使得心律失常更易诱发且难以终止。老年患者由于其容易合并冠心病（尤其是心肌梗死）、高血压、心力衰竭、糖尿病、肾衰竭等多种并发症，致使恶性室性心律失常及电风暴更易发生，单用药物难以控制，而且行有创检查和治疗后较易感染，伤口也较难愈合。老年患者既易发生血栓，又易发生出血，介入诊疗过程中既要注意防治血栓，又要注意防治出血。因而老年心律失常患者的介入诊断和治疗及介入治疗前后的用药均有一定的要求和许多有别与非高龄患者的处理方法。

　　老年心律失常介入诊疗的安全性和有效性取决于手术和药物治疗的规范，取决于循证医学的证据和个体化的治疗原则。近年来老年心律失常介入诊疗的试验研究逐渐增多，包括心房颤动左心耳封堵等研究，为老年心律失常的介入诊疗增添了循证医学的证据。

　　本书结合基础研究成果与最新的循证医学证据，形成老年心律失常介入诊疗的方法体系。本书适合临床医师、心内科医师、介入科医师、科研人员和医学院校师生参考阅读。

马　路　江梦溪

2023 年 6 月

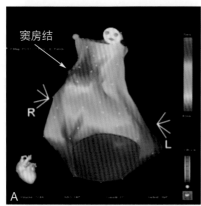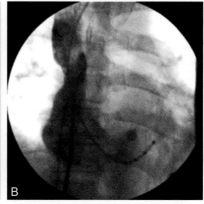

图 5-3　窦房结的立体结构及位置（电解剖图）

窦性心律右心房激动标测图：A. 窦性心律时进行右心房激动标测，R：右侧；L：左侧：白色单线箭头所指为最早激动点（即原激动标测图中所显示的红色区域），即窦房结所在位置。红色带状箭头反映激动传导方向。B. 右心房和上腔静脉造影，结合图 A 可见窦房结的解剖位置位于上腔静脉与右心房交界处

摘自：彭晖，沈潞华 . 三维电生理标测图在心律失常及其心电图教学中的应用 [J]. 中国医学教育技术，2015，29（6）：673-676.

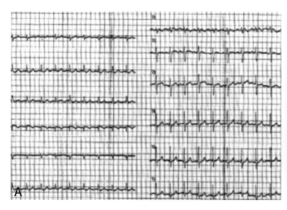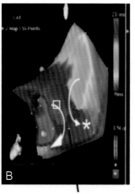

红色和紫色首尾相接区域

图 5-4　典型心房扑动的电激动图（左前斜位）

A. 心房扑动心电图；B. 左心房扑动的三维激动顺序标测图，白色箭头所在位置是红紫色相接区域，即原激动标测图中红色代表最早激动（＊号），紫色代表最晚激动（□号），黄、绿、蓝色（图中颜色由深至浅再到深的部分）代表激动由早至晚顺序激动，心房扑动时表现为同时绕二尖瓣环及肺静脉的"8"字形双环折返机制（即图中激动沿着白色箭头方向传导）

摘自：彭晖，沈潞华 . 三维电生理标测图在心律失常及其心电图教学中的应用 [J]. 中国医学教育技术，2015，29（6）：673-676.

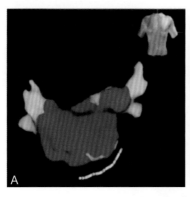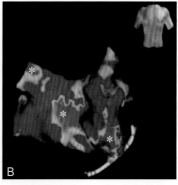

图 5-5　电压标测图

图中颜色从红色、黄色、绿色、蓝色、紫色代表电压幅度逐渐升高，红色代表电压幅度在 0.05 ~ 0.5mV 的低电压区（＊号），紫色（颜色较深区域）代表正常区域。A. 左心房电压标测正常的无房颤患者；B. 左心房壁散在低电压区（＊号所指区域）的房颤患者

摘自：彭晖，沈潞华 . 三维电生理标测图在心律失常及其心电图教学中的应用 [J]. 中国医学教育技术，2015，29（6）：673-676.

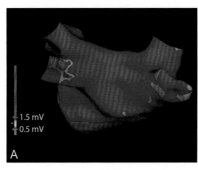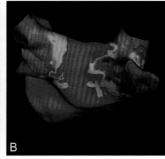

图 5-6　左心房与肺静脉电压图

后面观，紫色代表存活心肌，红色和灰色表示瘢痕。A. 不可逆电穿孔（irreversible electroporation，IRE）消融前的电压图；B. IRE 消融后的电压图

摘自：Loh P，van Es R，Groen MHA，et al. Pulmonary Vein Isolation With Single Pulse Irreversible Electroporation：A First Human Study in 10 Patients with Atrial Fibrillation [J]. Circ Arrhythm Electrophysiol，2020，13（10）：e008192. DOI：10.1161/CIRCEP.119.008192.

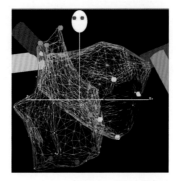

图 5-7　双心房窦性心律的网眼图

摘自：CARTO 技术原理 ppt 课件 . http：//www.doc88.com/p-6374770508317.html

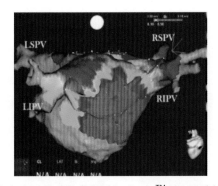

图 5-8　左心房三维 CT 成像融入 Carto™ XP 系统的三维构型

LSPV. 左上肺静脉；LIPV. 左下肺静脉；RSPV. 右上肺静脉；RIPV. 右下肺静脉

摘自：Ling Z，McManigle J，Zipunnikov V，et al. The association of left atrial low-voltage regions on electroanatomic mapping with low attenuation regions on cardiac computed tomography perfusion imaging in patients with atrial fibrillation [J]. Heart Rhythm，2015，12（5）：857-864. doi：10.1016/j.hrthm.2015.01. 015. Epub 2015 Jan 13.

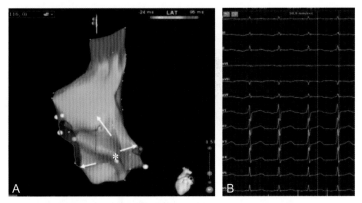

图 5-9　起源于右心房后壁的局灶性房性心动过速（红色区域为最早激动处）

A. 右心房局灶性房性心动过速的三维电激动标测图，红色区域（＊号）代表最早激动部位，位于右心房底部后间隔侧向周围呈"离心性"扩布（激动沿白色箭头方向呈放射状传导）；B. 心动过速发作时体表心电图

摘自：彭晖，沈潞华. 三维电生理标测图在心律失常及其心电图教学中的应用 [J]. 中国医学教育技术，2015，29（6）：673-676.

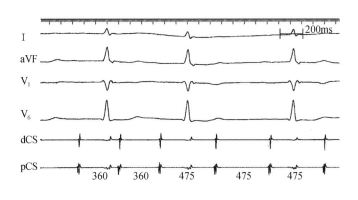

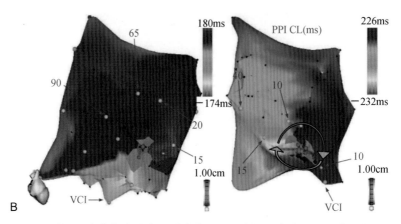

图 5-10　一位 60 岁老年人法洛四联症术后双环大折返房性心动过速（右侧观）

A. 从顶部到底部：三尖瓣峡部（cavo-tricuspid isthmus，CTI）射频导管消融时体表心电图 I、aVF、V₁、V₆ 导联和四级冠状窦电极的双极记录，在射频放电时，房性心动过速突然从 360ms 增至 475ms 并伴随激动图的明显变化。B. 左图：AT#1 激动图是逆时针方向的峡部依赖性心房扑动，尽管没有任何其他图形的数据能够排除围绕侧壁瘢痕顺时针方向的环形激动，峡部依赖性心房扑动在心房切开手术瘢痕（灰色）上方和后方区域，被围绕着三尖瓣环的不同点显示短起搏间期（PPI- 心动过速周长 20ms，）的拖带图形和右心房侧壁非常长的 PPIs 所证实。右图：在 A 图显示突然周长变化后的 AT#2 激动图，提示围绕心房切开的顺钟向激动，拖带起搏显示围绕着手术瘢痕的位点处于环路中，而峡部的其他位点不在环路中。证明侧壁心房切开瘢痕相关的术后心动过速。在瘢痕下面和腔静脉的下壁实施消融，第 2 个心动过速终止。一个心动过速突然转变为另一个心动过速是和双环心动过速相关的，即一个围绕三尖瓣的逆钟向的主环和一个较慢的围绕心房切开瘢痕的顺钟向的环路

摘 自：Seiler J，Schmid DK，Irtel TA ，et al. Heart [J]. 2007，93（3）：325-330. doi：10.1136/hrt. 2006. 094748. Epub 2006 Sep 15.

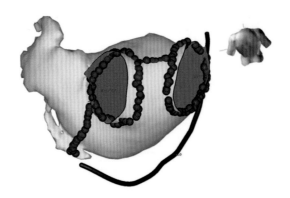

图 5-11　Carto 指导下的非阵发性心房颤动的标准消融策略（左心房后位观）

非阵发性房颤患者通常进行标准的左心房消融策略，包括 2 个同侧肺静脉隔离的环形消融线和 2 个标准的左心房消融线 - 连接 2 个上部肺静脉的顶部线和连接二尖瓣环侧面与左肺静脉的二尖瓣线

摘 自：Mujović N，Marinković M，Lenarczyk R，et al. Catheter Ablation of Atrial Fibrillation： An Overview for Clinicians [J]. Adv Ther，2017，34（8）：1897-1917. doi：10.1007/s12325-017-0590-z. Epub 2017 Jul 21

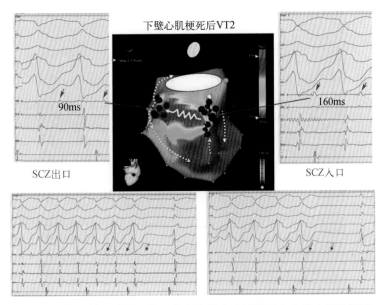

图 5-12　陈旧性下壁心肌梗死患者室性心动过速时左心室电激动标测

中间为 Carto 系统激动标测图，红色为较早电激动区，紫色为较晚电激动区，红色与紫色围绕二尖瓣环头尾相连。在室性心动过速（VT）缓慢传导区（SCZ）的入口消融（深红色点）可终止 VT，但可反复诱发，最终 VT 在 SCZ 出口处消融成功

摘自：王祖禄，杨桂棠. 器质性心脏病室速消融 2013. https：//m.365 heart.com/shownews.asp ?id = 89726

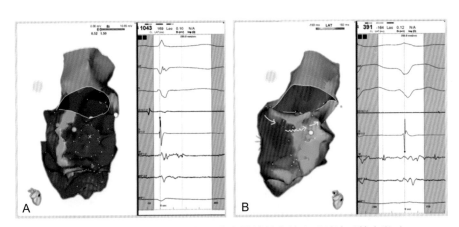

图 5-13　陈旧性下壁心肌梗死患者持续性室性心动过速时的电激动

A. 左侧为左心室下面观的电压图，右侧是发自瘢痕中部的心电图显示有晚电位；B. 同为左心室下面观，显示持续性室性心动过速时的激动图，显示围绕着二尖瓣环的大折返，右侧图显示同时发自于瘢痕内部舒张中期的心电图

摘自：Yadav A，Ramasamy S，Theodore J，et al. Catheter ablation of scar based ventricular tachycardia-Procedural characteristics and outcomes [J]. Indian Heart J，2020，72（6）：563-569. doi：10.1016/j.ihj.2020.09.009. Epub 2020 Sep 19.

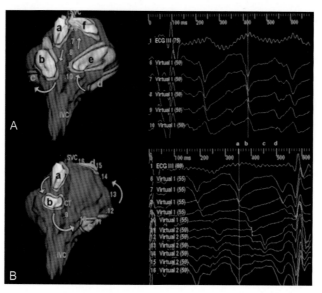

图 5-14 典型心房扑动和上部折返环（ULR）的电传导图

非接触式标测被展示。A 图（左）显示典型心房扑动电传导图的右后侧面观。A 图（右）显示单极虚拟电图。在顺钟向典型心房扑动时，右心房激动的波振面下降到右心房后壁和间隔（a 至 c），从三尖瓣峡部（未显示）通过，在右心房的前壁和侧壁上升（d 至 f）。沿着界嵴（crista terminalis，CT）的虚拟电图显示由界嵴各面不同波振面传导方向所致的双电势。B 图（左）同一患者上部折返环（ULR）的电传导图。激动波在右心房后面向下传导（a 至 b），在界嵴通过传导"缺口"（b 至 c），在右心房的前侧向上行，然后围绕上腔静脉（c 至 d）完成折返径路（d 至 a）。B 图（右）界嵴虚拟电图（虚拟 9）显示低振幅电势位于第一与第二偏转之间，提示传导"缺口"的存在。IVC. 腔静脉；SVC. 上腔静脉

摘自：Liu TY，Tai CT，Huang BH，et al. Functional Characterization of the Crista Terminalis in Patients With Atrial Flutter：Implications for Radiofrequency Ablation [J]. J Am Coll Cardiol，2004，43（9）：1639-1645. doi：10.1016/j.jacc.2003.11.057.

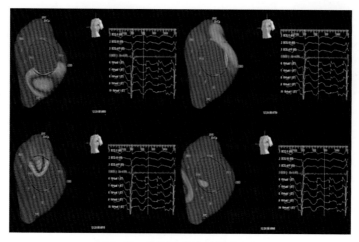

图 5-15 典型心房扑动的电势图

当心房扑动发作时，4 个连续的等电势图（图左）表明右心房（左前斜）的激动顺序。等电势图的右侧是同时记录的虚拟电图

摘自：Okishige K，Kawabata M，Umayahara S，et al. Radiofrequency Catheter Ablation of Various Kinds of Arrhythmias Guided by Virtual Electrograms Using a Noncontact，Computerized Mapping System [J]. Circ J，2003，67（5）：455-460. doi：10.1253/circj.67.455.

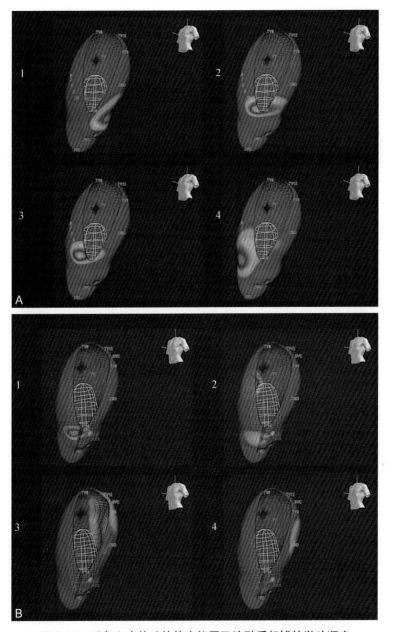

图 5-16　反向心房扑动的等电势图及消融后起搏的激动顺序

A. 4 个连续的等电势图显示右心房（左前斜：LAO）的激动形式。一个先前经历过常规消融后的患者的"反向"心房扑动发作时，激动波到达峡部的间隔入口，然后朝向消融线的缺口，在缺口处显著变窄。通过消融线的缺口后激动波再次变宽，朝向低侧壁行进。B. 与图 A 为同一个患者，4 个连续的等电势图表明心房扑动成功消融后于低侧壁右心房（左前斜位）起搏的激动顺序。如图所示传导阻滞在消融线上出现。刺激波能够从右心房下侧壁邻近消融线的峡部（阻滞线）朝向高右心房和高间隔壁顺钟向运动，继续向峡部入口运动，最终阻滞在峡部的消融线

摘自：Okishige K，Kawabata M，Umayahara S，et al. Radiofrequency Catheter Ablation of Various Kinds of Arrhythmias Guided by Virtual Electrograms Using a Noncontact，Computerized Mapping System [J]. Circ J，2003，67（5）：455-460. doi：10.1253/circj.67.455.

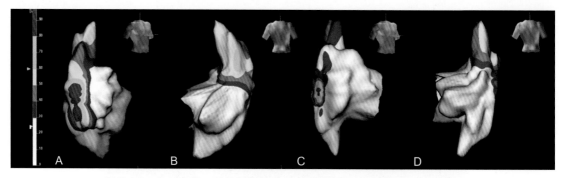

图 5-17　右心房单一局灶性与多点局灶性房性心动过速的电压分析图

右心房非接触性标测显示一个较小的低电压区域（灰色区域表示电压峰值的 30%）。右前斜位（A、B）一个单一局灶性房性心动过速；后前位（C、D）多点局灶性房性心动过速

摘自：Hu YF，Higa S，Huang JL，et al. Electrophysiologic characteristics and catheter ablation of focal atrial tachycardia with more than one focus [J]. Heart Rhythm，2009，6（2）：198-203. doi：10.1016/j.hrthm. 2008.10.041. Epub 2008 Oct 30.

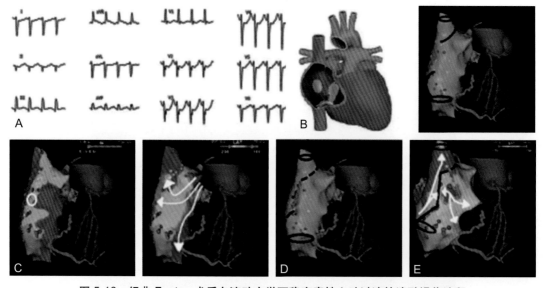

图 5-18　经典 Fontan 术后血流动力学不稳定房性心动过速的消融操作流程

A. 诱发临床 1：1 传导的房性心动过速。B. 经典 Fontan 术后电解剖图解和体静脉心房（systemic venous atrium，SVA）右侧剖面，将电解剖图与多层螺旋 CT（MSCT）[左心室，不全右心室（不分节的）主动脉根部和冠状动脉] 图像进行融合，不能通过激动的边界被黑线标出。C. 窦性心律时双极电压和激动图（右侧位），电压与激动时间按照颜色图谱进行颜色编码；灰色表示不可激动的组织，蓝色表示双电势。白色箭头表示通过两个边界间的低双极电压区域的连续传导。白圈表示导管放置的位点，在此位点房性心动过速可简短的再次诱发，在此处拖带确认了折返环的参与。D. 射频导管消融后体静脉心房的电解剖图显示两个边界之间的连接（红线）。红色代表消融位点。E. 消融后在体静脉心房靠近消融线处起搏时的激动图，白色箭头代表消融后变化的激动顺序，在消融病损处出现单向传导阻滞

摘自：Brouwer C，Hazekamp MG，Zeppenfeld K，et al. Anatomical Substrates and Ablation of Reentrant Atrial and Ventricular Tachycardias in Repaired Congenital Heart Disease [J]. Arrhythmia & Electrophysiology Review，2016，5（2）：150-160. DOI：https：//doi.org/10.15420/aer.2016.19.2.

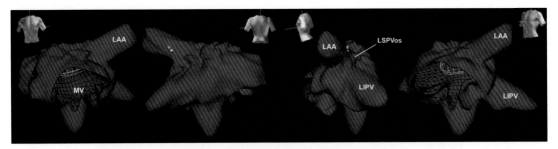

图 5-19　重建的虚拟左房心内膜几何构型

以人体躯干所示的 4 个体位观察左心房。非接触式标测在心内膜几何构型中央以黄色表示出来，可以看到消融标测导管的位置在左心耳的后部。LAA. 左心耳（left atrial appendage）；LIPV. 左下肺静脉（left inferior pulmonary vein）；LSPVos. 左上肺静脉（left superior pulmonary vein）；MV. 二尖瓣（mitral valve）

摘自：Earley MJ，Abrams DJ，Sporton SC，et al. Validation of the noncontact mapping system in the left atrium during permanent atrial fibrillation and sinus rhythm [J] . J Am Coll Cardiol，2006，48（3）：485-491. doi：10.1016/j.jacc.2006.04.069. Epub 2006 Jul 12.

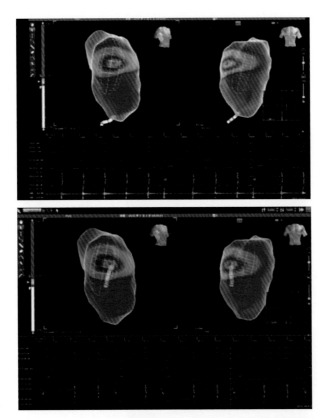

图 5-20　EnSite3000 系统标测出右心室流出道室性期前收缩的起源

此处单极虚拟电图起始部呈"Q"型。上图以白色最早激动点为中心向四周扩散；下图示 EnSite 3000 系统的导航功能指导大头到达靶点消融

摘自：黄建明，陈志强，蔡丽芹，等 . EnSite 3000 非接触式球囊标测系统指导右室流出道室性心动过速消融的分析 [J] . 中西医结合心脑血管病杂志，2016，14（07）：785-787.

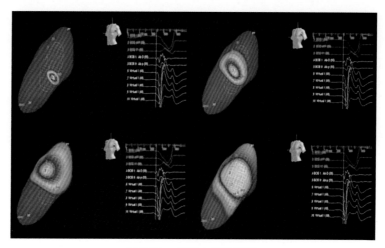

图 5-21 虚拟电图的展示

使用计算机鼠标可以选择感兴趣的部位将多条虚拟电图同时以线形或网格形式展现出来。完整的心内膜重建可将心室腔显示出来。图中各板块的等势图能够识别右心室流出道非持续性室性心动过速发作与发作时出现的 QRS 综合波相关心内膜的激动位点。在重建的电图上最大负向起始偏转代表除极波的前沿，在等势图上以白色显示，提示心动过速的起源接近等势图上波振面的起源

摘自：Okishige K，Kawabata M，Umayahara S，et al. Radiofrequency Catheter Ablation of Various Kinds of Arrhythmias Guided by Virtual Electrograms Using a Noncontact，Computerized Mapping System [J]. Circ J，2003，67（5）：455-460. doi：10.1253/circj.67.455.

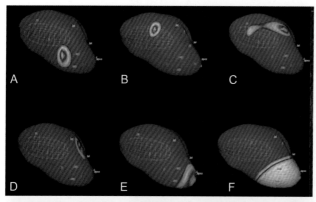

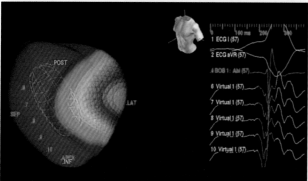

图 5-22 左心室室性心动过速的非接触式标测

如上图所示，系列图形（A 至 F）选自于描绘心律失常传导的动画电影。紫色描绘的是静息心肌，而白色代表最负向的单极电势，图 A 至 F 为右前斜位展示的不同时间点的瞬时动态等势图，这些时间点是虚拟电图上的垂直线所划定的（下图）。下图中 6 ～ 10 位置所记录的是代表性的虚拟电图。在左心室重建图像上的数字 6 ～ 10 标明了虚拟电图上的位点，而这些位点在上图的虚拟电图上也已被计算过了

摘自: Okishige K, Kawabata M, Umayahara S, et al. Radiofrequency Catheter Ablation of Various Kinds of Arrhythmias Guided by Virtual Electrograms Using a Noncontact，Computerized Mapping System [J]. Circ J，2003，67（5）：455-460. doi：10.1253/circj.67.455.

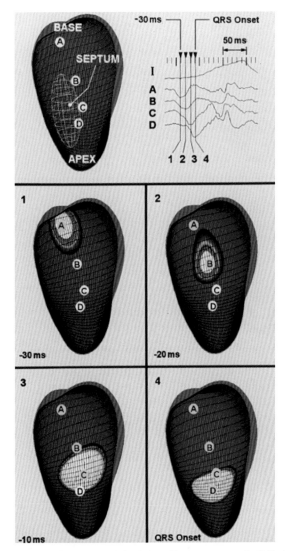

图 5-23　室性心动过速时 QRS 综合波出现前 0 ～ 30s 心内膜激动位点的确认

此病例所描记的室性心动过速的周长是 240ms。室性心动过速与严重的低血压和意识丧失相关的，所以仅诱发一次。标测系统提供的数据是基于一阵仅 3s 的室性心动过速。顶部图显示左心室重建的开放视图，标记了间隔、心底和心尖，充气的非接触式的球囊导管仅在顶部图中显示，左心室重建图中的字母 A、B、C 和 D 标定虚拟电图中被计算过的位点。图 1 ～ 4 显示通过虚拟电图垂直线确定的时间点的瞬时等势图，在定位信号的引导下于位点 A、B、C 和 D 行射频导管消融后室性心动过速不再被诱发并且不再自发出现。

SEPTUM. 室间隔；BASE. 心底部；APEX. 心尖部；QRS Onset. QRS 起始

摘自：Strickberger SA，Knight BP，Michaud GF，et al. Mapping and Ablation of Ventricular Tachycardia Guided by Virtual Electrograms Using a Noncontact，Computerized Mapping System [J]. J Am Coll Cardiol，2000，35（2）：414-421. doi：10.1016/s0735-1097（99）00578-1.

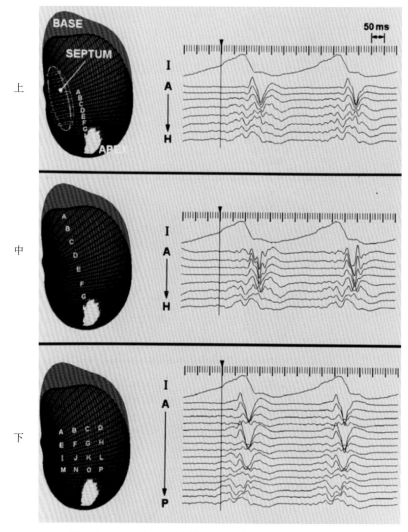

图 5-24   心肌梗死后室性心动过速患者的非接触标测

虚拟电图的展示。用计算机鼠标选择感兴趣的区域即可同时呈现多个线形或网格状的虚拟电图。在这 3 个图中显示了室性心动过速（周长 380ms）发作时的等电势图。各个图中的左心室重建均标明间隔、心底和心尖。整个心内膜重建的开放视图将心室显示出来。各心内膜重建的左侧远端的前间隔是各模型左侧远端的前间隔在解剖上的连续。各图中，等势图能够识别室性心动过速时与出现 QRS 综合波相关的心内膜激动的位点，与发作时出现的QRS综合波相关的心内膜的激动位点。最为负向的电势代表除极波的前沿，被显示为白色。充气的非接触式球囊导管的线框图在上图，而不在下图。在上图，8 个距离很近的虚拟电图被选作观察线形的格式。在中图，8 个虚拟电图以较大极间距的线形格式显示。下图提供了网格形式的 16 个虚拟电图的例子。等势图上的字母与虚拟电图相对应。也显示 I 导联体表心电图。SEPTUM. 室间隔；BASE. 心底部；APEX. 心尖部

摘自：Strickberger SA，Knight BP，Michaud GF，et al. Mapping and Ablation of Ventricular Tachycardia Guided by Virtual Electrograms Using a Noncontact，Computerized Mapping System [J]. J Am Coll Cardiol，2000，35（2）：414-421. doi：10.1016/s0735-1097（99）00578-1.

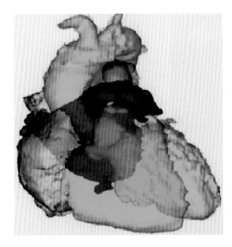

图 7-1 前后位下房间隔与左、右心房之间的关系

房间隔位于右心房与左心房之间,在右心房的后部偏左,与矢状面及额面均成约 45°的夹角。心脏右侧缘的黄色部分为右心房,心底后部的红色隐现部分为左心房,前方为主动脉与肺动脉

摘自:黄英杰 . L-200324 房间隔穿刺术 . http://www.360doc.com/content/20/0428/13/30265258_908893854.shtml

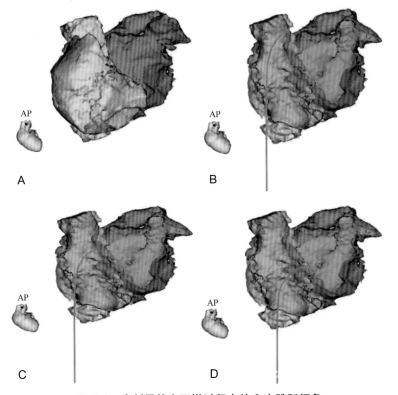

图 7-4 穿刺导管在回撤过程中的 3 次跳跃征象

A. 前后位下,左、右心房的全影像;B. 腔内观第一次跳跃,穿刺导管从上腔静脉回撤落入右心房;C. 腔内观第二次跳跃,穿刺导管继续回撤跨过主动脉隆凸;D. 腔内观第三次跳跃,最后,穿刺导管回撤滑进卵圆窝的底部,此时产生的跳跃最为明显。图中蓝色的细长管即为穿刺导管

摘自:黄英杰 . L-200324 房间隔穿刺术 . http://www.360doc.com/content/20/0428/13/30265258_908893854.shtml.

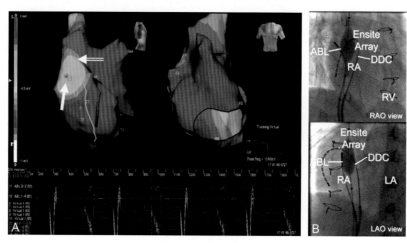

图 8-2　灶状消融局灶性房性心动过速

A. 右心房虚拟激动图展示局灶性心动过速的起源点（实心箭头所示）位于窦房结（空心箭头所示）下 12mm 处。B. 导管和非接触式标测矩阵插入右心房，左前斜位和右前斜位显示了成功的消融靶点。ABL. 消融导管（ablation catheter）；RA. 右心房（right atrium）；RV. 右心室（right ventricle）；LA. 左心房（left atrium）；DDC. 二十极导管（duodecapolar catheter）；RAO. 右前斜（right anterior oblique）；LAO. 左前斜（left anterior oblique）；Ensite Array. 多极导管

摘自：Minamiguchi H，Mizuno H，Masuda M，et al. Catheter Ablation of Focal Atrial Tachycardia Originating From a Donor Heart After Bicaval Orthotopic Heart Transplantation Guided by a Noncontact Mapping System[J]. Int Heart J，2012，53（2）：146-148. doi：10.1536/ihj.53.146.

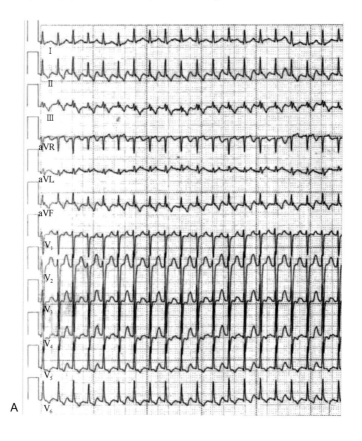

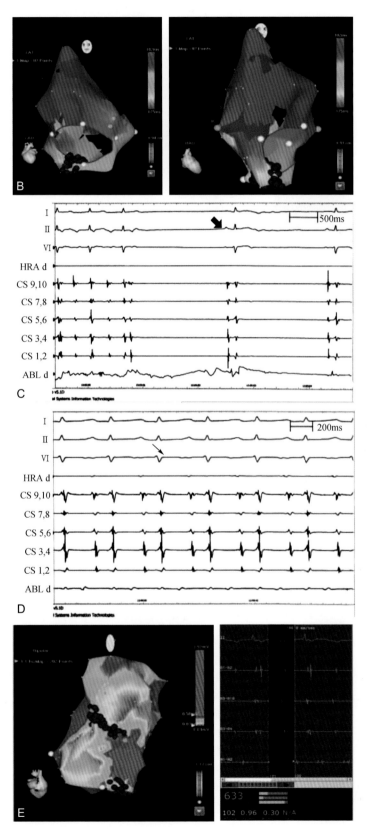

图 8-3　A～E 典型心房扑动合并右心房中部大折返房性心动过速病例电生理特征和消融过程

A. V_1 导联 F 波呈正向、下壁导联 F 波负向，锯齿样 F 波之间无等电位线，符合典型心房扑动心电图改变；B. 三维激动标测呈典型早接晚现象，右心房内的激动时间为 279ms，超过心动过速周长（300ms）90%，证实为典型房扑；C. 心房扑动发作性冠状窦的激动顺序由近端到远端，峡部线性消融过程中房扑终止，恢复窦性心律（↑）；D. 另一种周长为 600ms 房性心动过速发作，其体表心电图 P' 与窦性 P 波和 F 波显著不同（↑）；E. 三维电压标测提示右心房后壁较大面积瘢痕区（红色），瘢痕区与正常组织之间存在碎裂电位和双电位（绿点标记），瘢痕之间线性消融（紫色）后心动过速终止

摘自：舒茂琴，冉擘力，钟理，等. CARTO 标测指导大折返性房性心动过速导管消融的临床疗效分析 [J]. 第三军医大学学报，2012，34（4）：341-346.

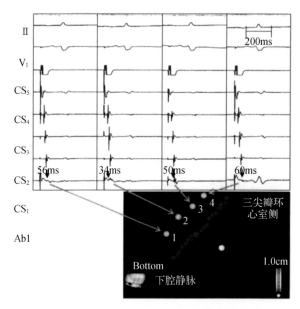

图 9-5   三尖瓣环与下腔静脉之间消融线传导裂隙的标测和消融

冠状静脉窦口（白色点）起搏时，标测起搏信号到消融线（红色点）对侧不同部位（黄绿色点）的激动时间，发现最短激动时间在标测点 2，提示消融线上相应部位存在传导裂隙，在该部位进行补充消融后（蓝色标记点），峡部消融线达到成功双向传导阻滞，下图为 Carto 三维标测系统朝足位

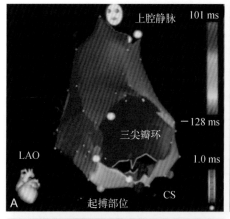

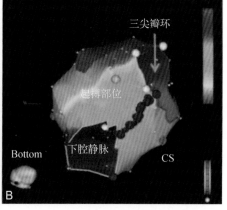

图 9-7   三维标测系统在心房扑动诊断及消融治疗中的应用

心房扑动时右心房激动标测发现，右心房的激动顺序为围绕三尖瓣环头尾相连的折返运动。在激动标测图上，红颜色代表最早激动，紫颜色代表最晚激动，右心房已标测点总的激动时间是 229ms。红颜色点为射频导管消融部位或消融线，紫颜色点为冠状静脉窦口位置，黄绿颜色点为评价消融线是否已达到双向传导阻滞的消融线外侧起搏和标测部位。A. 左前斜位右心房三维激动标测图；B. 朝足位右心房三维激动标测图；C. 消融和起搏部位在 X 线左前斜位的投照体位。LAO. 左前斜；CS. 冠状窦；Bottom. 底部

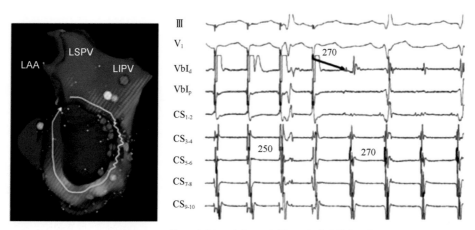

图 10-2　围绕二尖瓣环大折返房性心动过速的标测

左图为顺钟向二尖瓣折返的激动标测，右图在左心房侧壁的拖带标测显示 PPI=TCL，证实左心房侧壁在折返环内。LAA. 左心耳；LSPV. 左上肺静脉；LIPV. 左下肺静脉

摘自：施海峰. 房颤消融术后大折返房速 [EB/OL]. http：// www. 360 doc. com / content / 16/0114 / 14 /30172871_527849569 . Shtm.

Contents 目　录

第 1 章

概　论

　　随着年龄的增长，心脏结构及功能，尤其是传导系统结构和功能会发生诸多变化，心脏的电生理不可避免地受到影响，从而发生病患。随着机体年龄增长所带来的心脏结构及功能的退行性改变，窦房结起搏细胞进行性减少，心肌细胞及间质纤维化明显增加，钠、钾、钙离子通道表达和功能异常，缝隙连接蛋白表达及分布异常，由 microRNA 调控的心脏电重构等一系列心脏结构及电生理发生改变。这些增龄性改变，易化了心肌折返的形成，直接影响心脏的电触发及电传导，是老年心律失常发生、发展的基础。

一、心脏传导系统及其老龄化

（一）心脏传导系统

　　心脏正常传导系统是由位于心肌内能够产生和传导冲动的特殊心肌细胞构成，包括窦房结，结间束，房室结，希氏束，左束支、右束支和浦肯野纤维网组成。该系统的细胞类型有起搏细胞，移行细胞和浦肯野细胞 3 种；其中心肌兴奋的起搏点是起搏细胞。

　　1. **窦房结**　是心脏维持正常窦性心律的起搏点，位于右心房与上腔静脉交汇处的心外膜下方，长约 15mm，宽 2 ～ 3mm，由窦房结动脉供血。窦房结动脉源于右冠状动脉者占 60%，源于左冠状动脉回旋支者占 40%。一旦窦房结发放冲动便立即激动窦房结以外的其他心房组织，直至房室结。

　　2. **结间束**　为连接窦房结与房室结的传导纤维，分为前结间束，中结间束和后结间束 3 个传导束。前结间束向左心房发出一个分支称为房间束。

　　3. **房室结**　位于房间隔底部右侧心内膜下方，横卧于冠状动脉窦口前、三尖瓣环正上方，卵圆窝与三尖瓣隔瓣上缘之间的区域内，长 7mm，宽 4mm。整个房室结位于 Koch 三角内。真房室结紧邻冠状静脉窦口。心房与真房室结间有结房区，其区域范围较大，且结构复杂。该区域有 3 组特殊传导纤维：①浅表束，由房间隔、前房与冠状静脉窦上方组成；②后束，从冠状静脉窦口底部延伸出来，联结房室结后方；③深束，从左心房处向 Todaro 腱延伸，并由 Todaro 腱隔开，Todaro 腱前方就是浅表束。上述 2 组特殊传导纤维为房室结传导冲动的必经之路，也是房室结双径传导和形成房室结折返性心动过速的解剖学基础。房室结由右冠状动脉供血者占 90%，由左冠状动脉供血者占 10%。

　　4. **希氏束**　也称房室束，长 15mm，起源于房室结，通过中心纤维体骑跨在室间隔顶部，通常行走于室间隔膜部左侧。房室结与房室束（His 束）构成房室交界区，再向前下延伸到室间隔膜部下端，分成左、右束支，分别位于室间隔左、右侧心内膜下方。左、右束支的终末部在行进中继续细分，最终成网，即浦肯野纤维网（Purkinje fibers），潜行于心内膜下。左束支在室间隔左侧起始部，又分为前、后支两束纤维，分别进入前、后乳头肌；右束支沿室间隔右侧下行，至前乳头肌根部再分成许多细小分支。直到心尖处才开始分支为浦肯野纤维。右束支在心内膜下方与浦肯野纤维网相连，最后连于心室肌。上述组织的血流供应主要来源于冠状动脉前降支与后降支。

冲动起源于窦房结并传导至心房，引起心房除极，经结间束冲动传导至房室结，出现传导延迟，使得心房收缩并将血液泵入到心室。冲动经过房室结后，沿着希氏束，经左、右束支及浦肯野纤维，最终抵达心室并使之激动。正常情况下，冲动不仅循上述顺序传导，兴奋相应区域的心肌，且途经各部位也有一定时限。激动形成、传导顺序及时间出现异常，即为心律失常。

（二）传导系统的老龄化

心脏传导系统本身的老龄化：老年人的窦房结等与传导有关的结构出现脂肪浸润、水肿或退行性变和纤维化，以及窦房结内起搏细胞减少，心脏起搏细胞的数量在 60 岁以后显著减少，与年轻人相比，75 岁时保持正常的起搏细胞的数量不足 10%。由于与年龄有关的胶原沉积和缝隙连接蛋白表达下降、三维结构的变化会影响脉冲传播，发生传导失败。

心脏老龄化对传导系统的影响：心脏弹力和胶原组织的增加及窦房结周围脂肪积聚，导致窦房结和心房组织的完全或部分隔离，可导致病态窦房结综合征的发生；随着年龄增长出现心脏骨架右侧不同程度的钙化，对邻近的房室结、房室分叉、左束支及右束支近端造成不同程度的破坏。

二、心律失常的机制与分类

（一）心律失常机制

1. **自律性异常**　起搏与传导系统的心肌细胞，其动作电位 4 相跨膜电位常不稳定，通常是发生缓慢舒张期自动除极，后者达到阈电位后便引起新的动作电位，即产生冲动。不同部位的自律细胞自发除极的能力不同，窦房结自律性最高，产生冲动的能力最强，它控制着整个心脏跳动的节律，其他部位为潜在起搏点，都受到抑制。房室结次之，其他部位（希氏束、束支和浦肯野纤维）较低。在生理或病理因素的影响下，上述各部位心肌细胞的自律性如发生改变，冲动的频率和节律也随之发生变化，可形成心律失常。而正常的心房肌和心室肌细胞并无自律性，不会自发产生激动。但是心脏病变时，很多因素可导致心房肌和心室肌细胞膜电位降低到约 60mV 下，就能产生舒张期自动除极并反复发出激动。

2. **传导异常**

（1）传导障碍：传导障碍是指心脏传导系统本身的病变或者外来因素的影响引起的传导速度减慢和传导受到阻碍（传导阻滞）。传导障碍发生的主要机制如下。

1）组织处于不应期：冲动能够在心肌细胞中发生连续性传导的前提条件是在冲动抵

达之前，各部位组织已经脱离不应期而恢复到应激状态。若组织处于相对不应期，冲动的传导将发生延迟；若组织处于有效不应期，冲动的传导将受到阻滞。

2）递减传导：在心肌细胞的舒张期膜电位未充分复极时，由于"静止期"电位值较低，0 相除极速度及振幅相应减小，引起的激动也较弱，在传导过程中，冲动引起的组织反应性依次减弱，传导能力不断降低，传导性能递减而发生传导障碍。

3）不均匀传导：受心脏各部位组织的解剖生理特征的影响，局部传导性能不匀齐，失去同步性，导致波峰前进速度参差不齐，从而使冲动传导的效力减低。

（2）传导途径异常：正常情况下，心房和心室之间仅能通过房室结 - 希氏束 - 浦肯野纤维系统进行房室或室房传导。各类异常传导途径（旁路）的解剖分布和传导特点与房室结—希氏束—浦肯野系统迥然不同，冲动经异常途径传导即可引起组织的激动时间和顺序发生异常，形成不同类型的异常心律。

（3）折返激动：冲动经过解剖性或功能性分离的两条或两条以上径路时，在一定条件下冲动可循环往复，形成折返激动。折返激动是心律失常的重要发生机制，在快速性异位搏动或异位性心律失常的发生中占有非常重要的地位。各种阵发性心动过速、心房扑动或颤动、心室扑动或颤动的发生及延续往往是由于发生了折返激动。折返激动的形成需具有如下条件。

1）折返径路：是指解剖或功能上相互分离的传导路径，形成折返环，是折返激动的必要条件。折返径路可存在于：①窦房结和其周围心房组织之间；②房室结或其周围组织内；③希氏束内纵向分离；④希氏束与束支之间；⑤浦肯野纤维网及其末梢与心肌连接处；⑥房室结 - 希氏束 - 浦肯野系统与旁路之间或旁路与旁路之间。如图 1-1a 所示：冲动由 A 点向 B 点传播时，有左（α）和右（β）两条径路可循，两条径路既可顺向传导，亦可逆向传导。若两径路传导性能相同，冲动由 A 点同时沿两条径路传导至 B 点，就不会形成折返激动。

2）单向阻滞：若两条径路中一条发生单向阻滞，为对侧顺向传导的冲动循此径路逆向传导提供了条件（图 1-1b）。如果冲动在对侧径路中发生延迟，延缓的时间长至发生单向阻滞部位的组织恢复应激性，即可形成折返激动（图 1-1c）。

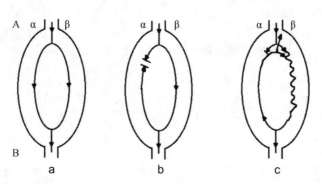

图 1-1　折返机制模式图

a. α、β 径路传导能力相同，同时传导激动至 B 处；b. α 径路发生阻滞，A 处激动经 β 径路传导至 B 处；c. α 径路发生阻滞，β 径路发生传导延缓，逆向经 α 径路传导，形成折返

3）若折返激动循折返环运行一周的时间（折返周期）长于折返环路任一部位组织的不应期，折返激动在其环形传导中便不会遇上处于不应状态的组织，如此折返激动将会持续存在。

3. 触发激动　触发激动产生的根本原因是后除极，可被认为是一种异常的"自律性"。

（1）早期后除极：正常心肌细胞动作电位的 3 相复极达到最大舒张电位后，方进入动作电位的 4 相。如果动作电位 3 相复极不完全，在进入 4 相前就再次除极，即早期后除极。连续的早期后除极则可触发激动。

（2）延迟后除极：在心肌细胞动作电位的 3 相复极完成后发生的除极称为延迟后除极。当这种后除极造成的膜电位震荡达到阈电位时，即可引发新的动作电位而形成触发激动。

（二）心律失常的分类

根据其发生机制及部位对心律失常进行分类，如表 1-1 所示。

表 1-1　心律失常的分类

冲动起源异常
1. 窦性心律失常
　（1）窦性心动过速
　（2）窦性心动过缓
　（3）窦性心律不齐
　（4）窦性停搏
2. 异位心律失常
　（1）主动性
　　①期前收缩（房性、房室交界性、室性）
　　②阵发性心动过速（室上性、室性）
　　③非阵发性心动过速（室上性、室性）
　　④心房扑动与颤动
　　⑤心室扑动与颤动
　（2）被动性
　　①房性逸搏与逸搏心律
　　②房室交界性逸搏与逸搏心律
　　③室性逸搏与逸搏心律
冲动传导异常
1. 生理性传导障碍干扰及干扰性房室分离
2. 心脏传导阻滞
　（1）窦房传导阻滞
　（2）房内传导阻滞
　（3）房室传导阻滞
　（4）室内传导阻滞
3. 旁路传导
　（1）预激（WPW）综合征
　（2）短 P-R（LGL）综合征
　（3）结室或束室纤维传导
人工心脏起搏性心律失常

三、衰老与心律失常

心脏传导系统由于衰老而产生变化，是导致老年人窦房结功能障碍和各种心律失常（包括房性期前收缩、心房颤动、室性期前收缩、房室传导阻滞等）最常见的原因。老年人发生心律失常的概率比年轻人要高，与年轻人相比，老年人出现室性心动过速（VT，室速）、室内传导阻滞及阵发性室上性心动过速（PSVT，室上速）往往伴随心脏结构性改变，且大多与心血管疾病及并发症相关，如高血压、冠心病、心力衰竭等，无结构性心脏病的老年人也常发生心律失常，并可引起晕厥。再者，老年人由于肝、肾功能的减退，对药物的耐受性降低，而且常患有多种疾病，需应用多种药物，因此，易发生药物所致的心律失常。老年人常见心律失常类型如下。

（一）病态窦房结综合征

病态窦房结综合征（sick sinus syndrome，SSS）是指窦房结及其邻近组织发生病变，出现起搏和（或）冲动传出障碍导致的一系列心律失常，引起头晕、黑矇、一过性意识障碍和晕厥等，包括全身、神经、心脏等一系列症状的临床综合征。据统计，在年龄 > 65 岁的患者中，每 600 例就有 1 例患者患有 SSS，平均发病年龄为 73 ～ 76 岁。在所有因 SSS 植入起搏器的患者中，年龄 > 65 岁的患者占 70% ～ 80%。SSS 患者中，近 50% 最终发展成为快慢综合征，此类患者有较高的脑卒中及死亡风险[1]。

老年人心脏传导系统中的起搏细胞和传导细胞，随着年龄增长而功能衰退，数量减少，代之以弹力、网状和胶原纤维组织的增加，也常出现脂肪浸润和钙化。病变范围可从传导系统中的一部分扩展至全部传导系统，此为老年人 SSS 的病理基础。SSS 主要是窦房结起搏细胞（P 细胞）及其周围纤维的病变，有时病变更加广泛，累及心房或房室交界区，后者又称为双节病变。SSS 最常见的病因为冠心病，窦房结的供血来自窦房结中心动脉，当冠状动脉粥样硬化累及该动脉，出现管腔狭窄或痉挛时，窦房结就会出现缺血性改变。急性心肌梗死特别是下后壁梗死时，可有 50% 以上患者窦房结和（或）房室结的供血受到严重影响而发生心动过缓。由慢性冠状动脉供血不足引起者，则多表现为慢性病程，呈进行性加重。其他病因还有心肌炎、心肌病、高血压、甲状腺功能减退、肌营养不良、风湿性心脏病、迷走神经张力增高、应用抗心律失常药物、创伤、心脏手术及放射治疗等损伤窦房结或影响窦房结供血等。

（二）老年人室上性心律失常

广义的室上性心律失常包括窦性心动过速、室上性期前收缩、室上性心动过速、心房颤动、心房扑动、紊乱性房性心律等。广义的室上性心律失常在老年人中十分常见，多数是器质性心脏病的一种临床表现，心律失常也可单独出现，成为唯一的心脏异常症状。随着年龄增长，心脏的解剖、生理和生化变化使心肌产生较高的兴奋性，较慢的传导。同时，心脏的起搏细胞受自主神经系统和起搏细胞局部生物化学环境的影响，迷走神经活动增强，窦房结的自律性受到抑制，使冲动的起源部位下移至房室交界区，甚至希氏束 - 浦肯野纤维系统。起搏部位越低，受迷走神经的影响越小。凡使细胞外钾浓度减低，或儿茶酚胺浓度增高的情况，均可使浦肯野纤维和心肌细胞的自律性增高，从而促发心律失常。血钙或血钾增高时的跨膜离子差，均可使快反应细胞转为慢反应细胞，导致传导速度减慢，易于发生折返性心律失常。老年人患病，易出现二氧化碳潴留，而二氧化碳潴留可以增加心脏的兴奋性，促发心律失常。而退行性病变、炎症、缺血或纤维化等所引起心房的病理改变是老年人发生房性心律失常的病理基础。

（三）心房颤动（房颤）

有资料显示，截至 2010 年，全球房颤患者估测约 3350 万。40 岁以上者房颤患病的终生风险分别为男性 26% 和女性 23%。Zhou Z 等对我国 13 个省和直辖市自然人群中29 079 例 30 ～ 85 岁人群的流行病学调查显示，年龄校正后的房颤患病率为 0.65%，随年龄增长，房颤的患病率增加，在 > 80 岁人群中高达 7.5%。房颤导致患者死亡的主要原因为脑卒中、进行性心力衰竭及心搏骤停。高龄、性别差异、遗传等不可调控因素及吸烟、肥胖、久坐、高血压、糖尿病、阻塞性睡眠障碍等可调控因素均可导致心房的电重构和结构重构，奠定房颤的基础，而心力衰竭和心肌缺血等原发心血管疾病则与房颤互为因果、相互促进，加速疾病进展并恶化。其形成机制目前尚不完全清楚，国内黄从新等通过大量的基础和临床研究，系统地论证了入心大静脉（包括肺静脉、腔静脉、冠状静脉、Marshall 韧带等）在房颤触发机制中的作用，肺静脉的异常电活动触发 / 驱动房颤是公认的房颤重要发生机制。房颤的发生又可改变心房原有的电学和结构学特性而形成重构。电重构包括心房有效不应期和动作电位的时限缩短、动作电位的传导速度减慢、不应期离散度的增加等电生理特征的改变，这些导致房颤的发生和持续。心房结构重构主要表现为肌细胞的超微结构改变，包括心房肌细胞的退行性变、内质网的局部聚集、线粒体的堆积、闰盘非特化区的增宽及糖原颗粒替代肌原纤维。除心肌细胞的改变外，房颤患者心房肌的间质也有明显变化，间质纤维增生而致心房增大。此外，患者的遗传学基础、自主神经系统的作用、肾素 - 血管紧张素 - 醛固酮系统的活性增高、炎性因子、氧化应激等因素均可参与房颤的发生和维持。

（四）老年人室性心律失常

室性心律失常包括室性期前收缩、室性心动过速（室速）、心室颤动（室颤）、心室扑动等。心电图表现形式各异，例如：①室性期前收缩可表现为单形性，也可表现为多形性及R 在 T 上 (R-on-T)，可以是单发的，也可以是成对出现。②反复发作的频发室性期前收缩可呈二联律，也可呈三联律、四联律等。③加速性特发室性心律是一种特殊表现的室性心动过速。④室性心动过速又可分为单形性与多形性，持续性与非持续性。室性心律失常的临床表现差异也很大，患者可以毫无症状，也可有明确的心悸或黑矇，甚至发生心脏性猝死（SCD）。

室性心律失常在临床上较常见，无结构性心脏病的老年患者发生非持续性心律失常预后多为良好，而持续性快心室率的室性心动过速、心室扑动与室颤可导致心脏性猝死[1]。

结构性心脏病的多形性室速或结构性心脏病的室颤多见于老年冠心病患者，心肌梗死急性期的室颤发生率约为 15%，约 80% 的室颤发生在心肌梗死后 6h 内，数天后下降至 3%。但急性心肌梗死期间的室颤 1 年复发率不到 2%，而发生在慢性心肌缺血时的室颤，1 年复发率约为 30%[3]。

老年室性心律失常可发生于不同疾病，有着不同的发生机制，如陈旧性心肌梗死瘢痕周围常发生折返激动所致的单形性室性心动过速。而洋地黄中毒引起的室性心动过速常是晚期后除极导致触发活动的结果。扩张型心肌病老年患者出现单形性、常伴有左束支传导阻滞的室性心动过速（室速）机制是由于冲动沿右束支下传，然后，沿左束支逆行上传而进入希氏束形成的大折返环。尖端扭转型室性心动过速的发生则可能是由于早期后除极引起的触发活动。儿茶酚胺依赖性室速起源于心脏结构正常患者的右心室流出道，为环磷酸腺苷介导的触发活动所致。盐酸维拉帕米（异搏定）敏感度室速起源于心脏结构正常患者的左后壁形成的折返等。

（五）老年心脏传导阻滞

心脏传导阻滞包括窦房传导阻滞、房室传导阻滞及心室内传导阻滞。随着年龄的增长，心脏传导阻滞的发生率明显升高，其原因有：①心脏传导系统随年龄的增长而逐渐老化，出现退行性变，表现为细胞成分减少，结缔组织增生和脂肪浸润。心房、心室内的肌纤维也随之减少，纤维组织及脂肪组织增多。②随着年龄的增长，高血压和冠心病的发病率增高，高血压患者因外周阻力增加，尤其是左心室承受更大的负荷。左心室内膜特别是左心室流出道和主动脉瓣下的心室内膜受到高血压血流的压迫和冲击，更容易增厚和受损，所以位于该区域的左束支及其分支（左前分支）更易发生传导阻滞。而老年冠心病患者由于心肌缺血和（或）心肌梗死，可导致各种心脏传导阻滞。老年人一旦发生心脏传导阻滞，往往程度较重，预后不良，这是因为老年人发生在房室结的阻滞占少数，老年人房室传导阻滞的发生部位 90% 在 His 束的远端及束支。

四、老年心律失常的介入治疗概述

老年人缓慢型心律失常主要有病态窦房结综合征和房室传导阻滞 2 类，药物治疗仅用于临时性提高心率，对于非可逆性、持续性的心动过缓，心脏起搏则为安全有效的治疗方法。老年人缓慢型心律失常的发生率高，因此需要接受起搏治疗的老年患者也多。对于快速型心律失常的治疗，房性及室性期前收缩主要依靠药物疗法，而室上性心动过速（最常见房颤），特发性室性心动过速，心房扑动等可以通过射频导管消融来治疗。持续性多形性室速和室颤应给予植入式心脏复律除颤器治疗。

（一）心动过缓与心脏起搏

老年人起搏传导系统极易发生退行性改变，且老年人易患冠心病，当心肌缺血或心肌梗死累及起搏传导系统，导致窦房结功能低下和房室传导阻滞。因此，老年人常发生缓慢型心律失常。关于埋藏式起搏器植入的适应证，国内外均有根据循证医学证据制定的指南作为临床工作的参考。对于符合起搏器植入指征，需接受起搏治疗的老年患者，应选择合适的起搏模式，还应考虑老年患者合并其他系统疾病的情况，老年人常合并有糖尿病、机体免疫力低下等，故手术风险相对较大，术中及术后的并发症相对较多，切口易感染、难愈合。若心内膜纤维化易致起搏参数不理想。如果术中起搏电极导线不易固定，术后患者不配合，则导线脱位率高。

（二）快速型心律失常的介入治疗

1. 射频导管消融

（1）心房颤动（房颤）：房颤的治疗策略包括心室率控制、心脏节律的控制及预防栓塞，除药物治疗外，还可使用介入治疗的方法控制心室率和节律。当药物控制心室率和改善症状失败时，消融房室结并植入永久起搏器能够有效地控制心室率，改善症状。研究显示，通过射频导管消融进行节律控制能够改善患者生活质量、改善房颤合并心力衰竭患者的心功能及射血分数。无论阵发性、持续性或长病程持续性房颤，均可获益，但仍需结合老年患者的具体情况综合考量是否行射频导管消融治疗。关于射频导管消融术能否减少卒中、痴呆及死亡率，仍在研究中。影响适应证选择和射频导管消融结果的因素包括患者年龄、左心房大小、房颤类型及持续时间、有无二尖瓣反流及其反流程度、有无基础心血管疾病及其严重程度，以及术者的经验等。对于左心房直径＞55mm、心房肌纤维化、房颤的持续时间过长和伴有明确器质性心脏病而未完全纠正者，射频导管消融术后房颤的复发率高于无这些伴随情况者，因而，除肺静脉电隔离外，多需标测并消融肺静脉外的触发灶[3]。这些情况在老年人中更常见，更加需要综合分析。

（2）心房扑动：心房扑动在老年人中也很常见。典型的心房扑动常由右心房内的大折返所致，目前消融成功率可达85%。而对于非典型性心房扑动，尤其是伴有器质性心脏病的患者，消融成功率较低，因此，目前临床上多采用药物控制心室率并联合抗凝的治疗方法。

（3）其他阵发性室上性心动过速：近年来，随着临床电生理设备的改进及诊疗技术的提高，采用射频导管消融的方法治疗房室结折返性心动过速、房室折返性心动过速及房性心动过速（房速）的成功率逐年提高。老年人患有此类心律失常时同样可以考虑进行射频导管消融治疗。

（4）室性期前收缩：对于无结构性心脏病的室性期前收缩患者，治疗上不宜过于积极。但对于室性期前收缩诱导性心肌病患者，应积极推荐射频导管消融治疗，以期根治室性期前收缩，改善心肌功能。对于症状明显的频发性室性期前收缩，可以推荐射频导管消融治疗，但具体室性期前收缩负荷多少为射频导管消融的最强适应证尚无定论，临床实践中，多以室性期前收缩24h＞10 000次作为筛选标准。室性期前收缩消融的成功率与其起源部位高度相关，起源于冠状静脉、心外膜、左心室顶部及乳头肌等部位的室性期前收缩，消融难度较大，消融成功率也低[4]。

2. 室性心动过速、室颤的植入式心脏复律除颤器（ICD）治疗

快速性室性心律失常是导致老年人心源性猝死的高危因素，尤其是伴有器质性心脏病的老年患者，如冠心病、

心力衰竭的患者，死亡率则更高。传统上应用药物治疗室性心律失常，但常因老年患者合并肝、肾功能及心功能减退，使得可以选择药物的种类少，剂量范围狭小。另外，抗心律失常药物的长期应用也有导致心律失常作用。在预防老年患者的心脏性猝死的临床实践中，ICD 具有明显的优势。在伴有结构性心脏病的非持续性室速、持续性单形性室速中，药物治疗无效或不能接受药物治疗的老年患者，推荐植入 ICD 作为辅助治疗手段。持续性多形性室速和室颤中，ICD 是不可逆原因所致的多形性室速 / 室颤患者的主要治疗措施。对于有可能在短时间内再发持续性多形性室速 / 室颤，但不适合植入 ICD 的患者，可考虑穿戴式心律转复除颤器（WCD）治疗[5]。

（陈　睿　马　路）

参 考 文 献

[1] Go AS, Mozaffarian D, Roger VL, et al. Heart Disease and Stroke Statistics-2013 Update: A Report From the American Heart Association [J]. Circulation, 2013, 127(1): e6-e245.

[2] 中华医学会心电生理和起搏分会，中国医师协会心律学专业委员会，心房颤动防治专家工作委员会. 心房颤动：目前的认识和治疗的建议 -2018 [J]. 中国心脏起搏与心电生理杂志，2018, 32(4): 315-368.

[3] 中华医学会心电生理和起搏分会. 2020 室性心律失常中国专家共识 (2016 共识升级版)[J]. 中国心脏起搏与心电生理杂志，2020, 34(3): 189-253.

[4] Ae E. Ventricular fibrillation [M] // Zipes DP, Jalife J. Cardiac electrophysiology: from cell to bedside. 4th ed. Philadelphia: WB Saunders, 2004.

[5] Pedersen CT, Kay GN, Kalman J, et al. EHRA/HRS/APHRS expert consensus on ventricular arrhythmias [J]. Europace, 2014, 16(9): 1257-1283.

第 2 章

抗心律失常药物与老年患者应用原则

抗心律失常药物被广泛运用于心律失常患者的治疗，但临床掌握抗心律失常药物的难度远远超出其他心脏专科用药。在 Vaughan-Williams 分类中，Ⅰ类和Ⅲ类抗心律失常药物的品种有限，并有较大的副作用，尤其是在长期和大剂量使用时，疗效不尽如人意[1]。Ⅱ类（β受体阻滞剂）和Ⅳ类（钙通道阻滞剂）抗心律失常药的抗心律失常作用强度相对较弱；而且，心律失常往往并非一种独立的疾病。同一种心律失常可能在不同患者身上，出现不同的临床表现，病因也可能有所不同，合并疾病的种类、心功能和肾功能状况及年龄也有差异。因而，治疗策略、所选药物、剂量大小及疗程，都可能有所不同[2]。总而言之，心律失常的治疗应该是综合性的治疗，病因治疗是基础。确定合理现实的治疗目标，评估抗心律失常药物在综合治疗方案中的作用和意义，选择有效而不干扰整体治疗的抗心律失常药，不仅需要对患者治疗全局整体的准确把握，而且需要丰富的临床经验。

一、抗心律失常药物分类

Vaughan-Williams 分类是应用最广泛的抗心律失常药物分类方法，主要基于药物对 3 大离子通道——钠通道、钾通道和钙通道及 β 肾上腺素能受体的作用特点进行分类。但抗心律失常药物的作用机制相当复杂，药物的作用并不局限于单一离子通道或受体，不同分类的药物可能有重叠的抗心律失常作用。Vaughan-Williams 分类法将抗心律失常药物分为 4 类。

（一）Ⅰ类，钠通道阻滞剂

Ⅰ类又细分为Ⅰa、Ⅰb、Ⅰc 三类。

Ⅰa 类，如奎尼丁、普鲁卡因胺、丙吡胺等。这类药物主要减慢传导、减慢动作电位 0 相上升速度（Vmax）、延长动作电位时限，可用于治疗室性、房性心律失常。

Ⅰb 类，如利多卡因、美西律、苯妥英钠等。这类药物不减慢 Vmax，主要抑制心肌的自律性和减慢传导，缩短动作电位时限，可用于室性心律失常。

Ⅰc 类，如普罗帕酮、氟卡尼、恩卡尼、莫雷西嗪等。该类药物对心房、房室结、浦肯野纤维、心室肌、旁路均有减慢传导、减慢 Vmax、延长不应期的作用，轻微延长动作电位时限，可用于室性、室上性心律失常。普罗帕酮同时还具有与 β 受体阻滞剂类似的作用。

（二）Ⅱ类，β受体阻滞剂

代表药物有美托洛尔、阿替洛尔、比索洛尔、普萘洛尔、艾司洛尔等。此类药物对心脏各个水平均有延长不应期的作用，可用于甲状腺功能亢进、嗜铬细胞瘤、麻醉、运动与精神因素诱发的心律失常；常用于窦性心动过速、房性心动过速（房速）、心房颤动与扑动时减慢心室率、室性心律失常及长 QT 综合征的治疗。

（三）Ⅲ类，钾通道阻滞剂

代表药物有胺碘酮、索他洛尔、决奈达隆、伊布利特、多非利特等。这类药物主要延长心房、心室复极，增加心房、房室结、旁路、心室肌、浦肯野纤维的不应期，具有广谱抗心律失常作用。

（四）Ⅳ类，钙通道阻滞剂

代表药物有维拉帕米、地尔硫䓬。该类药物主要作用于窦房结、房室结的慢动作电位，主要用于控制心室率，特别是用于严重阻塞性肺疾病不能使用 β 受体阻滞剂控制心室率者，还可用于控制房室结依赖的各种心律失常，同时也用于终止左心室特发性室性心动过速（室速）。

此分类方法框架简单易记，但有很多药物无法用此种方法进行分类，如具有抗心律失常作用的一些传统药物（异丙肾上腺素、洋地黄、硫酸镁、腺苷、阿托品类药物）；特别是一些新药，如心房选择性药物（决奈达隆、维尼卡兰、替地沙米、Ikur 抑制剂）、晚钠电流抑制剂（雷诺嗪）、窦房结电流抑制剂（伊伐布雷定等，用此种方法分类不能精准反映药物的特性，因而又出现了 Sicilian Gambit 分类，近期有学者提出将抗心律失常药分为 8 大类、32 个亚类，但又过于烦琐[3]。

1. 传统药物　腺苷主要抑制房室结传导，用于室上性心动过速的急性终止；硫酸镁具有稳定细胞膜电位的作用，可用于尖端扭转型室速；洋地黄可增加迷走神经张力，减缓房室结传导，可用于心房颤动（房颤）、心房扑动（房扑）的室率控制。

2. 上市新药

（1）盐酸伊伐布雷定（Ivabradine HCl）是环核苷酸门控（HCN）通道抑制剂或起搏电流抑制剂，是窦房结 I_f 电流选择特异度抑制剂，心脏起搏细胞的缓慢舒张期除极是心脏自动跳动的电学基础，超极化激活的 HCN 通道开放出现在舒张期除极的早期阶段，产生净内向电流 "funny current（I_f）"，并形成自律性。0 类药物通过抑制 HCN 通道，减小起搏电流（I_f 电流），从而降低 4 相除极的速率，抑制细胞内钙离子（Ca^{2+}）活动及窦房结的自律性，起到减慢窦性心率的作用。

（2）雷诺嗪是选择性晚钠电流（I_{NaL}）抑制剂，其电生理学特征可帮助房性和室性心律失常的治疗。雷诺嗪阻滞钾和钠通道内流并增加葡萄糖代谢，减少游离脂肪酸代谢，从而增加氧的利用率，对冠心病心绞痛具有治疗作用。雷诺嗪显著抑制室性心动过速、室上性心动过速的发生；后续研究显示，雷诺嗪降低了急性冠脉综合征（ACS）患者阵发性房颤的负荷及 ACS 后 1 年内临床房颤事件的总体发生率。

（3）决奈达隆是胺碘酮的同源衍生物，其优势在于既有与胺碘酮相似的电生理作用，又摒除了碘相关的不良反应（甲状腺相关疾病），且半衰期短，副作用小。决奈达隆兼具多通道抑制作用，对钠、钾、钙离子通道和 β 受体等均有抑制作用，主要作用于心房乙酰胆碱依赖性钾通道 [IK（Ach）]，对心房的作用大于心室。决奈达隆仅适用于阵发性房颤或持续性房颤患者转复后的窦性维持，其用法用量为 400mg，1 日 2 次。不良反应包括心动过缓、QT 间期延长、低钾血症、低镁血症、心力衰竭及恶化。

（4）伊布利特是 Kv11.1（HERG）通道介导的快速整流钾通道（IKr）阻滞剂，作用于心房、浦肯野纤维及心室，可延长有效不应期及动作电位时程（APD）。该药适用于快速转复房颤和房扑。其用法用量为体重 > 60kg，1mg（10min 缓慢静脉滴注）；体重 < 60kg，0.01mg/kg（10min 缓慢静脉滴注）。10min 后仍未转复，可重复上述给药剂量及方法。复律或出现严重缓慢性 / 室性心律失常、低血压等需停药。

（5）维纳卡兰是 Kv1.5 通道介导的超速整流钾通道（IKur）阻滞剂，主要作用于心房，可延长 APD 及有效不应期，减少复极储备。该药物适用于初发房颤和阵发性房颤的转复。其用法用量为 3mg/kg（10min 缓慢静脉滴注），15min 后仍未转复，3mg/kg（10min 缓慢静脉滴注）。不良反应包括低血压、非持续性心律失常、QT 间期延长。

二、抗心律失常药物的作用机制

心律失常来源于自律增加（自律性过强）、异常自律性，以及触发活性或各种折返激动。

1. **降低自律性**　心肌组织能够在没有外来刺激的情况下自动发生节律性兴奋的特性，称为自动节律性，简称自律性。自律性产生于舒张期除极，除极速率快，自动发放脉冲次数增加。因此，减慢舒张期除极速度，提高电位阈值或加大膜电位（过极化），均可降低自律性。一些抗心律失常药物就是通过降低动作电位 4 相斜率，降低 4 相舒张除极速度、提高动作电位阈值、增加静息膜电位绝对值、延长动作电位时程等方式降低心脏的自律性。自律细胞 4 相的自动除极斜率主要由 I_f 电流决定，细胞内环磷酸腺苷（cAMP）水平的高低决定着 I_f 电流的大小。cAMP 水平升高，则 I_f 增大，自动除极速度加快。β 肾上腺素受体拮抗剂通过拮抗 β 受体，降低细胞内 cAMP 的水平而减小 I_f，从而降低动作电位的 4 相斜率。钠通道阻滞剂通过阻滞钠通道，抑制 4 相钠离子（Na^+）内流，提高快反应细胞（主要是心房、传导组织、房室束和浦肯野纤维等）动作电位发生的阈值；钙通道阻滞剂则通过阻滞钙通道，抑制 4 相的 Ca^{2+} 内流，提高慢反应细胞（主要是窦房结和房室结等）动作电位发生的阈值来降低自律性。腺苷与乙酰胆碱则是通过 G 蛋白偶联的腺苷受体和乙酰胆碱受体，去激活乙酰胆碱敏感钾通道，从而促进钾离子（K^+）外流，以增加静息膜电位绝对值。K^+ 外流的增加，可以增加最大舒张电位；钾通道阻滞剂就是通过阻滞 K^+ 外流而延长动作电位时程。

2. **减少后除极和触发活动**　迟后（晚后）除极的发生与细胞内的钙超载相关，晚后除极发生在动作电位 4 相（钙超载、钠内流）。钙通道阻滞剂通过减少细胞内 Ca^{2+} 的蓄积，抑制细胞内的钙超载，从而减少迟后（晚后）除极，而钠通道阻滞剂则是通过抑制迟后（晚后）除极的 0 相除极而发挥作用；早后除极的发生则与动作电位的时程过度延长有关，早后除极发生在动作电位的 2、3 相（钙内流）。缩短动作电位时程的药物能够减少早后除极，促进或加速复极，或通过抑制早后除极的上升支内向离子流，或通过提高阈电位水平，或通过增加外向复极电流以增加最大舒张电位等来抑制触发活动，如钠通道阻滞剂利多卡因等，就是通过抑制一过性 Na^+ 内流而发挥作用。

3. 消除折返　抗心律失常药物主要是通过改变膜反应性及传导性以消除折返；通过改变有效不应期和动作电位时程以减少折返；还可通过降低心肌自律性，特别是异位节律点的自律性以消除折返。主要是通过抑制传导或延长有效不应期以消除折返。如钙通道阻滞剂和 β 肾上腺素能受体阻滞剂可减慢房室结的传导性，消除房室结折返导致的室上性心动过速；钠通道阻滞剂和钾通道阻滞剂可延长快反应细胞（主要是心房、传导组织、房室束和浦肯野纤维等）的有效不应期，钙通道阻滞剂（维拉帕米）和钾通道阻滞剂可延长慢反应细胞（主要是窦房结和房室结等）的有效不应期。

（1）奎尼丁：减弱膜的反应性，减慢传导，使单向传导阻滞发展成双向阻滞以消除折返激动。

（2）苯妥英钠：增强膜的反应性，改善传导，取消单向阻滞从而消除折返激动。

（3）奎尼丁、普鲁卡因胺、胺碘酮等：能够延长有效不应期（ERP）。

（4）利多卡因、苯妥英钠等药物：可缩短 ERP 和 APD（动作电位时程），APD 缩短的程度较 ERP 缩短的程度更为显著，ERP/APD 的比值增大，有效不应期的相对延长，则有利于减少期前兴奋和消除折返。

三、抗心律失常药物的不良反应

抗心律失常药物分类不同，作用机制有差异，不良反应也不甚相同，了解各类抗心律失常药物的不良反应，则有助于临床合理安全用药。抗心律失常药物的不良反应，概括起来有两大类：一类与剂量过大或血药浓度过高有关，表现为心脏毒性，出现心力衰竭或某些心律失常；另一类则与血药浓度无关，称为特发不协调现象。

（一）抗心律失常药物的致心律失常作用

所谓抗心律失常药物的致心律失常作用，是指服用治疗量或亚治疗量的抗心律失常药物导致用药前没有的心律失常或使原有心律失常恶化。

Ⅰc 类抗心律失常药物能够延缓心脏电活动的传导。对于正常心脏而言，整个心脏的传导是一致的，应用此类药物后，心脏传导的延缓程度也是一致的，所以不会产生致心律失常作用。但是在心肌内的传导不一致的情况下，如解剖异常，包括心肌瘢痕、纤维化，以及心肌的感染和渗出等，或者出现功能方面的异常，Ⅰc 类药物则可以使正常传导的区域出现传导延迟，并可使传导延迟的区域发展为传导阻滞，这样则会造成心室内产生折返，最终导致室速或室颤。因此，Ⅰc 类药物仅用于无器质性心脏病的患者。临床上，显著左心室肥厚常伴随纤维化和心内膜下缺血，此时，应避免使用Ⅰc 类药物。心律失常（Cardiac Arrhythmia Suppression Trial，CAST）研究显示，心肌梗死后无症状室性期前收缩的患者应用Ⅰc 类药物氟卡尼、恩卡尼，死亡率增加 2 ～ 3 倍。Ⅰc 类药物可导致持续性单形性室速，室速主要发生在开始用药时，但长期用药也可发生。心功能不全、缺血性心肌病是致心律失常的最为常见的危险因素。虽然 CAST 研究，并未使用普罗帕酮，但由于其有与氟卡尼相似的电生理特性，所以普罗帕酮可能与氟卡尼有相似的不良反应。但对于无器质性心脏病的老年患者，普罗帕酮可以安全使用。Ⅰa 类药物（如奎尼丁、普鲁卡因胺、丙吡胺）与Ⅲ类药物（如索他洛尔、多非利特和伊布利特）均会引起尖端扭转型室性心动过速（Tdp），当患者出现低钾血症、低镁血症、肾功能异常、心动过缓或合并应用其他延长 QT 间期的药物时，可能诱发心律失常。在索他洛尔引起的不良事件中[4]，Tdp 发生率为 2.4%，有左心室功能不全的患者应用索他洛尔后，Tdp 的发生率可高达 4.1%。回顾分析的结果显示：女性使用索他洛尔剂量超过 320mg/d 是预测 Tdp 发生的最强危险因子。在丹麦多非利特的心律失常和病死率调查（Danish Investigation of Arrhythmia and Mortality on Dofetilide，DIAMOND）系列临床研究中[5]，多非利特分别用于心力衰竭、心肌梗死和室上性心动过速的患者，Tdp 的发生率分别为 2.9%、0.9% 和 0.9%。研究发现：女性患者、多非利特剂量大、用药前 QT 间期 > 450ms 是 Tdp 发生的危险因素。Ⅰb 类抗心律失常药和胺碘酮较少引起 Tdp。

长期使用抗心律失常药物也可能发生致心律失常作用，临床上应避免联合使用其他可延长 QT 间期，具有潜在致心律失常作用的药物，如西沙必利、抗组胺药物、三环抗抑郁药物及大环内酯类抗生素等。

（二）临床常用抗心律失常药物的不良反应

1. Ⅰb 类抗心律失常药

（1）利多卡因：是Ⅰb 类抗心律失常药物的代表，常用于治疗室性心律失常，曾常规用于预防心肌梗死后室性心律失常的发生。研究证明，心肌梗死后常规使用利多卡因会增加住院期间的死亡率。利多卡因的主要不良反应是神经系统的毒性作用，如眩晕、视物模糊、感觉异常、言语不清、意识模糊、谵妄、昏迷、定向障碍、癫痫大发作等。这些神经系统的不良反应在儿童、老年人更常见，并与药物剂量和给药速度有关。包括房室传导阻滞等心脏方面的毒性，在用药前已有束支阻滞、房室传导阻滞和下壁心肌梗死的患者更易发生。应用利多卡因时，必须持续心电监测。使用利多卡因较少发生过敏、高铁血红蛋白血症及血小板减少性紫癜。利多卡因的代谢产物也具有抗心律失常作用和神经系统的不良反应，对于肝、肾功能不全和需长时间应用利多卡因的患者，血药浓度监测是有益的，利多卡因的血药浓度 > 5mg/L 可能发生毒性反应，而利多卡因的血药浓度 > 9mg/L 就可能发生精神症状、癫痫和呼吸抑制。

（2）美西律：药理作用及不良反应皆与利多卡因相似，其他不良反应还有恶心、呕吐、食欲缺乏。药物性肝炎、皮肤红斑、血小板减少也偶有报道。心脏方面的毒性可引起室内传导异常、低血压和心动过缓等。抗心律失常作用及毒性作用与血药浓度相关性差。该药经肝脏代谢，肾脏排泄，在肾功能不全或尿液呈碱性时，其经肾排泄减少，血药浓度将会增加。

2. Ⅰc 类抗心律失常药

普罗帕酮 是Ⅰc 类抗心律失常的代表药物，具有Ⅰc 类药物致心律失常的毒性作用，对于器质性心脏病的患者、二度或三度房室传导阻滞及双束支传导阻滞的患者应禁用。初始用药时，应至少 3～4d 进行一次心电图检查，以后每 3～6

个月复查一次心电图。主要的不良反应包括胃肠道症状、味觉异常、眩晕及头痛。少见的不良反应包括肝药酶升高、中性粒细胞减少及抗利尿激素分泌不当综合征等。因其具有 β 受体阻滞作用，可引起支气管痉挛，导致心力衰竭加重，对于慢性阻塞性肺疾病（慢阻肺）、哮喘和心力衰竭的患者应避免使用普罗帕酮。该药由肝脏代谢，肾脏排泄，首关代谢明显，且具有个体差异，对于首关代谢效应小的患者血药浓度较高，较易发生不良反应。普罗帕酮抑制肝药酶活性，可增加地高辛、茶碱和华法林等药物的血药浓度。

3. Ⅲ类抗心律失常药物

（1）索他洛尔：该药的致心律失常作用如上所述，该药没有特异的器官毒性作用，不良反应都是非特异度的，与其自身的 β 受体阻滞作用有关。研究显示，因不良反应停药者占 18%，不良反应的发生率分别为乏力（22%）、头晕（20%）、呼吸困难（20%）、胸痛（20%）、心悸（15%）、衰弱（13%）、恶心呕吐（10%）。

（2）胺碘酮：是维持窦性心律最为有效的药物，但其器官毒性作用也是最明显的。①对甲状腺功能的影响：每分子胺碘酮含两个碘原子，占其质量的 37.5%，胺碘酮本身及大剂量的碘负荷对甲状腺功能都有影响。碘摄入充分的地区多发生甲状腺功能减退（甲减），碘缺乏地区多发生甲状腺功能亢进（甲亢）。胺碘酮导致的甲减可发生于正常的甲状腺，也可发生在有潜在异常的甲状腺。桥本甲状腺炎为胺碘酮引发甲减最常见的危险因素。胺碘酮引发的甲减常出现于服用胺碘酮后 6～12 个月，临床上表现为皮肤干燥、怕冷、注意力不集中，胺碘酮导致的甲减很少出现甲状腺肿。胺碘酮引发的甲亢在老年患者可能没有症状，或仅表现为体重降低，或出现一些非特异度的临床症状。由于胺碘酮具有 β 受体阻滞剂的作用，所以胺碘酮导致的甲亢常没有心悸症状。②对肺的影响：胺碘酮最重要的不良反应是肺损害，早期的报道显示，胺碘酮应用 1 年后，肺毒性的发生率为 1%，肺毒性累积发生率为 5%～10%。胺碘酮的肺毒性表现多样，呈现出从轻度亚急性到快速进展为致命性的呼吸窘迫综合征等不同临床表现。胺碘酮导致的肺纤维化开始常为非特异度症状，如咳嗽、发热、呼吸困难、体重减轻等，这些症状往往被心脏的症状所掩盖而延误肺纤维化的诊断，而这一延误有时是致命的。胺碘酮的肺脏毒性作用并非一定是长时间大剂量应用后才会出现。有报道在应用低剂量胺碘酮后很短时间内即发现肺毒性病例。还有报道胺碘酮应用超过 48h 就有致死性肺纤维化的发生。对胺碘酮导致的肺纤维化，激素的治疗效果优于其治疗其他渗出性肺疾病的效果。一般情况下，建议激素类药物治疗时间应不少于 6 个月，过早停药会导致病情反复。③对其他器官的毒性作用：由于胺碘酮是高度亲脂性的，易沉积在肝脏的脂肪组织和细胞膜。胺碘酮对多数器官的毒性作用均与此有关。长期应用胺碘酮可能会产生皮肤对光线过敏，有些患者皮肤会变成蓝灰色。也有报道胺碘酮导致血清肝酶升高、腹水、黄疸和肝硬化。在应用胺碘酮的负荷剂量时，可能会出现中枢神经系统的毒性症状，如震颤、共济失调、疲倦、失眠、噩梦等。长期应用胺碘酮治疗后，1% 的患者会出现外周神经病变，有可能为感知障碍或运动障碍。角膜碘沉积与胺碘酮治疗的时间长短、剂量大小有关，几乎所有长时间应用胺碘酮都会出现角膜碘沉积，但很少影响视力，即使有，停药后视力也可自行恢复。

（3）决奈达隆：仅适用于阵发性房颤或持续性房颤患者转复后的窦性心律的维持，其用法用量为 400mg 每日 2 次。不良反应包括心动过缓、QT 间期延长、低钾血症、低镁血症、心力衰竭及心力衰竭恶化。

（4）伊布利特：只有静脉剂型，用于房颤或房扑的复律。主要不良反应为致心律失常作用，Tdp 的发生率为 4% ～ 5%。应用前应保证正常的血钾和血镁浓度。不良反应还包括多形性室速或尖端扭转型室性心动过速（3% ～ 4% 的患者）：单形性室速、室性期前收缩、传导阻滞、心动过缓、低血压、室上性心律失常、心力衰竭。

（5）维纳卡兰：不良反应包括低血压、非持续性心律失常、QT 间期延长。

4. 其他抗心律失常药

（1）腺苷：主要不良反应有胸闷、呼吸困难、潮红、头痛、支气管痉挛。致心律失常作用包括室性期收缩、窦性心动过缓、房室传导阻滞、房颤等。腺苷的半衰期为 1 ～ 10s，不良反应持续时间较短暂。茶碱或氨茶碱能够很快逆转腺苷的不良反应。

（2）地高辛：地高辛能够增加迷走神经张力和增加房室结不应期，从而发挥抗心律失常的作用。其致心律失常的作用包括室性期前收缩、房室传导阻滞、窦房传导阻滞、交界性心动过速、伴房室传导阻滞的房性心动过速等。地高辛还会引起消化系统和神经系统的毒性反应。地高辛浓度的监测可有助于治疗中剂量的调整，地高辛浓度的治疗范围为 0.5 ～ 2μg，但有时不良反应也可发生在治疗范围内。当出现严重或威胁生命的地高辛中毒，可考虑静脉给予地高辛抗体。

（3）镁主要用于治疗 Tdp，在肾功能不全的患者，长时间应用可能导致高镁血症，出现低血压、腱反射消失、呼吸抑制、心搏骤停。

（4）硫氮䓬酮和维拉帕米均可以延长房室结不应期，控制房颤或房扑的心室率。主要不良反应为低血压和窦性心动过缓。维拉帕米还可导致便秘。对于存在房室传导阻滞、症状性低血压、严重的心功能不全和房颤伴预激综合征的患者应避免应用。

四、老年患者抗心律失常药物应用原则

许多情况下，老年患者的心律失常不是孤立存在的。老年心律失常患者常合并高血压、冠心病、糖尿病、心力衰竭、慢性肾功能不全、慢性阻塞性肺疾病等。心律失常的发生往往与这些疾病有关，并影响患者的治疗和预后，但并非一定存在相对应的关系。因而，治疗"心律失常"时应对患者进行全面的评估，综合干预，而不仅仅是针对"心律失常"的治疗。临床评估要解决以下问题：①除心律失常外，还有哪些因素和疾病影响老年患者的远期预后和生活质量。②在老年心律失常患者的所有全部临床问题中，找出急需解决和处理的问题。有时可能是心律失常本身，如快心室率的心律失常导致血流动力学紊乱或加重心肌缺血，但对于大多数慢性心律失常的老年患者并非如此。③选择恰当的能够改善患者远期预后的长期干预治疗措施，如心血管疾病的一级和二级预防及危险因素的综合干预等。④以此为基础，选择针对"心律失常"的治疗策略。

总之，心律失常的治疗相当复杂，涉及基础疾病、合并症及心律失常本身等诸多方面，治疗方式也有药物和非药物等多种形式。临床上应根据每个患者的实际情况，参照诊疗指南，对患者进行全面的综合评估，寻找最佳的治疗策略和制订综合的治疗方案。这是心律失常

治疗中应该遵循的基本原则。若过分强调治疗心律失常本身而忽略对基础疾病和并发症的治疗，无论采用药物或非药物的治疗方式均不可能使患者从治疗中最大获益。还有可能给患者带来危害。

（一）心律失常的"上游"治疗

流行病学研究发现，房颤等心律失常发生的危险因素包括高龄、酗酒、高血压、冠心病、糖尿病、心肌病、心瓣膜病、心力衰竭、甲状腺功能亢进症、心胸外科手术等。近年来发现肥胖、精神因素（如愤怒、仇恨等）、代谢综合征及阻塞性睡眠呼吸暂停也与房颤等心律失常的发生有关。积极干预治疗这些危险因素可预防或减少房颤等心律失常的发生，这种预防治疗称为心律失常的"上游"治疗。研究显示，对于高血压患者，血管紧张素转化酶抑制剂和血管紧张素受体拮抗剂，对于冠心病患者，他汀类降脂药，对于慢性心力衰竭患者，β受体阻滞剂，均可减少新发房颤或房颤的复发。对于植入心脏起搏器的病态窦房结综合征患者，尽量减少心室起搏，也可降低房颤的发生率。

（二）急性心律失常的药物治疗原则

对急性心律失常，如果心律失常导致严重的血流动力学紊乱，应立即采用电复律或静脉用药以纠正心律失常，或尽快控制过快的心室率以稳定血流动力学。此时，应刻不容缓地针对心律失常进行治疗。如果心律失常本身并未引起明显的血流动力学紊乱，而仅加重患者的症状，则应优先考虑病因治疗的心律失常治疗策略。例如急性冠状动脉综合征合并新发房颤时，若血压稳定，可使用β受体阻滞剂控制心室率，以缓解快速心室率房颤引起的症状，减轻快速心室率造成心肌缺血状况的恶化。如患者出现心力衰竭，β受体阻滞剂使用受限，可静脉应用胺碘酮来控制快速心室率。对合并反复发作恶性室性心律失常的患者，在静脉药物治疗情况下或电复律后，仍反复发作者应尽快实施经皮冠状动脉介入或主动脉内球囊反搏治疗。此种情况常见于冠状动脉左主干或冠状动脉多支血管近段严重病变。紧急血运重建才是挽救患者生命最为有效的治疗措施。仅仅依靠电复律、加大抗心律失常药物剂量或联合几种抗心律失常药物的治疗往往无效，并可导致心脏的电 - 机械分离。对于急性冠状动脉综合征合并的某些心律失常，如对血流动力学和基础疾病并无不良影响的室性期前收缩等，主要治疗应是抗缺血和抗血栓治疗，包括介入治疗，而不是针对心律失常本身采用抗心律失常的药物治疗。

临床处理急性心律失常的常见误区是对心律失常本身的过度治疗，而忽略抗心律失常药物的毒性反应，特别是忽略大剂量、联合静脉使用抗心律失常药物可能给患者带来的危害。例如对于心率较慢而血压稳定的室速、频发的室性期前收缩，尤其是对于并不危及生命的短阵室速，急于控制这些心律失常而采用大剂量静脉给药，或联合使用两种或两种以上抗心律失常药物，往往可导致严重的低血压，甚至电 - 机械分离。在这种情况下，心律失常的病因治疗，如积极处理心肌缺血，调整血液酸碱度和电解质失衡，纠治心力衰竭和改善全身缺氧状态，将有助于心律失常的控制。如果要使用抗心律失常药物，应注意避免其对整体治疗产生不利的影响。因此类心律失常并未危及患者生命，我们有时间等待积极的病因治疗使患者整体情况改善后，再根据病情的变化和仍然存在的心律失常的性质，做出治疗决策。

（三）慢性心律失常的药物治疗原则

慢性心律失常应根据病因、是否合并缺血性心脏病、是否合并心室肥厚、心功能状况及心律失常的性质来决定治疗策略和选择抗心律失常药物。治疗前应根据详细准确的病史、临床表现、体格检查及实验室等辅助检查结果进行综合评估。评估主要解决两个问题：①患者目前的心律失常是否需要治疗；②采用何种方式进行治疗。很多情况下，室性或房性期前收缩并不需要治疗，患者的症状是由对这种心律失常的过分担心和忧虑引起，而并非由期前收缩引起。若医生对诊断和预后做出不恰当的解释，将会加重患者的心理负担。在这种情况下，心理治疗比药物治疗更重要，也更有效。慢性房颤是最常见的慢性心律失常之一，估计我国房颤患者近 1000 万。在房颤治疗中最为重要的是预防脑卒中。而对需要维持窦性心律的患者，应根据基础心脏疾病的状况选择抗心律失常的药物。鉴于现有的抗心律失常药物在疗效和副作用方面的局限性，执意追求彻底消除房颤而盲目增加剂量，非但房颤不能消除，还会带来严重的后果。因此，选用抗心律失常药物的目的是减轻症状、提高患者生活质量，并非彻底消除房颤。只要能够减少房颤的复发次数，减少复发时房颤的持续时间，减轻房颤复发时症状的严重程度即已达到治疗的目的。应尽可能选用副作用较小的药物，并尽可能使用较低的剂量。一些Ⅰ类和Ⅲ类抗心律失常药物能够与β受体阻滞剂或钙通道阻滞剂合用。β受体阻滞剂是慢性心力衰竭、冠心病和高血压的一线治疗用药。临床研究证实β受体阻滞剂能够降低此三类患者的死亡率和临床事件发生率，且有一定的抗心律失常作用。因而，只要正确、合理地运用抗心律失常药物，大多数患者能够达到改善症状的治疗目的。而且，药物的口服治疗方式简便，患者更容易接受，只要坚持定期随访，控制好使用剂量，即可减少或避免严重的副作用发生。

（四）老年房颤的抗心律失常药物治疗原则

老年心房颤动的药物治疗包括：①预防血栓栓塞—"抗凝"；②控制心室率—"室律控制"；③转复房颤并维持窦性心律—"节律控制"；④预防新发房颤或房颤复发—"上游治疗"，即针对老年房颤患者常见基础疾病，如高血压、冠心病、糖尿病、心力衰竭、高尿酸血症及高胆固醇血症等的预防和治疗。在患者的治疗中，选用他汀类药物、β受体阻滞剂、血管紧张素转化酶抑制剂（ACEI）或血管紧张素受体拮抗剂（ARB）等，对于患有这些基础疾病的老年患者有预防新发房颤或房颤复发的作用。

1. 治疗策略的选择　治疗策略的选择取决于：①房颤的类型、患者症状及其严重程度；②房颤合并存在的心血管疾病、患者的心功能状态；③患者的年龄、一般状况、是否合并其他系统疾病；④所选择的策略和方法对于具体患者的安全性和有效性；⑤治疗的短期目标和长期目的，包括控制患者症状、预防脑卒中、改善患者生活质量、减少心血管事件的发生率、降低病死率及住院率等。药物或射频导管消融均可用于节律控制和室率控制。但无论选用何种治疗策略和方法，均应根据患者发生脑卒中的危险程度而采取恰当的抗栓治疗策略。

对持续时间较长，已超过数周的房颤患者，近期的治疗策略可先选择控制心室率加抗凝治疗，待充分抗凝后再考虑是否转复心律。维持窦性心律则可作为长期的治疗目的。对持续时间较短，但超过 48h 的房颤患者，经短时间抗凝后即可转复窦性心律。如果控制心室率不能够充分改善症状，则转复并维持窦性心律应作为长期治疗目的。21 世纪初的一系列临床试验结果显示，节律控制和室律控制两种策略对房颤患者的病死率和脑卒中的影响并无差别。进一步分析发现，这些临床试验均选用抗心律失常药物以实现节律控制，而药物的不良反应抵消了维持窦性心律的获益。所以，在这些试验中，节律控制的策略并不优于室率控制。在房颤节律控制的随访调查研究（AFFIRM）试验中，室率控制组的死亡率呈现略有下降的趋势。此外，这些临床试验的入选患者多为老年房颤患者，多合并有高血压或器质性心脏病。因此，对相对年轻，且房颤症状较重，但不伴有明显器质性心脏病的患者，如孤立性房颤的患者，应当首选节律控制。而对于房颤症状较轻，合并有高血压或器质性心脏病的老年患者，心室率控制的治疗策略则是一种合理的选择。节律控制和心室率控制两种治疗策略孰优孰劣的争论焦点并非是窦性心律与房颤心律的孰优孰劣，而问题的要害是我们能否找到一种安全有效的治疗方法，使患者能够长期维持窦性心律。随着房颤的射频导管消融治疗技术日趋成熟，治疗房颤新药的研发上市，将会给房颤患者提供安全有效的转复房颤和维持窦性心律的方法，使更多的房颤患者选择节律控制的治疗策略。节律控制很可能成为大多数房颤患者的首选治疗策略[6]。

以心律失常评估房颤控制效果注册研究（Record-AF）的结果显示，在真实的临床实际工作中，对房颤病史低于 1 年的患者，选择节律控制策略者多于选择心室率控制策略者。与选择心室率控制策略的患者比较，选择节律控制策略的患者较年轻，静息时心率较慢，症状明显且发作频繁，大多数为阵发性房颤或新近诊断的房颤。而选择心室率控制策略的患者多为持续性房颤且伴有心力衰竭或心脏瓣膜病。

2. 房颤心律的转复　房颤心律转复为窦性心律的方式包括电转复、药物转复、自动转复及房颤行射频导管消融过程中的转复。临床上主要根据患者的血流动力学状况决定以何种方式进行转复。

（1）药物复律的优势及缺点：目前尚无大规模的评价药物复律疗效和安全性的临床试验。小规模临床试验显示，某些Ⅰ类和Ⅲ类抗心律失常的药物能够有效地转复房颤。药物复律的优点是比电复律简便，患者容易接受。对不需紧急复律的房颤患者，可在门诊进行转复。但转复为窦性心律的成功率低于电复律。且抗心律失常药物的不良反应偶可导致严重的室性心律失常，甚至出现致命的并发症。在合并心力衰竭，心脏已经明显增大及血电解质发生紊乱的患者，应高度警惕此类并发症的发生。血栓栓塞是房颤复律过程中的另一严重并发症。目前尚无临床试验比较房颤药物复律和电复律的安全性。运用两种复律方式发生血栓栓塞并发症的风险似无差异，因而，无论采用何种复律方式，复律前均应根据房颤持续时间而采用恰当的抗凝治疗（适当的抗凝强度和持续适当的抗凝时间）作为复律前准备。此外，一些抗心律失常药物、可能增强口服抗凝剂的抗凝作用，在复律过程中应当注意。

（2）复律的药物：目前国内房颤转复常用胺碘酮、普罗帕酮、依布利特等药物，国外常用氟卡尼、多非利特等（表 2-1）。

表 2-1　常用转复房颤的药物

药物	给药途径	剂量和用法	不良反应
胺碘酮	口服	0.6 ～ 0.8g/d，总量至 6 ～ 10g 后改为 0.2 ～ 0.4g/d 维持	低血压，心动过缓；QT 间期延长；消化道症状；便秘；静脉炎（Ⅳ）；尖端扭转型室性心动过速（罕见）
	静脉	3 ～ 7mg/kg，泵入 30 ～ 60min，然后静脉滴注 0.6 ～ 1.2g/d 或改为口服，总量至 6 ～ 10g 后 0.2 ～ 0.4g/d 维持	
普罗帕酮	口服	450 ～ 600mg/d	低血压，转为心房扑动后伴快心室率，室内传导阻滞
	静脉	1.5 ～ 2mg/kg 静脉注射 10 ～ 20min	
多非利特	口服	125 ～ 500mg，每日 2 次，血清肌酐清除率 < 20ml/min 时禁用	QT 间期延长，尖端扭转型室性心动过速，根据年龄、肾功能、体重调整剂量
依布利特	静脉	1mg，静脉注射 10min，可重复使用 1 次	QT 间期延长，尖端扭转型室速
氟卡尼	口服	200 ～ 300mg	
	静脉	1.5 ～ 3.0mg/kg 静脉注射 10 ～ 20min	低血压，转为心房扑动后伴快心室率

1）胺碘酮：静脉注射胺碘酮转复房颤的常用剂量为 3 ～ 7mg/kg，转复成功率为 34% ～ 69%，通常静脉注射后静脉滴注持续数小时以提高转复成功率，减少复发。口服胺碘酮转复房颤的成功率为 15% ～ 40%。当患者合并器质性心脏病和心力衰竭，禁用 Ⅰ c 类抗心律失常药物，选用胺碘酮转复房颤相对安全。胺碘酮的不良反应包括恶心、便秘、低血压、心动过缓、视物模糊及甲状腺功能异常等。

2）普罗帕酮：口服普罗帕酮转复房颤的有效率近似于氟卡尼，优于口服胺碘酮或奎尼丁。口服普罗帕酮后 2 ～ 6h 起效，静脉注射起效更快。对于新近发生的房颤口服 600mg 后，转复成功率可达 57% ～ 83%。不良反应较少见，不良反应包括室性心动过速、低血压、心动过缓、室内传导阻滞、心房扑动伴快速心室率等。普罗帕酮属 Ⅰ c 类抗心律失常药物且有 β 受体阻滞作用，慎用于合并有器质性心脏病、心力衰竭、严重阻塞性肺疾病的患者。

3）多非利特（dofetilide）：口服多非利特用于转复房颤和心房扑动，通常于服药数天或数周后显效，对转复心房扑动的效果似乎优于房颤。

4）氟卡尼：口服氟卡尼通常于 3h 后起效，静脉注射于 1h 后起效，对于近期发生的房颤，口服氟卡尼负荷剂量（300mg）2 ～ 4h 后，转复成功率为 57% ～ 68%，服药 8h 后转复成功率达 75% ～ 91%。不良反应包括轻度神经系统症状、心动过缓、一过性低血压及心房扑动伴快速心室率等。禁用于合并器质性心脏病、心力衰竭的患者。

5）依布利特（Ibutilide）：静脉注射依布利特 1h 后起效。转复心房扑动的效果优于转复房颤，对于近期发生的房颤疗效较好。对于病程较长的持续性房颤转复效果较差。对于应用普罗帕酮转复无效或使用普罗帕酮或氟卡尼复律后复发的房颤，依布利特可能有效。约 4% 的患者使用依布利特后可发生尖端扭转型室性心动过速，女性患者更易发生。因此，该药应于医院内在医师的严密监护下使用，用药前应监测血清钾和镁的浓度。用药后心电监护的时间不应少于 5h，并应备好心肺复苏设备。左心室射血分数减低的心力衰竭患者更易发生严重的室性心律失常，应禁用依布利特。

由于奎尼丁和普鲁卡因胺的严重不良反应，目前已很少运用于房颤转复。丙吡胺和索他洛尔转复房颤的疗效尚不明确。静脉使用短效 β 受体阻滞剂对转复新发房颤有一定疗效，但作用较弱。洋地黄和非二氢吡啶类钙通道阻滞剂对房颤无转复作用。

（3）指南对药物转复房颤的建议

Ⅰ 类推荐：对于近期发生的房颤，无器质性心脏病的患者，推荐静脉应用氟卡尼、普罗帕酮复律；合并有器质性心脏病的患者，推荐静脉使用胺碘酮复律。

Ⅱ a 类推荐：对于部分无器质性心脏病的患者，若证实在住院期间服用普罗帕酮或氟卡尼是安全的，可于院外口服普罗帕酮或氟卡尼，对最近发生的房颤进行转复。

Ⅱ b 类推荐：对于合并器质性心脏病但无充血性心力衰竭或低血压的房颤患者，在血电解质和心电图 QT 间期正常情况下，可在严密监护下应用依布利特转律，用药后需持续监护 4h。

Ⅲ 类：对于最近发生的房颤，不推荐使用地高辛、索他洛尔、维拉帕米及 β 受体阻滞剂进行转复。

3. 复律后窦性心律的维持　大部分阵发性房颤或持续性房颤转复窦性心律后，房颤复发的风险很大。复发的危险因素有高龄、高血压、糖尿病、心力衰竭、左心房扩大及左心室的功能障碍等。对这些危险因素进行干预，有助于预防房颤复发。但很多患者确需长期使用抗心律失常药物来预防房颤复发。在此长期药物治疗过程中，药物的安全性至关重要。与心室率控制治疗相比，使用传统的 Ⅰ 类和 Ⅲ 类抗心律失常药物去维持窦性心律并不能够减少病死率和脑卒中。若抗心律失常药物治疗不能改善患者症状或引起了副作用，则应停用。治疗的根本目的在于改善患者生活质量、减少心血管事件的发生率、降低死亡率及住院率。在抗心律失常药物的长期治疗中，房颤复发并不意味着治疗的失败，复发频率的降低，房颤持续时间的缩短，复发时症状的减轻，症状由不能耐受变得可以耐受，均应视为已达基本治疗目的。据统计，约 80% 的房颤患者合并有基础心脏疾病，许多抗心律失常药物在此种情况下可导致心功能恶化或出现致心律失常作用。而且，长期服用具有较大心脏外不良反应的抗心律失常药物，患者难以耐受。因而，应首选 β 受体阻滞剂维持窦性心律。Ⅲ 类抗心律失常新药决奈达隆能有效地维持窦性心律，且能减少心血管疾病的住院率和心血管疾病引起的死亡。这在维持窦性心律的治疗中是非常重要的治疗终点和目标。

（1）维持窦性心律的药物：目前临床上，国内常用胺碘酮、普罗帕酮、β 受体阻滞剂维持窦性心律，而国外则多用氟卡尼、丙吡胺及多非利特，近年来国内外使用索他洛尔及决奈达隆等逐渐增多（表2-2）。

表2-2　维持窦性心律的Ⅰ、Ⅲ类抗心律失常药

药名	每天剂量	不良反应
胺碘酮	100～400mg	肺纤维化，多发性神经病变，光敏感，消化道症状，肝毒性，甲状腺功能紊乱，眼并发症
普罗帕酮	300～900mg	室性心动过速，心力衰竭，心房扑动伴快室率
丙吡胺	400～750mg	尖端扭转型室性心动过速，心力衰竭，青光眼，尿潴留，口腔干燥
多非利特	500～1000mg	尖端扭转型室性心动过速
氟卡尼	200～300mg	室性心动过速，心力衰竭，心房扑动伴快室率
索他洛尔	160～320mg	尖端扭转型室性心动过速，心力衰竭，心动过缓，加重慢性阻塞性肺疾病或支气管痉挛
决奈达隆	800mg	腹泻，恶心，腹痛，皮疹，心动过缓

1）胺碘酮：有研究显示对于阵发性和持续性房颤，胺碘酮用于复律后维持窦性心律的疗效优于索他洛尔及Ⅰ类抗心律失常药。但由于胺碘酮心脏外的不良反应发生率高，有时相当严重，在很多情况下，被列为二线用药。但对于合并冠心病、心力衰竭或明显左心室肥厚者，胺碘酮致心律失常的风险较低，应为首选用药。

2）β受体阻滞剂：对于阵发或持续性房颤，无论是否合并器质性心脏病，β受体阻滞剂均能预防其房颤复发。虽然维持窦性心律的疗效不如Ⅰ类或Ⅲ类抗心律失常药，但其长期应用的不良反应却显著少于Ⅰ类和Ⅲ类抗心律失常药。而且，β受体阻滞剂为高血压、冠心病和心力衰竭的一线用药，能够降低这些患者的心血管事件发生率和病死率。此外，β受体阻滞剂还有减慢心室率的作用，能够减轻房颤复发时的症状。因而，可首选β受体阻滞剂，也可联用其他抗心律失常药物以维持窦性心律。

3）多非利特：多非利特可减少复律后的房颤复发。对于合并心功能降低的患者，其维持窦性心律的作用显著优于安慰剂。用药后尖端扭转型室性心动过速的发生率约为0.8%，多数发生于用药的前3d之内。因此，患者在用药起始阶段，应住院观察，根据肾功能和心电图QT间期延长的情况调整剂量。

4）普罗帕酮：能够有效预防房颤复发，增加其剂量，则维持窦性心律的作用更强，但出现的不良反应也更多。与其他Ⅰc类药物一样，对于缺血性心脏病和心功能不全者，普罗帕酮的致心律失常风险增加，应避免应用。

5）丙吡胺：其维持窦性心律的疗效相当于普罗帕酮。对于房颤合并梗阻性肥厚型心肌病的患者，丙吡胺既能预防房颤复发，也可减轻左心室流出道的梗阻。但其具有负性肌力和负性传导的作用，可引发心力衰竭，并可引起房室传导阻滞。

6）氟卡尼：氟卡尼能够延长房颤复律后至第1次房颤复发的时间。其维持窦性心律的作用明显优于奎尼丁，且不良反应少。对于无明显器质性心脏病的患者，其致心律失常的风险很低。

7）索他洛尔：索他洛尔转复房颤的作用较弱，但其预防房颤复发的作用却与普罗帕酮相当。避免运用于合并哮喘、心力衰竭、肾功能不全或心电图 QT 间期延长的患者。

8）决奈达隆：属Ⅲ类抗心律失常药，与胺碘酮（可达龙）相似，亦为多离子通道阻滞剂，作用也与胺碘酮（可达龙）相似，但不含碘，不良反应较少。临床试验的结果显示，其不仅能够有效地预防房颤复发，还能降低心血管疾病的住院率和病死率。

由于普鲁卡因胺和奎尼丁的严重不良反应，不推荐其用于维持窦性心律的治疗。目前尚不能确定非二氢吡啶类钙通道阻滞剂有预防房颤复发的作用。但因其能够降低心室率，因此可用于阵发性房颤的患者以改善症状。研究结果显示地高辛无预防房颤复发的作用。

根据现有临床试验的证据，临床上应依据患者基础心脏病的性质，心功能状态及左心室肥厚程度来选择抗心律失常药物维持窦性心律，以减少致心律失常作用和其他不良反应。

（2）维持窦性心律药物选择建议

1）Ⅰ类推荐：选择使用抗心律失常药物前，应认真寻找并妥善处理房颤的病因及诱发因素。

2）Ⅱa类推荐：①窦性心律的维持有利于预防房颤患者心动过速性心肌病的发生；②治疗后房颤发作不再频繁，并能耐受症状应视为治疗成功；③对于无器质性心脏病的房颤患者，若能耐受某种抗心律失常药物，可于门诊使用；④对于孤立性阵发房颤，若无合并器质性心脏病，就诊时为窦性心律，可于门诊使用普罗帕酮或氟卡尼预防房颤复发；⑤对于容易复发的阵发性房颤，若无器质性心脏病或病变轻微，心电图基础 QT 间期 < 460ms，血清电解质正常，亦无Ⅲ类抗心律失常药的致心律失常危险因素，且就诊时为窦性心律者，可选用索他洛尔维持窦性心律；⑥可选用导管消融替代抗心律失常药物预防房颤复发。

3）Ⅲ类推荐：①由于合并有缺血性心脏病、心力衰竭或左心室显著肥厚等患者自身或其他原因，使用某种抗心律药可能发生致心律失常作用，应避免使用其维持窦性心律；②对于合并有严重窦房结病变或房室传导功能障碍的房颤患者，若未植入心脏起搏器，应避免使用抗心律失常药物维持窦性心律。

（五）老年室性心律失常的药物治疗原则

首先需要进行危险分层，评估室性心律失常对患者生活质量及预后的影响以决定是否需要治疗；然后再根据室性心律失常的发病机制、危险分层及心律失常的不同类型，选择正确的治疗策略，制订合适的治疗方案。目前可采用的治疗方法包括药物、植入器械、消融及外科手术。临床研究显示，抗心律失常药物抑制室性心律失常有效，但因其副作用，反而增加患者的病死率，因此，抗心律失常药物治疗室性心律失常应格外慎重。血流动力学不稳定的心律失常应首选电复律。血流动力学稳定的室性心律失常，应根据是否合并有心肌梗死或其他器质性心脏病、左心室功能状况及室性心律失常的类型来选择合适的药物。

对尚未达到植入型心律转复除颤器（implantable cardioverter defibrillator，ICD）适应证的患者、首选 β 受体阻滞剂，当剂量足够而无效时，可选用胺碘酮或索他洛尔。某些情况（如心肌梗死后出现室性心律失常）下，联合使用 β 受体阻滞剂与胺碘酮可能降低病死率。

　　若植入 ICD 的患者频繁因心动过速而除颤或电复律，可以考虑加用索他洛尔以抑制房性或室性心律失常。但植入 ICD 的患者左心室射血分数往往较低，应避免使用索他洛尔，而应将 β 受体阻滞剂和胺碘酮作为一线用药。

　　对于血流动力学稳定的患者，可考虑静脉使用普鲁卡因胺、胺碘酮以减慢心室率或终止持续性单形性室性心动过速。对于心肌缺血相关的单形性室性心动过速，可选用利多卡因。避免将非二氢吡啶类钙通道阻滞剂用于治疗不明原因的宽 QRS 心动过速。对于需紧急治疗的反复发生的单形性室性心动过速，可静脉使用胺碘酮、普鲁卡因胺，或静脉使用 β 受体阻滞剂。对于特发性室性心动过速，可选用钙通道阻滞剂。

　　对于多形性室性心动过速，一般需要紧急电复律，在除外先天性或获得性长 QT 间期综合征的情况下，可考虑选择静脉使用胺碘酮，或选用静脉给予 β 受体阻滞剂或利多卡因。

　　尖端扭转型室性心动过速应避免使用可能导致 QT 间期延长的药物，应及时补充镁离子与钾离子，纠正电解质紊乱。对于心动过缓或停搏相关的尖端扭转型室性心动过速应给予起搏治疗，同时给予 β 受体阻滞剂或利多卡因，也可临时选用异丙肾上腺素过渡治疗。对于 3 型长 QT 间期综合征，可选择静脉给予利多卡因或口服美西律。

　　对于急性心肌梗死并发无休止的室性心动过速，应积极实施血运重建，并给予 β 受体阻滞剂，或加用胺碘酮治疗。射频导管消融后出现的无休止室性心动过速可考虑静脉使用胺碘酮或普鲁卡因胺。对于室性心动过速风暴，单独或联合使用静脉用胺碘酮和静脉用 β 受体阻滞剂可能有效。

（江梦溪　田海涛）

参 考 文 献

[1]　中华医学会心电生理和起搏分会，中国医师协会心律学专业委员会. 室性心律失常中国专家共识基层版 [J]. 中华心律失常学杂志，2022, 26(02):106-126.

[2]　中华医学会心电生理和起搏分会，中国医师协会心律学专业委员会. 2020 室性心律失常中国专家共识 (2016 共识升级版)[J]. 中华心律失常学杂志，2020, 24(03): 188-258.

[3]　Lei M, Wu L, Terrar DA, et al. Modernized classification of cardiac antiarrhythmic drugs[J]. Circulation, 2018, 138: 1879-1896.

[4]　O'Callaghan PA, McGovern BA. Evolving role of sotalol in the management of ventricular tachyarrhythmias [J]. Am J Cardiol, 1996, 78(4A): 54-60. DOI: 10. 1016/S0002-9149(96)00453-5.

[5]　Møller M. DIAMOND antiarrhythmic trials. Danish Investigations of Arrhythmia and Mortality on Dofetilide[J]. Lancet, 1996, 348(9041): 1597-1598.

[6]　中华医学会心电生理和起搏分会，中国医师协会心律学专业委员会，心房颤动防治专家工作委员会. 心房颤动：目前的认识和治疗的建议 -2018[J]. 中国心脏起搏与心电生理杂志，2018, 32(4): 315-368.

第3章

心脏电生理检查的基本原理及应用

心脏电生理检查（electrophysiological study，EPS）的基本技术及其原理是心脏介入电生理学的基础。心脏窦房结、心房、房室结、希氏束 – 浦肯野纤维系统和心室及其相关结构（如肺静脉）等任何层面的异常，均可引起心动过速和（或）心动过缓，轻者可引起患者心悸不适症状，重者可导致血流动力学的不稳定。甚至危及生命，发生心脏性猝死。电生理检查的目的就是从心脏的各个层面进行检查，确定其是否异常及相应对策。

一、电生理检查的基本理论及概念

（一）电生理刺激方法与不应期测定

1. 电生理刺激方法　心脏电生理检查是通过电生理刺激技术，即以固定起搏(脉冲刺激)间期的起搏和伴有期前刺激的起搏方法，评价心脏电生理功能和诱发心律失常以研究其发生机制。

（1）S_1 刺激（基础刺激）：以稳定的起搏周期长度（500ms 或 600ms）进行起搏中的一个刺激，称为一个固定频率的起搏（S_1 起搏），也称基础刺激。

（2）S_1S_1 分级递增刺激：以受检者自身心电的 RR 间期减 50 ～ 200ms 为自第一个 S_1 起搏（刺激）至下一个 S_1 起搏（刺激）周期（S_1S_1 周期）的初始周期，按需掌握每组起搏的持续时间，一般每组起搏持续 5 ～ 10s，起搏周期每次递减 10 ～ 50ms。两组起搏的间隔为 20 ～ 30s，直到出现 2：1 房室（AV）或室房（VA）阻滞，或诱发出临床心动过速，称为 S_1S_1 分级递增刺激。此方法常用于测定房室或室房传导功能，也可用于诱发心动过速。

（3）S_1S_1 连续递增刺激：以低频率（600ms）的 S_1S_1 起搏开始，缓慢地连续递增起搏（脉冲刺激）频率（递减 S_1S_1 周期），观察心内记录导联上的脉冲刺激波、A 波及 V 波之间的相互关系。若患者有房室结折返性心动过速或有房室折返性心动过速的病理基础，就会随着 S_1S_1 起搏周期的递减，看到刺激波后的 A 波逐渐朝向前一个刺激周期所产生的 V 波靠拢的现象，并持续保持 A/V 1：1 的传导，最终使 V、A 达到融合。此时如果停止刺激，很可能表现为已诱发的室上性心动过速。如果产生房室结折返性心动过速的病理基础或产生房室折返性心动过速的病理基础被成功消融，即使在较高频率刺激时，也不能实现 V、A 的融合，不能诱发出心动过速，还会出现 AV 间期的二度文氏型房室传导阻滞。故可用于评价阵发性室上性心动过速的消融结果。

（4）S_1S_1 超速抑制刺激：以患者自身 RR 间期减去 30ms 作为初始 S_1S_1 周期，每组刺激时间为 5 ～ 30s，3 次无效则起搏周期递减 10ms 重复刺激，直至心动过速终止。若进行

心房刺激最短 S_1S_1 间期不宜 < 200ms，若进行心室刺激最短 S_1S_1 间期不宜 < 250ms。S_1S_1 超速抑制刺激常用于终止各种折返性心动过速。

（5）S_1S_1 猝发脉冲刺激：将 S_1S_1 周期设置为 300 ～ 150ms，或者取心动过速频率的 140% 作为起搏频率，定数发放 1 组 8 ～ 10 个的脉冲刺激。在心房实施 S_1S_1 猝发脉冲刺激，用于终止室上性心动过速、诱发或终止心房扑动、诱发房颤等。在心室实施刺激时，用于终止或诱发室性心动过速或室上性心动过速，但是心室起搏的周期不能小于 200ms，以免诱发室颤。

（6）S_2 刺激：为伴有期前刺激的起搏，就是以固定的起搏周长起搏（S_1S_1）一定的周期后发放一个期前刺激。最为典型的 S_2 刺激是用 100ppm 或 150ppm 起搏 8 次后，发放一个联律间期为 400ms 的期前刺激（S_2 刺激），此后，S_2 刺激的联律间期以 10 ～ 20ms 递减，直至 S_2 刺激落入心肌不应期而不能产生夺获。通常，S_2 刺激的联律间期不能小于 180ms。

（7）S_1S_2 刺激：为心脏电生理检查常规采用的程控期前刺激方式，即在连续 8 个 S_1S_1 基础刺激后，发放一个期前刺激（S_2）。程序设置：S_1S_1 周期为受检者自身 RR 间期减 100 ～ 200ms，初始 S_1S_2 的联律间期为 S_1S_1 周期减 10 ～ 50ms。若 S_1S_2 间期 > 400ms 时，S_1S_2 的联律间期每次递减 20ms，当 S_1S_2 间期 ≤ 400ms 时，联律间期每次递减 10ms，甚至 5ms。S_2 刺激后至少停 4s 再开始下次 S_1S_2 刺激。该刺激方法用于房室传导功能测定（递减传导或非递减传导）及心脏不应期测定，还可用于房室结双径路检出或诱发心动过速。

（8）RS_2 刺激

1）为 R 波同步 S_2 刺激，RS_2 刺激可在窦性心律基础上进行，也可在心动过速时进行。RS_2 刺激是将同步感知导线负、正两极分别与心室电极导管 1、2 极连接，调节 RS_2 同步感知，使之达到 1：1 的 RS_2 同步状态。设置 RS_2 初始联律间期为受检者自身 RR 间期减 50 ～ 200ms，RS_2 分频设置为 2：1 或 4：1 或 8：1，每次递减 5 ～ 10ms。直至诱发出心动过速，或越过希氏束，或抵达 T 波降支，扫描终点按需掌握。在心动过速发作时，若 RS_2 刺激可使 A 波提前，则可证实房室旁道存在。

2）少数情况下，对于房室旁道患者，若 RS_2 刺激时房室旁道也正好处于逆传不应期，此刻心室刺激也无法逆传至心房，则心动过速可被终止。

3）当 RS_2 刺激时，心室期前刺激至旁道的距离也会影响心房激动的表现和是否提前，故 RS_2 刺激时心房激动未提前者，并不能完全排除旁道的存在。

4）RS_2 刺激的实施必须满足以下条件：心动过速持续且周长较恒定（AA 间期差值 < 10ms）；能够清晰地记录到希氏束电位。

5）心动过速时，在希氏束逆传的不应期（希氏束同步）施以心室 RS_2 期前刺激，比较心动过速时的自身心房 AA 间期与 RS_2 期前刺激时的 AA 间期。如果在希氏束逆传不应期（希氏束同步）行 RS_2 心室刺激时的 AA 间期与心动过速时的自身心房 AA 间期对比，差值小于 10ms（心动过速周长恒定）被认定为心房未被提前激动，诊断考虑房室结折返性心动过速（AVNRT）；如差值超过 10ms（且心动过速周长恒定）则认为心房被提前激动，诊断可考虑快旁道引起的房室折返性心动过速（AVRT）。此外，若 RS_2 刺激时心房激动顺序没有发生改变，但刺激后 A 波拖后或出现 AA 间期延长，则提示存在慢旁道的可能。

（9）$S_1S_2S_3$ 刺激：若 S_1S_2 刺激未能诱发出临床心动过速，可采用 $S_1S_2S_3$ 刺激的方法。S_1S_1 间期的设置同 S_1S_2 刺激：S_1S_1 周期为自身 RR 间期减去 100 ～ 200ms，设置 S_1S_2 刺激 ＝ S_2S_3 刺激 ＝ 刺激部位的有效不应期 ＋ 50ms，并保持 S_1S_1、S_1S_2 不变，将 S_2S_3 递减，每次 10ms，直至诱发出临床心动过速或 S_3 不应。若未诱发出临床心动过速，可继续在前次刺激程序设置的基础之上，将 S_1S_2 和 S_2S_3 的设定值递减 10ms，保持 S_1S_1 及 S_1S_2 不变，将 S_2S_3 递减，每次 10ms，直至诱发出临床心动过速或 S_3 不应。如此循环，周而复始，直至诱发出临床心动过速或 S_3 到达刺激部位的不应期。

2. 心脏不应期的测定　不应期是心肌细胞前一次电激动后防止再兴奋的基本阻抗称为不应期。因而，通过观察心脏组织对期前刺激（或称早搏刺激）的反应可以测定出心脏组织的不应期。临床电生理通常使用 3 个术语来表达不应期，即相对不应期、有效不应期和功能不应期，含义与细胞电生理学所使用的相关术语略有不同。

（1）相对不应期（RRP）是指心脏组织在应激后一段时间内，虽能再次应激，但传导速度显著减慢的时期，以该组织传导发生延缓时最长期前刺激偶联间期表示，即在基础起搏时，导致传导延迟的期前刺激的最长联律间期。因而 RRP 标志着整个恢复期的结束，在此区带内期前刺激和基础起搏的传导相同。

（2）有效不应期（ERP）是指心脏组织在应激后一段时间内，不能再次应激的时期，以该组织发生传导阻滞时的最长期前刺激偶联间期表示，即在基础起搏时，期前刺激的传导不能通过某一组织的最长联律间期值。ERP 的测定必须在已进入不应期组织的近端进行。

（3）功能不应期（FRP）是指能够有效通过该组织的两个连续的可传导性激动的最短间期，以能引起该组织连续两次应激时的最短期前刺激偶联间期表示。反映该组织的输出能力。FRP 的测定需在其远端进行。只有在近端组织的 FRP 短于远端组织的 ERP 时，才能够测定出该组织的 ERP。例如，测定希氏束 - 浦肯野纤维系统的 ERP，只有在其超过房室结的 FRP 时才能够测得。

临床上常采用心房 S_1S_2 程控期前刺激的方法测定不应期，须保证每次刺激脉冲均能有效地起搏心房，应避免因无效起搏导致 P 波脱落而影响不应期的测定，基础刺激的周期长度应尽量接近窦性的周期长度，以确保获得的数据接近正常生理范围。由于受到选择的患者不同、基础起搏周长的不同、自主神经张力的改变等诸多因素影响，各个电生理检查室所测得的心脏各个部位不应期的正常范围亦略有不同。

不应期的概念及测量适用于房室传导系统（AVCS）的任一部位，可以用房室传导系统的任一部分的传入 / 传出的绘图对他们进行说明。房室传导系统各部位前向和逆向传导不应期的定义（表 3-1）。

表 3-1　不应期测定相关术语的定义

术语	定义
S_1，A_1，H_1，V_1	基础刺激信号，基础起搏的心房波、希氏束波和心室波
S_2，A_2，H_2，V_2	期前刺激信号，期前刺激期前收缩的心房波、希氏束波和心室波

术语	定义
前向不应期	
心房有效不应期（ERP）	不能引起心房除极的最长 S_1S_2 间期
房室结有效不应期	希氏束电图上不能传导到希氏束的最长 A_1A_2 间期
希浦系统有效不应期	不能引起心室除极的最长 H_1H_2 间期
房室传导系统有效不应期	不能引起心室除极的最长 S_1S_2 间期
心房功能不应期（FRP）	对任何 S_1S_2 间期反应的最短 A_1A_2 间期
房室结功能不应期	对任何 A_1A_2 间期反应的最短 H_1H_2 间期
希浦系统功能不应期	对任何 H_1H_2 间期反应的最短 V_1V_2 间期
房室传导系统功能不应期	对任何 S_1S_2 间期反应的最短 V_1V_2 间期
心房相对不应期（RRP）	S_2A_2 间期超过 S_1A_1 间期时最长的 S_1S_2 间期
房室结相对不应期	A_2H_2 间期超过 A_1H_1 间期时最长的 A_1A_2 间期
希浦系统相对不应期	H_2V_2 间期超过 H_1V_1 间期或引起差传导 QRS 波时最长的 H_1H_2 间期
逆向不应期	
心室有效不应期	未能引起心室反应的最长 S_1S_2 间期
希浦系统有效不应期	S_2 或 V_2 在希氏束以下阻滞时的最长 S_1S_2 间期或 V_1V_2 间期，仅在逆向阻滞发生前记录到 H_2 时才能进行这种测量
房室结有效不应期	H_2 不能传导到心房的最长 S_1H_2 或 H_1H_2 间期
室房传导系统有效不应期	不能传导到心房的最长 S_1S_2 间期
心室功能不应期	由任何 S_1S_2 间期引起的最短 V_1V_2 间期（在体表 ECG 或局部心室电图测量）
希浦系统功能不应期	对任何 V_1V_2 间期反应的最短 S_1H_2 或 H_1H_2 间期
房室结功能不应期	对任何 H_1H_2 间期反应的最短 A_1A_2 间期
室房传导系统功能不应期	对任何 S_1S_2 间期反应的最短 A_1A_2 间期
心室相对不应期	S_2V_2 超过 S_1V_1 间期时最长的 S_1S_2 间期（自体表心电图或心室刺激部位的局部电图测量）
室房传导系统相对不应期	S_2A_2 超过 S_1A_1 时最长的 S_1S_2 间期

3. *心脏各部位不应期测定*

（1）窦房结有效不应期（ERP）：目前技术条件下，窦房结的相对不应期和功能不应期尚无法测出，仅能间接地测定窦房结有效不应期（SNERP）。当 P_2 呈现插入型房性期前收缩时（$P_1P_3=P_0P_0$）测得最长的 S_1S_2 间期即为 SNERP。正常范围为 < 360ms，若 > 500ms 提示可能有病态窦房结综合征。

（2）心房肌不应期：出现 P_2 波时限 > P_1 波时限时的最长的 S_1S_2 间期即为相对不应期；S_2 后不再出现 P_2 波时所呈现的最长 S_1S_2 间期即为有效不应期；能出现 P_2 波时的最短 S_1S_2（P_1P_2）间期为功能不应期。正常范围：RRP 240 ～ 370ms；ERP 230 ～ 360ms；FRP 240 ～ 270ms。

（3）房室交接区前向不应期：出现 $P_2R_2 > P_1R_1$ 或 P_2R_2 延长时的最长的 P_1P_2 间期为相对不应期；P_2 波后不再出现 R_2 波时所呈现的最长 P_1P_2 间期为有效不应期；P_1P_2 能连

续下传时所产生的最短 R_1R_2 间期即为功能不应期。正常范围：RRP $400 \sim 650ms$；ERP $220 \sim 450ms$；FRP $210 \sim 500ms$。

（4）房室结快径路不应期：在 P_2R_2 跳跃延长前出现 $P_2R_2 > P_1R_1$ 时产生的最长 P_1P_2 间期为相对不应期；P_2R_2 跳跃延长时所出现的最长 P_1P_2 间期为有效不应期；P_2R_2 跳跃延长前出现 P_1P_2 能连续下传时所产生的最短 R_1R_2 间期即为功能不应期。

（5）房室结慢径路不应期：其相对不应期常被快径路传导掩盖而无法测出；P_2R_2 跳跃延长后，在 R_2 波发生脱落时所出现的最长 P_1P_2 间期为有效不应期；P_2R_2 跳跃延长后出现 P_1P_2 能够连续下传时所产生的最短 R_1R_2 间期即为功能不应期。

（6）束支不应期：R_2 呈现不完全性束支传导阻滞图形时所出现的最长 P_1P_2 间期为相对不应期；R_2 呈现完全性束支传导阻滞图形时所出现的最长 P_1P_2 间期为有效不应期；R_2 呈现束支阻滞图形前 P_1P_2 可连续下传的最短 R_1R_2 间期即为功能不应期。正常 ERP 范围：右束支为 $230 \sim 480ms$；左束支为 $200 \sim 450ms$。

（7）房室旁路有效不应期（ERP）：期前刺激不能通过房室旁路传导的最长的 S_1S_2 联律间期。必须注意，发放刺激的位点要尽可能在房室旁路附近区域。若刺激在高位右心房，而房室旁路位于左侧房室环，高位右心房的 S_1S_2 与 A_1A_2 到达左心房侧壁的时间就可能有很大的不同。

（8）房室旁路功能不应期（FRP）：为对任何 A_1A_2 反应的最短的预激的 V_1V_2 间期。由于受功能不应期影响，刺激位点需要考虑。

（9）房室旁路前向不应期：目前技术条件下，不易测出相对不应期；而有效不应期则有两种测定方法可以测得：当 R_2 波群形态突然恢复正常时所出现的最长 S_1S_2 间期（旁路有效不应期长于房室结），或预激形态波消失时所出现的最长 S_1S_2 间期（旁路有效不应期短于房室结）；功能不应期为 R_2 波连续呈现预激图形时所出现的最短 P_1P_2 间期。正常 ERP 范围为（290 ± 50）ms；$< 280ms$ 为短不应期，心房颤动时易引起极快心室率而导致心室颤动。

临床实际工作中，电生理检查常与治疗一并实行，很少单独测量组织的不应期。对心房或心室不应期进行测量的临床意义在于评估心房颤动或心室颤动的风险，如果心房或心室的不应期较短，可能就更容易诱发出心房颤动或心室颤动。若室上性心动过速是由房室旁路引起的，只要射频导管消融前能够诱发出室上性心动过速并能够确定其位置，消融后房室旁路也不复存在，则测量房室旁路的有效或功能不应期已无临床实际意义。

（二）传导及传导间期

传导即组织对递增较快的刺激所产生脉冲的传输能力。通常使用直接递增刺激法或较慢的连续递增刺激（ramp incremental stimulation），简称 Ramp 刺激，对组织的传导能力进行测试。由于起搏周长短于窦性周长，组织通常需要 $10 \sim 15s$ 的时间才能适应直接递增刺激法起始的几次刺激，适应时间最长需要 45s。直接递增刺激法或起搏通常用于测量窦房结的恢复时间和脉冲自高位右房传导至心室的能力。Ramp 刺激通常用于评价房室或室房传导。

传导间期的测量：电生理检查时常需注明房室结文氏点和发生传导阻滞的周长。其测定方法类似于测量房室结的有效不应期和功能不应期。

（三）刺激的部位和顺序

通常是从高位右心房开始刺激，而后刺激心室或其他部位，如果临床需要可能刺激冠状静脉窦。在心室常先刺激右心室心尖部，然后刺激右心室流出道，如有需要可进一步刺激右心室流入道、室间隔或左心室。刺激方法和部位的选择取决于临床情况。如决定测量某一部位不应期或诱发某种心律失常，通常于高位右心房刺激诱发室上性心律失常。而室性心律失常于心室刺激诱发。但也并非绝对如此，如慢慢型或快慢型的房室结折返性心动过速和低位房间隔部位的房性心动过速，有时于心房刺激诱发不能成功，心室可能更易刺激诱发成功。左心室特发性室速于心室和心房均可诱发。实施刺激的顺序通常是先心房后心室，但也不尽然。例如行电生理检查前已经记录到患者有室上性心动过速，自然可按部就班地先刺激心房诱发心动过速，而国内大多数电生理实验室目前常先刺激心室以观察室房激动顺序，若呈偏心型传导即可确定其是位于左侧或是右侧房室环的房室旁路；如果无房室旁路的证据即行心房刺激以诱发心动过速，行射频导管消融阻断房室旁路之后再行心室和心房刺激，观察心动过速能否再次诱发，或是否存在原来未曾发现的心动过速。需要注意的是有几种心动过速可能并存，另外还应避免非临床性心动过速的诱发。

（四）"针对性"电生理检查与"全面"电生理检查

临床上，电生理检查有时需要有针对性或选择性地进行，如需验证抗心律失常药对心律失常诱发的影响或需测量植入型心脏自动复律除颤器（ICD）的除颤阈值。有时则由于手术安排、工作负荷和患者情况不许可行全面的电生理检查，仅能暂行针对性检查，根据临床需要以后再选择行全面的电生理检查。

无论是已知或怀疑患有某种心律失常及是否需要同时行射频导管消融术，通常需要对患者行全面的电生理检查。因患者可能同时患有多种心律失常，行全面电生理检查尽可能一次查明所有问题，以选择合理的治疗方案。如不明原因晕厥的患者很可能有窦房结、房室结或希氏束 - 浦肯野纤维系统的缓慢性心律失常，或有心动过速等心律失常，影响着患者的治疗选择。再如窦房结功能异常的患者同时合并室速需行双腔 ICD 的治疗。约 15% 的室上性心动过速患者同时合并有 1 种以上的心动过速，合并有房室结双径路的房室旁路患者也很多见，临床上所记录到的这些心动过速在心率上非常相似，不能排除均为临床心动过速的可能。在消融了主要临床心动过速后，最好进一步行全面电生理检查以消融可诱发的其他所有类型心动过速[1]，以免再次进导管室行侵入性检查或治疗。

所谓全面电生理检查只是相对的。不可能在 1 次电生理检查中获得所有药物试验的电生理资料。因此，必须选择那些重要项目尽可能满足"全面"的标准。一个所谓全面系统的电生理诊断通常包括窦房结、房室结和希氏束 - 浦肯野纤维系统的功能评价，室房逆传功能评价，以及室上性和室性心律失常的诱发。应用一组简单程序电刺激就可以对心脏多个层面进行评价。例如，心房的心率递增刺激可测得窦房结恢复时间、房室结及希氏束 -

浦肯野系统的传导功能。而房性期前刺激即可提供窦房传导时间、诱发房性心动过速、了解房室结双径路是否存在、诱发房室结或房室折返性心动过速，以及提供心房、房室结和希氏束 - 浦肯野纤维系统等各层面不应期的资料。心室刺激则可提供室房逆传及室性心律失常诱发的相关信息。

二、心脏电生理检查的适应证及术前准备

（一）电生理检查的适应证

参阅北美起搏电生理协会（North American Society of Pacing and Electrophysiology，NASPE）[现为美国心律协会（Heart Rhythm Society）]以及中华医学会心电生理与起搏分会的心脏电生理检查和射频导管消融的指南。

1. **窦房结功能测定**　若患者出现晕厥，临床怀疑为病态窦房结综合征，但缺乏典型心电图的表现，可进行心电生理检查以测定窦房结功能[2]。测定指标包括以下几个。

（1）窦房结恢复时间（sinus node recovery time，SNRT）：于高位右心房开始起搏，频率逐级加快，随后骤然终止起搏。SNRT 是自最后一个右房起搏波至第一个恢复窦性的心房波之间的时限。若将此值减去起搏前窦性周期的时限，称之为校正的窦房结恢复时间（corrected CSNRT）。正常情况下，SNRT 不应超过 2000ms，CSNRT 不应超过 525ms。

（2）窦房传导时间（sinoatrial conduction time，SACT）：通过对心房实施程序期前刺激，模拟具有不完全代偿的期前收缩以测定和计算 SACT。SACT 的正常值不应超过 147ms。SNRT 与 SACT 对于病态窦房结综合征诊断的敏感度分别为 50% 左右，二者合用时敏感度可达 65%，特异度为 88%。所以，当 SNRT 与 SACT 异常时，确立诊断的可能性较大。若在正常范围，也不能排除窦房结功能减低的可能性。另外，应同时对房室结与室内传导功能进行检测，以便选择起搏器的种类及其工作方式。

2. **房室与室内传导阻滞**　体表心电图往往不能准确地判断房室及室内传导阻滞的部位，当需要确定阻滞的确切部位时，可行心电生理检查[3]。

房室传导系统的电生理检查的内容包括：测定房室结维持 1 ∶ 1 房室传导的最高心房起搏频率（正常不应小于 130 次 / 分）；以程序刺激心房测定房室结与希氏束 - 浦肯野纤维系统的不应期，以及测定各种传导间期，如 PA（反映心房内传导）传导间期、AH（反映房室结传导）及 HV（反映希氏束 - 浦肯野纤维系统传导）传导间期。

室内（希氏束分叉以下）出现传导阻滞时体表心电图的 PR 间期可正常或延长，而 HV 间期延长（> 55ms）。若 HV 间期显著延长（> 80ms），则提示发生完全性房室传导阻滞的危险性很高。HV 间期的延长对传导障碍诊断的特异度高（约 80%）而敏感度低（约 66%）。

3. **心动过速**　以下几种情况是心动过速行心电生理检查的适应证：①伴有明显症状的室上性或室性心动过速反复发作，且药物治疗效果欠佳者。②发作不频繁但难以作出明确诊断者。③室上性心动过速伴室内差异性传导与室性心动过速的鉴别有困难者。④进行系列心电生理 - 药理学的试验以确定抗心律失常药物的疗效；评价各种非药物治疗心动

过速方法的效果。⑤心内膜标测以确定心动过速的起源部位[4]，同时给予射频导管消融治疗。

4. 不明原因晕厥　晕厥的常见病因包括心脏性与非心脏性两大类。导致晕厥的 3 种最常见的心律失常为病态窦房结综合征、房室传导阻滞与心动过速。应首先对晕厥患者进行详细的病史询问、体格检查及神经系统检查。进行体表心电图与动态心电图检查、运动试验及倾斜试验。如晕厥的病因仍未明确，且患有器质性心脏病时，须接受心电生理检查。70%的患者可获得有诊断价值的结果。无器质性心脏病的患者则仅为 12%。

（二）心脏电生理实验室的建立与术前准备

1. 心脏电生理实验室（导管室）的建立　心脏电生理实验室（导管室）通常需要以下设备：①X 线机及 X 线防护设备；②电生理记录仪、刺激仪及射频仪；③穿刺针与各种血管穿刺鞘、心电生理检查导管和射频消融导管及其连接线；④还可配备三维电生理标测系统：例如非接触性球囊标测系统（EnSite 3000/NavX）和（或）Carto 电解剖标测系统和（或）磁导航标测系统；⑤还应备有各种抗心律失常药物、诊断及抢救用药；⑥除颤仪和心肺复苏设备；⑦备有血压、氧饱和度和（或）激活全血凝固时间（ACT）监护仪；⑧配备心胸外科急诊手术设备及技术力量。

2. 术前准备工作　术前应尽可能收集到较全面的病史及病历资料，如血常规、血生化及出凝血时间、X 线胸片、心脏超声，以及静息时和心律失常发作时心电图。尤其是发作时的心电图，对心律失常的分类及发生机制的理解、心动过速的起源部位判定，以及手术方案的制订，都有十分重要的参考价值。

3. 患者准备

（1）心理准备：对于将接受电生理检查和治疗的患者，医师应在术前对其及其家属解释心电生理检查与治疗的必要性及操作过程，有助于消除和减轻患者的恐惧感。必要时可在术前应用镇静药以消除和控制紧张情绪。还应在术前以合适的方式向患者及其家属详细解释电生理检查与治疗所有可能的风险及其发生概率。

（2）备皮：在行电生理检查及治疗前，导管入路的穿刺部位须行备皮。如锁骨下穿刺处与腹股沟区应剃除胸毛及阴毛。备皮可以充分显露穿刺视野，并能减少感染与加压包扎给患者带来的疼痛。

（3）禁食：在行心脏电生理检查与治疗过程中，快速刺激心脏或迷走反射可致患者出现反射性呕吐，若呕吐物过多，即可能发生误吸。尽管电生理检查和射频导管消融技术越来越成熟，操作时间亦越来越短，为避免呕吐及误吸，还是应在心电生理检查前 8～12h 禁食。当然，还要考虑禁食可能给患者带来的各种风险，对于禁食的糖尿病患者，需监测血糖并且停用降糖药物和胰岛素，以免发生意外。

（4）术前停药：对于准备接受心脏电生理检查和射频导管消融治疗的患者，应于术前停用抗心律失常药 5 个半衰期以上，以免术中不能诱发心律失常或不能充分显示相关的电生理特点而影响诊断。对于准备安装永久性心脏起搏器的患者应于术前停用阿司匹林等抗血小板药物或抗凝药至少 5d，以防囊袋出血。

4. **手术人员准备**　电生理手术通常需要一名心脏电生理医师、一名助手、一名护士和一名术中专门负责刺激、标测、记录和发放射频导管消融的心脏科医师或训练有素的工程师。某些手术需全身麻醉，例如小儿不能配合手术，则还需要一位麻醉医师。复杂的电生理检查病例很可能需要多位心脏电生理医师一起讨论，明确心律失常的发生机制及治疗策略的选择。

5. **无菌技术**　为最大限度地降低感染发生的可能，心脏电生理手术应做到以下要求：①术者戴消毒帽子和口罩，用消毒液洗手，穿戴消毒手套。②用消毒液（如碘伏）对手术部位及其周围区域进行消毒 2 次。腹股沟区消毒范围：应以双侧腹股沟区为中心，上至脐平面，下达大腿中部，两侧到大腿外侧下缘；锁骨下消毒范围为上至颈与下颌交界处，下达乳头水平，两侧到肩臂下缘。③小无菌巾覆盖穿刺周围区域，于穿刺处留一开口，在小无菌巾上再覆以大手术单，开口正对穿刺处。

6. **麻醉**　心内电生理检查及治疗需行血管穿刺以置入导管进行标测或消融，穿刺前须在穿刺处进行局部麻醉。利多卡因是临床最常用的局麻药，药效迅速，剂量一般为 1% 利多卡因 5～10ml。发生过敏的可能性很小，但仍有极少数患者可能发生，应注意患者的皮肤感觉，球结膜反应，呼吸、血压及心率等变化。若有异常应及时处理。对于儿童、耐受力差的成人及部分行射频导管消融治疗的房颤患者可行静脉麻醉，一般静脉注射异丙酚、芬太尼或咪唑西泮且持续静脉泵注。静脉麻醉须在专业麻醉医师的指导下进行，并应对患者的血氧饱和度、心率、血压进行实时监测。

7. **心动过速起源部位的体表心电图初判**　根据体表心电图对心动过速的起源做出较明确的定位，对电生理检查和介入治疗方案的确定有很大的帮助。有经验的电生理医师根据体表心电图提供的信息能对约 80% 心动过速的起源部位做出准确判断。心动过速起源的体表心电图定位是根据检测电极与心肌除极方向的关系原理判断的。当检测电极面向除极方向时，心电向量在心电图上产生向上的图形；当检测电极背向心肌除极方向时，则会在心电图上产生向下的图形；检测电极垂直于心肌除极方向则产生正负或负正双向的图形。由于心脏的解剖结构及其电活动相当复杂，但可用"心电综合向量"（resultant vector）来概括和表述心电向量间的复杂关系：同轴的 2 个心电向量方向相同则幅度相加；方向相反的 2 个心电向量则幅度相减。方向构成一定角度的 2 个心电向量，依其角度及幅度构成一个平行四边形，其对角线即为综合向量。体表所采集到的心电变化，实乃全部心肌细胞的电位变化依照上述原理的综合结果。这项原理在确定心动过速的起源部位和鉴别诊断及标测消融都有极其重要的意义。尤其是右心室流出道室性心动过速（图 3-1）、左心室特发性室性心动过速完全可以根据心动过速发作时体表心电图对其起源部位做出准确诊断；室上性心动过速则可根据逆传 P 波对两侧及间隔的房室旁路做出定位诊断（图 3-2）；对于显性左、右侧房室旁路和房性心动过速，应用消融导管单极心电图进行靶点的标测定位，则指导意义更强、实用价值更高。

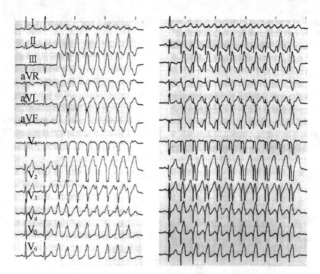

图 3-1 右心室流出道室性心动过速

左图是室性心动过速发作时的图形，根据心电向量的原理分析，下壁心肌导联（Ⅱ、Ⅲ和 aVF）的 QRS 波向上（正向），说明心动过速时心室除极的方向由上而下；其右胸导联（$V_1 \sim V_2$）的 QRS 向下（负向），说明心动过速时心室除极的方向由右向左、由前向后；因而，室性心动过速起源于右心室流出道，发生部位位于心脏的右上前方。右图是标测导管在右心室流出道用与自然发作心动过速相同的周长进行起搏，起搏时的 12 导联体表心电图所描记的图形与自然发作心动过速的图形一模一样，且于此点射频导管消融成功，进一步说明了心动过速发作时体表心电图对判断心动过速起源部位的价值

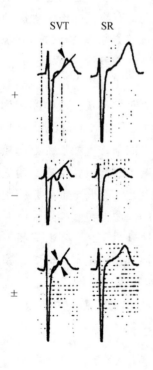

图 3-2 P 波向量在室上性心动过速鉴别诊断中的应用

图中所有 QRS 波均为 V_1 导联所描记的图形，左侧上、中、下 3 个图形是室上性心动过速（SVT）时记录到的 V_1 导联心电图形，与右侧相应的 3 个窦性心律（SR）时记录到的心电图相比，ST 段上新出现之逆传 P 波的心电综合向量使其在心电图分别表现为向上（+）、向下（−）和正负双向（±）的波形，经腔内心电图的标测和射频导管消融的结果证实为左侧、右侧和间隔房室旁路。对 P 波向量做进一步分析可清楚了解其在心电图的表现，V_1 导联位于右前胸，左侧房室旁路之逆传 P 波的除极方向由左向右，由后向前，P 波综合心电向量方向面对 V_1 导联，所以呈正向 P 波；右侧房室旁路之逆传 P 波的除极方向由右向左，由前向后，P 波的综合心电向量背向 V_1 导联，所以呈负向 P 波；间隔房室旁路逆传 P 波的综合心电向量的方向与 V_1 导联垂直，所以呈正负双向

三、导联选择及参数设置

(一) 导联的选择

为了易于心律失常电生理机制的分析及治疗效果的观察，应根据不同的心律失常类型来选择不同的体表导联和心内导联。无论什么样的心动过速，一般至少应选择 3 个相互垂直的体表心电图导联，即 I、aVF 和 V_1 导联，以代表 X、Y 和 Z 轴，便于分析心电向量和确定心动过速的起源及部位。如普通室上性心动过速即可选择 3 个体表导联 (I、aVF 和 V_1) 及多个腔内导联，腔内导联通常选择高位右心房、希氏束、冠状静脉窦和右心室导管及标测消融导管 (HRA、HIS、CS1-10、RVA、ABL)；而典型心房扑动的电生理检查及射频导管消融还可能再加用 Halo 导管，而冠状窦仅选择 CS9-10 即可；心房颤动标测和消融左心房肺静脉则还要加 1 根或 2 根 Lasso 导管。为了在 12 个导联体表心电图均能够清晰地记录到各种心律失常，而在标测或消融的同时，又不至于 12 个体表导联的图形在一个屏幕上与多根腔内导联的图形重叠在一起，难以分析。通常可以多设几个页面以同时记录，可单独用 1 页面来记录 12 导联体表心电图，另外的页面则根据需要进行设置，操作和 (或) 分析时仅显示一个页面，这样既有利分析与操作，又不至于丢失必要的资料。

(二) 参数设置

电生理检查是通过不同的信号滤波和电极间距来测定 QRS 波宽度及激动从希氏束到右束支的传导时间 (从"高信号""宽的电极差距""长的传导时间"至"低信号""窄的电极间距""短的传导时间"，即所谓的 macro to micro) 区别这些大小事件实现的。

1. 低频滤波和宽电极间距 (low and wide)　　测量 QRS 波时间的最佳心电图滤波为 0.5 ～ 100Hz。这是因为心搏的最大电能发生在低频范围内，且低频端的信号比高频端的信号传播得更远。事实上，这些是体表心电图记录到的未经技术调整的原形。0.5 ～ 100Hz 滤波范围所记录到的 QRS 波形可能与 0.5 ～ 20Hz 记录到的 QRS 波形略有差异。GE Marquette MAC 1200 型的心电图机设定的滤波范围为 0.08 ～ 20Hz。相对来讲，电极间距也较大，如左右手臂、上下肢与胸壁和 Wilson 中心电站之间的电极间距。腔内电极使用较低频滤波和较宽的电极间距除可记录到电极近端的最大心内电图外，还可记录到电极远端的远场电位。例如右心室电极用 0.5 ～ 100Hz 低频滤波，可能记录到 1 个宽的心内电图，其第 1 个波可能是振幅相对较低的心房波，第 2 个波可能是振幅相对较高的心室波，第 3 个波可能是较宽和圆钝的 T 波；记录到的心室波可能有多个成分。

2. 高频滤波与较短电极间距 (higher and closer)　　记录希氏束电位的最佳滤波频率为 30Hz、40 ～ 500Hz 或更高。因希氏束几乎没有心肌纤维，产生的电量也很小，应用 30Hz、40 ～ 500Hz 且较短的电极间距 (2 ～ 10mm) 方可记录到最大的希氏束电位；而较高滤波频率的电信号传播相对较差，可排除远场电位和较大的电信号。其他部位的腔内电图滤波频率的设置与希氏束相同。

3. 信号滤波术语 - 高通与低通　　所谓"高通"是指高于此频率的信号"可以通过"而

将被记录；同样"低通"是指低于此频率的信号"可以通过"而将被记录。故对于典型滤波范围 30 ～ 500Hz，其"高通"即为 30Hz，而"低通"则是 500Hz。

四、穿刺点选择与导管放置

贵要静脉、锁骨下静脉、颈内外静脉及双侧股静脉均可选作穿刺点，插入导管的数量和穿刺点的位置是由电生理检查的目的和操作者的习惯决定的。一般室上性心动过速的电生理检查时通常插入 4 根导管，分别是高位右心房、希氏束、右心室及冠状静脉窦导管。可从左右侧股静脉插入高位右心房、希氏束及右心室导管，自左锁骨下静脉插入冠状静脉窦导管，也可自左侧贵要静脉、颈内外静脉及股静脉插入冠状静脉窦导管。于左心系统行电生理检查时必须使用肝素并需肝素化，而在右心系统行电生理检查时并无统一的要求，但目前也趋向于使用肝素。

（一）锁骨下静脉和颈内静脉穿刺与导管放置

颈内静脉穿刺发生气胸的危险性低，但导管操作较困难，且操作靠近患者头部，长时间操作保持无菌也较困难。锁骨下静脉穿刺虽有发生气胸的风险，但在较大的电生理中心气胸的发生率并不很高，而且从锁骨下静脉插入导管较易送入冠状静脉窦及右心室心尖部。静脉穿刺时最好用空针筒，这样容易区分动脉血或静脉血，并可根据动脉压高，静脉压低以区分。穿刺一旦成功，轻柔放入 6F 导引钢丝，保持导引钢丝顺畅无阻力，绝对避免使用暴力，应 X 线透视确保钢丝在静脉内，以防误穿刺锁骨下动脉，继续透视指引并证实导引钢丝进入下腔静脉，才可放心地插入 6F 鞘管，再插入 6F 电生理导管，常是 10 级的冠状静脉窦导管。值得注意的是：行左侧锁骨下静脉穿刺时，有患者存在左上腔静脉或双上腔静脉畸形，其发生概率约为 3‰，此时导引钢丝的走行与动脉走行极为相似，应在 X 线透视下，将导引钢丝送至右心房，证实导引钢丝确实在静脉系统中，方可插入动脉鞘管。有些术者习惯用左前斜位透视下放置冠状静脉窦导管，有些则习惯用后前位。一般电生理检查锁骨下静脉仅穿刺 1 次，放置 1 根导管。而置入起搏器时可能需要穿刺 2 次或 3 次，置入 2 根或 3 根起搏器导线。若穿刺误入锁骨下动脉，仅是导引钢丝进入，拔出钢丝即刻压迫数分钟即可，而一旦插入动脉鞘，绝不能直接拔出，须由外科医师介入取出并缝合动脉方可，因锁骨下动脉的后壁无组织压迫且动脉压又高，故不易止血，极易造成血胸、休克、甚至威胁生命。

（二）股静脉穿刺与导管放置

股静脉穿刺是电生理检查最常用的穿刺方法之一，主要用于送入右心系统导管如高位右心房、希氏束及右心室导管等（图 3-3）。此途径同样可用于放置冠状静脉窦导管。而下腔静脉放置冠状静脉导管则不利于房室结慢径和典型心房扑动峡部消融时的导管操作。此穿刺方法虽相对安全，若穿刺点位置不正确或过度穿刺，同样有损伤动脉血管，形成血肿、夹层动脉瘤、后腹膜出血及血栓形成和动静瘘形成的危险。

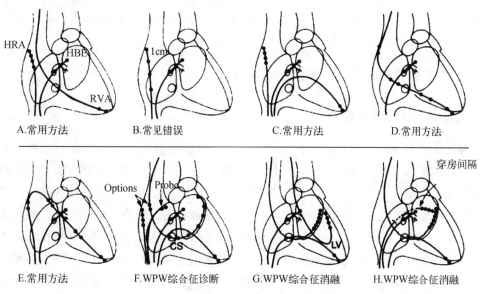

A.常用方法　　　　B.常见错误　　　　C.常用方法　　　　D.常用方法

E.常用方法　　　F.WPW综合征诊断　　G.WPW综合征消融　　H.WPW综合征消融

图 3-3　电生理检查的导管放置方法

A. 为常用的导管放置方法，右心室心尖部导管（RVA）经由锁骨下或颈内外静脉自上腔静脉插入，高位右心房（HRA）与希氏束导管（HBE）则经由股静脉自下腔静脉置入。3 根导管均位于理想位置，且电极间距较短，如高位右心房导管容许 1～2 极刺激，而 3～4 极记录，记录的位置仍然位于高位右心房。B. HRA 电极的间距太大，用 3～4 极已不能记录高位右心房，因电极的 3～4 极已不在高位右心房的位置。C. 放置方法与 A 图相似，但所有的导管均经左、右侧股静脉自下腔静脉放置。D. 方法也与 A 图相仿，但由上腔静脉置入 1 根多极导管，代替 HRA 及 RVA 2 根导管的作用。E. 放置方法与 D 图相似，只是多极导管自下腔静脉插入。F. 此放置方法用于 WPW 综合征诊断，冠状静脉窦自上腔静脉插入；Options：可做选择，可选择锁骨下静脉和颈内静脉穿刺从上腔静脉插入或股静脉穿刺下腔静脉插入两种方法。Probe：探查理想位置。G. 导管放置的逆向法是从二尖瓣下心室侧消融左侧房室旁路。H. 导管通过穿刺间隔放置左房侧以消融房室旁路

（三）指引鞘

一些特殊的鞘可以用来固定导管称为指引鞘，如 Schwartz 鞘可用于右侧房室旁路消融，房间隔穿刺，左心房、肺静脉造影及肺静脉隔离治疗心房颤动。也可用这些特殊的指引鞘穿刺房间隔以实施左侧房室旁路的消融。这些特殊的指引鞘通常较长，与标准动脉鞘不同，其远端通常放置于心腔内，并根据不同的操作部位设计成特定的造型，导管在鞘外仅数厘米。

（四）房间隔穿刺和左心房导管技术

20 世纪 50 年代，房间隔穿刺技术主要用于风湿性心脏病二尖瓣狭窄的球囊扩张；随着介入电生理的发展，目前主要用于左侧房室旁路的消融治疗及心房颤动的射频导管消融，左心房是心房颤动消融的靶心房，特别是以肺静脉为靶静脉，而房间隔穿刺技术是消融手术前必须进行的步骤。必须谨记，在相对薄壁结构的左心房内操作相对僵硬的导管，引起心脏穿孔进而心脏压塞的危险始终存在，特别是在对左心房后壁实施消融时更易发生。在左心房消融时还可发生很少见却很严重的并发症——左心房食管瘘。但目前更常用穿刺动脉逆行放置导管的方法于二尖瓣环心室侧行左侧房室旁路消融术，对于双侧股动脉严重扭

曲畸形而又必须治疗的左侧旁路患者，无法用逆行的方法进行消融，经房间隔穿刺于左心房侧消融左侧旁路不失为一种很好的补充。

五、老年患者电生理检查的药物试验

（一）异丙肾上腺素试验

异丙肾上腺素是电生理检查最常用的药物，为纯粹的 β 受体（$\beta_1 > \beta_2$）激动剂，其见效快、半衰期短，具有强大的正性肌力和正性频率的作用（β_1 作用），即增加心肌收缩力和提高心率的作用。并有微弱的扩血管作用（β_2 作用），而无 α 和多巴胺受体的作用。异丙肾上腺素有诱发心律失常的作用。由于其具有增加心肌收缩力与增加心率的作用，因此增加心肌的耗氧量，加重心肌缺血。静脉应用此药提高基础心率后，显著缩短心脏各系统组织的不应期，明显提高心肌和传导系统的传导能力，电生理检查中常用此药以增加室上性和室性心律失常的诱发率，亦用此药验证射频导管消融是否成功。用法：起始剂量以 0.5μg/min，而后根据血流动力学和心率的反应逐渐增加到 5μg/min。冠心病与高血压患者禁用。

（二）阿托品试验

对于有高血压和冠心脏病而无青光眼及前列腺肥大等禁忌证的患者，可以用阿托品代替异丙肾上腺素以增加心律失常的诱发率。该药能抑制迷走神经，提升窦性心律，加快房室传导，促进慢径前传及快径逆传。常用于病态窦房结综合征的诊断，房室传导阻滞的定性、定位诊断和室上性心动过速的诱发。用法：阿托品 0.04mg/kg，静脉注射，最大剂量为 ≤ 2mg。应于给药后 30min 内观察心率及房室传导，或行电生理检查。

（三）ATP/ 腺苷试验

ATP/ 腺苷具有强大和复杂的电生理作用，且有强有力的扩张冠状动脉的作用。目前主要用其终止阵发性室上性心动过速，疗效相似于维拉帕米，其急性终止率可达 90% ～ 100%[5]。ATP 或腺苷半衰期短、代谢快、副作用小、可反复使用。其对房室结和窦房结有短暂的抑制作用，可缩短心房肌的不应期及房室旁路的不应期，但对心室肌几乎无影响。ATP 用作心动过速的鉴别主要是利用其明显短暂的和负性的房室结传导作用，而房室结又是阵发性室上性心动过速的最薄弱环节，同时心动过速发作时的房室关系或有无室房传导也是判断室上性心动过速（房性心动过速、心房扑动及阵发性室上性心动过速）或室性心动过速的重要依据。因 ATP 注射入体内后迅速代谢成腺苷，故其作用与腺苷相似，且性价比好，因而国内常用 ATP，用药经验丰富。主要将其用于电生理检查的以下几个方面。①隐性预激综合征的诊断和定位。大多数显性预激（WPW）综合征于窦性心律时表现为 PR 间期的缩短、预激波（δ 波）和宽 QRS 波，而有些患者虽然有房室旁路前传但却表现为轻度的预激或无预激波。这些患者用 ATP 短暂地阻断房室结后，心室的预激成分加大，预激波则会显现或变得更加明显，从而得以确诊及定位。②隐匿性间隔旁路的诊断。由于隐匿性间隔旁路患者的逆传偏心型传导现象不明显，其与房室结折返型室上性心动过速的鉴别非常困难，用 ATP 后如果不能阻断室房传导，说明间隔房室旁路可能存在。但确有部分患者 ATP 不能阻断其房室结快径，因此，使用 ATP 诊断间隔房室旁路有可能得到假阳性的结果。③室性心动过速与室上性心动过速伴差异传导的鉴别。宽 QRS 波心动过速伴 1∶1 的室房逆传时，须鉴别室性心动过速与室上性心动过速伴差异传导。对于绝大多数器质性心脏病而言，ATP 不能终止持续性室性心动过速。但 ATP 可终止部分无器质性心脏病患者的左右束支传导阻滞的室性心动过速，这些心动过速常被运动或儿茶酚胺所诱发，可被 β 受体阻滞剂、非二氢吡啶类钙通道阻滞剂及钾通道开放剂所抑制。快速推注 ATP 阻断室房传导后心动过速仍持续存在，可诊断为室性心动过速。若心动过速被终止，则多数可诊断为室上性心动过速，但也不能排除部分无器质性心脏病的特发性室性心动过速。④房性心动过速伴 1∶1 房室传导的诊断。房性心动过速对 ATP 的作用反应不一，静脉注射 ATP 后心动过速不能被终止，且出现不等比例的房室传导，有助于诊断房性心动过速。但有部分房性心动过速可被 ATP 终止。有报道 ATP 仅能够终止非折返性房性心动过速（自律增加或触发活动），却不能终止折返性房性心动过速。⑤房室结双径路的电生理检查。房室结折返性心动过速（普通型由慢径前传或快径逆传）的患者，窦性心律时应用 ATP，76% 可显示房室双径路的特征。房室结折返性心动过速经消融慢径后，96% 的患者双径路特征消失。慢径改良后 60% 的患者双径路特征消失。ATP 试验还可用于房室结折返消融后的复发预测，房室结折返消融后患者仍有心悸，若消融前有双径路特征，消融后 ATP 试验显示双径路特征消失，强烈提示患者的心悸症状与房室结折返性心动过速消融后复发无关。⑥房室旁路射频导管消融终点的判断。显性或隐性房室旁路消融后若没有完全阻断仅是损伤，用 ATP 后原来消失的预激波就会重新出现，说明有些前传虽已阻断但逆传仍然存在；若消融前通过房室旁路的传导很好，消融后用经 ATP 试验显示室房逆传消失（室房分离），说明房室旁路的消融成功。但是，部分房室旁路如慢旁路也可被 ATP 所阻断。故用 ATP 作诊断和鉴别诊断时，会出现一定的假阳性和假阴性，应该具体情况具体分析，作出合理解释。

（王鸿燕　张海军）

参 考 文 献

[1]　中华医学会心电生理和起搏分会，中国医师协会心律学专业委员会. 室上性心动过速诊断及治疗中国专家共识（2021）[J]. 中华心律失常学杂志，2022，26(3): 202-262.

[2]　Brignole M, Moya A, de Lange FJ, et al. 2018 ESC guidelines for the diagnosis and management of syncope [J]. Eur Heart J, 2018, 39 (21) : 1883-1948.

[3]　Burri H, Starck C, Auricchio A, et al. EHRA expert consensus statement and practical guide on optimal implantation technique for conventional pacemakers and implantable cardioverter-defibrillators: endorsed by the Heart Rhythm Society (HRS), the Asia Pacific Heart Rhythm Society (APHRS), and the Latin-American Heart Rhythm Society (LAHRS) [J]. Europace, 2021, 23: 983-1008.

[4]　Kim YH, Chen SA, Ernst S, et al. 2019 APHRS expert consensus statement on three-dimensional mapping systems for tachycardia developed in collaboration with HRS, EHRA, and LAHRS [J]. J Arrhythm, 2020, 36(2): 215-270.

[5]　Brugada J, Katritsis DG, Arbelo E, et al. 2019 ESC guidelines for the management of patients with supraventricular tachycardia [J]. Eur Heart J, 2019, 00: 1-65 . doi:10.1093/eurheartj/ehz467.

第 4 章

心脏电生理检查的基本操作技术

心脏电生理检查的基本操作技术是安全顺利实施电生理检查和射频导管消融术的基石，在某种程度上决定着检查结果的准确性与介入治疗的成功率。也是心电理医师必须掌握的知识与技能。正确且熟练地掌握这些基本操作技术是降低手术风险、减少手术并发症的关键。

一、穿刺技术

在进行心脏电生理检查、射频导管消融及起搏器的植入术中，血管穿刺是最基本的技术。成功的血管穿刺方可使各项检查和治疗得以顺利进行，若血管穿刺掌握不好，不但检查和治疗不能顺利完成，还可能出现血管损伤、血肿等多种并发症。

瑞典的放射学家 Seldinger 医生于 1953 年首先使用了血管穿刺技术。其基本方法为先将一个小号针头穿刺至预定的血管中，继而从针尾插入一条柔软可弯曲的导丝。保持其在血管内的条件下，拔出穿刺针，并将导丝继续留置于血管内，再将动脉或静脉鞘管沿着导丝插入血管。最后将鞘管留置于血管而拔出导丝。以 Seldinger 命名的这项血管穿刺技术，操作简单、快捷，是目前广泛使用的各种穿刺技术的基础。

（一）股静脉穿刺技术

股静脉穿刺是心脏介入检查和治疗中最为常用的技术，常用于植入临时起搏器、心脏电生理检查和各种快速心律失常的射频导管消融治疗。

1. 解剖关系　股静脉位于大腿根部，在股三角内。股三角上方是腹股沟韧带，外侧为缝匠肌，内侧为耻骨肌与内收肌。股三角内由外向内依次上下走行着股神经、股动脉、股静脉和淋巴管。熟悉这些结构的相互关系，对成功穿刺股静脉非常必要。股动脉一般位于腹股沟韧带的 1/2 到内 1/3 之间。而股静脉在股动脉的内侧 0.5 ~ 1.0cm 处与之平行走行。

2. 操作步骤　为了操作方便，一般多选择右侧股静脉。有时手术需要放置多根静脉导管或右侧股静脉穿刺遇到困难，也可选择左侧股静脉穿刺。

（1）在腹股沟韧带水平触诊股动脉搏动，穿刺点选择股动脉内侧 0.5 ~ 1.0cm 并向下移至腹股沟韧带下方 2 ~ 3cm 或向下移至皮肤皱褶下 1.5 ~ 2.0cm 处。

（2）用 11 号尖刀片于预定穿刺点做一小的斜行切口（约 3mm），并用文氏钳钝性分离皮下组织。

（3）连接注射器与穿刺针，穿刺针芯的斜面向上，针尖指向肚脐，并与皮肤成 30º ~ 45º 刺入皮肤，体型偏瘦者角度可略偏小，体型偏胖者角度可稍大。

（4）缓慢向前送注射器及穿刺针，直至针尖触及髂骨膜。

（5）在注射器维持一定负压条件下，缓慢回撤注射器及穿刺针，直至针头退入股静脉内，此刻注射器内可见静脉回血。

（6）左手固定穿刺针，右手卸下并撤走注射器，将导引钢丝的柔软端插入穿刺针，沿股静脉轻柔向前送约 10cm。

（7）左手适当力量压住穿刺点以上的部位以固定血管内的导丝避免其从静脉中退出，撤走穿刺针，并用湿纱布清洁湿润导引钢丝至尾端。

（8）沿导丝送入静脉鞘管或动脉鞘管（包括外鞘管及扩张管），注意务必使导丝露出套管尾端 5～10cm，避免将导丝全部送入血管。

（9）将鞘管全部送入血管后，从鞘管中把扩张管和导引钢丝一并拔出。抽吸血液以排除空气并冲洗鞘管侧壁，关闭鞘管侧壁三通。

3. 注意事项

（1）误穿股动脉：若误穿入股动脉，则即刻拔出穿刺针，在穿刺点处压迫止血几分钟；如果已准备经股动脉插管进行电生理检查，则可沿穿刺针送入指引导丝，并沿导丝送入动脉鞘管完成后，再穿刺股静脉。注意，避免经静脉穿入动脉。

（2）股静脉定位：有时股静脉的走行距股动脉很近，甚至位于股动脉的下方，可根据具体情况调整穿刺点或穿刺方向。

（二）股动脉穿刺术

股动脉穿刺术常被用于经皮冠状动脉造影检查、经皮冠状动脉介入治疗（PCI）手术、左心室及主动脉造影检查中。在左侧旁路的消融术和左心室室速的消融术中也常被使用。

1. 解剖关系　　股动脉为髂外动脉至腹股沟韧带以下部分。在股三角中，自外而内依次走行着股神经、股动脉、股静脉和淋巴管。术者可在股三角腹股沟韧带的中点与中内 1/3 交点之间或在其下方触及股动脉的搏动。因其位于筋膜下较深，对于较胖的患者需稍加压方可触到。

2. 操作步骤

（1）以左手示指、中指及环指于腹股沟韧带上方或稍下方触诊以定位股动脉的走向。

（2）以 11 号尖刀片于穿刺部位做 2～3cm 的纵行切口，再用文氏钳沿插管方向钝性分离皮下组织。

（3）左手持续触诊股动脉的搏动，右手持血管穿刺针，于腹股沟韧带下方 2～3cm 处或皮肤皱褶下 1.5～2.0cm 处朝向股动脉进针，穿刺角度与皮肤成 45º，与正中线成 10º～20º。

（4）当针头靠近股动脉时，可以感到轻微搏动感，继续向下刺入股动脉，血液即沿穿刺针尾部搏动性喷出。若血液喷射不好，可向前或向后调整穿刺针。

（5）在确定针尖完全位于血管腔内后，将导引钢丝的柔软端通过穿刺针送入血管内 15～20cm。

（6）以左手压住导引钢丝保持固定不动，右手将穿刺针自血管内撤出，左手继续压迫穿刺部位以免出血。

（7）用湿纱布清洁导引钢丝至尾端。

（8）通过固定的导引钢丝插入动脉鞘管，在插入鞘管的整个过程中应保证导引钢丝的尾端不随鞘管进入血管，露出鞘管尾端至少约10cm。

（9）鞘管全部进入血管后，从鞘管中一并拔出扩张管（芯部）和导引钢丝。

（10）用注射器经鞘管侧壁三通抽吸血液以排除空气，再以盐水冲洗鞘管侧壁。

（11）经动脉鞘管侧壁三通或静脉输液管给予肝素3000U，可根据需要加减肝素用量。

3. 拔出股动脉导管

（1）在穿刺点上方髂骨水平沿着鞘管走行摸清股动脉的搏动点（内穿刺点）。

（2）将左手中指和示指放在鞘管进入股动脉的搏动点（内穿刺点）上，右手握紧鞘管。

（3）左手加压的同时右手迅速从股动脉拔出鞘管，左手或双手一起压迫止血15～20min。

（4）压迫止血时，应注意足背动脉脉搏和下肢皮肤颜色，若脉搏很弱或消失、皮肤暗紫，须适当减轻压迫力量，但不可减少压迫止血的时间。

（5）如压迫15～20min后，穿刺部位仍继续出血，须重新进行压迫15～20min，直至出血停止。

（6）完全停止出血后，加盖无菌敷料，用纱布卷或弹性绷带进行包扎。

（7）在穿刺点上方放置1～2kg的沙袋。嘱患者绝对卧床及穿刺侧下肢制动6～12h，并定时经常检查穿刺点，若再次发生出血，则应进行较长时间的压迫。

（8）卧床及穿刺侧下肢制动期间，应经常检查肢体远端的循环情况。告诫患者不要抬头、咳嗽或大笑，以防增加腹压引发出血。注意控制患者血压，并保持患者排便的通畅。

4. 注意事项

（1）阻力：向血管内送入导引钢丝时应注意手下触觉反馈，如遇阻力须小心撤出导引钢丝，观察穿刺针尾部是否有血液波动性喷出或持续涌出，以判断穿刺针是否在血管内。若血流消失或呈"点滴状"，提示穿刺针斜面可能不完全在血管腔内，需调整针尖位置，直至有血液喷出。如果调整后穿刺针尾的血流很好，但导引钢丝仍不能顺利送入，可在X线透视下观察导丝的走行，或经穿刺针向动脉内注射少量稀释的造影剂，以观察动脉血管情况。注意，绝不可在有阻力的情况下继续送入导引钢丝或鞘管。

（2）穿刺位置：穿刺位置不可选择太低，如果过低，可能穿刺进入表浅股动脉，而不是股总动脉，致使导丝的送入发生困难，并且术后容易发生假性动脉瘤。如穿刺部位选择较高（在髂骨水平以上），则不易压迫止血，容易发生腹膜后血肿。

（三）颈内静脉穿刺技术

1966年，Hemosura首先向世人报道了成人颈内静脉穿刺术。由于通过颈内静脉进入右心非常便捷，其解剖标志明确且固定，穿刺的并发症低于锁骨下静脉，因而被广泛使用。

1. 解剖关系　颈内静脉起自颅骨基底部，下行与颈动脉及迷走神经共同行走于颈动脉鞘。颈内静脉的起始部在颈动脉的后外侧，但颈内静脉的终末部分下行至与锁骨下静脉交汇点上方一段时，其便行走至颈动脉的外侧稍前。颈内静脉的下段位于锁骨、胸锁乳突肌锁骨头（外侧）与胸骨头（内侧）形成的三角内，此三角顶部是颈内静脉穿刺的最佳位置。颈内静脉于接近锁骨的胸骨后面，与锁骨下静脉汇合而成无名静脉。

2. 操作步骤　通常选择右侧颈内静脉穿刺。令患者将头转向左侧，保持头朝向左侧的同时让患者将头抬离床面，即可清晰显示锁骨、胸锁乳突肌锁骨头与胸骨头构成的三角。其底部在下，顶部在上，选择三角的顶部稍偏外侧作为穿刺点。

（1）左手于三角顶部触诊颈动脉搏动。

（2）用 1% 利多卡因 3 ～ 5ml 在穿刺点皮下行局部麻醉。

（3）用 11 号刀片于穿刺处做一个 2 ～ 3mm 的纵形切口。

（4）连接注射器的穿刺针于胸锁乳头肌锁骨头的外缘平行，针尖朝向右侧乳头或右足侧，在颈内静脉的正上方与皮肤成 30º。

（5）保持注射器呈适度负压状态下进针穿刺，至看到静脉血液通畅流入注射器。

（6）若第一次穿刺未能进入颈内静脉，应在保持注射器负压状态下回撤穿刺针至皮下，调整针尖方向，指向外侧 5º ～ 10º 后再进针，若仍未能进入颈内静脉，可再次调整穿刺方向，向内调整穿刺针的角度时，注意不要使穿刺针指向正中线，以防止误穿颈动脉。

（7）当静脉血被顺利抽入注射器后，嘱患者屏气并迅速将穿刺针与注射器分离，立即用手指堵住穿刺针尾端，再通过穿刺针送入导引钢丝的柔软端。并嘱患者恢复自由呼吸，撤出穿刺针时适当用力压住导引钢丝以免被带出血管，用无菌湿纱布清洁导引钢丝。

（8）透视下向前送导引钢丝以确定导引钢丝位于右心房内或下腔静脉。

（9）沿导引钢丝送入 6F 动脉鞘管，保持导引钢丝始终露出鞘管尾端 10cm，将鞘管通过皮肤及皮下组织进入静脉血管内。

（10）从鞘管中一并拔出扩张管与导引钢丝。

（11）注射器连接鞘管侧壁三通，抽吸鞘管内血液以排空气体，并用无菌生理盐水冲洗鞘管管腔。

3. 注意事项

（1）防止空气进入静脉系统：自穿刺针上取下注射器时应先让患者屏气，再分离注射器并立即用手指压住针尾，随即快速插入导引钢丝。

（2）误穿颈动脉：如果误穿了颈动脉，应立即拔出穿刺针并压迫穿刺点 3 ～ 5min，确认出血停止后，可在同侧再次试行穿刺颈内静脉。如仍不顺利，可考虑改穿锁骨下静脉，而不要穿刺对侧的颈内静脉，以免对侧也发生误穿，导致两侧血肿相连压迫患者呼吸道。

（3）对老年患者应尽量避免穿刺颈内静脉：对于患有动脉粥样硬化的老年患者，即使轻度压迫颈动脉也可刺激颈动脉的斑块或导致神经损伤，故应首先考虑穿刺其他部位。

（四）锁骨下静脉穿刺

1962 年，Wilson 首先开展使用锁骨下静脉穿刺技术，目前，锁骨下静脉穿刺已成为测量中心静脉压、放置起搏器导线和电生理检查与治疗的常用途径。

1. 解剖关系　锁骨下静脉是腋静脉的延续，始于第一肋的外侧缘，终止于前斜角肌的内侧缘，在胸锁关节后与颈内静脉汇合为无名静脉。锁骨下静脉与锁骨下动脉之间有厚约 10 ～ 15mm 的前斜角肌将它们分开。锁骨下静脉自外下向内上走行，与第一肋骨交叉后转而走行于锁骨下动脉的前下方（即锁骨中 1/3 的后方）。颈内静脉与锁骨下静脉汇合后方约 5mm 处为肺尖，锁骨下静脉内径 15 ～ 20mm 或以上。

2. 操作步骤 可以采用上行和下行 2 种方法进行锁骨下静脉穿刺，成功率和并发症发生率极为相近。上行方法经锁骨上穿刺途径有如下优点：静脉距皮肤较近（0.5 ～ 4.0cm）、进入上腔静脉时的路径较直等。但目前广泛使用下行方法，经锁骨下径路穿刺。左、右锁骨下静脉均可采用，但左锁骨下静脉更利于置入导管，进入无名静脉时弯曲度较小，且导管容易顺势进入右心房或右心室。

（1）于锁骨中内 1/3 的交点外下 1 ～ 2cm 处进针。

（2）穿刺点局部麻醉后，用 11 号尖刀片于穿刺处皮肤做一约 3mm 的小切口。

（3）将左手拇指按在穿刺点的内侧，示指或中指放于锁骨上窝的上方。

（4）穿刺针指向锁骨上窝与环状软骨间且与皮肤成 20º ～ 30º（针尖斜面保持向下，便于导丝通过进入无名静脉）。

（5）连接有注射器的穿刺针穿破皮肤，在保持注射器负压状态下缓慢进针。

（6）穿刺针进入静脉后可见静脉血液通畅流入注射器，嘱患者屏住呼吸，迅速从穿刺针上撤出注射器，随即插入导引钢丝柔软端 10 ～ 15cm，再嘱患者恢复自主呼吸。

（7）X 线透视下向前送导引钢丝进入下腔静脉。

（8）沿导引钢丝退出穿刺针而保留导引钢丝在静脉内，轻轻压迫穿刺部位。再沿导引钢丝轻柔插入 6F 或 7F 动脉鞘或静脉鞘管。

（9）自鞘管中一并拔出扩张管和导引钢丝。

（10）抽吸血液排除空气并冲洗鞘管侧壁，关闭三通。

（11）从鞘管尾端插入所选择的电极导管。若导管未向下进入右心房而是向上进入了颈内静脉，退出颈内静脉后，可令患者头部偏向穿刺侧，以增加颈内静脉与锁骨下静脉间的角度，防止导丝再次向上走行。

3. 注意事项

（1）防止空气进入静脉系统：进行锁骨下静脉穿刺时与颈内静脉穿刺一样，需要注意防止空气吸入，自穿刺针上取下注射器时应先让患者屏住呼吸，再分离注射器并立即用手指压住针尾，随即快速插入导引钢丝。

（2）防止气胸的发生：若进针太快或进针太深，则会增加气胸发生的危险。应避免多次穿刺，若穿刺 3 次不成功，应选择其他穿刺部位进行。对慢性阻塞性肺疾病患者，由于桶状胸与双肺过度膨胀，穿刺针稍深就可能发生气胸。这种情况下最好避免穿刺锁骨下静脉，或在穿刺不顺利时尽早改用其他途径。如果多次穿刺不成功，应做透视检查除外气胸后，再换成对侧进行穿刺。

（3）老年患者穿刺点的确定：大多数老年人的锁骨下静脉位置较低，穿刺时针尖应平行指向锁骨上窝或稍下的位置。老年人锁骨下面的内侧部分可有一骨性突起，使得穿刺通过困难。

（4）防止穿刺锁骨下动脉：若穿刺点靠锁骨外侧或针尖太向后成角度，可能导致误穿锁骨下动脉。一旦发生误穿，应迅速拔出穿刺针并重压穿刺点 10min 以上，避免置入鞘管。如已放入鞘管，应在做好急诊外科手术的准备下，可先行保守处理。如拔出鞘管同时重压穿刺部位；或在穿刺部位做一横形切口，分离皮下组织，使手指尽可能紧贴鞘管进入锁骨下动脉的部位，拔出鞘管并迅速直接压迫锁骨下动脉的出血点。

二、电生理刺激技术及老年患者注意事项

1. 刺激单位的频率和间期或周长　频率通常用每分钟心搏多少次或每分钟起搏多少次来表达。通常所说的递增起搏（incremental pacing）是指按每分钟增加一定起搏次数的进行性加快频率进行起搏。使用频率可以计算出规则的心律，或计算心房颤动时的平均心率，但无法用频率来描述房期前收缩或室性期前收缩的提前度及它们对诱发房性或室性心律失常的影响。这就需要引入间期或周长的概念。通常我们用毫秒作为单位，来精确描述连续的心搏或刺激对心律失常等特殊事件及其后果的影响。所谓周长与每分钟心率呈反比关系，即起搏频率 =60 000/ 周长或间期（ms），例如周长为 400ms，则起搏频率为：60 000 / 400=150 次 / 分。如果发放期前收缩递增刺激（进行性增快），同时又伴有起搏周长或间期递减（越快 / 越短），就可以观察到房室结的递减传导（传导变慢 / 周长延长）。

2. 刺激强度与脉宽　这一点对于期前收缩刺激特别重要，如果采用较高的刺激强度和（或）较宽的脉宽，就可在更短的联律间期的刺激时"夺获"心脏或使心脏除极，但是过强刺激可致心房或心室颤动。正因为如此，绝大多数电生理实验室通常采用的刺激强度为起搏阈值的 2 ～ 4 倍，计量单位采用毫安（mA）或伏（V），刺激脉宽为 1 ～ 2ms。一般将导管的顶端（贴近心内膜的一端，通常称为 1 极）作为起搏刺激的负极，而将导管近端作为起搏刺激的正极（通常是导管的 2 极）[1]。

3. 刺激方法

（1）直接起搏或刺激：采用固定频率或周长进行的起搏刺激称为直接起搏或直接刺激（S_1S_1）。可使用频率递增刺激或间期递减刺激。起搏的持续时间可长可短，如用于电生理检查可能仅需几个刺激或几秒刺激，若为临时起搏则起搏的时间较长。

（2）期前收缩刺激：为在一固定数目的心搏（可以是自发心搏，也可以是固定周长起搏的心搏）即 S_1S_1 刺激后引入一个周长较短的刺激，称之为期前收缩刺激（S_1S_2）。观察刺激的反应后，重复进行这一过程并进行性缩短 S_1S_2 的间期。有时需要引入 2 个期前收缩称之为 S_2S_3 刺激或引入 3 个期前收缩称之为 $S_2S_3S_4$ 刺激。期前收缩刺激技术常用来评估组织的不应期、诱发和终止心动过速，并可作为心动过速时的诊断与鉴别诊断的工具。

（3）Ramp 刺激：为一种组合的连续刺激，后一组的刺激与前一组的刺激间期不同。通常采用频率递增刺激或间期递减刺激，直到达到设定心率为止。如设定起始刺激为 400ms（150 次 / 分），每刺激 10 次即递减 10ms，共 10 组，Ramp 结束时则为 300ms（200 次 / 分）。而每一组刺激的次数（如每组刺激是 4 次、6 次、8 次、10 次等）和间期递减的幅度（如 5ms、10ms 或 20ms 等）均人为设定。Ramp 刺激可用来评价心脏传导 / 诱发及终止心动过速。Ramp 刺激方法也常用于 ICD 的编程和治疗心动过速。偶尔采用

Ramp 递减或使用间期递增刺激终止心动过速。

（4）超速序列刺激（ultra-rapid train stimulation）：是以极快频率（常用周长为10～60ms）发放的一系列刺激。在植入 ICD 时为了测试除颤的阈值等参数，需要诱发室颤，若 T- shock 不能诱发，就需用这种高频或较强刺激来诱发室颤。采用常规的刺激强度行超速序列刺激，也可被用来诱发或终止规则的心动过速。还可用非常低的刺激强度（阈下刺激）进行超速序列刺激，以观察局部组织对一些心动过速的影响。

4. 刺激方案　不同的电生理室会有不同的电生理刺激方案，实际上不存在所谓"完整"的"标准"方案。不同的刺激方法、不同的刺激强度及不同的脉宽对检查结果的敏感度和特异度都可能产生不同的影响（图 4-1）。建立"标准"的统一的电生理刺激方案难以实现，新的刺激方案还在不断涌现，因此，在发表文章与出版电生理方面的专著时，均需要说明所使用的具体的刺激方案。目前普遍采用指南推荐的方案是以结果为基础的。比如对于冠心病伴持续性室性心动过速的患者，无论采用什么样的刺激方案，室性心动过速的诱发率至少应该达到 90%。

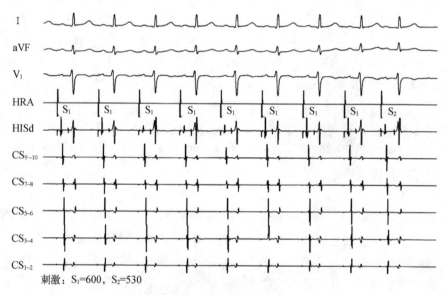

刺激：$S_1=600$，$S_2=530$

图 4-1　电生理检查与导管的放置

标准电生理检查的设置，自上而下分别为 3 个体表心电图（I、aVF、V_1）导联，高位右心房导联（HRA）、希氏束导联（HISd）和冠状静脉窦导联（由近而远 $CS_{9～10}$ ～ $CS_{1～2}$）。基础刺激 8 个（$S_1S_1=600ms$），加上一个期前收缩刺激（$S_1S_2=530ms$）

（1）期前收缩刺激和直接刺激（S_1S_1）方案：S_1S_1 为最常用的刺激方案，主要用于诱发和终止心动过速。期前收缩刺激则有不同的缩短 S_1S_2、S_2S_3、S_3S_4 的方法，最常用的方法有串联法（Tandem method）与直接序列法（simple sequential method）两种。①串联法：S_1S_2 的每一循环减少 10ms 直至 S_2 不能夺获，而后 S_1S_2 增加 40～50ms，引入 S_3 直至 S_3 不能夺获。每轮刺激后改变 S_2S_3，再行刺激，直到 S_3 不应期，然后将 S_3 增加 40～50ms，再引入 S_4，通常以 S_4 结束。有些电生理实验室加做 S_5 和 S_6。②直接序列法：S_1S_2 每一轮刺激后减少 10ms，直至 S₂ 不能夺获，然后 S₁S₂ 逐轮增加 10ms 刺激，直至 S₂ 夺获，引入 S₃ 并重复上述刺激程序，最后引入 S₄。上述 2 种期前收缩刺激的方法在诱发临床心律失常方面的差异无统计学意义，但直接序列法操作更简单更常用。使用较快频率进行的直接刺激（S₁S₁）又称之为 Burst 刺激，亦常用于心动过速的诱发和终止（图 4-2）。

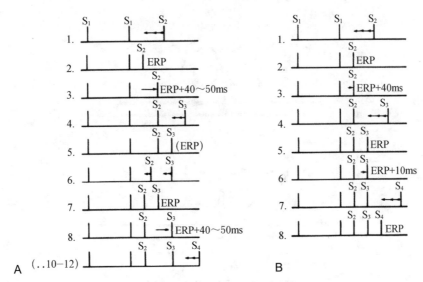

图 4-2　两种最常见的电生理程序电刺激方法

A. 串联法：S₁S₂ 每一轮减少 10ms 直到 S₂ 不能夺获，而后 S₁S₂ 增加 40 ～ 50ms，引入 S₃ 直到 S₃ 不能夺获。逐轮改变 S₂S₃ 直到 S₃ 不应期，而后 S₃ 增加 40 ～ 50ms，再引入 S₄。通常至 S₄ 结束。有些电生理实验室增做 S₅ 和 S₆。B. 直接序列法：S₁S₂ 每一轮减少 10ms 直到 S₂ 不能夺获，然后 S₁S₂ 逐轮增加 10ms 刺激，或直到夺获 S₂，引入 S₃ 并重复上述刺激序列，最后引入 S₄

（2）拖带刺激（entrainment）：以比心动过速更快的频率进行起搏，起搏停止后心动过速并未终止，恢复到本身的固有频率称为拖带。拖带刺激主要被用来判断心律失常的机制。常见的快速心律失常的机制是折返，即可能是功能性，也可能是解剖性，可以是微折返，也可以是大折返。尽管电解剖标测技术可清楚地显示心动过速是折返性还是局灶性，但是介入电生理检查不能打开心脏，即使能够打开心脏，在体外循环心脏停搏情况下介入电生理检查的手段也无法显示折返环，将折返、自律性增加和触发活动三者的电生理机制区分开来，对于确定标测和消融心动过速的策略非常重要。拖带是确定心动过速机制的划时代的技术，是射频导管消融的基石。目前很多实验室仍在使用这一技术，依然是电生理学家最有力的工具之一 [2]。尤其是在确定持续性心动过速（包括房性心动过速、心房扑动和室性心动过速）的折返机制、折返环的定位（如折返性房性心动过速是位于左心房还是位于右心房）及用隐匿性拖带标测心动过速的关键峡部（缓慢传导区）中都起着极其重要的作用。诚然，为节省手术时间，一些机制很明确的心动过速的处理不必采用此技术，比如房室结、房室折返性和特发性室性心动过速等 [3]（图 4-3）。

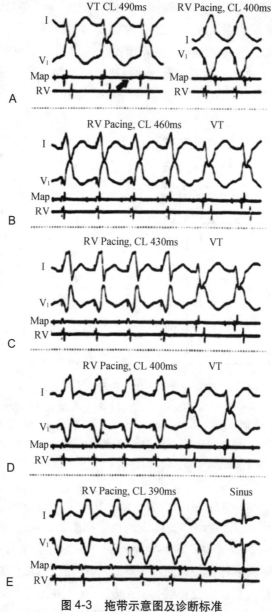

图 4-3　拖带示意图及诊断标准

A. 有 4 个导联分别是体表心电图的肢体 I 导联，胸前 V_1 导联、位于室性心动过速的关键峡部的标测导联（Map）及右心室心尖部的标测导联。左图为自然发作的心动过速，其周长为 490ms，标测导联显示舒张晚期电位如箭头所示，右图为窦性心律时右室起搏的图形，起搏的周长为 400ms。B ~ D. 心动过速时，其右心室起搏的周长呈进行性缩短（从 460ms 至 400ms），起搏终止后心动过速并未终止，心动过速的心内激动顺序亦未发生变化（舒张晚期电位与心室波顺序未变），体表心电图的 QRS 波形逐渐发生融合，由自发心动过速的图形向完全性右室起搏的图形演变，每一组图中起搏的最后一跳成功拖带，但体表心电图中无融合波。E. 起搏周长缩短至 390ms 时开始为拖带，第 3 个 QRS 波后发生腔内激动顺序的变化（舒张晚期电位与心室波的顺序，空心箭头所示），体表心电图变为完成性右心室心尖部的起搏图形，起搏终止后，心动过速亦随即终止，并出现窦性心律

5. 心电传导时间　心脏的传导既不是光，也不是纯粹的电传导，而是离子流的传导。传导时间是用 mm/s 或 m/s 来计算的。可通过心内图上出现的顺序测量心电活动（除极）的先后。仔细观察腔内心电图激动的先后顺序，导管所在位置、滤波和电极间距极其重要。若导管电极非常贴近心室除极（心动过速起源点）部位，这时所记录的心电图形（或内源性偏转）在所有同时记录的电图中出现最早。尤其是用单极记录时更加明显，最早的快速负向内源性偏转说明记录电极位于除极最初的位点。这一点常被用于显性左右侧房室旁路和局灶性心动过速的标测定位消融。

（1）限幅：如果记录的希氏束电位很小，就需要提高增益才能看清，但增益提高，相应心房波和心室波也会增大，导致与其他同步记录的心内导联重叠，而不利于心电事件的测量和观察，通过限幅功能即可解决这一问题。

（2）陷波：为了免受外界电磁场的干扰（干扰最小化），记录到重要的生物电信号，用此功能即可免受交流电（50Hz）的干扰。

三、诱发性（含药物）电生理检查术

在前述的准备工作完毕后，即可进行心内电生理检查。通常需进行全面的电生理检查，尽可能发现所有的问题，从而选择合理的治疗。比如原因不明的晕厥可能为窦房结、房室结、希氏束 - 浦肯野纤维系统的异常或心动过速等多种心律失常，不同的异常就可能有不同的治疗选择[4]。并且在行电生理检查时，往往需要对心脏不同的部位进行刺激，甚至给予特定药物诱发心律失常，以明确诊断、指导治疗。大多数的电生理检查是建立在"诱发"基础上的。通过电生理检查可以得到不应期、传导间期等信息。电生理检查具体方案、刺激的部位和顺序如前所述。

四、电生理检查主要项目及报告书写

心脏的电活动从窦房结开始到心室结束，电生理检查要对心脏传导系统的各个层面进行检测。电生理检查的报告也应对各个层面进行评价，检查的各个层面是正常、异常或处于临界状态均应标明。

（一）基础间期（baseline intervals）

在无电刺激的静息状态下记录希氏束电图，再结合体表心电图，即可获得 PA 间期、AH 间期、H 波及 HV 间期的信息，电生理报告应标明这些指标是否正常及其临床意义（表 4-1）。

表 4-1　正常传导间期　（单位：ms）

	PA 间期 （房内传导）	AH 间期 （房室结）	H 波 （希氏束）	HV 间期	P-LA （左右房）
基础	10 ～ 45	55 ～ 130	< 25	30 ～ 55	40 ～ 130
心房起搏	10 ～ 75	进行性延长	< 25	30 ～ 55	65 ～ 150

具体测量方法为：

（1）PA 间期：体表心电图 P 波的起点至希氏束电图的 A 波起点。

（2）AH 间期：希氏束电图的 A 波起点至 H 波的起点。

（3）HV 间期：希氏束电图 H 波的起点至所有导联最早的心室波（QRS 波或 V 波）的起点（通常是体表心电图的 QRS 波最早）。

（二）窦房结功能检查

窦房结功能检查包括窦房结恢复时间（SNRT）与窦房传导时间（SACT）。由于影响因素太多，窦房传导时间现在临床上很少应用。窦房结恢复时间的测量是用 100 ～ 175 次 / 分的频率，以长时间（通常是 60s）的心房起搏超速抑制窦房结，然后突然终止起搏，观察窦房结重新恢复激动所需的时间称为窦房结恢复时间，正常值为 < 1500ms。而校正的窦房结恢复时间（CSNRT）可更准确说明窦房结功能是否正常，其计算方法为将所测得的窦房结恢复时间减去窦性的 PP 间期，其正常值为≤ 550 ～ 600ms。

（三）变时功能不全（chronotropic incompetence）

患者于静息时窦性心律基本正常，但患者心脏对应激因素（如运动、情绪激动等）却不能起适当的反应，产生相对性或症状性的心动过缓，称为变时功能不全。采用异丙肾上腺素和阿托品药物试验及运动来检测这一指标。

（四）固有心率（intrinsic heart rate）

由于窦房结的功能受神经激素影响，窦房结的恢复时间或窦房传导时间的异常是受神经张力的影响，还是真正的固有异常难以明确，因而提出固有心率的概念，即使用普萘洛尔和阿托品阻滞交感与副交感神经，测算出固有心率。

（五）颈动脉窦按压（carotid sinus massage，CSM）

颈动脉窦按压之后出现 3s 以上的心脏停搏（心脏抑制），为窦房结静止或房室传导阻滞所致。不管房室结是否受到影响，若出现窦性静止则提示需给予起搏治疗。若在颈动脉窦按压的同时测量血压，则可以确定有无血管抑制效应。

（六）心房

电生理检查常需要评价心房的传导、不应期及心律失常的诱发。房内传导的测量方法和正常值如前所述。心房起搏时，PA 间期延长的可能性原因如下：①生理性原因，起搏点的位置不同、起搏从刺激点传出缓慢；传导结构的异向性；传导未在窦房结至房室结传导的优势径路上通过。②病理性原因，心房本身的病变、外科手术之后的瘢痕或其他异常。左右心房之间的传导时间可通过测量高位右心房 A 波的起始部和冠状静脉窦远端电极上 A 波的起始部获得，正常不应超过 130ms。

心房的期前收缩刺激常用于测量不应期和诱发心律失常。长时间的强烈或快速的心房刺激，均可以诱发房颤。直接或间接地增加迷走神经的张力（如使用腺苷或 ATP），亦可增加房颤的诱发率[5]。心房扑动尤其是持续性心房扑动在正常人较少见。

（七）房室结功能

体表心电图的 PR 间期主要决定于房室结的功能，PR 间期的延长或缩短受生理需要和心脏活性药物的影响。房室结亦易受神经张力影响。交感神经兴奋如运动、焦虑即缩短 AH 间期，副交感神经兴奋则使房室传导时间延长，甚至导致正常人或训练有素的运动员在夜间发生房室传导阻滞。窦房结功能的评价常用阿托品、腺苷和 ATP 3 种药物。心房递增起搏时，一般 AH 的间期逐渐延长，呈平滑曲线，直至房室传导阻滞。所谓文氏传导或文氏周期即是房室结对于心房递增起搏、迷走神经张力的增高、药物与疾病最常见的反应，机制十分复杂。

房室结及其周围的解剖结构相当复杂。房室结可简单地分为前上部的快径、后下部的慢径和左心房的输入纤维。后下部又可分为单独延伸与左右侧延伸，其左侧后延伸常和冠状静脉肌袖相连接。部分人群还可能存在中间径路。房室结的某一径路在一定间期周长行刺激起搏时可能正处于不应期，则可从另外的径路传导。当进行心房递增性起搏时，可出现 AH 间期的平滑曲线中断而产生跳跃征。跳跃征可以出现一次或多次，分别称之为双径路或多径路现象。S_1S_2 刺激减少 10ms 时 AH 间期的延长超过 50ms 定义为跳跃。绝大多数的房室结折返性心动过速可见这种跳跃征。很少房室结折返性心动过速没有 AH 间期的跳跃而呈平滑曲线。反复心悸的患者如果排除了其他原因引起的心动过速，而又不能诱发出心动过速，但同时存在有双径路或多径路。研究显示：消融慢径后房室结折返性心动过速的发生明显减少，其发生率与未做慢径消融相比，差异具有统计学意义。

（八）希氏束 - 浦肯野纤维系统

根据电生理检查记录到的希氏束电位，可分析 AH 间期和 HV 间期，还可分析传导系统对心房程序刺激与药物的反应。

1. 希氏束电位的证实　有时记录到的希氏束电位须与双心房电位和右束支电位进行鉴别。具体鉴别方法为刺激希氏束电极导管，若刺激信号与心室波间期和怀疑为希氏束电位的 HV 间期相等，并且 QRS 波形与基础心律下 QRS 的波形相同，即可证实记录的电位即希氏束电位而不是其他电位。实际操作运用这种方法有时是很困难的，因为希氏束导管起搏时，不可能完全排除同时刺激了右心室流出道的一部分而使 QRS 波形发生改变的可能。可通过增加脉冲的宽度而非刺激强度来解决这一问题。另外一种方法是以频率递增刺激的方案起搏右心房导管，观察 AH 与 HV 间期的变化，若 AH 间期延长而 HV 间期保持不变，即可证实此电位是希氏束电位而不是其他电位。

2. 导管损伤希氏束与束支　导管在心腔摆放时可损伤希氏束和左右束支系统，从而影响 AH 间期与 HV 间期。最为常见的是右束支传导的阻滞，一般在数小时内恢复。发生完全性的房室传导阻滞可能性极小，除非患者原来就有左束支传导阻滞，在心腔摆放导管时又损伤了希氏束或右束支所致。

3. 希氏束 - 浦肯野纤维系统对起搏刺激的反应　采用心房频率递增刺激或期前收缩刺激对 HV 间期的影响很小。如果房室结的功能正常，在到达希氏束不应期前，刺激的脉冲就会依次传导到相应部位。随着期前收缩刺激提前度的增加，最为常见的现象是出现右束支传导阻滞，此现象也可见于房颤，表现为 Ashman 现象。随着期前收缩刺激的提前度进一步增加。右束支传导阻滞的现象可消失，表现出裂隙（gap）现象。此现象可以是一种正常的电生理现象。这是由于 AH 间期进一步延长导致右束支脱离了不应期而恢复了正常的传导。一般情况下，心房递增刺激时，周长≥ 400ms 时很少发生 HV 的传导阻滞。如果心房起搏时房室结并未发生文氏传导，但却出现了 HV 传导阻滞，是一种十分严重的异常，可能需要起搏器治疗。

（九）室房逆传

电生理检查经常会使用前向传导和逆向传导的概念，自上而下的传导称为前向传导，自下而上的传导称为逆向传导。如阵发性室上性心动过速，其前向传导的顺序是：心房 - 房室结和（或）房室旁路 - 心室，而逆向传导的顺序是：心室—房室旁路和（或）房室结—心房。在房室结前向传导功能正常的人中，有 20% ～ 50% 的人没有逆传或室房传导，这是一种正常变异。此种情况下，可用静脉滴注异丙肾上腺素的方法引发室房逆向传导。对于逆向传导正常者，若最早的逆向心房激动波出现于希氏束电图上，相当于前间隔的位置，为从快径逆传，称为向心性逆传；偶尔也会发生最早的心房逆传激动波出现于较后的位置，相当于冠状静脉窦近端的位置，即自慢径逆传。若最早逆传的心房激动出现于其他部位，产生偏心性逆传，则提示存在房室旁路。

心室递增起搏或期前收缩刺激起搏引起逆向室房递减传导，若未出现逆向递减传导，应高度怀疑存在房室旁路。常利用此特点进行隐匿性房室旁路的诊断与消融后房室旁路阻断的验证。

室房的逆传阻滞可以发生于希氏束 - 浦肯野纤维系统的任何部位。束支的远端浦肯野纤维的不应期较长，亦有可能发生阻滞。观察室房逆向传导非常重要。在做室性心动过速检查和治疗时，通常先在心室做程序电刺激，若室房的逆传呈偏心型传导，说明房室旁路的存在。在消融阻断房室旁路后，再于心房做程序电刺激诱发心律失常，以观察是否合并有阵发性室上性心动过速（室上速）。如果临床上曾记录到室上速的发作，而心电生理检查却无室房逆向传导或无偏心性室房逆传发现，最大的可能性是存在房室结的折返性心动过速或存在其他类型的室上速（如房性心动过速）。

（十）心室

心室的电生理检查非常重要，其作用是用来诱发室性心律失常。在行心室电生理检查时，强烈的刺激可能引起室颤。对于心肌病、Brugada 综合征和短 QT 间期综合征及先天性长 QT 间期综合征的患者更应注意这种潜在的危险。

如上所述，目前尚无统一的标准刺激方案，实际上，所有的刺激方案均能用于心室的电生理检查，包括使用两种基础周长在 2 个心室部位（通常是在右心室心尖部和右心室流出道）进行 1 个、2 个或 3 个期前收缩刺激。也有电生理实验室采用快速、Burst 或 Ramps 刺激方案。若高度怀疑患者的心律失常为室性而基础刺激又不能诱发，可静脉滴注异丙肾上腺素将窦性心率提高至 120 次 / 分或与基础心率相比提高 25% 左右，以提高诱发成功率。高血压和缺血性心脏病尤其是急性心肌梗死患者，应禁用或限制使用异丙肾上腺素。心室诱发出现 6 个以内的单形性、多形性心搏或心室扑动都是相对正常的反应，特别是在使用强烈的刺激方案时更是如此，有些电生理室放宽到 10 ~ 15 个心搏。定义诱发持续性室速的标准也各不相同，有些实验室以持续 15s 作为标准，有些实验室则以心动过速持续 30s 作为标准，可能被绝大多数所接受的标准是心动过速持续须介入（电复律、药物或其他方法）方能终止。持续性单形性室性心动过速的形态可按束支传导阻滞的类型进行分类。

五、电生理检查的并发症及术后处理

电生理检查和射频导管消融术的并发症很多，包括心律失常、心脏损伤、血管并发症及其他少见并发症等，这些内容于专门章节中进行讨论。本节仅讨论与电生理检查的基本操作技术（血管穿刺、导管放置与刺激技术）相关的并发症及处理要点。

1. 锁骨下动脉损伤 锁骨下静脉穿刺过程中误伤锁骨下动脉的发生率为 1% ~ 20%，若仅为穿刺针或导丝进入动脉，一般不会引起严重出血，只需压迫而无须特殊处理。如果经导丝插入鞘管扩张了穿刺处的锁骨下动脉后，将鞘管拔出可导致胸腔及纵隔出血，病情紧急严重者，即使行外科急诊手术亦难挽救患者的生命。一旦将鞘管插入锁骨下动脉，务必将鞘管保留在动脉内并缝合于皮肤以防脱出，紧急送入外科手术室进行外科处理。亦可选择适当型号的闭合器进行穿刺处闭合。严格遵循下述原则有利于避免误穿动脉：①锁骨下静脉穿刺时，穿刺针所连接的注射器须呈排空状，如果误穿了动脉，回抽的血液多呈鲜红色，不被稀释，容易辨认，甚至由于动脉的压力，血液会随着脉搏跳动，自动地呈搏动样流入注射器；②送入扩张管前，一定要在透视下确认导丝是经右心进入下腔静脉；③若指引导丝不在上述部位，而是进入了主动脉根部或降主动脉，应及时退出指引导丝，穿刺部位压迫止血后重新穿刺。

2. 血栓形成及栓塞 合并高血压、动脉粥样硬化的患者及儿童，在行射频导管消融术时，容易发生动脉血栓形成及栓塞。若同时合并下述情况，则更易发生：①穿刺和消融导致心脏和血管的内膜损伤；②导管操作不慎损伤了心血管内膜及碰落内膜上的血栓或动脉粥样硬化斑块；③禁食、紧张等导致血液浓缩、黏度增加；④肝素的用量不足；⑤消融电极血痂的脱落；⑥血管鞘的闲置及防漏阀渗漏致鞘内血栓形成；⑦局部压迫的时间过长，手法过重；⑧已存在下肢静脉曲张，术后较长时间卧床。下肢血栓形成和栓塞可以通过观察足背动脉搏动、体表皮温来发现，若发现足背动脉搏动减弱，同时伴有下肢疼痛及局部皮温降低，提示有血栓形成及栓塞的可能，确诊有赖于血管多普勒超声及数字减影血管造影。

预防血栓形成及栓塞的方法包括：①导管的操纵应尽可能轻柔、准确；②肝素的用量必须充分，手术时间若有延长时应及时补充肝素；③尽可能采用温控放电以减少炭化，炭化后必须及时清理焦痂。股静脉穿刺的损伤、术后加压包扎及长时间卧床可导致下肢深静脉血栓，血栓脱落导致的肺栓塞是少见而严重的并发症，往往是手术后猝死的重要原因。

目前尚无有效的避免方法，适当缩短加压包扎及卧床制动时间，并适当活动下肢，有可能减少肺栓塞的发生。

3. 股动、静脉瘘和假性动脉瘤　造成股动静脉瘘的主要原因是穿刺针穿过股静脉后又穿入股动脉，且未被发现，并插入指引导丝和扩张鞘管，也有因压迫不当而发生。预防的方法包括：血管穿刺时，力求做到准确定位，勿伤及其他血管；拔除血管鞘时，最好不要同时拔出动静脉鞘，应先拔除动脉鞘，压迫止血后再拔除静脉鞘。部分动静脉瘘会经加压包扎后消失，少数患者需进行外科手术修补。假性动脉瘤与股动脉的压迫止血不好有关，股动脉穿刺口未闭合，血液进入组织间隙而形成血肿，血肿内压及动脉压导致血液在动脉穿刺口来回进出。穿刺部位包块、搏动与血管杂音是主要表现，超声多普勒检查可以确诊。部分患者经局部加压包扎及适当制动后穿刺口可以闭合，血肿吸收而痊愈。少数患者须进行外科手术清除血肿和修补血管。

4. 气胸　锁骨下静脉穿刺易导致气胸，发生率为 1%～2%。主要原因为进针方向不恰当或患者合并有胸廓畸形。

5. 心律失常　在放置导管及对心脏进行刺激时，均可诱发心律失常，多数是一过性的房室传导阻滞、束支传导阻滞、期前收缩及短阵心动过速，但也可诱发房颤，或持续性室性心动过速，甚至引发心室扑动或心室颤动，从而危及生命。电生理检查时，手法要轻柔，避免粗暴用力，在通过心血管系统的重要结构时（如静脉瓣膜、传导系统的走行区域等），更要加倍小心。另外，在进行心电刺激时，避免使用过强的刺激，以免诱发严重的心律失常。

（卞　宁　王鲁宁）

参 考 文 献

[1] Haines DE, Beheiry S, Akar JG, et al. Heart Rhythm Society Expert Consensus Statement on Electrophysiology Laboratory Standards: Process, Protocols, Equipment, Personnel, and Safety [J]. Heart Rhythm, 2014, 11(8): e9-e51.

[2] Brugada J, Katritsis DG, Arbelo E, et al. 2019 ESC guidelines for the management of patients with supraventricular tachycardia[J]. Eur Heart J, 2019, 00: 1-65. doi:10.1093/eurheartj/ehz467.

[3] 中华医学会心电生理和起搏分会，中国医师协会心律学专业委员会. 2020 室性心律失常中国专家共识 (2016 共识升级版)[J]. 中国心脏起搏与心电生理杂志 , 2020, 34(3): 189-253.

[4] Brignole M, Moya A, de Lange FJ, et al. 2018 ESC guidelines for the diagnosis and management of syncope[J]. Eur Heart J, 2018, 39 (21) : 1883-1948.

[5] Hindricks G, Potpara T, Dagres N, et al. 2020 ESC guidelines for the diagnosis and management of atrial fibrillation developed in collaboration with the European Association of Cardio-Thoracic Surgery (EACTS) [J]. Eur Heart J, 2020, 00: 1-125. doi:10.1093/eurheartj/ehaa612.

第5章

心脏标测技术及其应用

射频导管消融术因其创伤小、成功率高且并发症少等优点，已成为临床快速性心律失常的一线治疗方法。不管是普通的室上性心动过速，还是复杂心律失常，在消融前均需做精确的心脏标测，明确其电生理机制，这是制定消融策略的基础。心脏标测技术就是对心律失常进行识别、判断、定位及相关器械使用的方式方法，但标测的原则及其使用技术因心律失常的病理学基础不同而大不一样，故在进行操作前，应对患者的临床资料（如病史等）进行认真地复习、分析，特别是窦性心律及心律失常发作时的 12 导联心电图、动态心电图和超声心电图，以及其他影像资料的研判，对于选择适当的标测技术及安全操作，乃至结论的判断皆大有帮助。

对正常的心脏与病理学基础简单的心律失常进行标测，比如阵发性室上性心动过速（室上速）、典型心房扑动及特发性室性心动过速等，采用常规心内膜接触式导管标测。通常是将导管放置在心腔内的相应位置如右心房、三尖瓣环、右心室、希氏束或冠状静脉窦等右心系统，有时须放置在左心房或左心室。术者能够根据电生理导管记录图所提供的信息来判断窦性心律、起搏刺激或心动过速时的心脏激动顺序，还可通过测量心内电图的间期，观察其形态或通过移动导管至关注部位起搏，以获取额外信息来明确心律失常的具体发病机制。对于复杂的心律失常，三维标测及其他先进的标测系统则可提供更多信息以指导精准消融 [1]。

1. 标测途径　通过股静脉、锁骨下静脉或颈内静脉可达右心系统与冠状静脉窦。通过股动脉逆行主动脉或经未闭的卵圆孔，或经房间隔穿刺可达左心系统，少数情况须经皮心包穿刺后进行心外膜标测。

2. 常规应用的导管　诊断性的心脏电生理检查通常使用有固定弯度的 4 极导管，电极的间距为 2 ～ 5mm。消融电极也可用于标测。目前临床上有众多的电极导管设计，其电极的数目、间距、形状的大小及长度各不相同，如用于三尖瓣环的 Halo 电极导管、用于肺静脉的 Lasso 与 A-focus 环状电极导管和用于室性心律失常标测的 EnSite-Array 多极导管。

3. 单极信号与双极信号　心脏电生理仪具有体表心电图与心内信号的输入通道，这些信号能够被放大和滤波后转为数字信号被记录和显示出来。标测时经常用到单极与双极记录。在记录单极信号时，以导管上相关电极作为正极的输入端，以 Wilson 中心接线端或以血管内的一个参考电极作为负极输入端。当波峰朝向记录电极传导时，就会记录到一个正向波形，当波峰的方向背离单极电极时，则会记录到一个负向波形。单极记录常能够描记到远场电位，单极记录通常是对于整个心脏电活动的有效记录，反映了整个心房或心室的除极，能够提高信号的空间分辨力且不会受到波峰传导方向的影响，更为重要的是单极记录的信号形态能够提供额外信息，如在一个局灶起源的房性心动过速的起源点，单极电极能够描记到 1 个 QS 波形，但在起源点一定距离之外描记到的却是 RS 波形。双极记录的信号是经过多极导管上的两个间距很近的电极之间的电位差，为 2 个单极记录信号的综合。双极记录信号的图形和幅度是由 2 个记录的电极轴方向和激动波峰的传播方向之间的夹角所决定，如当电极方向与波峰激动的方向垂直，因为处于同一电场故 2 个电极的波形同时减小；而当电极方向与波峰的方向平行，因为两电极处于不同的电场内，两电极的波形会有很大不同。双极电图排除了远离电极部位的电活动的影响，反映的是局部除极，其对电信号的空间分辨能力远不及单极。总之，双极信号和单极信号可以提供关于局部激动与远场电位的互相补偿的信息，同时应用单极与双极电图能够提高临床电生理标测的准确性。

一、心外膜标测

尽管大多数室性心动过速起源于心内膜下，但是仍有 5% ～ 15% 折返环的关键部位可能位于心外膜下，临床经心内膜消融则难以治愈，故对于这些患者可能需经心外膜进行标测和消融。

1. 外科方法标测　目前运用外科手段治疗心律失常主要是针对药物或射频导管消融治疗均无效的难治性心律失常，或针对瓣膜置换术、室壁瘤切除和冠状动脉旁路移植术等外科手术时出现的心律失常。外科标测多数于开胸情况下，应用执笔式探针、指状电极及多部位信号采集系统，例如应用鞘状或袜套式电极进行心外膜的标测。

2. 介入方法标测　经静脉标测技术是把标测电极导管送入冠状静脉窦的分支以记录心外膜的电位，此方法比外科标测相对安全，也相对容易操作，但此方法的应用相当程度上受限于冠状静脉窦分支的解剖结构。也有经冠状动脉分支标测心外膜室性心动过速的报道。此外，经皮心包穿刺后将 8F 鞘管送入心包腔即可应用不同的标测和消融导管于心外膜表面进行标测（图 5-1）。

心外膜标测和心内膜标测遵循相同的电生理原则，包括识别、判断局灶性心律失常的最早激动部位和舒张中期电位，以及标测折返性心律失常时运用的隐匿拖带原理。主要应用于一些器质性心脏病的室性心动过速，如缺血性心脏病室性动过速和 Chagas 病室性心动过速及流出道室性心动过速和儿童特发性室性心动过速等 [2]。

二、心内膜标测

射频导管消融成功的前提是消融靶点的准确标测，对于发生机制简单而又无器质性心脏病的快速性心律失常，运用常规的标测技术即可准确的确定其靶点位置，消融的成功率比较高。常用基本的电生理标测方法有：起搏标测、基质标测、拖带标测与激动顺序标测等。在实际的标测过程中，各种标测方法常相互结合在一起使用。

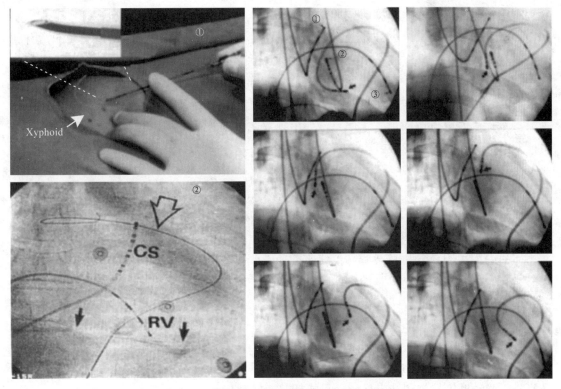

图 5-1　将标测／消融导管置入心包腔的技术

根据 Kirkorian 方法，将硬膜外穿刺针用作经胸行心包穿刺，穿刺成功后，先置入导引钢丝至心包腔，而后送入 8F 鞘管，再送入 7F 标测导管实施心外膜标测或消融；Xyphoid. 剑突；CS. 冠状窦；RV. 右心室
摘自：Sosa E，Scanavacca M，d'Avila A，et al. Nonsurgical transthoracic epicardial catheter ablation to treat recurrent ventricular tachycardia occurring late after myocardial infarction[J]. J Am Coll Cardiol，2000，35（6）：1442-1449.

（一）激动顺序标测

激动顺序标测主要是为了比较可移动导管所记录到的每个电位图与参考点（如体表心电图 P 波的起始、δ 波的起始，以及 QRS 波的起始或放置于心腔内某一固定位置的相关电极所记录的心内电图）之间的时相关系，其着眼于局部激动的时间先后，即时间的提前度，通常以 ms 表示。对于局灶性的心动过速或微折返性心动过速，激动顺序标测的优势明显，能够标测出最早的激动点或心动过速的起源点，还能够结合起搏标测获取更准确的信息，如标测局灶性的房性心动过速和右心室流出道的室性心动过速。此外，还可定位期前收缩所诱发的肺静脉起源之房颤的异位兴奋灶及指导肺静脉隔离术，通常于肺静脉口的附近放置环状电极以标测窦性心律下或起搏刺激时最早的肺静脉电位，而指导消融前的导管标测[3]。

折返性心动过速的基本特点是波峰沿着心动过速的整个折返环的周长循环传导，因而，除非能够识别出折返环的关键位点或消融靶点，否则激动顺序标测对于一些大折返的心动过速用处不大。房室折返性心动过速就是一个典型例子，于二尖瓣环或三尖瓣环附近实施激动顺序标测，寻找心室起搏时或顺向型心动过速发作时最早的逆行心房波，或于心房起搏而心室预激成分最大时，或是在逆向型心动过速发作时最早的心室激动电位，非常有助于房室旁路的定位[4]。诚然，对于其他大环折返性的心动过速，心腔内虽然根本不存在一个绝对的最早的激动点，但可以通过不断地移动导管位置，比较其所记录的电位图与参考点两者的时相关系，根据激动的先后次序还可标测出 > 85% 折返环与心动过速的峡部，结合与参考标测时电位图的形态学信息，如出现双电位则往往提示该区域为传导阻滞区并且可能是大折返环的缓慢传导区。

（二）起搏标测

应用起搏进行标测的基本原理是如果起搏的位置位于局部心动过速起源点的部位，起搏的周长接近自身的心动过速时，就会产生和自身心动过速相同的激动顺序，产生的体表心电图与心内电图就会与自身心动过速时的体表心电图和心内电图一致。事实上，起搏标测就是对心动过速起源点进行的标测，特别适合于局灶性或微折返性心动过速起源点的标测，主要用于标测室性心动过速。

1. **室性心动过速（室速）的起搏标测**　任何类型室速均可应用起搏标测，特别适合以下情况：①术中应用多种方法未能诱发的室速；②诱发出的室速短暂且不易持续；③室速诱发后即刻出现血流动力学的不稳定；④非经典部位的病理性室速。以上情况均不能或不适宜进行激动顺序标测和拖带标测，只能行起搏标测。

（1）起搏标测的方法：首先根据 12 导联室速发作时的 QRS 波群形态初步判断室速的大致起源位置，然后将起搏标测的电极导管送至该起源点附近，用高于或接近自发性室速的频率进行持续性起搏，将起搏所获得的 12 导联心电图的 QRS 波群形态与自发性室速的QRS波群形态进行仔细比较。结果不满意时，须根据经验逐渐移动起搏导管再次起搏与比较，直至获得满意的起搏图形和结果，即可在该起搏点试放电，若放电无效，需再次进行标测。

（2）标测结果的判断：① 12 个导联 QRS 波群的形态完全符合，说明标测起搏点位于室速的起源点或室速折返环的出口；② 11 个导联的 QRS 波群的形态符合时，起搏标测位置为室速起源点的准确率 < 50%；③若 ≤ 10 个导联 QRS 波群的形态符合时，则室速起源点标测的准确性较低。

（3）折返环峡部的判断：室速收缩期前的电活动（即心室波前的舒张晚期的碎裂电位）有助于确定起搏标测的起搏位点。室速收缩期前的电位可能代表室速折返环缓慢传导区的出口或邻近部位之电活动，因此理想的标测应该能够证实这种电位与折返环密切相关[5]。无论是自发的或诱发的室速，以及快速起搏后记录到该电位与其后面的心室波存在固定的关系时，即可证明这一电位是维持室速折返的必需成分，而这一部位通常就是折返环缓慢传导区的峡部。确定起搏位点处于折返环峡部的判断标准如下：①于起搏位点标测到 12 导联心电图 QRS 波的形态与室速时 QRS 波的形态完全符合；②靠近该位点起搏时，刺激脉冲至 QRS 波的间期大致等于记录位点电位的起始至 QRS 波起始的间期；③于该起搏位点停止起搏后，其回归周期等于或几乎等于室速的周期。标测室速起源点最理想的标测方法是起搏标测、激动顺序标测与基质标测及拖带标测的有机结合（图 5-2）。

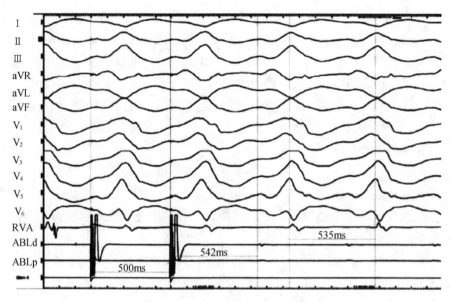

图 5-2　室性心动过速时起搏标测

12 导联心电图 QRS 波形态完全一致，回归周期 542ms，基本等于心动过速的周长 535ms

2.**房性心动过速的起搏标测**　由于受到起搏信号与上一个心搏心室复极 T 波的干扰，起搏心电图上的 P 波而无法清楚地显示，因此必须记录相应的心内电信号，才能够清楚地记录到起搏标测图。如右心房房性心动过速的起搏标测，通常需要放置 1 根 Halo 电极导管，而左心房房性心动过速的起搏标测，除了在右心房导管记录信号外，于冠状静脉窦内放置 1 根多极导管，即可以提供起搏标测足够多的信息。

（三）拖带标测

1.**概念与机制**　心动过速发作时，使用高于心动过速的频率起搏，心动过速的频率可随之升高到起搏频率，当起搏停止后，心动过速的频率又会降回到原来频率的现象称之为拖带现象。其本质是心动过速存在可激动间隙，且快速的起搏脉冲又可侵入可激动间隙，拖带现象的本质即快速起搏脉冲侵入可激动间隙导致了心动过速发生重整和反复的重整。

2.**拖带方法**　首先确定心动过速的频率或间期，而后应用比心动过速的周期值短 10 ～ 30ms 的起搏间期进行起搏，起搏到一定时间后（30 ～ 120s）停止起搏，观察并判断是否拖带了心动过速。当判断确实拖带了心动过速后，即可初步认定该心动过速为折返机制所引起。

3.**拖带及拖带标测的目的**　对心动过速实施拖带是为了探寻心动过速的可能的发生机制，判断心动过速折返环路的大致部位。拖带标测就是在多个点进行心动过速的拖带检查，并对检查结果进行分析和比较。通过对能够引起隐匿性现象的起搏点的确定，以及对起搏停止后自身心动过速恢复时的第一个心动周期激动顺序的分析，就有可能发现心动过速的"最早激动部位"及"最早激动点"，为心动过速的诊疗提供可靠的依据。

4.**拖带的回归周期**　在不同部位进行单次期前刺激导致心动过速发生重整后，分析重整的回归周期（return cycle）之时间间期和激动顺序十分重要。回归周期是指实施心房或心室期前刺激后，导致节律重整时，刺激信号至其后的第一个自主心电活动出现时的时间。当回归周期与刺激周期的长度相等或略短（< 20ms）时，可以认为已经发生了节律重整，当回归周期长于心动周期的长度时，即可排除发生了节律重整。而刺激部位位于折返环时，回归周期即等于心动过速的周期。若刺激部位位于折返环外时，则回归周期就长于心动过速周期。

5. 判断拖带存在的标准

（1）心动过速时以快于心动过速（且不能终止自身心动过速）的某一个固定的频率起搏，除了最后一个被拖带起来而没有融合的起搏波外，心电图上能够见到固定的融合波。

（2）心动过速时以快于自身心动过速的两种不同频率进行递增起搏时，出现进行性融合但并未终止心动过速。

（3）心动过速时以快于自身心动过速的频率起搏可以影响到心动过速，这是因为某次起搏导致了局部的传导阻滞，而其后的下一次起搏的激动脉冲即会沿着另一个方向用更短的传导时间进行传导。

（4）心动过速时于某一固定位置以两种不同的频率起搏，这两种频率皆快于心动过速的自身频率而不终止心动过速，就会记录到不同的电位图及传导。

但应该强调的是，即使起搏后没有达到上述任一标准，拖带亦有可能存在。起搏拖带的位置与折返环的缓慢传导区之关联尤为重要，因为尽管在折返环缓慢传导区的近端或远端起搏皆有可能发生拖带，但仅在缓慢传导区的近端进行起搏，才能根据以上标准来判定是否符合拖带，而在缓慢传导区的远端区域进行起搏则于缓慢传导区产生逆向的波峰阻滞。

6. 确定起搏于折返环路的判断标准　由于在折返环路之上或之外起搏皆有可能产生拖带，所以存在拖带现象对于起搏在折返环上的定位并无价值，若想确定起搏的位置是否位于折返环路上，可以于该位置以比自身心动过速短 10 ~ 50ms 的周长进行起搏，并根据以下 3 条标准来判断起搏位置是否位于折返环路。

（1）起搏没能改变心脏的激动顺序，起搏后出现与自身心动过速相同的波形。与起搏标测一样，可以观察到大折返性房性心动过速起搏时心电图 P 波的形态、心内电图导联上心房电位的波形和大折返性室速所有导联上起搏时的 QRS 波形态，所有这些波形与自身心动过速时的波形都是相同的（隐匿性的拖带或伴隐匿性的融合拖带）。而唯一能够证实心肌确实已被夺获的是心动过速的周长已缩短之起搏周长。

（2）若拖带位置位于折返环而不是在"无辜旁观者"上，则刺激信号（S）至某一个固定参考点（常取室性心动过速 QRS 波起始点）的间期几乎等于刺激部位所在位点的自身电活动至同一参考点的间期（差别通常不超过 30ms）。

（3）起搏后的回归周期是最后一个起搏波进入且穿过折返环路后，又回到起搏位置的时间。故测量回归周期最好是从最后一个起搏信号至恢复心动过速的第一个自身电信号的起始部位。若拖带的位置在折返环上，则回归周期应基本等于心动过速的周长（差别通常不超过 30ms，见图 5-2）。

（四）基质标测

心动过速的基质标测基础是心动过速患者心内存在着心肌解剖学或电学的病理性改变，通过基质标测能够发现并记录到与这些病变一致的特异度电位，而这些记录到特异度电位的部位可能就是折返环路的关键部位或心律失常的起源点。

心动过速都有不同的解剖学和电学基质。而室速最为常见的解剖学基质是心肌缺血，冠心病所引发的心律失常则充分表现了这种病理学基质。与冠心病室速相关的病理学基质通常是室壁运动异常。心脏的电生理检查对冠心病室速的患者十分有用，梗死心肌组织和缺血心肌组织间，以及正常心肌组织间存在着电 - 机械偶联的损伤与破坏，而心脏电生理检查能够证实梗死心肌组织的传导性和不应期均发生异常，局部的各向异性增加和自律性异常升高。正是这些病理学特征产生了心肌特异度的电学改变，最具代表性的就是碎裂电位，特征是电图呈多相波，其振幅 $\leqslant 0.5mV$，时限 $\geqslant 70ms$ 或振幅／时限 $\leqslant 0.005$，常出现在 QRS 波前 50ms 之内或出现在舒张中期。碎裂电位的出现说明局部组织的传导有明显的各向异性，出现碎裂电位的部位就是折返环路的缓慢传导区。

三、心内电解剖标测

心律失常射频导管消融的传统标测方法是通过记录心内电图，根据其局部电位的形态、振幅及相互间的时间关系来进行定位。此方法简单、实用和快捷，特别适合于机制明确的简单心律失常的标测定位。对于复杂的快速性心律失常，其发生部位无明确的解剖标志或其发生机制不清楚，这就需要了解心腔各个部位标测的激动情况以判定心动过速的起源及其传导顺序。因而需要记忆存储已经标测过的部位；而对于血流动力学不稳定或心律失常持续时间较短的患者均需在短时间内完成标测；这些都是常规逐点标测的方法无法做到的。三维标测可解决以上问题。目前临床上使用较多的三维标测系统有三维非接触标测系统（EnSite 3000）与三维电解剖标测系统（Carto）。

（一）三维电解剖标测系统（Carto）的基本原理

患者平躺于手术床上，调整体位使其心脏位于定位板上，一旦导管进入心腔后，消融导管顶端的磁场传感器即能将其接收到的磁场信号的振幅、频率及周期的变化全部传入 Carto 磁电处理器，从而可将导管顶端在磁场内的三维空间位置（X、Y、Z 轴）与导管顶端所指方向及导管顶端弯曲的前后径通过计算机工作站处理后显示出来。由于心脏一直在不停地搏动，通过同时记录心电信号的触发，可记录到心动周期的某一特定时间，如舒张末期消融导管顶端所在位置。在具体手术操作时，当导管和室壁接触良好、心动周期稳定时，可自动或手动把此点的电磁定位与局部心电信号的变化记录下来。

消融导管同时记录到整个心动周期的局部电位变化。局部动作电位的时限（local activation time，LAT）是 Carto 系统标测中的重要参数，为触发电位至局部除极电位的间期。一般情况下，系统本身会自动将局部单极电图最早的激动波作为局部电激动的初始，但也可以由操纵者任意确定或标测后重新予以确定。LAT 决定着标测点的除极时间顺序，并对标测后重建心腔内电激动的传导方向、速度及顺序起决定作用。

当记录到 2 点后，计算机会自动将其连成一条线。3 点则可形成一个面。当标测至一定数量的部位后，就能够形成三维图像，用不同的颜色表示除极发生的早晚，以红色表示最早发生除极的部位，以蓝色表示发生除极较晚的区域。一般情况下，在一个心腔记录到 30～50 个点即可获得满意的心腔解剖图像及电激动的传导路径，通常标测点越多，获取的图像越精确，但费时也就越多。故通常只需对整个心腔进行粗略地标测，而对感兴趣的地方进行精细地标测。Carto 系统的理论标测误差 < 0.2mm，而动物实验活体内的标测精度可达 0.7mm，完全能够满足射频导管消融手术的需要。

Carto 操作系统能够多窗口同时记录并显示操作，可显示 16 导联的心内电生理图及 12 导联的体表心电图。可立体显示特殊的解剖结构及位置，如：上下腔静脉、冠状静脉窦、二尖瓣环与三尖瓣环、各肺静脉等。还可做解剖标记，如希氏束、双电位、靶点、起搏点。并能够动态显示激动传导的方向、速度及路径，电压标测还能够显示正常心肌、缺血心肌和瘢痕区。而 Carto XP 则可完成如下三维图形。

（1）电解剖图：能够立体显示特殊的解剖结构及位置，并可做解剖标记（图 5-3，见彩图）。

（2）电激动图：用不同的颜色实时显示电激动传导的早晚，直观表示病灶起源及传导路径（图 5-4，见彩图）。

（3）电传导图（动画模式）：可立体动态地显示电激动传导速度和路径。

（4）电压图：能够直观显示瘢痕区域、低电压区域及正常的心肌组织，为术者制订手术路线提供更多的帮助（图 5-5、图 5-6，见彩图）。

（5）网眼图：用以检查标测点的数目及分布，能够获得更趋于实际的心电解剖图（图 5-7，见彩图）。

（6）Carto SYNCTM 图像整合／融合功能：可将任何品牌的 CT/MRI 图像导入 CartoTM XP 系统，将 CartoTM XP 系统的精确性与 CT/MRI 图像的细节完美结合，复杂的心脏解剖清晰可见，可确保手术更加精准高效（图 5-8，见彩图）。

（二）标测过程中心律失常机制的分析

根据电解剖图分析心律失常的产生基质及其发生机制。Carto 系统将心内的电生理信息与空间的解剖结构结合起来，有助于了解和认识不同心律失常机制及起源的特殊心内结构。如果为局灶性心律失常，如机制为局部微折返或自律性增高，将会表现为激动时间的全范围小于心动过速的周长；同时还可标测到心动过速的起源和传导路径。若为大折返激动，则激动时间的范围将等于心动过速的周长，且最早激动点和最晚激动点在空间位置上很接近；同时能够发现折返激动的环路、缓慢传导区及关键峡部。明确心律失常的机制后，综合电生理与解剖标测，确定消融的策略与部位。

（三）临床应用

Carto 系统广泛运用于多种心律失常的标测，尤其是在许多疑难心律失常的标测和指导消融方面有巨大的优势。

1. **心房扑动**（图 5-4，见彩图）　最早应用 Carto 系统的心律失常是心房扑动，心房扑动也是应用 Carto 系统最多的心律失常。应用 Carto 系统可以大大缩短心房扑动的消融时间，特别是 X 线的曝光时间。与标测其他心律失常相比，消融心房扑动只需在下腔静脉 - 三尖瓣环的峡部标测 8～10 个点即可，加上希氏束及冠状静脉窦口的定位，标测时间仅需数分钟。应用 Carto 系统可三维显示消融径线与希氏束和冠状静脉窦口之间的关系，故可显著降低房室传导阻滞的并发症，减少放电次数。Carto 系统还能以二维和三维的形式显示出激动波传导的走向，可更加明确地确定峡部的双向阻滞，从而提高消融的成功率，大大降低复发率。

2. **局灶性房性心动过速**（图 5-9，见彩图）　Carto 系统的应用使射频导管消融局灶性房性心动过速变得非常简单而有效。运用 Carto 系统的定位及位移排除定点功能，能够非常迅速地找到局灶性房性心动过速的激动传出点。

3. **先天性心脏病（先心病）手术后的切口性房性心动过速或心房扑动**（图 5-10，见彩图）　先心病术后的切口处形成一个传导阻滞带，其两端如果不与生理性的传导阻滞区如房室环或腔静脉口相连，就可形成房性心动过速或心房扑动的折返基础。而 Carto 系统则能以三维形式清楚地显示心动过速和瘢痕组织及其周边组织的关系，直观地显示出关键峡部、缓慢传导区及其出口。在此基础上进行消融放电成功率高且复发率低。

4. **心房颤动（房颤）**（图 5-11，见彩图）　由于肺静脉内异常的电活动是触发左心房多折返的启动子。故环肺静脉消融必要时辅以左心房线性消融为目前针对心房颤动所采取的消融策略，从而在破坏心房颤动基质的基础之上达到肺静脉电学隔离的终点。此方法成功率高且复发率低，对阵发性、持续性及慢性房颤均有较高成功率，该方法须借助于三维标测系统方能完成，而 Carto 系统是常用工具之一。

5. **缺血性心脏病室性心动过速（室速）**（图 5-12、图 5-13，见彩图）　绝大多数的缺血性心脏病室速与心肌梗死后的瘢痕组织有关。构成心动过速的电学基础是瘢痕组织内存活心肌的延迟电活动与缓慢传导。应用 Carto 系统进行标测，以三维形式显示冠心病室速的"8"字形折返环及电兴奋在心室内的传导。在共同通道上放电就可成功终止室速。Carto 系统的电压标测结果较为可靠，可清楚显示瘢痕区、病变区及健康区。在瘢痕区内或其周边寻找碎裂电位并结合起搏标测，就可发现心动过速在瘢痕内的关键径路及其出口，以此指导消融也能成功根治心动过速。整个过程在窦性心律下即可完成，尤其适合于血流动力学不稳定、不能耐受的冠心病室速。

四、三维非接触标测

（一）非接触标测系统的基本原理

心腔的电激动产生心腔内的电压，势必产生电压场。此电压场被非接触的腔内电极所探测，再通过 Laplace 方程的逆运算法，可计算出 3000 多个位点的电图及电压。根据此原理，建立标测心腔的三维几何构型后，仅记录一个心动过速周期的激动，系统即可计算出

3000 个以上位点的腔内电图、电压及激动时间，从而可确定心律失常的关键区域并确定消融的策略和部位，最终系统能够自动导航消融导管至指定区域进行消融，以达到治疗心律失常的目的。

多极矩阵（multi-electrode array，MEA）或球囊电极为系统的主要组成部分，其由 64 根直径仅为 0.003in 的导线编织而成。将任一标测导管或消融导管与系统相连接，其远端电极就会发射出 5.68kHz 的低频电流，该电流信号就会被 MEA 两端的电极圈所感知。由于矩阵电极与无关电极是已知的，系统即可根据一定的程序计算并确定出导管的相应位置。这一系列装置及相关程序构成了整个系统中的自动定位系统，成为整个设备的枢纽，在标测过程中起以下重要作用：

1. **标测构建心腔的三维构型**　当电极导管在 X 线影像与心腔内电图的指引下沿心内膜滑动时，系统便可记录其心腔内的运动轨迹并建立心内膜的几何轮廓（业内俗称"建模"或"建壳"）。在此构建过程中，系统会自动存储每一方位最远的心内膜触点且自动按相应程序来平滑所建的构型，而产生标测心腔高分辨的几何构型。系统的采点取样是根据相距体表心电图 R 波一定时段的舒张期决定的，通常通过系统构建得到的是舒张晚期心内膜的几何构型。

2. **导管的导航和定位**　自动定位系统能够在三维几何构型中显示并定位导管，由此指导术者操纵消融导管至相应区域进行消融治疗。

（二）标测过程

MEA 在被标测的心腔展开后，先用可控导管对解剖标志比较明确的位置采取样点，如腔静脉入口、冠状静脉窦口、大动脉根部、希氏束、房室瓣环和心尖部等，然后再沿各个方位详细采集和标识重要的解剖标志，以完成标测和构建心腔的三维几何构型（"建模"）。"建模"完毕后记录窦性心律以便基质标测，而后诱发心动过速进行激动标测。任一心内激动被系统存储后，便会自动计算出几何构型上的 3000 多个等电势点，于模型上显示等电势图及各位点的虚拟电图，从中分析激动的起源、传导路径及折返激动的整个环路与关键峡部。心律失常的分析完毕后制订相应的消融策略，拟定消融点，然后系统为消融导管导航至拟定的消融点行消融治疗，最后再次诱发心动过速以验证消融是否成功。

（三）相关技术要求

1. **多极矩阵的逆运算**　MEA 表面电极所探查到的电活动为球囊所在心腔的心内膜电场所产生。其感知到的电势被带入 Laplace 方程（s2V=0）计算而获得心内的电活动图。虽然位于球囊表面的所有电极都受到影响，但距离脉冲起点最近的电极所受到的影响最大。每个球囊电极与每个心内膜发射的电脉冲位点之间，随着距离的逐渐增大，影响程度也逐渐减小。MEA 表面的电场强度依赖于 MEA 的几何形状及其与心内膜的空间关系。球囊表面电极矩阵的几何形状在被制造时就已经被确定了。利用建立在 Laplace 方程的逆运算基础上的边界元素法（BEM），根据 MEA 表面的电势强度，即可计算出心内膜各位点的模拟电图。

2.图形重构及非接触标测　　球囊电极置入所标测的心腔内后,将标测导管移往已知的解剖位置并在模型上进行标记。随着标测导管的移动,一个精细的心内膜几何形状被实时构建。不像 Carto 标测系统,非接触标测系统能任意在窦性心律下或心动过速时建立心内几何构型。在建立的几何构型上任意引入一种心律即可重建 3000 余个位点的单极心内电图,在这些心内电图的基础上,系统会自动重建某种心律的等时图或等电势图。其颜色的范围可代表激动的先后和电压的高低。另外,通过移动鼠标还能够任意选择心内膜各个位点的虚拟电图。

系统重建的心腔内电图和接触式的记录图一样,也包括远场的心电信息与局部的心电向量,另外还受球囊与心内膜之间距离的影响。而一些特殊的心内结构如乳头肌等,则对模拟电图的影响很小。

(四)临床应用

EnSite3000 可标测和展示全心腔的激动,能直观显示心动过速的起源、传导路径及折返激动的环路、缓慢传导区域与关键峡部,因而可帮助分析心律失常的发生机制,制订相应的消融策略以根治心律失常[6]。在窦性心律下动态基质的标测可分析心律失常发生的电学基质,而常规检测手段和标测方法无法发现这些电学基质。EnSite3000 另一个突出的优势表现于仅根据 1 个心搏或 1 个心动周期即能够进行分析,其导航消融也能在窦性心律下完成,特别适合于心动过速不能持续的患者或心动过速发作时出现血流动力学不稳定的患者。自临床运用该系统对各种快速性心律失常进行标测以来,已取得很多经验,对许多复杂心律失常的发生机制也有新的发现。

1.心房扑动　　典型心房扑动是围绕着三尖瓣环激动的大折返性心动过速,其缓慢传导区位于房间隔的后下部,关键峡部位于三尖瓣环与下腔静脉入口之间。右心房侧壁的界嵴是一个横向的功能性的传导阻滞区域,它可避免房间隔后部的激动与右心房侧壁激动之间的传导碰撞或两者之间的传导短路。图 5-14 ～图 5-16 (见彩图)是典型心房扑动心动周期各个不同时间点的腔内等电势图,显示出心动过速的整个折返环路。消融线径位于三尖瓣与下腔静脉的入口之间。如线性消融后仍未出现峡部的双向阻滞或心房扑动依然持续存在,EnSite3000 可标测出原消融线径上的传导“缺口”,通过“补点”消融达到峡部双向阻滞。可通过于消融线径两侧起搏的方法来判断是否达到峡部的双向阻滞。

2.房性心动过速

(1)自律性增高及其微折返性房性心动过速:此类房性心动过速呈局灶性,非接触标测能够快速追踪到心动过速的起源,同时结合局部的虚拟单极电图的形态,则标测结果更具准确性(图 5-17,见彩图)。通常局灶性心动过速心腔的激动时间不会超过整个心动周期的 1/3。经系统导航至局部进行消融可成功根治心动过速。

(2)大折返性房性心动过速:此类心动过速的心腔激动时间占据整个心动周期。非接触标测能够直观显示出整个折返环路、关键峡部及缓慢传导区及其出口(图 5-18,见彩图)。于窦性心律下动态的基质标测可发现低电压区(瘢痕区),对心动过速进行标测可发现心动过速折返环路与该区域之间的关系。标测后对心动过速的关键峡部或缓慢传导区的出口处进行线性消融可成功地阻断心动过速。

3. **房颤及其相关房性心动过速**　构建左心房的三维几何构型须使用 EnSite-Navx 三维接触标测系统，EnSite-Navx 乃 EnSite 系统的一部分，其与 Carto 系统的根本区别是其感受的是电场而不是磁场的强度。Navx 为连续的采点模式，是通过标测电极在心腔内膜表面的移动以连续采集样点构建心脏的三维结构。Navx 同样具有强大的诊断功能，通过电极与心内膜接触以逐点采集诸如局部激动时间、电压信息及激动频率等信息，把采集的数据以颜色的方式显现于三维模型表面，从而揭示心律失常的起源、折返路径、碎裂电位及低电压区等，以便于分析心律失常的机制及制订相应的消融策略。

Navx 的体表电极可用来构建左心房三维几何构型，标记各肺静脉开口，利用系统导航在肺静脉口外行环状消融（图 5-19，见彩图）。该方法可改良房颤的电学基质，在一定程度上对肺静脉进行了隔离，治疗房颤有较高的成功率，同时对房颤相关性房性心动过速可以进行激动顺序标测和消融。

4. **特发性室性心动过速（室速）**

（1）右心室流出道室性期前收缩 / 室速：右心室流出道室性期前收缩 / 室速为局灶性心动过速，与局灶性房性心动过速的标测一样，非接触标测可迅速寻找到心动过速的起源与传导方向。单极虚拟电图于心动过速的起源处呈现"QS"型。少数起源于心肌内的心动过速于单极电图的起始部可出现较小的"r"波。在心动过速的起源处进行局灶消融或于心肌激动的爆发点上方行线性消融均可消除心动过速（图 5-20，图 5-21，见彩图）。

（2）左心室特发性室速：左心室特发性室速是起源于左心室浦肯野纤维系统中的折返性心动过速。为寻找最早的浦肯野电位进行常规电生理标测，在双极记录中不易发现微小的浦肯野电活动。而非接触标测可发现这些很早激动的微小的电活动，于此处放电即可终止心动过速。少数病例起源于非常规部位也是常规标测失败的原因之一。另外，在最早激动与心肌暴发激动之间行线性消融也可成功根治心动过速。于窦性心律下标测左后分支并于心肌激动上方 1cm 处进行横向线性消融也可成功消融心动过速，该法特别适用于术中心动过速不能诱发者及部分疑难病例（图 5-22，见彩图）。

5. **器质性心脏病室性心动过速**

（1）心肌病室速：不明原因的心肌病变可以造成多处心肌细胞的变性与坏死，使心肌组织出现纤维化、瘢痕化，形成异常自律性和折返激动的基础。动态基质标测能够发现导致心律失常的电学基质。心动过速时标测可发现心动过速的起源与折返激动环路，并且可发现它们与电学基质的关系。于此基础上制订相应的消融策略，再经导航进行消融可治疗此类复杂的心律失常（图 5-23，见彩图）。

（2）缺血性心脏病室速：这类心动过速的非接触标测与 Carto 相似，首先标测出低电压区（瘢痕区域），然后对心动过速进行标测，观察其折返激动的环路及缓慢传导区及其出口（图 5-24，见彩图）。最后将消融导管导航到瘢痕组织内的激动通道或瘢痕组织周边的传导出口进行消融，对此类心动过速的消融成功率可达 70% 左右。

五、并发症及其处理

　　心脏标测技术为心血管介入的诊疗手段，涉及血管穿刺、血管内及心腔内的导管操作。常见并发症包括血管损伤、心脏损伤及心律失常。这些并发症的处理在导管消融章节中有专篇内容，此处不再赘述。需要强调的是，术前要对患者的整体情况进行评估，如高龄、儿童、基础心脏疾病、心律失常类型与心律失常发作是否伴有血流动力学的不稳定及是否合并其他脏器的功能不全等，术前做到心中有数。术前准备要充分，术中操作要规范、动作轻柔、严密监测，遇有并发症要及时处理，术后要密切随访监护等是减少并发症最有效的手段。

（陈　睿　尹玉霞）

参 考 文 献

[1] Kim YH, Chen SA, Ernst S, et al. 2019 APHRS expert consensus statement on three-dimensional mapping systems for tachycardia developed in collaboration with HRS, EHRA, and LAHRS[J]. J Arrhythm, 2020, 36(2): 215-270. DOI: 10.1002/joa3.12308.

[2] De Groot NMS, Shah D, Boyle PM, et al. Critical appraisal of technologies to assess electrical activity during atrial fibrillation: a position paper from the European Heart Rhythm Association and European Society of Cardiology Working Group on eCardiology in collaboration with the Heart Rhythm Society, Asia Pacific Heart Rhythm Society, Latin American Heart Rhythm Society and Computing in Cardiology [J]. Europace, 2022, 24(2):313-330.

[3] 中华医学会, 中华医学会杂志社, 中华医学会全科医学分会, 等. 预激综合征基层诊疗指南 (2019 年)[J]. 中华全科医师杂志, 2020 (19): 482-485.

[4] Cronin EM, Bogun FM, Maury P, et al. 2019 HRS/EHRA/APHRS/LAHRS expert consensus statement on catheter ablation of ventricular arrhythmias[J]. Heart Rhythm, 2019, 39 (21) : e1-e153.

[5] Al-Khati SM, Stevenson WG, Ackerman MJ, et al. 2017 AHA/ACC/HRS Guideline for Management of Patients With Ventricular Arrhythmias and the Prevention of Sudden Cardiac Death [J]. JACC, 2017, 00: 1-189. doi:10.1016/j.jacc.2017.10.054.

[6] Martinek M, Manninger M, Schönbauer R, et al. Expert consensus on acute management of ventricular arrhythmias-VT network Austria[J]. Int J Cardiol Heart Vasc, 2021, 34:1-10.

第 6 章

导管消融的能源和原理

导管消融为根治快速性心律失常的一线治疗方法[1]。目前临床正在使用与正在进行临床试验的消融方式有：射频导管消融、冷冻消融、超声消融、微波消融、β射线消融、红外线消融与压迫性坏死消融。本章将重点介绍射频导管消融、冷冻消融、超声消融、微波消融与激光消融。

一、导管消融的能源

（一）射频导管消融

1985 年，Huang 首先将射频导管消融应用于治疗动物心律失常模型。目前射频已成为导管消融最为常用的能源，临床上广泛运用于治疗各种快速性心律失常。

1. 机制与特点　射频能量为一种特殊的交流电，通过电加热局部组织从而导致局部组织损伤。其常见应用形式为外科手术中的电灼以切断组织与凝固止血。射频导管消融则是把电磁能转换成热能以损伤引起心律失常的心肌组织。射频电流通常以单级形式释放，与消融导管的顶端电极，阻抗介质和皮肤电极板构成完整的电回路。当回路中的电流通过阻抗介质（例如心肌）时，电压逐渐下降，电能就会转换成为热能（原理同白炽灯泡）。此热能为阻抗热，仅与导管紧密接触的非常小范围的心肌是直接被加热的，其他紧邻的心肌均是通过热传导的方式形成损伤。同时，该种热能也通过对流弥散到血液之中。局部组织的温度须达到 50℃ 才能形成不可逆性的损伤。能否有效损伤致心律失常的组织取决于导管与心肌组织的接触情况、导管的稳定性及导管顶端的表面积。损伤灶的大小则取决于组织与导管的接触性、组织温度、消融功率、消融时间和电极大小及是否使用灌注导管等因素。

临床应用的射频频率范围为 500 ～ 750kHz。因为低频交流电可刺激心肌和神经，甚至导致心律失常和疼痛，若射频频率高达 1MHz 时，则能量转换模式将由阻抗热转变为介电热，在心肌中传播的能量将不易控制，使用更高的射频频率时，传统的消融导管则不能有效地将电磁能转换为热能。

2. 病理学特点　损伤灶的表面苍白，略凹陷（为急性损伤的容量损失所致）。消融功率过大时可于损伤表面形成凝块或炭化。组织切片显示损伤灶呈泪珠状，口部较窄，2～3mm 以下损伤灶增宽。中央苍白灶的边缘为缺血性组织。活体组织证明急性损伤灶位于缺血带与周边正常的组织之间。其组织学特点符合凝固性坏死。肌小节内的伸缩带、核凝固、嗜碱性点与细胞内的钙超载相一致。射频损伤的亚急性改变则与其他类型损伤基本一致。损伤灶的表面覆盖着一层纤维蛋白，损伤灶的边界为单核炎性细胞浸润。射频导管消融 4 ～ 5d

后，损伤过渡带逐渐消失，损伤灶内开始出现脂肪的浸润。8 周后，损伤灶被脂肪组织、软骨组织与纤维组织所取代，周边出现慢性炎症细胞浸润。

3. **临床应用**　目前射频导管消融广泛应用于房室旁路、房室结双径路、房性期前收缩与房性心动过速、房颤、室性期前收缩与室性动过速等消融[2]。具体应用请参考相应章节。

4. **应用优势与限制**　射频导管消融治疗心律失常具有安全、有效、价廉、易控制的特点。射频依然是目前导管消融的主要能源。一些新型消融能源（超声、激光、冷冻和微波等）还无法取代射频成为主要的消融能源。

但射频导管消融存在一定的缺陷，如消融导管与组织必须要有良好的接触；术后可引起组织的炎症反应、出血，甚至心脏穿孔及心脏压塞、消融导管头端的血栓形成、栓塞；肺静脉消融时还可能导致肺静脉狭窄与脑卒中等并发症[3]。正确掌握和深刻理解射频导管消融的生物物理学理论与心肌的病理生理学变化将有助于术者提高消融的成功率及消融的安全性。

（二）冷冻消融

冷冻能源最早应用于皮肤疾病、泌尿外科及肿瘤的治疗。Lisler 与 Hoffman 最早报道了冷冻标测所致房室结的可逆性损伤。此后，冷冻消融逐渐在心律失常的治疗中得到应用[4]。

1. **机制与特点**　冷冻消融是应用致冷物质与冷冻器械所产生的 0℃ 以下低温，破坏致心律失常的心肌组织以消除心律失常。基本原理为将液态的一氧化二氮（N_2O）推进消融导管远端的中空腔内，根据压力液体在减压扩容时会大量吸收热量的原理，电极附近的心肌组织遭遇温度骤降，其细胞外液乃至细胞本身发生结冻而形成损伤。冷冻消融包括 2 种消融模式，第 1 种为"冷冻标测"模式，即把电极的温度设置为 - 30℃，消融 80s。心肌在此温度下的损伤是可逆的；第 2 种为"冷冻消融"模式，是将导管的电极温度调至 - 75℃ 消融 4min，以造成不可逆的损伤。冷冻消融按部位可分为心外膜冷冻消融与心内膜冷冻消融。心外膜冷冻消融主要用于离心外膜较近的各种房室旁路与快速性心律失常的异位灶及折返环路，心内膜冷冻消融主要用于消融间隔部位尤其是希氏束旁的房室旁路、房室结折返性心动过速的慢径改良、房颤肺静脉隔离和心房扑动峡部的消融。

2. **病理学**　冷冻能量作用于心肌组织而形成球形或半球形冻块。损伤组织经历如下阶段形成不可逆性的损伤。

（1）结冻／解冻期：此期发生于消融后的数小时内。在低温下细胞内液与细胞外液结冻形成冰晶。于解冻期低渗的细胞外液内流导致细胞水肿和胞膜的破裂，同时线粒体膜的渗透性增加、细胞内的转运中断，开始出现不可逆性的损伤。

（2）出血与炎症期：结冻／解冻期后的 48h 内，损伤心肌出现出血、水肿及炎症反应。结冻后 1 周损伤灶出现成纤维细胞及胶原束。

（3）纤维取代期：消融数周后，损伤灶内的心肌组织为胶原及纤维所取代，并逐渐形成致密的纤维化结构。

3. **临床应用**　目前临床应用的冷冻消融系统为美敦力公司的 Cryocath 系统，其中包括在房颤消融治疗时行肺静脉隔离所应用的 Arctic Front 冷冻球囊导管。其球囊有 23mm 和 28mm 两种规格。冷冻消融可用于希氏束旁旁路或间隔旁路、房室结双径路、心房扑动及房颤的消融。其中，间隔旁路尤其是希氏束旁旁路的射频导管消融发生房室传导阻滞的风险较大，而冷冻消融具有一定的优势，与其他消融能源相比，发生房室传导阻滞的风险相对较低。部分临床试验的结果显示冷冻球囊消融可一定程度上降低肺静脉狭窄、血栓形成、食管及膈神经损伤的风险。自 Reddy 以后，临床有越来越多的术者应用冷冻球囊进行阵发性房颤的肺静脉隔离，取得了较满意的效果。

4. 应用优势与限制　与射频导管消融的方法相比，冷冻消融有如下优点：①可逆性损伤（冷冻标测）。心肌的局部温度在 −30℃ 以上时，细胞的损伤是可逆的，形成不可逆性损伤则需要 −50℃ 以下的温度。因而使用冷冻标测可以帮助术者准确地定位消融靶点并能避免损伤周围的重要组织，比如房室结。此外，该模式还能够提高消融效率。②血栓风险小。冷冻消融的局部温度低，不易形成炭化，且消融后局部组织可保持较好的完整性，发生血栓的风险较小。③导管稳定性好。冷冻导管远端的温度降至 0℃ 时，导管远端与心肌之间形成冰球使得导管与心肌紧密贴靠，因此在希氏束旁旁路的消融具有一定优势。④对周围血管损伤小。对于肺静脉隔离或冠状静脉窦内的消融，冷冻消融对血管的损伤较小，相对安全。⑤对 AVNRT 行冷冻消融时，不会出现加速性交界性心律，利于监测快径的前向传导功能。⑥患者的疼痛感较射频导管消融轻，可减少术中麻醉药物的使用。

冷冻消融有如下明显缺点：①费时；②冷冻消融点的损伤范围比射频导管消融的损伤范围小，在房颤消融或其他线性消融时，消融线容易漏点而导致复发。

（三）激光消融

1. 机制与特点　随着心电生理研究与激光-光导纤维技术的发展，激光在运用于治疗冠心病的基础上，又被运用于治疗药物难治性心律失常。激光的能量产生包括激光的发射和激光能量的吸收。其基本原理是：某一介质内大量的相同原子或分子发生一致的能量状态的改变时，可产生同一波段、时间和空间均同步的电磁辐射。因而，激光辐射具有单色性、方向性、相干性与能量集中四大特点。

接通电源后，激光器通过放电，使介质分子或原子从低能级跃迁至高能级形成粒子数的反转，从而产生激光。有多种激光用于心内膜消融。准分子激光与氢激光所用介质为气态，激光的波长 300 ～ 700nm；二极管激光器使用的介质为半导体，激光的波长 700 ～ 1500nm；固态激光器有掺钕钇铝石榴石激光器和钬激光器 2 种，激光的波长 1064 ～ 2000nm。

激光的能量本身为热能，对组织损伤的程度与激光作用于组织的密度和组织的光学特性相关。当激光消融时，激光辐射在局部组织的表面，一部分被散射，一部分则被组织吸收转化为热能。热能可传导至表层下数毫米。组织于受热后，发生汽化与凝固性坏死，形成消融的损伤灶。激光能量于组织中呈指数衰减，影响因素主要有组织吸收、散射及组织与激光源之间的距离。当消融时间超过组织的热弛时间时，组织的损伤灶就会超过消融靶点的范围。

2. 新型导管　由于实现线性消融（如房颤消融）的困难，促使人们对可以产生线性损伤的光纤导管的研发。含有二氧化钛成分的可弯导管可以 360°释放激光。此外，光纤导管还可以三维成像用来监测消融损伤灶的形成。激光球囊导管主要运用于房颤消融[5]。该导管能够折叠，远端球囊内混有造影剂与二氧化氘。消融时球囊内的光纤开口处释放出激光，并呈圆环状投射至远端球囊的表面，最后透过球囊照射到心肌组织。所以，环状激光束的波长一致，所形成的消融线无漏点。

3. 应用优势与限制　激光消融的主要优点是能够造成较大而精确的消融病损，特别适合于消融室性心律失常。也常被用于开胸手术中的房室旁路消融。激光消融用于窦房结和房室结的改良尚处于试验研究阶段。与冷冻消融一样，激光消融后的局部组织结构可保持相对完整，心室穿孔与室间隔缺损的危险性非常小。但是，若激光参数设置不当则可致心内膜焦痂、血栓形成等，术者应熟练掌握该设备参数的选择。

（四）微波消融

1. 机制与特点　微波的频率为 30 ～ 3000 MHz。此种高频电磁波能够在真空或传导介质（如血液等）中传导。目前动物实验与临床应用的微波频率是 915 ～ 2450 MHz。与射频一样，微波也是通过热能来损伤心肌组织。但与射频的阻抗热不同，微波热能的损伤机制为介质热。当电磁辐射导致介质内的极性分子（如水分子）振荡时，即可产生介质热。如此，电磁能即转换成了动能（热能）。微波在组织中的传导与组织成分和介电常数、微波频率和功率、微波发射模式和极性有关。微波经介质传导而作用于组织并被组织吸收转换成热能。因含水量的差异，不同组织的损伤灶深度也各不相同。例如，脂肪损伤灶的深度约为肌肉的 4 倍。

微波消融系统主要由微波能源、开关组件、能量检测器及控制回路 4 个部分组成。能源经由同轴电缆传至天线，再通过天线发射微波作用于组织。不同导管的辐射效率、辐射场模式与能量返回系数均不同。因而微波导管的设计是消融成功的关键。导管的设计还需将能量传递线路的电阻与天线相匹配以减少回路的能量损失。

Adragao 首先报道了应用微波对患者的典型心房扑动实施消融。术后右心房的峡部达到双向传导阻滞，消融导管远端未出现血栓，无并发症发生。房室结和心室肌的微波消融目前主要运用于动物实验研究。

2. 应用优势与限制　微波消融的潜在优点是组织损伤较深，却基本不影响心内膜的完整性。微波消融的缺点是可控性较差，消融时须严密监测。

（五）超声消融

1. 机制与特点　超声在频率达到 18kHz 以上时就会以机械波的形式于介质里传导。介质粒子的机械运动能够产生压力波。当此压力波作用于组织时，其能量被组织吸收且转换成热能，从而导致损伤。据此原理，超声能量也可用于导管消融。

超声是通过超声发射器产生的。当电流通过时，发射器通过振动以发射固定频率的声波。该声波作用于心肌组织而转为热能，从而产生破坏性损伤。研究还证实，频率为 500kHz ～ 20MHz 高密度的聚焦超声（HIFU）通过机械能（振荡、气泡碰撞与微波）及热能两种机制产生可控的靶点损伤。超声转换的组织热能与超声频率及组织吸收效率成正比。因此，应用超声能量消融时，因吸收率较低，导管的远端不需要与组织接触即可产生较高的组织温度。

2. 新型的导管相控阵高密度聚焦超声（HIFU）　能够形成 15cm 深的损伤灶，且不引起介质温度的明显升高。该系统具有选择不同的光束模式以控制消融靶点、校正消融的偏差以避免损伤周围的重要组织、调节应用信号以调整设计损伤灶面积大小的特点，因此适于无创性导管消融。但也有报道 HIFU 可造成永久性的膈神经损伤、严重肺静脉狭窄与食管心房瘘，使该导管的进一步发展受到一定限制。

Natale 首先报道了应用超声球囊对 33 例患者进行人肺静脉隔离，随访 22 个月，其中有 20 例复发（60%）。肺静脉的解剖变异与温度较难达到 60℃ 为消融失败的主要原因。手术并发症包括：严重肺静脉狭窄（1 例）、脑卒中（1 例）、膈神经麻痹（2 例）及出血（2 例）。随着超声波反射导管的发明与消融方法改进（肺静脉前庭的消融），上述并发症已明显降低。

3. 应用优势与限制　超声消融较少导致损伤心肌表面焦痂的形成。但当右下肺静脉的口径太小时，则无法前送超声消融导管。另外，靶静脉近端有分支血管时超声消融导管则较难与靶静脉向轴接触。

二、导管消融的原理

利用射频导管消融治疗快速型心律失常具有成功率高及并发症低的特点，因而射频仍然是导管消融的主要能源。不同种类的能源适宜治疗心律失常的类型也有不同，在某些心律失常的消融治疗上具有一定的优越性，但也会有一定的缺陷。熟悉各类型消融能源的基本原理、应用优势与限制将有助于术者提高消融的成功率并提高消融的安全性。

（一）组织受热损伤

射频导管消融所产生的组织损伤是热损伤。组织受热分为直接受热和传导受热。电流经过某一阻抗性的介质时所产生的热能为阻抗热。阻抗热的总量（根据欧姆定律）等于组织的阻抗乘以电流密度的平方。射频能量释放后则以距离的 4 次方这一比例逐渐耗损。因而一次放电所释放的能量，90% 会被电极周围（1～1.5mm）的心肌组织所"吸"取，而 10% 的能量则通过热传导作用于其他的组织。通常情况下，阻抗热的产生相当迅速，而热传导则相对较慢。因此，在靶点处至少应放电 30～60s 才能够有效地损伤病变组织。

组织损伤灶周边的峰值温度是固定的，围绕着损伤灶形成一条环形等温线。研究证实，此温度接近 50℃。该温度导致心肌组织的不可逆性损伤。在不考虑血流的散热因素前提下，等温线的梯度（50℃）与中心热源的温度成正比。据此原理我们可以预测出消融损伤灶的面积和深度。

（二）组织病理学

消融损伤灶的表面苍白，略凹陷（急性损伤的容量损失所致）。消融功率过大时可在损伤的表面形成凝块或炭化。病理切片显示损伤灶呈泪珠状——口部相对较窄，口部 2～3mm 以下损伤灶增宽。这与心内膜表面的血流散热相关。中央苍白灶的边缘为缺血性组织。活体组织染色证明急性损伤灶位于缺血带与周边的正常组织之间。组织学的特点符合凝固性坏死。肌小节内的伸缩带、核凝固及嗜碱性点则与细胞内钙超载相一致。射频损伤所致亚急性改变与其他类型损伤基本一致。损伤灶的表面覆有一层纤维蛋白，损伤灶的边界为单核炎性细胞所浸润。4～5d 后损伤的过渡带消失，损伤灶内逐渐出现脂肪浸润。8 周后，损伤灶则被脂肪组织、软骨组织及纤维组织所取代，周边出现慢性炎症细胞的浸润。

（三）射频能量在血流、心肌组织和其他部位间的分布

当消融导管的远端与心内膜接触时，只有部分与组织接触，余下部分则与血液接触。由于血液的阻抗约为组织的 1/2，且与导管接触良好，因而阻抗热能够经血液损失。另外，一部分射频电流经过胸部而作用于皮肤电极板和附近组织（患者无效损失）。如此，有效作用于心肌组织的能量则相对有限。

能量的损失取决于患者心肌组织和周围血液的阻抗和电极界面的阻抗。有研究显示，使用 10cm×20cm 的电极板，患者的阻抗约等于 45Ω（其中 10～20Ω 是电极板附近组织的阻抗），电极-血液-组织三者之间界面的阻抗为 75Ω，而平均总阻抗约为 120Ω。仅有 62% 的能量于电极附近产生，其余 38% 的能量则作用于电极板，无效损失了。消融电极附近所产生的能量主要作用于组织及血液。血液的阻抗较低，约为心肌组织的 50%。因此，当电极与组织接触的比例为 25%（电极 1/4 与组织接触，而 3/4 与血液接触），患者无效损失的热能比例为 38% 时，仅有 9% 的能量有效作用于心内膜的表面，而 53% 的能量损失于血流。

（四）血凝块的形成

射频导管消融应用的早期，常常因电极表面形成炭化，导致阻抗上升，而严重影响消融的效果。温控消融法的发明，使这一问题明显改善。但并未完全避免血栓的形成。Demolin 首先报道了在温控（80℃）消融过程中软血栓的形成。电镜显示，该血栓由变性的蛋白质积聚而成。在血液中形成的血栓包埋有红细胞，而血清中形成的血栓则不含红细胞。当局部温度达到 70～80℃ 时，此种血栓即可形成。消融时因组织表面的温度最高，往往首先形成该种血栓。血栓也可黏附于电极表面，接触面积较小时并不引起阻抗的明显变化。随着温度的升高及黏附的血栓越来越多，阻抗显著增大。有研究显示，尽管采取温控消融，血栓仍能形成，而防止该种血栓的形成则相当困难。因此，对于左心房消融建议降低消融的功率和（或）采取盐水灌注导管消融，以尽可能地减少血栓的形成。

（五）损伤灶大小的决定因素

导管消融的成功取决于诸多因素，其中最重要的是最佳靶点的选择。若消融靶点选择不佳，即使增加损伤面积和深度也不能增加消融的成功率。理解心律失常的生理学与解剖学对于如何选择最佳靶点至关重要。掌握心律失常的临床特征有助于术者准确的定位消融

靶点以提高消融成功率。

理论上，损伤灶的大小与局部组织受热成正比，而组织的受热又与消融功率相关。高功率将会产生更大的损伤灶。盐水灌注导管之所以能够取得巨大成功，是因为它可以释放出更大的功率，而术者不用担心电极 - 组织界面的过热导致电阻抗的骤升。该消融导管通过增加输出功率，明显地改善了消融成功率。但是，不能盲目提高输出功率，否则将会发生严重的并发症，如心房食管瘘等。

消融电极温度的高低主要取决于局部血流的速度、导管的稳定性及消融功率。局部的血流速度较慢（如房颤或左心室的功能较差）时，由于血液散热能力的下降，组织表面较低的温度如 55 ～ 60℃ 就能够使电极温度达到 50℃，导致消融形成的损伤灶明显地减小。事实上，电极温度并不能准确地反映组织温度。在射频导管消融应用的早期，为取得消融成功，术者常通过提高消融功率来扩大消融损伤灶。但当组织 - 电极的界面温度达到 70 ～ 80℃ 时，组织与电极的表面容易形成炭化和血栓。采取温控消融的方法能够减少消融电极炭化及气泡的发生。盐水灌注导管消融时，由于温度的设置较低（40 ～ 45℃），在最大输出功率下实施消融也相对安全。

如前所述，输出的功率越大，形成的损伤灶就越大。

此外，增加消融电极的表面积（如 8mm 消融导管）亦可扩大消融损伤灶。由于消融电极的表面积较大，增加消融功率时电极 - 组织界面的电流密度增加不明显，因此能够避免因电极炭化形成及阻抗升高而导致的停止放电。对于 8mm 的盐水灌注导管，只有在较高的输出功率下才可产生较大的消融损伤灶。这是由于电极 - 组织界面的阻抗相对较低，从而降低了产热效能，导致有效作用于心肌组织的能量减少。

三、导管消融的监测指标及应用

当消融电极 - 组织界面的温度升高到 70 ～ 80℃ 时，即可导致电极表面的炭化形成和阻抗的迅速上升，严重影响消融的有效性。虽然采取温控消融法能够明显改善，但并不能完全消除血栓的形成。消融电极与组织接触不良时可导致消融失败，而贴靠过紧则有可能导致阻抗明显增高，使消融能量无法释放或发生心肌穿孔。因此，应严密监测消融电极的温度、电极阻抗变化等指标以提高消融的成功率，并避免发生严重的并发症。

（一）消融电极温度的监测

在实际手术过程中，常发现较低功率下消融（如 10W）也可导致消融电极的温度过高，原因主要有 2 个：①消融电极与组织贴靠过于紧密；②消融电极附近的血流速度缓慢。这样在 10W 功率以下消融，消融电极温度亦可高达 50℃，最终因功率不够而导致消融失败。

其实消融电极本身并不产热，而是通过接触受热的心肌组织引起温度升高。影响电极温度的因素主要有血流散热效应、电极与组织接触的稳定性及电极内温度计的所在部位。此外，不同热传导类型的温度上升方式也有不同。与电极接触的组织于放电时直接受热，温度上升迅速，而深部组织为传导受热，故温度上升相对较慢。电极的温度并不能准确地反映电极 - 组织界面的实际温度。临床主要从血流速度和组织贴靠性两个方面来把控消融电极温度。

1. **血流速度**　由于消融电极 - 组织界面存在着血液对流，术者可在一定范围内以增加消融功率的方法提高消融成功率。但是，当消融功率增加到一定程度时，血液对流越大则消融损伤灶越小。因此，对于二尖瓣环或三尖瓣环上的消融靶点，应采取温控的消融方法，避免组织温度过高导致心肌穿孔等并发症的发生。增加导管的稳定性也将有助于扩大消融损伤灶。在左心房消融时，如果患者左心室功能较差或在房颤心律下消融，由于消融电极附近的血流速度缓慢，血液散热能力的下降，故较低的组织表面温度（如 55 ～ 60℃）可使电极温度升至 50℃（正常血流速度下的组织表面温度需要达到 80 ～ 90℃，电极温度才能够升至 50℃），使得消融损伤灶明显减小。为提高消融成功率，有术者采取增加消融功率使电极温度升高至 70 ～ 75℃的方法。但是血流速度过低时，则电极 - 组织界面温度过高而形成电极表面的炭化，使血栓栓塞发生的风险增加。低血流速度显著限制了形成有效损伤灶的能量输出。因而，当血流速度过低时，可采取温控的消融方法并积极监测电极的温度，以避免消融电极表面的炭化与气泡的发生。为扩大消融损伤灶可使用生理盐水灌注导管消融，因为温控可调于较低范围（40 ～ 45℃），所以在范围内的最大输出功率时消融亦相对安全。

2. **组织贴靠性**　如上所述，射频能量的输出在很大程度上取决于电极与组织的接触程度。改善组织贴靠性即可增加有效损伤能量，于低功率下消融就能产生较大的损伤灶。但是，当消融电极和心肌组织贴靠紧密时，电极与组织的接触面明显增加，而电极与血液接触的比例却相应减少。和低血流速度一样，电极与心肌组织贴靠过紧亦将导致电极温度与组织温度的差异缩小。若消融电极温度仍维持在 50℃，由于组织的实际温度较低，消融损伤灶将会明显减小。为了消融成功，可适当增加导管的温度以形成有效损伤灶。同时应密切监测消融电极的温度和电极阻抗，以防心肌穿孔的发生或因电极阻抗过高使得消融能量无法释放。

（二）消融电极阻抗的监测

研究证实，消融电极阻抗在有效放电过程中呈温度依赖性下降。消融电极的温度上升和电极阻抗的下降都与组织受热呈正相关。电极最大阻抗的下降量亦与热损伤的效应明显相关。所以，电极阻抗的下降是组织有效受热的指标之一，特别是在使用高流量灌注导管进行消融时。

消融电极阻抗变化的主要影响因素包括组织阻抗、血液阻抗及电极与组织的接触程度。当电极与组织的接触不良时，由于电极和组织接触的面积小，只有一部分电流流经组织界面，加之血液对流的散热效应，消融电极的温度上升不明显，导致消融电极阻抗下降也不明显。但是当电极与组织贴靠过紧（如在心室肌小梁内消融）时，由于射频电流的绝大部分流经组织界面，将导致消融电极的阻抗明显升高。因此，一旦出现消融电极阻抗明显升高，应立即停止放电以防止炭化和血栓形成，并于 X 线透视下重新调整导管与组织的接触程度后再行消融。

与消融电极温度的监测一样，消融电极阻抗的监测也存在着一定的局限性。导管接触不良、组织的温度上升较快时，与导管接触良好、组织的温度轻度上升将发生类似的阻抗下降。于不同部位消融，电极阻抗的下降量亦不一样。例如，于房室旁路消融成功后，其消融电极阻抗下降约 10Ω，而于心内膜平整处、血流速度较快或于房室结下端延伸部位进行消融，其阻抗下降仅有 $1 \sim 2\Omega$。此外，不同的热传导形式也会引起不同的阻抗变化。而直接受热就发生在电极附近 $1.0 \sim 1.5mm$ 的心肌内，其传导迅速因直接受热较传导热更显著地影响着阻抗变化。

（三）局部电位的变化

在房颤消融时也可结合局部电位变化（如振幅和陡度）来评价损伤灶的形成。局部电位振幅于消融时应逐渐降低并由陡变平，该指标仅适用于单极电位。对于双极电位，因为两电极标测电位的差异，在消融过程中反而可导致电位振幅的增加。

（四）其他方面

心律失常的种类不同、消融方法不同及消融能源的不同，消融过程中所监测的指标也会有一些不同，具体请参考本书的相关章节。

（张海军　王鸿燕）

参 考 文 献

[1] Nogami A, Kurita T, Kusano K, et al. JCS/JHRS 2021 Guideline Focused Update on Non-Pharmacotherapy of Cardiac Arrhythmias [J]. Circ J, 2022, 86(2):337-363. doi: 10.1253/circj.CJ-21-0162.

[2] Cronin EM, Bogun FM, Maury P, et al. 2019 HRS/EHRA/APHRS/LAHRS expert consensus statement on catheter ablation of ventricular arrhythmias [J]. Heart Rhythm, 2019, 39 (21) : e1-e153.

[3] De Groot NMS, Shah D, Boyle PM, et al. Critical appraisal of technologies to assess electrical activity during atrial fibrillation: a position paper from the European Heart Rhythm Association and European Society of Cardiology Working Group on eCardiology in collaboration with the Heart Rhythm Society, Asia Pacific Heart Rhythm Society, Latin American Heart Rhythm Society and Computing in Cardiology [J]. Europace, 2022, 24(2):313-330.

[4] 中华医学会心电生理和起搏分会，中国医师协会心律学专业委员会. 经冷冻球囊导管消融心房颤动中国专家共识 [J]. 中国心脏起搏与心电生理杂志, 2020, 34(2): 95-108.

[5] Reddy VY, Dukkipati SR, Cuoco F, et al. Visually-guided laser balloon (VGLB) pulmonary vein isolation for the treatment of paroxysmal atrial fibrillation (PAF): Results of the prospective multicenter randomized HeartLight Study [C]. Heart Rhythm Society 2015 Scientific Sessions; May 15, 2015; Boston, MA. Abstract LBCT02-06.

第 7 章

房间隔穿刺术

正常情况下经皮途径导管不能顺行直接进入左心房。尽管可逆行通过主动脉瓣与二尖瓣的两个转弯到达左心房，但导管操作上很费力且烦琐。房间隔穿刺术使得导管经右心房进入左心房进行左心系统的检查操作成为可能且得到简化。1959 年，Ross 与 Cope 几乎同时报道了其临床应用。此后 Brockenbrough 与 Mullins 等对穿刺针、鞘管及穿刺技术进行了改良。早年，该项技术主要用于二尖瓣或主动脉瓣狭窄患者的左心导管检查。随着心血管病介入治疗的广泛开展，尤其是经皮二尖瓣成形术和射频导管消融术，特别是房颤射频导管消融术的蓬勃发展，该项技术日益被电生理医师所重视[1]，且已成为电生理医师必须掌握的关键技术。

一、房间隔穿刺的相关解剖

房间隔位于左、右心房之间，在右心房的后部偏左，与额面和矢状面均成约 45° 的夹角（图 7-1，见彩图）。房间隔呈竖起的长方形，长约为宽的 2 倍，厚约 2mm，其中下 1/3 处为卵圆窝，卵圆窝直径为 2cm，边缘隆起，前缘和上缘明显，其中心窝底部很薄，厚约 1mm，此位置为房间隔穿刺进入左心房的理想部位[2]。卵圆窝是胚胎时期卵圆孔的所在，20% ~ 30% 的正常心脏，于出生后虽在生理上闭合，但仍在窝底部的上方残留潜在性的解剖通道，正常情况下没有血液分流现象，当右心房压高于左心房时可见血液分流现象，做心导管插管时不需要穿刺可经此通道进入左心房。

卵圆窝的大小不一，其右侧面凹陷成窝状，左侧面轻度凸出于左心房腔内。卵圆窝的前上方和膜性室间隔之间的膨隆区域，为主动脉隆凸，此区域的左侧比邻主动脉根部的主动脉窦。在卵圆窝的前下方为冠状静脉窦与三尖瓣环的隔侧，后缘为右心房后侧的游离壁（图 7-2）。二尖瓣病变时，左心房增大，尤其是左心房向下、向后和向右扩大时，房间隔也随之移位，卵圆窝从正常时的凹陷于右心房变成凸向右心房。此时，卵圆窝自房间隔中下部向下移位，严重病变时，卵圆窝的上缘移至下 1/3，同时随着左心房压的显著升高，房间隔也可逐渐膨出，使得其与主动脉根部的交界更向前，与右心房的交界更向后，形成沟状而干扰导管于右心房内的转动，并使得导管更难于接近卵圆窝。此时于正位影像下难以判断穿刺方向，需加用其他方法以协助确定穿刺方向。当主动脉瓣病变时，扩大的主动脉牵拉着卵圆窝向上、向前，可使卵圆窝的上缘移至房间隔的上 1/2 处，使房间隔变得更加垂直；并且由于主动脉的扩张，房间隔的穿刺范围变小。因而对于疑难病例，可能需要进行主动脉造影以确定主动脉扩张及伸展的程度。与存在二尖瓣病变时的穿刺点应更向下、向后不同，在主动脉病变时房间隔穿刺点应向上和稍向前。

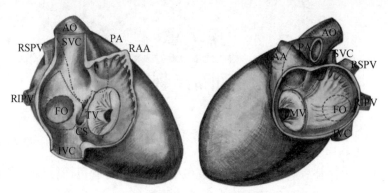

图 7-2　卵圆窝的右心房（A）、左心房（B）解剖

卵圆窝（FO）前上方与膜性室间隔间的膨隆区域，为主动脉隆凸，其左侧比邻主动脉根部（AO）的主动脉窦；前下方为冠状窦（CS）和三尖瓣环（TV）的隔侧，后缘是右心房后侧游离壁。SVC. 上腔静脉；IVC. 下腔静脉；PA. 肺动脉；RAA. 右心耳；RSPV. 右上肺静脉；RIPV. 右下肺静脉

摘自：黄英杰 . L-200324 房间隔穿刺术 . http：//www.360doc.com/content/20/0428/13/30265258_908893854.shtml

二、房间隔穿刺的适应证与禁忌证

1. **适应证**　①房颤导管消融术；②二尖瓣球囊成形术；③左心房 - 股动脉循环支持；④起源于左心系统其他心律失常的导管消融术；⑤经导管二尖瓣球囊扩张成形术及经导管二尖辨钳夹成形术等；⑥经皮左心耳封堵术；⑦动物实验。

2. **禁忌证**　绝对禁忌证是位于房间隔部位的血栓与房间隔缺损接受了金属伞堵闭的患者。相对禁忌证为导致房间隔的穿刺困难，风险增大的情况，如巨大右心房、主动脉根部显著扩张、心脏大动脉的畸形及处于华法林有效抗凝治疗中的患者。

三、房间隔穿刺的方法和流程

（一）房间隔穿刺的经典方法

经典的房间隔穿刺方法由 Ross 创立，其要领是于后前位透视下把穿刺导管沿导丝送入上腔静脉，再把穿刺针送至穿刺导管顶端距开口约 1cm 处，将穿刺导管和穿刺针指向前方，自上腔静脉向下缓慢回撤至右心房的同时顺时针旋转指向左后下方，从下向上看为时钟 4 ～ 5 点的位置（图 7-3）。再继续向下缓慢回撤，导管顶端越过主动脉根部的隆凸向右（患者左侧）移动而与脊柱影重叠；再向下回撤时，顶端即会滑进卵圆窝，透视下可见跳跃征，此时，推送穿刺针即可刺入左心房内。在整个回撤过程中，穿刺导管共发生了 3 次跳跃征象，自上腔静脉回撤至右心房发生第一次跳跃，再回撤越过主动脉隆凸时出现了第二次跳跃，最后在回撤滑进卵圆窝底部时产生了最为明显的第 3 次跳跃（图 7-4，见彩图）。房间隔的穿刺点一般约在右心房的中间部位，左心房轻度增大时房间隔的穿刺点应在脊柱中右 1/3 交界线上心脏投影的较高位置，若左心房继续扩大，穿刺点则应偏向下方和脊柱右缘，穿刺针的指向亦更为向后。

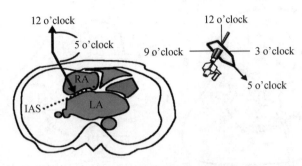

图 7-3　穿刺针方向示意图

穿刺针方向指向自下向上看为时针 4 ～ 5 点方向。IAS. 房间隔；RA. 右心房；LA. 左心房；o'clock. 时钟

摘自：黄英杰 . L-200324 房间隔穿刺术 . http：//www.360doc.com/content/20/0428/13/30265258_908893854. shtml

（二）穿刺方法的改良

在 Ross 方法的基础上，Keefe 等建议后前位加用倒位透视以观察穿刺方向。而 Croft 等建议在右前斜位透视下主动脉根部造影以对穿刺点前后位置进行判断。Inoue 等则提出用右心房造影定位房间隔穿刺点，国内有学者提出根据左心房 - 脊柱定位法指导房间隔穿刺。此外，还有希氏束电图定位法、主动脉瓣定位法、右心导管定位法、电生理方法定位、经心内超声定位法、经食管超声定位法等以增加成功率、减少并发症 [3]。

（三）右前斜位 45° 透视指引下房间隔穿刺术

以上穿刺方法有一些不易掌握，另一些要增加操作和成本，这使得房间隔穿刺需要较多的经验积累，对于术者的熟练程度要求较高。改进后的右前斜位 45° 透视指引下的房间隔穿刺术，是一种比较简单、可靠且容易掌握的穿刺方法 [4]。

1. *确定穿刺点高度*（图 7-5A）　于后前位透视下沿脊柱中线左心房影下缘的上 0.5 ～ 1.5 个椎体高度；对于左心房影下缘不清楚者，行肺动脉造影可顺向显示左心房影以定位左心房的下缘；已置入冠状静脉窦电极者，可以冠状静脉窦电极与脊柱中线交界点作为左心房下缘的标志。

2. *确定穿刺点的前后位置*（图 7-5B）　在右前斜位 45° 透视下，房间隔穿刺点位于心影后缘前的 1 个椎体高度至心影的后缘与房室沟影的中点之间。

3. *确定穿刺的方向*　穿刺针与鞘管在右前斜位 45° 透视下远段的弧度消失而呈直线状或接近直线状（图 7-5B），这即说明鞘管的头端指向左后 45° 方向，则垂直于房间隔，且在房间隔中央，此时鞘管尖所在位置即为穿刺点的准确位置，沿该方向穿刺即可避免穿刺点过于偏前（即主动脉根部，图 7-5C）和过于偏后（即右心房后壁，图 7-5D）而导致刺入主动脉或导致心脏穿孔。后前位透视下认为理想的穿刺点于右前斜位 45° 透视下可能明显偏离房间隔，因而右前斜 45° 为房间隔穿刺点定位不可替代的体位。

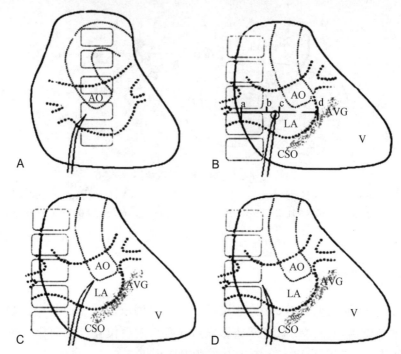

图 7-5　房间隔穿刺术示意图

A. 确定穿刺点高度，于后前位透视下左心房影的下缘向上约 1 个椎体高度，范围在 0.5 ～ 1.5 个椎体，左心房影下缘可以冠状静脉窦电极估计或行肺动脉造影显示；B. 确定穿刺点的前后位置与穿刺方向，右前斜位 45°透视下房间隔穿刺点位于心影后缘前 1 个椎体的高度至心影的后缘与房室沟影的中点之间，并且穿刺针及鞘管远段的弧度消失呈直线状或接近直线状；C. 若穿刺方向偏前，易穿入主动脉根部；D. 若穿刺方向偏后，则易穿入右心房后壁

摘自：牛国栋 . 房间隔穿刺术 . http：//www.360doc.com/content/16/0114/15/30172871_527854556.shtml.

（四）房间隔穿刺的步骤

房间隔穿刺常规采用经股静脉途径完成。

1. 术前准备　术前拍摄心脏三维像，以观察心房的形态、升主动脉的大小及走行方向、胸部和脊柱有无畸形。行超声心动图检查，以测定主动脉和心脏的大小、房间隔的形态，并除外左心房内血栓。

2. 器械　用长 145cm，直径为 F0.032in 的长指引导丝，房间隔穿刺鞘管与房间隔穿刺针。术前应检查穿刺针的角度和鞘管是否匹配，若不匹配可予以适当调整。

3. 穿刺过程　首先经股静脉将长指引导丝送入上腔静脉，再沿导丝送入房间隔穿刺鞘管，退出指引钢丝后，经导管插入房间隔穿刺针，穿刺针的方向应与穿刺鞘管同轴，透视下将穿刺针送达穿刺导管的顶端距开口约 1cm 处。然后，撤出穿刺针内的保护钢丝，连接已抽取好造影剂的 10ml 注射器，注入造影剂以验证导管的通畅。然后边回撤穿刺针和鞘管，边同步顺钟向旋转穿刺针和鞘管到从下至上看为时钟 4 ～ 5 点的位置，同样应格外注意回撤过程中穿刺导管的 3 次跳跃征象（图 7-4，见彩图），导管撤到卵圆窝时影像上的跳跃感最为明显，即为初步定位的穿刺点，再于后前位透视下适当调整头足方向穿刺点的高度。在穿刺点位置初步确定的基础上，于右前斜位 45°透视下轻轻旋转穿刺外鞘，使穿刺针和鞘管头端影像的弧度消失呈直线状或近似直线状，此时鞘管尖的位置即为穿刺点的准确位置。若位置满意，把针轻轻向前推送，即可刺破卵圆窝而进入左心房。当穿刺针进入左心房后，用力推注造影剂，造影剂呈细线状喷向心房壁，到达心房壁后散开（图 7-6）。而于左前斜位透视下见造影剂喷向脊柱方向。若穿刺针尾部接有压力监测，也可以参考压力定位，穿刺过程中的压力监测显示，穿刺鞘管从上腔静脉回撤到右心房出现低幅压力波形，若继续回撤中贴在房间隔上时，压力波形则成一直线，当穿刺针出鞘穿刺时压力则骤然升高，当过间隔进入左心房时，可见左心房压力波形的出现。左心房影下缘不清楚可行肺动脉造影，顺向显示左心房影，以定位左心房下缘或以冠状窦电极与脊柱中线交接点代表左心房下缘（图 7-7）穿刺针进入左心房后，边注射造影剂边同步短距离向前推送穿刺针及内外鞘管，然后固定穿刺针，再边注射造影剂边同步短距离向前推送内外鞘管。最后固定内鞘管，再边注射造影剂边推送外鞘管。而房间隔较厚或穿刺点未在膜部者，在穿刺针通过房间隔后，鞘管通过则会遇到较大阻力，此时应绝对避免盲目用力推送，即使不得不用力推送，也应避免鞘管通过后的惯性前进。

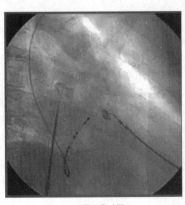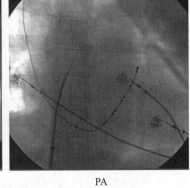

RAO 45°　　　　　　　　　　　　PA

图 7-6　右前斜位 45°透视指引下房间隔穿刺

右前斜位（RAO）45°透视下穿刺针及鞘管头端影像弧度消失，成直线，此时穿刺位置理想，穿刺针进入左心房后，用力推注造影剂，可见造影剂呈细线状到达左心房壁后散开。RAO. 右前斜位；PA. 后前位

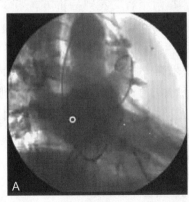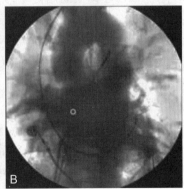

图 7-7　肺动脉造影顺向显示左心房影

左心房影下缘不清楚者可行肺动脉造影，顺向显示左心房影，以定位左心房下缘或以冠状窦电极与脊柱中线交接点代表左心房下缘

摘自：【心幻灯】房间隔穿刺术 . http：//www.360doc.com/content/17/0114/22/38947307_622501076.shtml.

4.注意事项　房间隔穿刺技术上要求严格，以避免发生并发症。对于初学者或正处于学习曲线阶段者，要充分掌握和熟悉心脏的影像解剖及房间隔穿刺术的基本要领，在上级医师指导下，一般可顺利完成。需要注意的是：①至少应在两个透视位证实穿刺针尖方向的正确；②应注意穿刺导管回撤过程中的3次跳跃；③操作轻柔，注意控制好穿刺针力度，避免穿刺后的惯性力量；④在推进鞘前，应注射造影剂确认进入左心房；⑤若穿刺失败，首先可以尝试微调穿刺点，将穿刺针回撤到鞘管内，于右前斜位45°，在透视确保前段伸直前提下，适当旋转鞘管以调整穿刺点位置，位置确定后再次穿刺，仍失败者，则需重新将长导丝放回鞘管内，再次送至上腔静脉按原方法定位穿刺；⑥注意撤出内鞘后不要忘记应用肝素。通过鞘管于左心房内操作导管时也应格外注意，每次更换电生理导管时应先回抽鞘管内血液，并用生理盐水冲洗鞘管，从鞘管撤换电生理导管时速度不宜过快，以免负压进气。而经鞘管送入电生理导管时要尽早透视且全程透视，控制好力量以免穿破左心房，因经鞘管送入导管时力量易传导至头端，尤其是在进入左心耳时则更容易穿出。

四、房间隔穿刺并发症的处理

学习房间隔穿刺的初期最易发生并发症。经验丰富的术者很少发生，经验较少的术者并发症的发生率高。

房间隔穿刺最主要的并发症是心脏压塞。当房间隔穿刺点的选择过于偏向前方时，就可能损伤三尖瓣和冠状窦，造成心脏压塞。也会有可能穿入主动脉，若只是穿刺针穿入主动脉，立即退出，多数情况下不会引起症状。若已将鞘管送入主动脉则必须外科手术。若房间隔穿刺点过于偏向后方时，则可能穿透右心房后壁引起心脏压塞。虽然心脏压塞属于严重的并发症，但若诊断及时、处理得当，则无严重不良后果。心脏压塞的主要表现为烦躁、淡漠，也可突然出现意识丧失；体征为血压下降，心率减慢。患者症状的轻重与出血的速度密切相关，少量但快速的出血即可造成严重的后果。左前斜位下可见心影扩大，搏动消失，有时还可见到积液影。在明确已发生了心脏压塞的情况下，首先应穿刺引流。采用X线透视和造影剂指示下的心包穿刺引流。具体方法是用普通18号长穿刺针连接抽有造影剂的10ml注射器，自左剑突肋角处进针，指向患者的左侧后下方，与水平面的夹角为30°～45°，矢状面的夹角为15°。透视下进针至膈肌下后缓慢进针，当针尖通过膈肌，刺入心包后有突破感，回抽到血液，向心包内注射5ml造影剂，可以证实针尖所处的位置，如果在心包腔内造影剂会滞留在心包腔内，如果在心脏内则会随血流流出心脏。证实在心包腔内后，送入145cm长导丝，沿长导丝送入鞘管，再送入6F猪尾导管到心脏的后基底部。心包积血排空以后观察30min，如果无新的心包积血和心脏压塞出现，则可返回病房，观察6～12h后拔出导管。若引流后仍出血不止，则应进行外科治疗。

（王鲁宁　王鸿燕）

参 考 文 献

[1]　Jan M, Zizek D, Kuhelj D, et al. Combined use of electro-anatomic mapping system and intracardiac echo-cardiography to achieve zero-fluoroscopy catheter ablation for treatment of paroxysmal atrial fibrillation:

a single centre experience [J]. Int J Cardiovasc Imaging, 2020, 36(3): 415-422.

[2]　O'Brien B, Balmforth DC, Hunter R J, et al. Fluoroscopy-free AF ablation using transesophageal echo-cardiography and electroanatomical mapping technology [J]. J Interv Card Electr, 2017, 50(3) : 235-244.

[3]　Yu R, Liu N, Lu J, et al. 3-Dimensional transseptal puncture based on electrographic characteristics of fossa ovalis: a fluoroscopy-free and echocardiography-free method [J]. JACC Cardiovasc Interv, 2020, 13(10):1223-1232.

[4]　左嵩 , 桑才华 , 龙德永 , 等 . 心腔内超声辅助房间隔穿刺术应用于心房颤动患者射频消融治疗的可行性和安全性探讨 [J]. 中华心血管病杂志 , 2021, 49(5): 474-478.

第 8 章

房性心动过速的电生理特点和消融

房性心动过速（atrial tachycardia，AT，房速）是局限于心房的、节律规则的异位快速性心律失常的统称。其可起源于心房任一部位或与之相连的解剖结构（如肺静脉、冠状静脉窦等），但不涉及房室结。房速的频率一般在 120 ~ 220 次 / 分，可表现为短阵自限性、阵发性、持续性（亦有学者称其为阵发持续性）和持续无休止性的心动过速。

房速在临床上很常见，其不仅常见于器质性心脏病，同样也可见于正常人，但其流行病学的资料有限。在正常人群当中，异位自律性房速通常见于小儿，但亦可见于成人。在健康青年人群中，采用 24h 动态心电图记录，结果显示：非持续性房速的发生率约为 2%。老年人房速的发生率较高，75 ~ 85 岁的老年人阵发性房速的发生率高于房颤。房速亦常见于慢性阻塞性肺疾病、风湿性心脏病、急性心肌梗死、病态窦房结综合征、慢性心力衰竭、甲状腺功能亢进、心肌病、心肌炎等疾病，洋地黄中毒亦为房速较为常见的病因；心脏或胸腔外科手术后也可发生房速；窦性心律转为心房扑动或房颤过程中，房速也可反复发作。房颤射频导管消融术后复发房速亦并不鲜见，消融过程中或消融后房速（包括局灶性房速、微折返心房扑动及大折返心房扑动）是临床不可回避的一个问题。

情绪激动、体力活动等可诱发房速，但临床上往往无明显诱因。部分房速的发作有突然发作和突然终止的特点。房速一般病初发作较少，以后逐渐频繁，持续时间也由短变长，主要症状是心悸，有的伴有恐惧、不安和多尿等，一般不会引起血流动力学的改变，因此应归类于良性心律失常。若心脏储备功能较差，就会出现心排血量明显降低和外周循环灌注不足，表现为头晕、恶心、呕吐，甚至出现血压下降、心绞痛、心力衰竭等，必须积极处理[1]。患者的临床表现还与发作的持续时间、发作时的心室率有关，持续的时间越长、心室率越快，症状就越重。反复发作心动过速可导致心脏扩大甚至出现心功能不全，称为"心动过速所致的心肌病"。这类心肌病是可逆的，快速心律失常得到控制后，心功能可以恢复正常[2]。

一、房性心动过速的分类和发生机制

（一）根据房速起源部位分类

1. *单源性房速*　房性冲动是由单一异位起搏点发放的房速。

2. *多源性房速*　属于自律性心动过速的一种特殊类型，又称紊乱性房速。常由多源性房性期前收缩发展而来。

（二）根据发作时间分类

1. 短暂性或阵发性房速　是指持续时间为数秒钟、数分钟或数小时的房速，目前尚无确切定义。

2. 无休止性或持续性房速　是指于多次长程心电监护的记录中至少 50%，甚至高达90% 的时间为房速，即可称之为无休止性房速或持续性房速。

（三）根据房速的发生和维持的机制分类

根据发生的电生理机制，房速可分为：折返、触发活动与异常自律性 3 种。

1. 房内折返性心动过速（intra atrial reentranttachycardia，IART）　房速的绝大多数为房内折返机制[3]，这种心动过速的发生必须满足折返形成的条件，其折返环内有一局部缓慢传导或单向阻滞区。有过心脏手术史的患者，缓慢传导区就位于手术瘢痕和心房修补片处；而无心脏病史的患者，其局部缓慢传导区的形成则与心房肌的各向异性有关。

2. 触发活动引起的房速　在这种房速的起源部位可被单相动作电位图（monophasic action potential，MAP）记录到早期或延迟的后除极震荡电位，静脉注射维拉帕米和普萘洛尔后不再出现。触发活动所致的房速较少见，一般认为洋地黄类药物中毒者所发生的房速是触发活动引起的，且多伴有房室传导阻滞。

3. 自律性房速（automatic atrial tachycardia，AAT）　也称之为异位房速（ectopic atrial tachycardia，EAT），其发病机制还不十分清楚，可能与体内儿茶酚胺水平的增高有关。很多学者认为是由于局部心房组织与周围心肌发生了中度或严重的失偶联，形成了一个受保护的异常自律性的兴奋病灶。自律性房速的心房工作细胞的自发性除极比正常窦房结快，而这些异常细胞也可位于正常结构内，亦即心房的肿大细胞或异常部位的正常细胞 2 种情况。

（四）根据房速的消融策略分类

随着三维解剖标测技术的广泛应用，射频导管消融治疗房速也越来越多，目前根据房速的需要采取不同消融策略来进行分类更便于临床（表 8-1），可将房速分为通过灶状消融即能有效的局灶性房速（图 8-1、图 8-2，见彩图），以及通过线性消融才可彻底阻断折返环的大折返性房速（图 8-3A ～ E，见彩图）。其发生机制有以下几个构成条件：一是较大的不均一性瘢痕(低血压区)，二是两个或以上致密瘢痕或阻滞，至少有一个狭窄的绝缘通道。其折返激动的扩散并非围绕瘢痕进行，而是更多的沿着通道推进。基于以上机制，大折返性房速于电解剖标测中有两个特点：①连续性激动（头与尾相连）；②激动时间等于心动过速的周长。而局灶性房速则无上述特点，于电解剖标测中表现为自最早激动点向四周扩布的激动形式[4]。

表 8-1　房速的临床分类

局灶性房速
　自律性房速
　触发活动性房速
　微折返性房速
大折返性房速或心房扑动
　三尖瓣峡部依赖心房扑动
　顺钟向或逆钟向典型心房扑动
　双环折返
　低位环路折返
　峡部内折返
　非三尖瓣峡部依赖右心房心房扑动
　高位环路折返
　病灶或瘢痕相关右心房大折返
　左心房心房扑动
　二尖瓣周大折返
　肺静脉／瘢痕大折返
　心房间隔部大折返
　外科或消融术后大折返

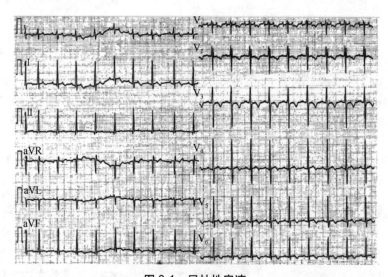

图 8-1　局灶性房速

体表心电图显示房性心动过速，周长为 260 ms

二、房性心动过速（房速）的诊断与鉴别诊断

房速的频率通常为 120 ～ 220 次／分，房速可呈现 1 ：1 传导或文氏型房室传导阻滞现象。心电图上 P 波的形态取决于心动过速的起源部位，可为正向或可表现为逆向 P 波，P 波可位于 RR 间期的任何部位，但多数情况下 P 位于 ST 段上或与 T 波相融合，或看不见 P 波。多源性房速，也称其为多灶性房速或紊乱性房速，发作时可伴有不同程度的房室传导阻滞。

3 种不同机制的房速在心电图上又有不同的特点，有时 24h 动态心电图、食管心房起搏技术、甚至借助普通心电图等也可以大致做出判断，药物试验与电生理检查有助于明确发生机制。但有时仍存在一定困难与重叠性，尤其是折返和触发活动两种机制难以区分。各自诊断要点如下。

1. 房内折返性心动过速（IART）　①呈阵发性，而无温醒现象；②适时给予心房期前收缩刺激可诱发或终止，或重整心动过速；③兴奋迷走神经可能或不能终止其发作，可产生房室结阻滞的现象。

2. 自律性房速（ATT）　①持续性或慢性持续性快速房性心律失常的心房率变化较大，有温醒现象；②其不能被心房期前收缩之刺激所诱发或终止，其发作与终止也不依赖于房内传导或房室结传导的延迟；③兴奋迷走神经不能终止心动过速（但可产生房室结传导阻滞）；④通常（但不总是）可以被超速起搏所抑制。

3. 触发活动所引起的房速　①房性期前收缩刺激与心房起搏均可诱发，且不依赖于房内传导或房室结传导的延迟；②心房起搏周期长，而房性期前收缩的配对间期与房速开始的间期及心动过速开始的周长有关；③兴奋迷走神经不能终止心动过速（但可产生房室结传导阻滞）；④通常（但不总是）可以被超速起搏所抑制；⑤自发终止前通常先出现心率减慢。

4. 房速的鉴别诊断　各种单形性房速须与房室折返性心动过速（AVRT）鉴别，并须和房室结内折返性心动过速（AVNRT）进行鉴别，伴束支传导阻滞时还需与室性心动过速（室速）进行鉴别。AVRT、AVNRT 与室速相鉴别，通过记录食管心电图及静脉注射 ATP 的方法可以确诊，部分病例需经心内电生理检查获得确诊。

（一）房速的鉴别诊断要点

1. 慢 - 快型 AVNRT　慢 - 快型 AVNRT 伴 2 : 1 希氏束内传导阻滞易误认为右心房下部房速。这是因为房速伴房室传导阻滞时心动过速依然持续存在。鉴别点就在于 AVNRT 时：①食管、希氏束及冠状静脉窦电图的 VA 间期＜ 60ms 或出现重叠；② AVNRT 有房室结双径路现象；③心动过速的发作与否取决于慢通道正向传导时临界的 AH 间期；④利用射频导管消融改良房室结可以终止心动过速。

2. 快 - 慢型 AVNRT　其心动过速发作时 RP′/P′R ＞ 1，与房速相似。区别在于：①快 - 慢型 AVNRT 逆向性房室结的不应期是双相曲线；②心动过速的发作与否取决于慢通道逆向传导时临界的 HA 间期；③其心动过速发作时冠状静脉窦口出现最早逆向性的心房激动；④利用射频导管消融改良房室结可以终止心动过速。

3. 慢 - 慢型 AVNRT　其心动过速发作时，冠状静脉窦口 A 波出现最早，易与冠状静脉窦口附近发生的房速相混淆，但是慢 - 慢型 AVNRT 的心房刺激能够检出房室结 3 路径或 4 路径。

4. 慢传导旁路介导的 AVRT　也称之为持续性交界区折返性心动过速（PJRT），易与房速混淆：①行心室刺激则室房呈递减性传导；②若为后间隔旁路，则 A 波最早出现于冠状静脉窦近端，与右心房部的房速相似。

慢传导旁路 AVRT 的诊断要点：①心室起搏时，逆向夺获心房且与心动过速时的心房激动的顺序相同；②心室起搏时心动过速被拖带；③在希氏束不应时，心室的期前刺激提前激动心房，由于心房的提前激动，房室结发生传导阻滞，而心动过速可被终止；④心室刺激拖带心动过速，停止刺激后慢传导旁路 AVRT 呈 AV 激动顺序（而房速呈 AAV 激动顺序）；⑤房室结传导阻滞（如压迫颈动脉窦，静脉注射 ATP 等引起）时心动过速终止；⑥心动过速被室性期前收缩终止。

5. 与室性心动过速（室速）的区别　①室速时往往出现房室分离现象；②当室房呈 1：1 的逆传时，给予比心动过速略快的 S_1S_1 刺激心房时，室上性激动夺获心室，QRS 波的形态发生改变，而房速时 QRS 波的形态不变。

（二）心动过速时心室起搏后的心房心室（AV）反应及心房 - 心房 - 心室（A-A-V）反应在局灶性房速的鉴别诊断中的作用

1. 方法　心动过速时，以短于心动过速的周长 10 ～ 60ms 起搏心室，直至 1：1 的 VA 传导出现，随即终止起搏。如果起搏导致心动过速的终止，则再次诱发，重复之前方法刺激。如果心室起搏未能终止心动过速，且确认出现稳定的 1：1 的 VA 传导，末次起搏后的即刻心内电图顺序可呈现出 AV 或 A-A-V 2 种情况。

2. 分析　在 AVNRT 或顺向型 AVRT 时，应当以小于心动过速的周长起搏心室，所有心内电图随起搏的频率反应而心动过速未能终止（拖带心动过速）时，则 VA 的传导应该是通过心动过速环路的逆传支进行。因此，末次心室起搏的激动，并未处于心动过速环路前传支的不应期内，因而，最后一个拖带的逆向心房激动能够下传心室，引起起搏终止后的 AV 反应（图 8-4）。但房速时心室起搏出现 1：1 的 VA 传导后，其逆向传导通过房室结，这时，末次心室起搏的逆向心房激动则处于房室结的前传不应期内，而不能下传心室。因而形成 A-A-V 反应（图 8-5）。

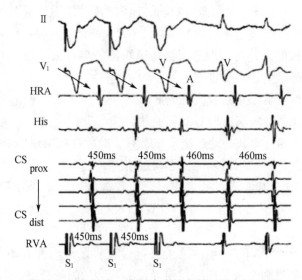

图 8-4　AV 反应（典型房室结内折返性心动过速）

HRA. 高位右心房；His. 希氏束；RVA. 右室心尖部；CS. 冠状窦；prox. 近端；dist. 远端

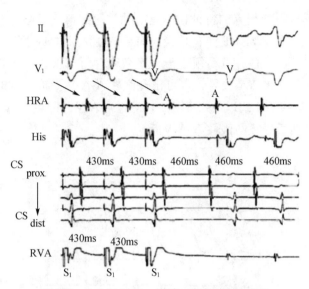

图 8-5　A-A-V 反应，房速（起源于后间隔）

HRA. 高位右心房；His. 希氏束；RVA. 右室心尖部；CS. 冠状窦；prox. 近端；dist. 远端

3. 不足　该起搏方法在 1 ∶ 1 的 VA 传导未形成时无效。因而，确认心动过速时心室起搏的 1 ∶ 1 的 VA 传导格外重要。而等频室房分离容易与 1 ∶ 1VA 传导混淆（图 8-6），尤其是在起搏阵列较少，起搏间期很短时更应注意（图 8-7）。不典型的 AVNRT 时可出现假性 A-A-V 反应。因其长于起搏周长（VV 间期），所以，末次起搏的 QRS 心室起搏的逆向传导则通过慢径，其 VA 间期较长，可紧随上次起搏的 QRS 经过慢径缓慢地 VA 逆传至心房的 A 波，其后跟随的则是末次起搏 QRS 下传的 A 波。仔细地检查心室起搏期间 VA 传导所产生的最后一个心房波，则可避免此类潜在的混淆；末次逆向心房波的形成具

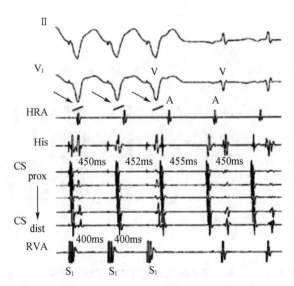

图 8-6　假性 A-A-V 反应（典型房室结折返性心动过速房室分离）

HRA. 高位右心房；His. 希氏束；RVA. 右室心尖部；CS. 冠状窦；prox. 近端；dist. 远端

有 AA 间期与心室起搏周长相等的特征，但是心动过速的第一个心房波则产生于不同的恢复周长（图 8-8）。典型的 AVNRT 伴有长希氏束 - 心室间期（HV 间期）或伴有短希氏束 - 心房间期（HA 间期）时，心房激动领先于心室激动，而当患者合并有旁路旁观时，心室超速起搏未能形成 1：1 的 VA 传导，也可出现假性 A-A-V 反应。此时，若用希氏束激动代替心室激动，即以 A-A-H 或以 A-H 替代 A-A-V 或 A-V，即可消除 AVNRT 伴长 HV 间期或（和）短 HA 间期所导致的假性 A-A-V 反应。

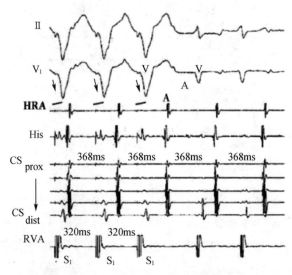

图 8-7　假性 AV 反应（局灶性房速房室分离）
HRA. 高位右心房；His. 希氏束；RVA. 右室心尖部；CS. 冠状窦；prox. 近端；dist. 远端

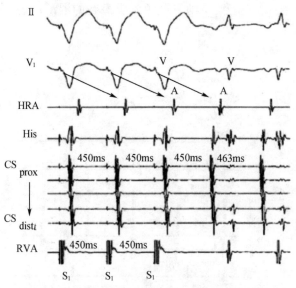

图 8-8　假性 A-A-V 反应（不典型房室结折返性心动过速）逆传 VA 间期＞ VV 起搏间期
HRA. 高位右心房；His. 希氏束；RVA. 右室心尖部；CS. 冠状窦；prox. 近端；dist. 远端

此外，假性 AV 反应亦可发生于自律性房速注射异丙肾上腺素后。因心室起搏伴 1 ∶ 1 的 VA 传导可以超速抑制心房局灶，但异丙肾上腺素则可增强交界区的自律性，而形成表面上的 AV 反应。因而，使用异丙肾上腺素时，确定心室起搏后的反应的可重复性尤为重要。

理论上，假性 AV 反应亦可发生于房速伴逆传的房室结双径路或旁路旁观时。此时，末次逆传的心房激动可不经过心室起搏逆向 VA 传导所用过的径路，而是以另一条径路前传至心室，形成假性 AV 反应。但此理论上的可能性皆未在临床上观察到，也许是心室起搏时逆向传导可同时穿过两条房室结路径或同时穿过房室结与旁路，导致起搏终止时两条径路均处在前传的不应期内。

三、局灶性房性心动过速的体表心电图定位

一般而言，局灶性房性心动过速（房速）在所有心电图导联中均可看到由等电位线所分隔的 P 波。但因局灶性房速的心房起源部位的不同，心房的整体除极向量不同，导致房速时体表心电图 P 波的形态不同。而通过对体表心电图 P 波形态的分析即可大致定位局灶性房速的起源部位，对射频导管消融时的术前准备及靶点的快速标测有一定的帮助。

（一）左心房与右心房房速的判断

起源于左心房的房速与起源于右心房的房速两者的 P 波形态差异是由左、右心房相对位置的关系决定的。解剖学及影像学显示，左心房位于胸椎的正前方，而右心房的大部分位于左心房的前方，仅少部分位于右侧。V_1 与 aVL 导联的 P 波形态对于区分左心房房速与右心房房速最有帮助 [5]。V_1 导联为右胸前导联，其定位于心房的右前壁，而左心房的解剖位置处于心脏的后部正中，因此，左心房房速的激动就产生一个向前的除极向量，即在 V_1 导联上呈现正向 P 波。研究证实 V_1 导联上的正向 P 波预测左心房房速的特异度及敏感度均较高。aVL 导联则定位于左心房的高侧壁，与左心房房速激动时所产生的除极向量背离，故在 aVL 导联可以观察到负向 P 波。研究显示，aVL 导联上的负向 P 波预测左心房房速的特异度高而敏感度低，但 aVL 导联上的正向或双向 P 波预测右心房房速的特异度及敏感度均较高。另外，I 导联上的正向 P 波预测左心房房速的特异度高，但敏感度极低。

（二）心房上部和下部房速的判断

根据下壁导联的 P 波形态可以区分心房上部与下部起源的房速。II、III 和 aVF 导联上的 P 波为正向，提示房速起源于心房上部，如上腔静脉、右心房高侧壁、右心耳、左心房的上肺静脉或左心耳；反之，若 P 波为负向，则提示房速起源于心房下部，如右心房后间隔、冠状静脉窦口或左心房的下侧壁。

初步确定了房速起源于左心房还是右心房、心房的上部还是下部之后，可进一步根据心动过速时的 P 波形态特征大致推断出房速的具体起源（图 8-9）。起源于右心房的局灶性房速多见于终末嵴、房间隔、三尖瓣环、冠状静脉窦口等部位。因肺静脉与左心房的几何形状多变，肺静脉口与二尖瓣环部位的解剖结构复杂，心肌纤维的走行多样，易

形成缓慢传导，各向异性增加，所以，左心房的局灶性房速多见于肺静脉口及二尖瓣环部位。因为各种定位方法在自发房速、诱发房速与起搏标测下进行，所以，各学者的研究结果有所不同，P 波的形态上也有一定的重叠，并且左、右心房间的电学连接多变，左心房的结构多变且复杂，均影响定位的准确性。而在房速的发作时，也可因房速伴 1∶1 的房室传导或 P 波被 T 波和 QRS 波所掩盖，难以准确地判断 P 波，此时可以采用压迫颈动脉窦、静脉注射维拉帕米或 ATP 等方法引起房室传导阻滞，从而使部分 P 波脱离 QRS 波或 T 波的掩盖。

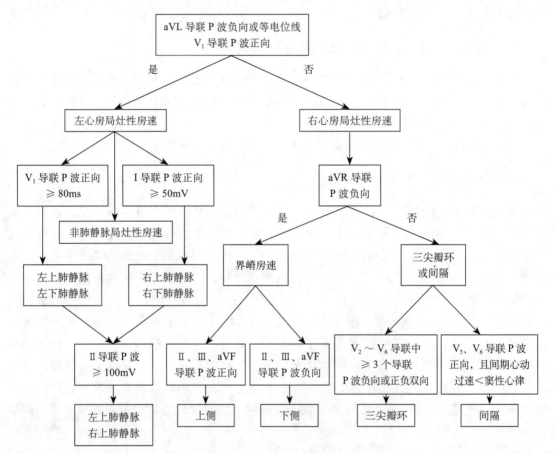

图 8-9　体表心电图对局灶性房速起源定位流程

四、房性心动过速的射频导管消融

于射频导管消融房速之前，首先应该明确房速的诊断，可以通过病史、心动过速时体表心电图及电生理检查的方法与其他室上性的心动过速如 AVRT、AVNRT 及持续性交界区的折返心动过速（PJRT）相鉴别，以避免误消融或引起不必要的损伤及并发症。

（一）适应证

无论房速的机制是异常自律性，还是触发活动或为微折返，局灶性房速均可通过射频导管消融其局灶起源点或面得到根治，目前已成为持续性房速尤其是无休止房速的首选治疗方法（图 8-10、图 8-11）。折返性房速，包括先天解剖障碍如卵圆窝等、围绕外科手术瘢痕、房颤消融术后相关的房速也都是射频导管消融的指征。而射频导管消融多源性房速大多无效[6]。

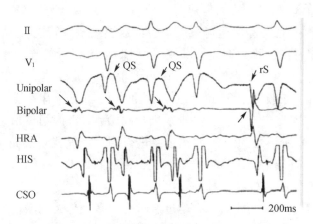

图 8-10 局灶性房速的双极标测和单极标测

前 3 个搏动为房速，最后一个搏动是房速自行终止，恢复窦性心律。双极电图提示房速时局部记录到碎裂电位，而窦性心律下呈现离散电图；单极电图提示心动过速时记录呈 QS 型，窦性心律下呈 rS 型
Unipolar. 双极标测；Bipolar. 单极标测；HRA. 高位右心房；HIS. 希氏束；CSO. 冠状窦口

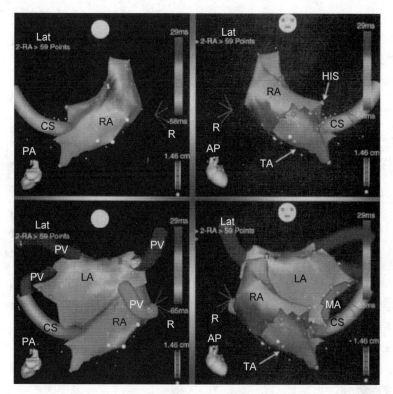

图 8-11 局灶性房速的三维电解剖标测（Carto）

上图为右心房间隔部起源，下图为左心房顶部起源，在最早激动区域放电均有效终止心动过速
Lat. 维度；PA. 后前位；AP. 前后位；CS. 冠状窦；RA. 右心房；HIS. 希氏束；TA. 三尖瓣环；PV. 肺静脉；LA. 左心房；MA. 二尖瓣环

（二）消融方法

1. **激动顺序标测法**　此法是根据标测与消融导管远端电极记录的心动过速时心房激动的提前程度来选择消融靶点。根据房速时高位右心房、冠状静脉窦、希氏束处 A 波的提前情况进行激动标测，右心房房速可采用单极或双极消融导管进行标测（蛙跳法），目前多采用 10 极导管自上腔静脉至下腔静脉或采用 Halo 20 极导管作为参考电极，再利用消融导管寻找消融靶点；成功靶点局部的心内电图上的 A 波较体表心电图的 P 波提前的差异较大，20 ~ 50ms，一般需要 30ms 以上，而且 A 波前常伴有碎裂电位。有时在标测时体表心电图的 P 波幅度小或与 T 波重叠难以判断起始点，此时可以用某个相对固定的电极（如冠状静脉窦电极）所记录到的 A 波作参照进行测量，以找到最提前的局部电位。Poty 等提出在双极标测的基础上，结合单极电图上出现独特的 QS 样的局部电位是确定靶点的可靠方法，可减少无效放电次数（图 8-10）。

2. **起搏激动顺序标测法**　此法以心动过速时心房多个部位的激动顺序及相互间期为参照值，在窦性心律下以等于或快于房速的刺激频率起搏消融电极，若心房起搏的激动顺序、心房各部位的相互间期及体表心电图 P 波的形态与房速时一致，则表明消融电极位于或接近房速的兴奋病灶，可以作为消融靶点。

目前多采用激动标测和起搏标测结合，准确率和成功率较高，理想的消融靶点是消融导管紧贴着心房面，可重复诱发出与房速相同的激动传导顺序。但是导管在心房内有时难以固定，需要借助 Swartz 鞘。进行房速消融时，无论采用何种方法均要求操作者技术要熟练，要熟悉影像，要细致、耐心地标测，当接近靶点时消融导管更应微调细动，移动消融导管不能够确定其位置时，应进行多个角度透视观看，一个角度会造成错误地判断。多个起源点应逐一标测。区别房速的机制对射频导管消融治疗的指导意义并不大，发生机制的不同并不影响成功率，消融前大可不必刻意区别。

3. **隐匿性拖带标测法**　此法根据隐匿性拖带时的刺激至 P 波间期（SP′ 间期）的长短来确定房速折返环的缓慢传导区及其出口，并选择靶点。对先天性心脏病行 Fontan 术、Senning 术、Mustard 术和房间隔补片术后有房速发作者，应用拖带标测确定传导的关键峡部。常需在心房放置多极电极导管，如 20 极的 Halo 导管。用可弯曲的正交电极导管（Rove），将该导管特别置于房速的可能起源部位，尤其是补片或手术瘢痕区域，该区域可能为关键峡部，应用拖带标测寻找房速折返环传入处、中央部位及传出处，采用点线结合的方法进行消融放电。

左心房房速的标测及消融可采用房间隔穿刺与经动脉逆行法将消融导管送入左心房。于右上肺静脉口部的房速，其心房激动的顺序均以希氏束处领先，并在右心房的后壁偏房间隔处标测到较为提前的 A 波，因此易被误诊为右心房房速，这是因为部分右心房后壁与右肺静脉口部的左心房分别位于房间隔两侧的缘故。因此，对于右心房后壁激动领先，而在右心房又未标测到理想的消融靶点或消融失败的房速，若心电图 V$_1$、Ⅱ、Ⅲ 及 aVF 导联 P 波为正向，应考虑左心房右上肺静脉口部房速的可能。部分电生理的检查提示右侧希氏束旁的房速于右侧消融不成功后，应考虑到主动脉根部无冠窦房速的可能。尽管于无冠窦内放电相对较安全，但行主动脉根部造影以显示消融导管的位置及常规放置希氏束电极导管对指导消融和减少并发症尤为重要。

三维电解剖标测 Carto 系统与 EnSite3000 非接触式的球囊电极导管标测系统可重建心脏三维解剖结构，且叠加颜色显示房速的相关电生理信息，对寻找房速的病灶或大折返环径路的关键峡部帮助很大，可使术者更方便、准确地判断靶点，使得许多常规标测方法不能成功消融的疑难病例得到成功消融，同时可减少 X 线曝光时间。尤其是目前常规使用三维标测系统对房颤进行射频导管消融治疗，在消融过程中有部分患者的房颤转变为房速，这些房速可能是因为消融线不连续而发生折返，也可能是因为房颤基质受到破坏而导致房颤不能持续，使自身存在的局灶性或折返性房速显现。此时借助三维标测系统进行激动标测，可显示房速的发生机制，有助于指导消融治疗。此外，心腔内超声和多级标测导管（如篮状电极导管）的应用也有助于指导标测导管的定位。自动标测系统（如磁导航系统）的应用已显示出良好的标测及消融前景，渴望能减少医师的工作量，进一步提高房速的消融成功率。

（三）成功率

单源性房速的射频导管消融成功率为 60% ～ 100%，而复发率则高达 14% ～ 25%。影响房速消融成功率的因素包括房速的起源部位、电生理医师的经验、新的仪器及新的标测电极导管的应用等。在 1998 年北美起搏和电生理学会（NASPE）的注册资料中，左、右心房房速的消融成功率分别为 80% 和 72%，而间隔部房速的消融成功率仅为 52%；2000年的资料表明，右心房游离壁与间隔部的房速的消融成功率均已明显提高，并相当接近，分别达到 96% 和 95%。起源点越多、消融成功率越低。

五、房性心动过速导管消融的并发症及处理

消融右心房的房性心动过速（房速）是相对安全的，对于特殊病因（如外科切割或修补术后）的房速和特殊部位（如肺静脉口内、冠状静脉窦内）的房速应给予足够的重视，最大限度地减少并发症的发生。如 Koch 三角区内房速的消融可能会出现三度房室传导阻滞，治疗左心房房速进行房间隔穿刺时可能导致心脏压塞；消融肺静脉口及其口内的房速时会发生痉挛、血栓形成，也可导致永久性狭窄、肺动脉高压；在冠状静脉窦内进行消融时会出现冠状静脉窦穿孔，行外科切割或修补术后的心房肌也易发生穿孔。但上述严重并发症的发生率则不足 5%。

综上所述，房速为局限于心房的节律规则的快速性心律失常。约占阵发性室上性心动过速的 10%。房速患者常患有器质性心脏病，仅持续数个搏动或仅持续数秒的非持续性房速可见于无器质性心脏病的患者。部分房速可持续数月，甚至数年，持续时间长且频率快的房速可导致心动过速性心肌病。房速的心房率一般多在 100 ～ 180 次／分；P 波的节律较规则，形态多一致；房室传导可正常或伴有房室传导阻滞；QRS 波亦多正常，也可见到时相性室内差异性传导；可有继发性 ST 段和 T 波的改变。多源性房速的 P 波节律可不规则、形态多样。房速的发生及维持机制主要有折返、自律性增高与触发活动。一般而言，自律

性房速可被调搏刺激重整，发作的初始有一段速率逐渐加快的"温醒"过程；折返性房速可被房性程序刺激诱发或终止，表现为突然发生与突然终止，无速率逐渐加快的"温醒"现象；触发活动引起的房速则少见，一般认为发生于洋地黄类药物中毒者的房速是触发活动所致，而且多伴有房室传导阻滞。通常使用刺激迷走神经的方法不能终止房速，且药物对房速的疗效也不理想，处理上有一定难度。随着射频导管消融术的开展，相当一部分房速得以通过介入方法得到根治。

（卞 宁 马 路）

参 考 文 献

[1] 王云龙，梁卓，王芸，等．二尖瓣环间隔起源局灶性房性心动过速电生理特征与射频消融 [J]. 中国循证心血管医学杂志，2016, 8(12): 1470-1474.

[2] 蒋周芩，舒茂琴，邓盛荣，等．His 束旁起源房性心动过速的电生理特征及射频消融 [J]. 中国心脏起搏与心电生理杂志，2020, 34(3): 260-264.

[3] Lyan E, Toniolo M, Tsyganov A, et al. Comparison of strategies for catheter ablation of focal atrial tachycardia originating near the His bundle region [J]. Heart Rhythm, 2017, 14(7): 998-1005. doi: 10.1016/j.hrthm.2017.02.028. Epub 2017 Mar 2.

[4] 马薇，卢凤民，何乐，等．非右房入路二尖瓣置换术后房性心律失常电解剖机制及射频消融 [J]. 中国心脏起搏与心电生理杂志，2021, 35(2): 149-153.

[5] Chiu MH, Mitchell LB, Ploquin N, et al. Review of Stereotactic Arrhythmia Radio ablation Therapy for Cardiac Tachydysrhythmias [J]. CJC Open, 2020, 3(3): 236-247. doi: 10.1016/j.cjco.2020.11.006. e Collection 2021 Mar.

[6] Rodrigo M, Narayan SM. Re-interpreting complex atrial tachycardia maps using global atrial vectors [J]. J Cardiovasc Electrophysiol. 2021, 32(7): 1918-1920. doi: 10.1111/jce.15073. Epub 2021 May 20.

第 9 章

心房扑动的电生理特点和消融

心房扑动（atrial flutter，房扑）系心房快速而规律的电活动，心房率一般波动在250～350次／分，体表心电图的心房波间可无明确的等电位线。心房激动下传到心室的比例决定心室率，若房室以不同的比例传导则表现为心室率不等。房扑为一种介于房性心动过速（房速）与房颤之间的快速性心律失常，它与房速的主要区别为房扑时心房的激动频率较快、体表心电图上没有明确的等电位线。但房速与房扑之间有时难以区别，两者之间会有重叠，尤其是在房扑患者应用抗心律失常药物治疗之后，心房的激动频率会有不同程度的下降，体表心电图上相邻的心房波之间有时亦可见到等电位线。从发生的机制方面来讲，房扑大多为依赖于某一解剖屏障的大折返，房速则包括折返和异位兴奋性增高，而折返性房速的折返环可以为小折返或微折返。房扑患者大多伴有各种器质性心脏病，如高血压性心脏病、心肌病、心脏瓣膜病、冠状动脉粥样硬化性心脏病、先天性心脏病、心力衰竭、房颤外科或经导管消融术后、心脏外科术后，各种心脏病所引起的心房压升高、心房肌纤维化、心房增大、心房内传导时间延长、心脏自主神经功能的不平衡及房性期前收缩的增多，是这些患者容易发生房扑的重要原因或诱因。另外，中毒性或代谢性疾病累及心脏也可引发房扑，如酒精（乙醇）中毒、甲状腺功能亢进、心包炎等。随着各种器质性心脏病治疗手段的增多及其疗效的改善，心脏病患者的预期寿命也在不断地延长，房扑的发病率反而会逐渐增加。

房扑可表现为阵发性或持续性，以持续性多见，房扑每次发作的持续时间一般较长。心悸是房扑的主要临床表现，若房扑时的心室率较快，影响到心脏的泵功能，或患者有严重的心肺疾病，则会出现头晕、出汗、低血压，甚至晕厥等症状和体征，并可伴有基础疾病加重的临床表现，如呼吸困难或心绞痛加重等。儿童如果出现持续性房扑，常伴有较高的猝死风险。

多数情况下，未得到治疗的房扑患者的心室率是心房率的50%，约150次／分，药物治疗可减慢房室传导比例、降低心室率。在未使用药物治疗的情况下，心室率过慢则提示可能存在房室传导异常。儿童、甲状腺功能亢进、预激综合征患者或房室传导较快者，有时可出现房扑伴1∶1房室传导，心室率高达300次／分。应用Ⅰ类或Ⅲ类抗心律失常药物，在延长心房内电活动的传导时间和减慢心房的激动频率后，可能会增加房室的传导比例，甚至可出现房扑伴1∶1的房室传导，若同时应用减慢房室传导的药物能够减少或避免出现1∶1的房室传导。药物控制房扑患者心室率的效果常不理想，可选择的药物有β受体阻滞剂、钙离子阻滞剂（地尔硫䓬与维拉帕米），无效时也可选用洋地黄或胺碘酮。药物转复房扑的成功率不高，Ⅲ类抗心律失常新药依布利特转复房扑的概率相对较高，转复的成功率为 60% ～ 90%。但该药可延长 QT 间期，增加尖端扭转型室性心动过速（室速）发生的风险，多于用药当时或用药后 1 ～ 2h 发生，应密切观察和监测。部分房扑能够被经食管或经静脉心房高频起搏所终止，在被高频起搏终止前可先转变为房颤。终止房扑最为安全有效的方法是心脏同步电复律，一般使用较低的能量（50J）即可转复房扑。对于房扑伴快心室率的患者，于血流动力学不稳定时应行紧急电复律。房扑患者的抗凝治疗原则同房颤类似，包括在房扑的转复及房扑的消融治疗时 [1]。

一、心房扑动的分类与发生机制

（一）典型房扑

房扑的分类方法有多种，主要是依据房扑的产生机制及部位进行分类。典型房扑是右心房内的大折返性心动过速，其折返环依赖于下腔静脉与三尖瓣环之间峡部的缓慢传导，折返环的前方为三尖瓣环，后方是上腔静脉、界嵴、下腔静脉及欧氏嵴（Eustachian ridge）。利用心内电生理检查（图 9-1C）可发现，在典型房扑发作时沿三尖瓣环心房肌的激动顺序一致（图 9-1B）。围绕着三尖瓣环逆时针折返的典型房扑在临床上最为常见（普通型），其右心房游离壁与前壁较厚的梳状肌自上而下顺序激动，在体表心电图 Ⅱ、Ⅲ、aVF 导联上形成向下的振幅较大的锯齿波（F 波），波形的上升支和下降支不对称，其上升支的斜率较快，代表右心房游离壁与前壁的激动顺序（图 9-1A）。围绕着三尖瓣环顺时针折返的典型房扑（少见型），其右心房游离壁与前壁较厚的梳状肌自下而上的顺序激动，于体表心电图 Ⅱ、Ⅲ、aVF 导联上形成向上的振幅较大的锯齿波，其下降支的斜率较快，代表右心房游离壁与前壁的激动顺序。房扑波体表心电图的极性及形态除与心房肌围绕三尖瓣环的激动顺序有关外，还与激动从右心房传入左心房的部位，以及左心房的激动方向和激动顺序有关，也与左右心房的形态、大小和相对位置等有关。围绕着三尖瓣环逆时针方向折返的房扑，心房的电活动一般是通过房间隔下部冠状静脉窦周围的左、右心房间的连接激动左心房；而围绕着三尖瓣环顺时针方向折返的激动多是通过房间隔上部的 Bachmann 束传导到左心房，有时也可通过房间隔下部的左右心房之间的连接传导到左心房。因而，顺时针方向折返的典型房扑的左心房激动顺序和方向变化较大，体表心电图上房扑波的变化也比较多。围绕三尖瓣环逆时针折返的典型房扑，其房扑波在 V_1 导联一般是直立的，而顺时针折返的典型房扑则在 V_1 导联上形成倒置的房扑波。应用腺苷或颈动脉窦按压等一过性减慢房扑患者的房室传导比例，则更有利于识别体表心电图上房扑波的形态。

研究表明，部分依赖于三尖瓣环和下腔静脉之间峡部缓慢传导的房扑，其折返环并非全是围绕三尖瓣环的折返环，有些可能位于低位右心房，有些可能在下腔静脉口附近，这些房扑的心房激动能够横向通过界嵴，其折返环相对较小、折返径路也不完全相同，这些房扑在临床中较为少见，在心内电生理检查中可以见到，但不是很稳定。它们在体表心电图上所形成的房扑波的极性与形态也会有相应的改变，房扑波可能不再具有振幅较大、锯齿波样的特征性的形态。依赖于三尖瓣环和下腔静脉之间峡部的缓慢传导是此类房扑与典型房扑之间的共性，被共称为"峡部依赖性房扑"的确有其合理性，因两种房扑的缓慢传

导区及产生隐匿拖带的部位都在下腔静脉与三尖瓣环之间的峡部,而且自三尖瓣环至下腔
静脉的成功线性消融也可有效地预防房扑的发生。

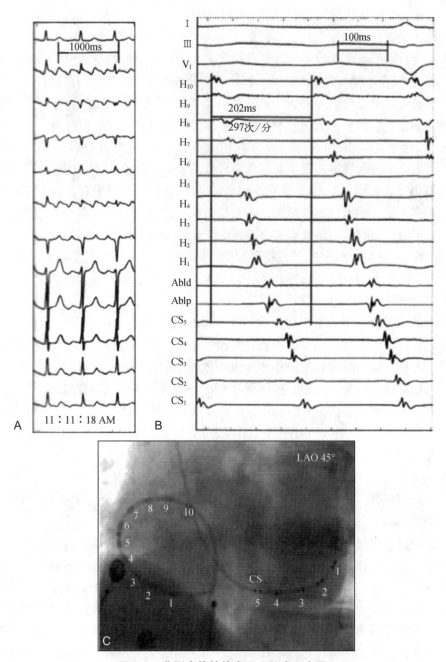

图 9-1 典型房扑的体表及心腔内心电图

A. 体表心电图 F 波在 Ⅱ、Ⅲ、aVF 导联呈锯齿样,上升支的斜率较快,V_1 导联的 F 波直立。B. 房扑时,
右心房心内电图的激动循序为围绕三尖瓣环逆时针折返,且右心房的激动时间(从 H_{10} 到 Ablp)超过心
动过速的 50%,冠状静脉窦的激动顺序为从近端到远端。Abld, Ablp:消融电极导管的远端,近端。C. 左
前斜 45°冠状静脉窦电极放置位置(CS5, 4, 3, 2, 1)及沿三尖瓣环放置的 Halo 标测电极($H_{10,9,8,\cdots\cdots1}$)
LAO. 左前斜;CS. 冠状窦

（二）非典型房扑

非典型房扑是指不依赖于下腔静脉与三尖瓣环之间峡部缓慢传导的大折返性房性心动过速，亦称为非峡部依赖性房扑，其折返环可位于左心房，也可位于右心房。非典型房扑患者中患有器质性心脏病者较多见，且部分患者可能有心脏外科手术史，心房一般也会有不同程度的增大。左心房非典型房扑的患者伴有器质性心脏病的比例则更高，可达60%以上。引起非典型房扑大折返性的环形激动，除可围绕二尖瓣环进行折返外，还可围绕其他解剖结构障碍（如左、右肺静脉）、外科手术瘢痕或其他原因引起的心房纤维化瘢痕，以及不完整的射频导管消融线等进行折返。房颤经消融术后，尤其是慢性持续性房颤经消融术后，部分患者可表现为持续性房扑或反复发作的阵发性房扑。右心房非典型房扑的折返环多位于右心房游离壁；曾经行Fontan或Fontan改良心脏外科手术的患者，由于术后右心房增大与压力升高，以及手术瘢痕等原因，右心房游离壁也常为心律失常的产生部位。折返环局限于右心房游离壁的房扑亦被称之为区域性折返（localized reentry）。是指折返环不依赖某一解剖屏障，而是由局部的心房肌纤维化或瘢痕形成，以及功能性的传导障碍等所致，其折返环一般较小，房扑的周长亦较短、相邻房扑周长的差异也较大，乃功能性折返环路的相对不稳定所致。

非典型的房扑时，体表心电图上也可出现单形的房扑波，且扑动波间没有等电位线。其具体形态特点与折返环的部位和激动的方向及心房的解剖形态等有关，通常情况下上升支和下降支对称。同一阵非典型房扑的体表心电图上的扑动波形态有时也会有所不同，可能是由于折返路径的不稳定所致，也提示参与房扑的折返路径可能有多个。左心房起源的非典型房扑，房扑波在 V_1 导联上一般为直立或双向。但房扑波的体表心电图特征，对鉴别诊断典型与非典型房扑有一定误差，尤其是对于有器质性心脏病和心脏外科手术史的患者更是如此（图9-2）。房扑波在体表心电图 II、III、aVF 导联上呈现上升和下降支不对称的电齿波的患者，只有90.5%在心内电生理检查时被确诊为依赖于三尖瓣环与下腔静脉之间峡部的典型房扑；而房扑波无上述典型体表心电图特征的患者，房扑的发生机制亦有40%为环绕三尖瓣环的右心房大折返，确诊为典型房扑。

非典型房扑与房颤之间的关系远较典型房扑与房颤的关系密切，非典型房扑有时可能就是一种不稳定的心律失常，非常容易转化为房颤。另外一些非典型房扑还可以表现为不纯性房扑（fibril-flutter），即心房的一部分在房扑，另一部分在房颤；或者其体表心电图特点符合房扑的诊断特点，但心房内标测则表现为紊乱心房律或房颤；或者体表心电图特点符合房颤，但在心内电生理检查时则表现为非典型房扑。需要注意的是，有些具有非典型房扑体表心电图特征的快速性房性心律失常，可能由局限于心房某一部位或者由某一心脏大静脉的快速异位激动驱动心房所致，并非折返机制所引起，这些心动过速或房扑常表现出阵发性短阵发作的特点。

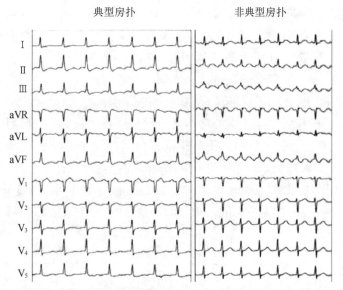

图 9-2 典型房扑 F 波形态不具特征性表现的体表心电图与非典型房扑体表心电图的对比

二、心房扑动的诊断及电生理检查

在常规的心脏电生理检查中，激动标测与拖带技术是诊断大折返性房性心动过速及房扑的主要手段。拖带（entrainment）现象是折返性心动过速特有的电生理表现，也是起搏刺激进入折返性心动过速的折返环，从而影响折返环传导与激动的特征性表现。拖带现象产生的前提为心动过速的折返环存在着可激动的间隙。利用拖带技术能够判断心动过速的机制是否为折返，心脏某一部分心肌是否位于折返环内，以及其与缓慢传导区入口及出口的关系。确定了折返环缓慢传导区及其出口的部位后，结合其邻近部位的解剖结构特点，即可设计有效线性消融的部位及走向。在心肌的缓慢传导处或功能与解剖阻滞线附近及房间隔部位，有时可以记录到双电位，这些双电位可产生于心房肌的缓慢传导，有时还可记录到阻滞线两侧心房激动波的不同和房间隔两侧心房激动波的不同。

隐匿拖带（concealed entrainment）现象是特指自发心动过速时，心房起搏不终止心动过速，却使心动过速加快但不出现体表心电图房扑波形态及心房内激动顺序的改变，且心房起搏终止后自发性心动过速立即恢复（图 9-3）。其发生机制为起搏点在缓慢传导区内，起搏所诱发的激动波逆向传导进入缓慢传导区，和前一个顺向激动波于缓慢传导区相遇而受阻，而顺向激动波则沿折返环顺向传导，使心动过速加速和持续，其在心房内的激动顺序与自发心动过速相一致，被重整（reset）的心动过速频率和起搏频率相一致。起搏所产生的激动波从起搏部位传入折返环，并经折返环回到起搏部位所需的时间，即起搏电极上最后一个起搏刺激信号所引起的局部电位，至终止起搏后第一个自发的局部电位时间称为起搏后间期（post pacing interval，PPI）。当起搏后间期与心动过速的周长相等或二者差值（PP1 − CL）< 20ms 时，表明该起搏部位在折返环内，亦是确定隐匿拖带的主要标准之一；如果起搏后间期明显大于心动过速的周长，则说明该起搏部位在折返环外。典型房扑所产生隐匿拖带的部位在下腔静脉与三尖瓣环之间的峡部（图 9-3），而对于围绕二尖瓣环折返的非

典型房扑患者，在左下肺静脉与二尖瓣环的缓慢传导区起搏，则可观察到隐匿拖带现象。

　　冠状静脉窦自远端至近端的激动顺序并非一定表明非典型房扑的折返环在左心房，有一部分围绕三尖瓣环顺时针折返的典型房扑，其冠状静脉的激动顺序也有可能是远端早于近端。有研究显示，符合下例条件之一者即可排除右心房内大折返性房扑：①于右心房多个（一般在 8 个以上）不同部位标测时，右心房激动时间小于 50% 的心动过速周长（图 9-1）。②应用起搏拖带技术于右心房内多个部位进行评价时，起搏后间期＞心动过速周长，至少 40ms 以上；于右心房内应用起搏拖带技术的评价部位一般不少于 3 个，应包括右心房游离壁和三尖瓣环与下腔静脉之间的峡部，但不应包括房间隔和冠状静脉窦。③当右心房的激动波间期变化在 100ms 以上时，左心房的激动波间期的变化小于 20ms。上述现象均提示，房扑时心房折返激动的大部分时间及路径（包括缓慢传导区）都不在右心房，右心房为被动激动。

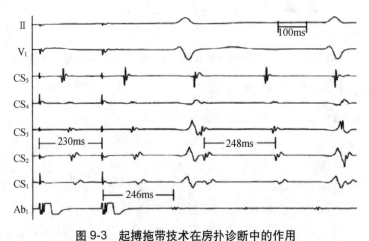

图 9-3　起搏拖带技术在房扑诊断中的作用

房扑的周长是 248ms（242 次 / 分），消融电极导管在三尖瓣环与下腔静脉之间进行起搏拖带，起搏周长是 230ms，起搏后间期（PPI）是 246ms，与房扑的周长相近，起搏时心房的激动顺序与房扑时一致，符合隐匿拖带的诊断标准，提示该房扑为三尖瓣环与下腔静脉之间峡部依赖性

　　在做出区域性折返性房扑的诊断前，首先要排除大折返性房扑，然后要对房扑的可疑起源区域进行多点仔细的激动标测，排除局灶性房速的可能。如果房扑为区域性折返则一般表现为：①标测区域内的心房激动时间大于心动过速周长的 80%；②于该区域进行拖带标测时，显示多个起搏部位的起搏后间期与心房扑动周长之差值小于 30ms；③在标测区域内发现心房肌存在缓慢传导，表现为双极心内电图可以记录到双电位或连续的电活动，该区域也可同时存在瘢痕心肌；④自标测区域至心房其他部位的激动顺序呈离心样。

三、心房扑动的射频导管消融

（一）三尖瓣环与下腔静脉之间峡部的线性消融

　　对于典型房扑，一般应用解剖法完成三尖瓣环与下腔静脉之间的线性消融，消融的终点是房扑终止且不能被诱发，消融线双向传导阻滞。典型房扑消融手术需常规放置冠状静脉窦电极导管，在无三维标测系统情况下，为进一步明确诊断，需沿三尖瓣环放置 Halo 标测电极导管或高位右心房和希氏束标测电极导管（图 9-1C）；在有经验的中心，尤其是典型房扑诊断确立后，不需要常规放置这些标测电极导管。X 线右前与左前斜透照体位的结合，有助于下腔静脉与三尖瓣环之间峡部的成功线性消融。右前斜透照有助于确定消融电极导管与三尖瓣环的关系，而左前斜透照有助于判断消融电极导管在三尖瓣环上的位置，在从三尖瓣环心室侧至下腔静脉逐点消融过程中，保证各消融点基本在一条直线上。当消融电极导管远端位于三尖瓣环心室侧时，可以记录到大室小房波，逐点回撤消融电极导管到下腔静脉进行消融。在电极导管回撤过程中，远端消融电极所记录到的心室波逐渐变小，而心房波则由小变大再变小，最后消失。消融时可适当地增大每一次回撤消融电极导管的幅度，于该部位进行足够长时间的放电后，再向前送消融导管少许进行消融；或导管每次回撤的幅度不变，回撤 2～3 次后再向前推送一次进行消融。这不但可使射频导管消融的损伤部分重叠，回撤和推送消融导管也可改变导管远端与组织间的贴靠，以形成更均匀和连续的损伤。在消融电极导管的回撤过程中，如果电极导管的远端在某一部位跳动较大，多提示局部的心内膜不光滑或有皱褶，甚至有明显的凹陷或袋状凹陷（pouch），通过改变消融导管远端的弯度使其实现与心内膜不同方式的贴靠，有助于完成该部位的线性消融。右侧峡部的线性消融部位通常在左前斜位透视下位于三尖瓣环的最低点略偏外侧。在消融开始之前，可沿预设的消融线逐点回撤消融电极导管，观察消融导管远端的跳动和心内膜的平整情况以确定消融线的位置，避开心内膜不平整的部位。注意：心腔的增大、心脏一定程度的转位，都会影响三尖瓣环至下腔静脉之间最佳消融线的部位。

　　右侧峡部的线性消融可在房扑发作时进行，也可在窦性心率下或在冠状静脉窦口起搏时进行。在有效放电的过程中，可见心房激动顺序的改变或房扑终止等，消融的终点为峡部双向传导阻滞。峡部双向传导阻滞的常用判断方法为峡部消融线两侧起搏，即在低侧位右心房和冠状静脉窦口起搏，观察心房的激动顺序，起搏低侧位右心房时，激动自下而上沿着右心房游离壁传导，然后沿房间隔部自上而下传导，提示从低侧位右心房到冠状静脉窦口方向的峡部传导阻滞；当起搏冠状静脉窦口时，心房的激动顺序在间隔部自下而上传导，然后在右心房游离壁自上而下传导，提示从冠状静脉窦口到低侧位右心房方向的峡部传导阻滞（图 9-4）。部分依赖于三尖瓣环与下腔静脉之间峡部缓慢传导的房扑，可能并不需要自三尖瓣环至下腔静脉的连续线性消融，于三尖瓣环至下腔静脉之间的某一部位局部消融，即房扑发生的目的，消融的部位就位于房扑时心房激动所通过的峡部缓慢传导区之传导突破口（breakthrough）。例如对于围绕三尖瓣环逆钟向折返的典型房扑，如在峡部消融线内侧标测到 1 个最早激动点，则拟定的消融线上的相对应部位就是心房激动通过峡部缓慢传导区的突破口。在窦性心律时，也可于峡部消融线一侧起搏，沿消融线另一侧自三尖瓣环至下腔静脉进行顺序标测，以发现通过峡部的传导突破口。有研究发现，在已行峡部线性消融的患者，若沿消融线仍有残存裂隙的部位（图 9-5，见彩图），针对自三尖瓣环至下腔静脉之间峡部心房肌的电位最高处进行消融，而非行峡部连续线性解剖消融，可明显降低达到峡部双向传导阻滞所需的消融次数及消融时间，提示峡部心房电位最高处就是使激动通过峡部传导的关键心房肌束所在的部位。

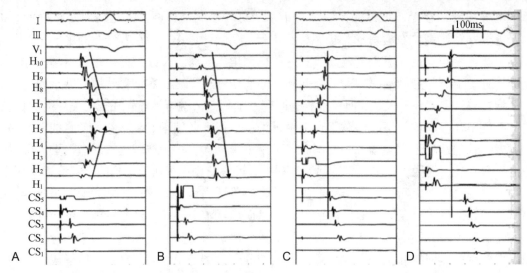

图 9-4 三尖瓣环与下腔静脉之间峡部双向传导阻滞的评价

A. 消融前冠状静脉窦口起搏，沿三尖瓣环放置的 Halo 电极的激动顺序为双向；B. 三尖瓣环与下腔静脉之间峡部线性消融后，心房沿 Halo 电极的激动顺序为单向；C. 消融前低侧位右心房起搏，冠状静脉窦口与 Halo 近端电极激动时间相近；D. 右侧峡部线性消融后，冠状静脉窦口的激动时间明显落后于 Halo 近端电极，提示消融后右侧峡部双向传导阻滞

　　有研究显示，心房内不同部位起搏时，出现上述心房激动顺序的变化可能并不完全等同于峡部双向传导阻滞。消融后出现心房内的激动顺序改变提示已形成三尖瓣环和下腔静脉之间峡部双向传导阻滞。能够阻断房扑时通过峡部的心房激动而达到有效预防房扑的患者，经静脉应用异丙肾上腺素后，可部分恢复单向或双向传导，甚至能够诱发房扑。于低位右心房和冠状静脉窦口起搏时，若在心房激动顺序改变的基础上，沿着峡部消融线全程能够记录到较宽间距的双电位（double potentials），将其作为房扑消融的终点和峡部双向传导阻滞的标准，则可降低术后房扑的复发率。仅依赖心房激动顺序的变化判断峡部双向传导阻滞并不可靠，因为诸多因素均可影响到心房的激动顺序，如峡部消融后局部心肌的传导速度和不应期的改变，起搏与标测电极导管位置的变化等。也可用类似的方法确定传导裂隙（gap），普通的心内膜标测电极仅能覆盖部分心房内膜，且常不包括峡部，因而对激动扩布及传导方向的判断有很大的局限性，心房激动顺序的改变有时还可能是峡部传导延迟的结果，而不是成功峡部线性消融的标志。沿峡部消融线的全程记录到较宽间距的心房双电位，提示峡部的传导阻滞；如果在消融线的某一部位记录到距离较近的双电位或记录到双电位之间有碎裂电位（fractionated potentials），一般提示未形成完全阻滞，只是局部的传导延迟或在消融线上有残存的传导裂隙，需要进一步消融。如果自起搏部位至消融线外侧的激动时间大于 120ms 或与术前相比增加 50% 以上，此与沿消融线记录到较宽间距的心房双电位的意义一样，提示从起搏部位至消融线对侧方向的单向传导阻滞（图 9-5，见彩图，图 9-6）。应用此种方法只需要冠状静脉窦与消融电极导管，即可完成典型房扑的射频导管消融治疗。若患者仍在服用抗心律失常药物或患者心房明显增大，在峡部成功消融后，通过消融线的激动时间则可能远大于 120ms（图 9-7，见彩图）。在此种情况下，应

用异丙肾上腺素再次评价房扑是否能被诱发，以及于消融线两侧起搏再次评价通过峡部的激动时间，对于降低术后房扑的复发率具有一定价值。

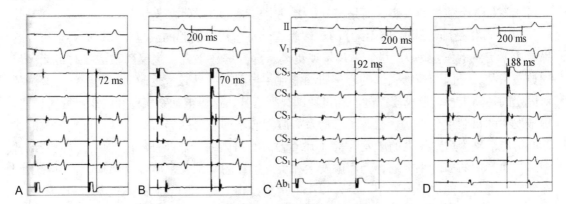

图 9-6　三尖瓣环与下腔静脉之间峡部线性消融前后传导情况的评价

A. 消融前消融电极导管在消融线外侧（低侧位右心房）起搏，从起搏信号到冠状静脉窦口的激动时间是 72ms。B. 冠状静脉窦口起搏，从起搏信号到消融线外侧消融电极导管的激动时间为 70ms。提示消融前峡部存在双向传导。C. 消融后再次应用位于消融线外侧的消融电极导管起搏，从起搏信号到冠状静脉窦口的激动时间延长为 192ms。D. 冠状静脉窦口起搏，从起搏信号到消融线外侧消融电极导管的激动时间为 188ms。提示自三尖瓣环至下腔静脉的消融线达到双向传导阻滞。

尽管沿消融线记录到较宽间距的心房双电位即提示峡部的完全传导阻滞，但在峡部已完全阻滞后，沿消融线有时仍可记录到碎裂电位、较宽的单电位（single potential）和三电位（triple potentials）（见彩图，图 9-5），以及三尖瓣环和下腔静脉之间消融线的传导裂隙等。这些电位可能来自于已阻滞的消融线附近及消融的旁观（bystander）缓慢传导区，后者可能是由于局部存在多个传导通道或是由于多条平行的消融线，使峡部消融的损伤增宽所致。Shab 等指出通过低侧位右心房距消融线较近处的不同部位起搏，观察消融线两侧所记录到的局部心房电位的激动时间与方向的变化，有助于鉴别这些电位是消融线上的残存传导裂隙的表现还是消融线附近旁观缓慢传导区的表现。在应用消融线一侧起搏、另一侧标测评价消融线是否达到传导阻滞时，如果发现从起搏部位至消融线对侧靠近消融线处的激动时间大于至消融线对侧稍远处的激动时间，亦提示在该方向上的消融线已完全阻滞。

（二）典型房扑与房颤的关系及射频导管消融的治疗策略

在对典型房扑实施射频导管消融的临床研究中发现，术前合并房颤的典型房扑患者，在右侧峡部线性消融成功后，部分患者的房颤发生减少或消失；也有研究显示，对于药物治疗无效、反复发作的阵发性或持续性房颤，在使用抗心律失常药物的基础上，进行右侧峡部的线性消融也可有效预防部分房颤的发生。这些研究均提示，下腔静脉与三尖瓣环之间的峡部，在房颤的发生和持续中有一定的作用。但对于多数伴有典型房扑的房颤，单纯右侧峡部线性消融是不够的，同时行肺静脉的电隔离可有效降低术后房颤与房扑的发生率。Ellis 等对 632 例典型房扑的患者行右侧峡部消融，其中 363 例为不伴房颤的单纯性房扑（57%），随访 39 个月，房颤的发生率高达 68%，14% 的患者同时有房颤和房扑的发生，房扑的复发率为5%。单纯房扑的患者在右侧峡部消融后3年中房颤的发生率可达82%。该研究注意到左心房的增大是房扑消融术后发生房颤的一个危险因素。研究提示，典型房扑可能不是一个独立的疾病，而是部分患者发生房颤前的一种表现。

约16%接受肺静脉电隔离治疗的房颤患者伴有非药物引起的典型房扑，而典型房扑的患者中，房颤的发生率为50%～70%或更高。部分房颤患者于接受药物治疗时可能会出现典型房扑，是因为药物引起的心房肌功能性传导阻滞，导致折返激动只能围绕着某一相对固定的径路进行，形成规律的心动过速即典型房扑，这已被动物实验和临床研究所证实。房颤发生的机制十分复杂，起源于心房及心脏静脉不同部位的异位兴奋灶和反复发放的快速心房电活动为房颤发生的触发因素（trigger）。心房内由于功能性或解剖性传导阻滞或缓慢传导而形成的多个小折返，乃房颤发生和得以持续的基础或基质（substrate）。研究表明在伴有典型房扑的房颤患者中，85%以上的房颤是由起源于肺静脉的异位激动诱发，并且这些异位快速激动也可在诱发典型房扑后使其进一步转化为房颤。许多研究发现，房颤时心房内的多个折返环并非完全随机和无序的，其中一个折返环在房颤的发生及持续中可能起主导折返环的作用。因此，与下腔静脉及三尖瓣环之间峡部的缓慢传导相关的折返，不但可引起典型房扑，在房颤的发生和持续中亦可能起着重要作用。在房颤转变为典型房扑时，心房内的多个微折返由无规律变得相对有规律，且进一步合并融合（coalescence）为环绕着界嵴和欧氏嵴等解剖性阻滞部位的折返，成为典型房扑。抗心律失常药物引起心房内功能性的传导阻滞有利于房颤向典型房扑的转变。房扑的大折返在碎裂为足够数量的小折返或微折返后，房扑则演变成房颤。

右侧峡部线性消融可减少房颤发生的主要机制是改变形成房颤持续的基质，而肺静脉在这些患者的房颤发生和维持中起着重要的作用，所以，所有伴有房颤的典型房扑患者均应行环肺静脉的消融电隔离，但目前仍不清楚术前如何准确识别在肺静脉电隔离的基础上可从右侧峡部的线性消融中获益的房颤伴有典型房扑的患者。尽管如此，由于三尖瓣环和下腔静脉之间峡部的线性消融方法较成熟，目前对于合并典型房扑的房颤患者，在行肺静脉电隔离的基础上进行右侧峡部线性消融。据现有临床研究结果，不提倡对所有接受肺静脉电隔离的房颤患者常规进行右侧峡部线性消融。对于不伴房颤的单纯典型房扑患者，如果左心房已增大或伴有频发房性期前收缩或短阵房速等，为减低右侧峡部线性消融术后房颤发生率，是否应进行环肺静脉的消融电隔离目前尚无共识。

（三）心脏三维标测系统在房扑的诊断及射频导管消融治疗中的应用

1. *应用心脏三维电解剖标测系统（Carto）* 有助于房扑，尤其是非典型房扑的诊断，可协助确定折返径路和折返环内缓慢传导区的位置，有助于确定线性消融的部位，指导成功完成连续线性消融。应用Carto对大折返性和区域性折返性心动过速进行诊断和治疗，可明显提高诊断的准确性和射频导管消融的成功率。对于右侧峡部依赖型的典型房扑，应用Carto对右心房进行激动标测可以发现，右心房的激动顺序是围绕三尖瓣环的头尾相连的环形运动（图9-7，见彩图）。头尾相连的环形运动为大折返性心动过速应用Carto标测时的典型表现，标测到的心房激动时间等于或接近心动过速的周长，即心房的激动时间（ms）/

心动过速的周长（ms）≥0.8，亦为大折返性房性心动过速的特征之一。除此之外，应用Carto有利于评价各消融点是否彼此相连而呈线性。如果消融线仍有传导裂隙，应用Carto可帮助确定传导裂隙的部位和成功补点消融（图9-5，见彩图）。对于有器质性心脏病和心脏有转位或心脏明显增大的患者，Carto的应用价值更为突出。对于非典型房扑的患者，Carto与拖带技术的结合有益于明确诊断和确定折返环的路径，同样，对于区域性折返性房扑患者也是如此。此外，双极心内膜电图记录到的双电位或连续电活动的部位，常为传导阻滞区或缓慢传导区，电压标测也可发现和确定心房的低电压区或瘢痕区，将这些信息与房扑时心房激动的传导顺序和心脏解剖结构相结合，有助于确定线性消融的径路。

2. 应用非接触式标测技术（EnSite3000）　与网篮状标测电极导管也有利于大折返性房速的诊断及射频导管消融治疗。应该承认对于部分大折返性房速或非典型房扑的患者，即使应用各种特殊的标测技术，诊断和成功的射频导管消融都还有一定困难，难点在于折返性心动过速的正确诊断与折返环路的确定，合理而有效的消融线的选择和如何保证射频导管消融形成连续，均匀和透壁的损伤。若要成功射频导管消融治疗非典型房扑，术者须有丰富的心脏电生理知识，熟悉左、右心房各解剖结构的相互关系，熟练掌握心脏不同部位的导管操作技巧，也包括房间隔穿刺技术等。由于多数非典型房扑的患者有器质性心脏病或心脏外科手术史，其心脏各腔室有不同程度的增大和转位，并且可伴有心房肌的纤维化或瘢痕形成，给房扑的诊断和射频导管消融治疗也带来一定困难。

（四）非典型房扑的消融

1. 围绕二尖瓣环折返房扑的消融　对于围绕二尖瓣环折返的房扑，予左下肺静脉至二尖瓣环之间的线性消融可有效地阻滞围绕二尖瓣环的折返激动。二尖瓣环与左下肺静脉之间峡部成功线性消融的标志是在消融线的两侧起搏时，心房沿冠状静脉窦电极的激动顺序改变，符合峡部的双向传导阻滞（图9-8）。在消融线的外侧起搏时，正常情况下冠状静脉窦应是自远端至近端的顺序激动，成功消融后消融线内侧的激动顺序则变为自近端至远端，或无明显的激动顺序。在消融线的内侧起搏时，左侧峡部成功地线性消融后，消融线外侧是自远端至近端顺序激动，消融线两侧相邻的冠状静脉窦电极对心房电活动所产生的激动时间明显不同。沿消融线可记录到较宽距离的心房双电位，亦提示左侧峡部的成功线性消融。完成左侧峡部成功线性消融有一定难度，单纯心内膜面的消融达到左侧峡部双向传导阻滞的概率仅有30%～40%，因为位于心外膜的冠状静脉窦及Marshall静脉与左心房之间存在较多的肌性连接。因此，在冠状静脉窦内沿消融线进行放电，可以进一步提高左侧峡部的双向传导阻滞的成功率，可高达约90%。在冠状静脉窦内放电时，温度设置及能量输出均不应太高，所用射频能量与肺静脉口部消融所用射频能量相近。左侧峡部的线性消融，尤其是冠状静脉窦内的放电，有可能增加心脏压塞发生率，在冠状静脉窦远端的放电还有损伤左冠状动脉回旋支的风险。于二尖瓣环至左下肺静脉之间行线性消融时，如果消融线部位相对较高，即靠近左心耳的基底部，可提高心内膜面的线性消融的成功率，但该部位冠状静脉窦的远端距离左冠状动脉回旋支更近，冠状静脉窦内消融损伤回旋支的风险也更大。有研究提示，部分冠状动脉的心房支走行于二尖瓣环和左下肺静脉之间的左侧峡部，因此，左侧峡部线性消融有损伤冠状动脉心房支的可能，但临床意义尚不清楚。此外，走行于左侧峡部的冠状动脉心房支也影响该部位的成功线性消融。

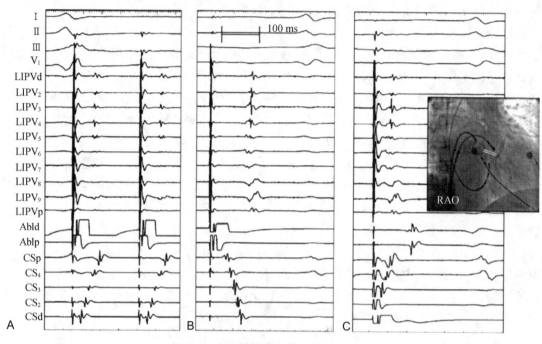

图 9-8　左侧峡部成功线性消融的评价

A. 左侧峡部成功线性消融前，消融线外侧起搏时冠状静脉窦（CS）由远端到近端顺序激动；B. 左侧峡部成功线性消融后，消融线外侧起搏时沿 CS 的心房激动顺序为近端早于远端；C. 左侧峡部成功线性消融后消融线内侧起搏时（CSd），位于消融线外侧的消融电极导管处的心房激动明显延迟。环状标测电极在左下肺静脉（LIPV）

　　从右侧肺静脉前方经左心房前壁到二尖瓣环的消融线的路径虽然较长，但所经过部位的心房肌结构较简单，应用射频能量较易达到透壁的连续线性消融的效果，可以成功地阻滞围绕二尖瓣环的折返。但应注意近二尖瓣环处的消融部位不可太低，否则有损伤房室传导系统导致房室传导阻滞的风险；近右侧肺静脉处的消融部位则不可太高，因右肺静脉前壁的较高部位连接左右心房的 Bachmann 束，肌束较厚，不易消融透壁而达到完全隔离。即使通过消融，在 Bachmann 束处形成完全阻滞，也可能影响左、右心房间电活动的传导。

　　2. 其他类型的非典型房扑的消融　对于围绕着左侧或右侧肺静脉折返的房扑，在环肺静脉的线性消融电隔离的基础上在左心房顶部进行连接两侧肺静脉的线性消融是有效的，而且于该部位进行线性消融容易达到透壁损伤及双向传导阻滞。极少数情况下，不能于该部位完成连续透壁的线性消融，阻滞围绕肺静脉的折返，可在左心房后壁行连接两侧肺静脉的线性消融，也能成功阻滞围绕肺静脉的折返。但左心房后壁消融有增加心房食管瘘的风险，应选用相对较低的能量输出，连接两侧肺静脉的消融线也应尽量靠近左心房的底部，在消融线的重叠部位不要反复多次消融等，可使心房食管瘘的风险降低。

　　对于其他类型的折返性心动过速，要求设计合理的连接心脏解剖或功能阻滞部位及瘢痕区的消融线，不但应能阻断环形折返激动，同时消融线的路径应尽量短，所经过的心内膜面也应尽量平整，要远离心内膜面明显凹凸不平的梳状肌或心肌结构复杂的部位，并且线性消融的导管操作在这些部位应较容易完成，否则就不能达到连续透壁的射频导管消融损伤，也就不能保证消融线的双向传导阻滞。我们在设计阻断折返激动的消融线时，还应充分考虑其可能对心房内传导或房室传导的影响，应避免消融线造成严重的电传导异常，包括房室间、心房间或心房内的电传导异常。有些患者可能有多个折返激动参与心动过速，若线性消融的部位能够阻断心房多个折返激动的共同传导通道，才能有效地预防心动过速的发生，否则对于这样的心动过速可能需要多个部位的线性消融。有心脏外科手术史或心房有较多瘢痕的心房扑动患者，常有多个折返激动参与其心动过速。

（五）导管选择、能量设定及并发症的预防

房扑的射频导管消融一般选用常规加硬、8mm 或冷盐水灌注的温控消融导管。应用 8mm 和冷盐水灌注的电极导管进行消融，由于消融的损伤较深和范围较大，可减少放电的次数、缩短手术时间。但如果消融径路上的心内膜不平整、有皱褶，则选用冷盐水灌注的电极导管可能有优势。有研究提示，房扑患者多数伴有心房不同程度的增大及心房内血流速度的缓慢，消融时缓慢血流对电极导管远端的降温作用减弱，在这种情况下使用冷盐水灌注的电极导管能够降低导管远端表面的温度，增加射频导管消融损伤的深度与范围。一般应选用远段弯度较大（≥ 2.5in/6.4cm）的消融电极导管对房扑行射频导管消融治疗，可选用蓝色或橘黄色的消融电极导管（Webster），尤其是对于心脏增大的患者更应如此。在消融过程中，如果发现电极导管与心内膜的贴靠不稳定，应及时加用长鞘管，经长鞘管到达三尖瓣环与下腔静脉之间的消融导管，稳定性明显增加。患者伴有中、重度的三尖瓣反流和（或）心脏明显增大时，应用长鞘管以增加消融电极导管远端的稳定性尤为重要，有利于缩短 X 线的曝光时间与放电时间。

应用普通加硬的温控电极导管消融时，温度一般设置为 60℃，能量输出设置为 40 ～ 50W，消融每一点的放电时间为 30 ～ 45s。对于其他类型折返性心动过速，应用 8mm 双感知的温控电极导管消融，设计合理的消融时，温度一般设置为 55℃，能量输出则设置为 60 ～ 70W，每一点消融放电时间与应用普通消融电极导管消融所用时间相同。应用冷盐水灌注的电极导管进行消融时，盐水灌注速度一般控制在 17 ～ 30ml/min，温度一般设置为 43℃，能量输出 35 ～ 40W。消融时应先选用较低的能量输出，无效时或消融的电极导管远端较难达到或接近预设温度时，可以适当增加射频导管消融的能量输出、延长每个消融部位的放电时间，有利于降低手术相关并发症。于冠状静脉窦内消融时，最好选用冷盐水灌注的电极导管，温度设置为 43℃，能量输出则应从 25W 开始。如果这一能量输出达到了预设温度，即应逐渐增加盐水的灌注速度；若 25W 的能量输出不能达到预设温度，则应适当增加能量输出。在冠状静脉窦远端消融时，能量输出的设置应低于近端和口部。

射频导管消融房扑的并发症与其他室上性心动过速相同，主要包括心肌穿孔、心脏压塞和血栓栓塞，以及与血管穿刺相关的并发症。由于射频导管消融房扑的部位远离心脏正常的房室传导系统，消融损伤所致三度房室传导阻滞的风险很低。研究表明，虽然房扑患

者的血栓栓塞发生率低于房颤，但持续性房扑转复为窦性心律的早期发生血栓栓塞的风险较高。因此，对于持续性房扑的患者，尤其是伴有血栓栓塞危险因素的患者，如高龄（＞75岁）、糖尿病、高血压、短暂性脑缺血发作（TIA）或脑卒中史及心力衰竭者，手术前后及术中的抗凝治疗与房颤患者相同。术前应用华法林进行3～4周的有效抗凝治疗，使国际标准化比率（international normalized ratio，INR）维持在2～3，术前3～5d停用华法林，若抗凝治疗强度INR降低至1.8以下时可以应用低分子肝素。手术当天停用低分子肝素，血管穿刺或房间隔穿刺完成后，静脉给予负荷量肝素100U/kg，然后每小时给肝素1000U维持，术后继续应用华法林抗凝治疗2～3个月。温控射频消融电极导管及冷盐水灌注消融电极导管的应用，由于其能够减少电极导管远端高温所致的血液凝结成痂和组织炭化，有利于进一步降低栓塞并发症的发生。

　　房扑的心脏电生理基础是心房内的大折返，射频导管消融治疗房扑的主要机制就是通过射频导管消融能量产生的热效应，人为地造成心房内电传导的阻滞线，并使这些阻滞线与心房既有的功能或解剖阻滞区相连，以阻断心房内的环形折返激动。典型射频导管消融治疗的成功率在95%以上，术后复发率一般低于10%。研究表明，对于伴有房颤的典型房扑患者，应同时进行房颤的射频导管消融治疗。用常规心脏电生理检查的方法对非典型房扑进行射频导管消融治疗，成功率相对较低。常规电生理检查方法对非典型房扑的准确诊断比较困难，包括折返路径的确定，以及有效可行的射频导管消融线的设计等。应用三维电解剖标测系统可明显提高非典型房扑的射频导管消融的成功率，使其接近典型房扑的射频导管消融治疗。应用8mm和冷盐水灌注消融电极导管及适时选用长鞘管，可进一步提高手术的成功率，缩短手术时间，并降低手术相关并发症。由于药物治疗房扑的效果不佳，而射频导管消融治疗房扑的疗效肯定、成功率高且并发症少，因此，射频导管消融治疗对于持续性房扑或反复发作的阵发性房扑患者是一线治疗方法。

（尹玉霞　卞　宁）

参 考 文 献

[1] Alqam BM, Von Edwins KN, Devabhaktuni S, et al. Oral Anticoagulation Discontinuation Following Catheter Ablation of Typical Atrial Flutter [J]. J Innov Card Rhythm Manag, 2021, 12(7): 4595-4598. doi: 10.19102/icrm.2021.120703. eCollection 2021 Jul.

[2] 刘俊，方圮华，等. 典型心房扑动导管消融治疗的新理念 [J]. 中国心脏起搏与心电生理杂志，2016, 30(1): 1-4.

[3] Sebag FA, Simeon É, Moubarak G, et al. Definition of success criteria for ablation of typical right atrial flutter with a single-catheter approach: A pilot study [J]. Arch Cardiovasc Dis. 2020,113(12): 791-796. doi: 10.1016/j.acvd.2020.05.021. Epub 2020 Oct 10.

[4] Bencsik G. Novel strategies in the ablation of typical atrial flutter: role of intracardiac echocardiography [J]. Curr Cardiol Rev, 2015, 11(2):127-133. doi: 10.2174/1573403x10666141013121843.

[5] 孙奇，郭晓刚，刘旭，等. 成功消融右房峡部依赖型心房扑动的径线位置及临床特点 [J]. 中国心脏起搏与心电生理杂志，2015, 29(6): 519-521.

[6] Golian M, Ramirez FD, Alqarawi W, et al. High-power short-duration radiofrequency ablation of typical atrial flutter[J]. Heart Rhythm O2, 2020, 1(5):317-323. doi: 10.1016/j.hroo.2020.09.002. eCollection 2020 Dec.

第 10 章

心房颤动的电生理特点和消融

心房颤动（房颤）是老年人临床上最常见的心律失常之一。该病可引起心悸、乏力、胸闷等临床症状及卒中等血栓栓塞并发症，并与心力衰竭、病态窦房结综合征等病症关系密切，轻者影响患者生活质量，重者可致残甚至致死。传统的治疗房颤的方法以药物为主，包括抗凝、控制心室率与维持窦性心律。控制心室率只是姑息性的治疗，而现有药物维持窦性心律的成功率并不理想，且具有多种不良反应。作为根治房颤的手段之一的导管消融，其探索始于 Swartz 等对外科迷宫术的模仿。Haissaguerre 等于 1998 年在新英格兰医学杂志发表肺静脉消融治疗房颤以来，房颤的导管消融进展迅速，已成为根治房颤的主要方法之一。

一、心房颤动的电生理特点

（一）房颤的驱动和维持机制

房颤是一种极为复杂的心律失常。早在 1906 年就有关于房颤机制的描述，19 世纪中叶，产生了"局灶驱动伴颤动样传导"与"多发子波折返"等重要假说。随着导管消融的广泛开展，对房颤的电生理机制有了更深入的认识。目前认为房颤的电生理机制可分为驱动机制和维持机制两大方面。尽管存在着个体差异，但病程较短的阵发性房颤大多以驱动机制为主，随着房颤的发作越来越频繁、从阵发性房颤逐渐发展为持续性房颤、病程亦越来越长，房颤赖以维持的结构基质与电生理基质的异常也愈加明显，成为房颤的主要电生理机制。

肺静脉驱动是大多数阵发性房颤的主要机制。转子在动物模型中表现为小折返，转子的位置大多位于肺静脉 - 左心房的连接处。当运行极快的转子遭遇心房的不应期不能保持 1 ∶ 1 的心房激动时即引起颤动样的传导。临床研究中发现，起源于肺静脉区域的心动过速可触发房颤，并使之维持，频谱分析则证实肺静脉区域与阵发性房颤的主频相关。但驱动房颤的心动过速也可发生于其他组织或部位，如 Marshall 韧带、上腔静脉、冠状静脉窦、左心房和右心房的其他区域。房颤机制的研究结果与目前导管消融的临床实践相符，隔离肺静脉能够使阵发性房颤的单次消融成功率达到 60% ～ 80%，即使房颤复发，其原因也多是由于肺静脉传导的恢复或肺静脉外其他驱动灶的驱动。而持续性房颤除了肺静脉或肺静脉以外的驱动机制外，尚存在着双侧心房结构和电生理性质的广泛改变，构成房颤维持的基质。对持续性房颤行导管消融时，常需行复杂碎裂电位（complex fractionated atrial electrograms，CFAE）、自主神经节和辅助线的消融以保证其成功率。

（二）常规标测和 Carto 系统引导下的标测

在行房颤标测时，通常需要放置冠状静脉窦电极。穿刺房间隔成功后行左心房及肺静脉造影，送入环状电极。结合体表心电图、标测导管与冠状静脉窦电极、环状电极记录的电信号以推测房颤的电生理机制、指导消融。环状标测电极导管远端有一固定直径（如15mm 或 20mm）或可调直径的环，环上嵌有 10 个电极，可记录肺静脉周径上的电激动。Carto 系统为目前最常用的三维电解剖标测系统，可以顺序记录标测导管所到之处的解剖位置与电信号，并能够实时显示标测导管的所在位置和头端形状。主要作用于：①构建心房的三维模型，引导标测导管走行，熟练的术者应用 Carto 系统可将阵发性房颤导管消融的 X 线透视时间减少至数分钟；②记录多点电信号，且能通过激动顺序图或电压图等不同方式展示出来，直观显示心房内的电信息。

1. 肺静脉开口及前庭的标测　窦性心律或心房起搏心律时，心房的远场电位在前，肺静脉的电位在后，而当出现起源于肺静脉的期前收缩或心动过速时，则肺静脉电位和心房远场电位的位置逆转，呈现从肺静脉至心房方向的传导（图 10-1A、C）。但不论是在窦性心律、心房起搏心律时，还是在房性期前收缩时，肺静脉开口周径上的激动并非一致，而是存在着一定的激动顺序。在窦性心律情况下，肺静脉电位最提前处往往是心房电位与肺静脉电位间期最短的部位，此现象提示，左心房与肺静脉之间的电传导并非均一，存在着"突破（breakthrough）"部位。

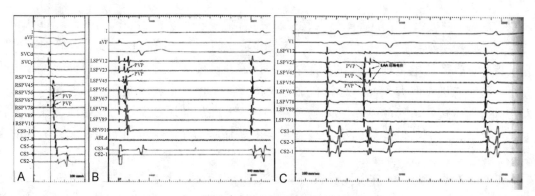

图 10-1　肺静脉环状标测的肺静脉激动顺序

A. 窦性心律下右上肺静脉（RSPV）的环状标测可以记录到双电位，前面的低钝电位为远场电位（*），后面的高频电位为 RSPV 肺静脉电位（PVP）；B. 左上肺静脉（LSPV）的环状标测，左侧心搏为冠状静脉窦远端起搏心律，右侧一个心搏为窦性心律，可见窦性心律下，心房远场电位（*）与 PVP 融合，冠状静脉窦远端起搏后两者分开；C. LSPV 的环状标测，第 1 和第 3 个心搏为窦性心律，中间一个心搏为起源于 LSPV 的房性期前收缩，可见窦性心律时 PVP 和左心耳（LAA）的远场电位融合，而在期前收缩时，PVP 跃至 LAA 远场电位之前

在标测过程中，右肺静脉电位易于判断。多数情况下，窦性心律时右肺静脉开口近端所记录到的高频电位即为肺静脉电位，该部位的心房远场电位较低钝（图 10-1A）。少数情况下，除了肺静脉电位外，在右上肺静脉还可以记录到 1 个相对高频的电位，该电位是否

是上腔静脉电位需要进行验证。左肺静脉则邻近左心耳，故窦性心律下左肺静脉电位常和左心耳远场电位融合于一起，低钝成分多为左心耳电位，而较晚且高尖的成分多为肺静脉电位（图 10-1B、C）。但有时左心耳的远场电位亦较高尖，两者难以区分，需要在起搏冠状静脉窦的远端或左心耳下进行标测，此时起搏信号可夺获左心耳，而与肺静脉电位分开，易于判断（图 10-1B）。

2.复杂碎裂电位的标测　复杂碎裂电位（CFAE）标测方法由 Nademanee 等首先报道，尽管还存在一些争议，但 CFAE 的标测及消融已成为持续性房颤导管消融的重要方法之一。Nademanee 等最早将 CFAE 定义为：①心房波碎裂电图是由 2 个或 2 个以上的波折组成和（或）连续 10s 以上无恒定基线的心房波且伴有延长的连续心房激动波；②有连续 10s 的心房激动，平均周长 ≤ 120ms。CFAE 的电位振幅为 0.05 ～ 0.25mV，双极电图记录的滤波在 30 ～ 500Hz。房颤的持续时间超过 5min 即可行 CFAE 标测。

在临床实际工作中，常用两种方法判断 CFAE：①术者目测局部电位连续、碎裂的区域以判断；②应用自动识别 CFAE 的软件进行判断。Carto 系统配置有 CFAE 自动识别软件，使用间期置信水平（interval confidence level，ICL）及最短复杂电位间期（shortest complex interval，SCI）等指标判定 CFAE。ICL 为 2.5s 时间内，某一区域记录到的心房电位的电压在 0.05 ～ 0.15mV，心房电位的间期在 70 ～ 120ms 的数量，ICL ≥ 5 表示该区域所记录到的碎裂电位具有高度的重复性，SCI 为最短的心房复杂电位之间的间期。

持续性房颤的 CFAE 主要分布区域包括肺静脉前庭、房间隔双侧、左心房顶部与左心房后壁下部等部位。从产生的机制上看，CFAE 是一种电学现象，包括电激动的碰撞、分裂、局部慢传导、折返环的锚定点或转子外围颤动样的传导等。这些机制的出现可能伴有局部心肌的组织学或病理改变，但也常出现于正常心肌。或提示与房颤发生及维持有关的特定结构，如脂肪垫分布区域或局部肌束的走行存在着各向异性等。在导管消融的临床实践中，CFAE 的消融常可使房颤终止或变为规则的房性心动过速，但其确切意义有待于进一步的研究。

3.消融术中或术后规则房性心动过速的标测　在持续性房颤的导管消融时，常可通过肺静脉隔离及 CAFE 消融使房颤变为规则房性心动过速，房颤导管消融术后心动过速的复发也常表现为规则的房性心动过速。这种术中或术后的规则房性心动过速是房颤导管消融的重要问题。其发生原因尚有争议，有些可能为房颤自身的本质性折返或局灶驱动所致，也有些可能是消融损伤所致心房局部电生理特性的改变而引起。其成功消融有赖于精细的标测及电生理机制的准确判断。

术中与术后规则房性心动过速的发生机制包括折返与局灶驱动两个方面，折返又按照其折返环的涉及部位分为大折返与局部折返。大折返包括围绕肺静脉前庭的折返、围绕二尖瓣环的折返和围绕三尖瓣的环折返 3 种可能，分别依赖左心房的顶部、二尖瓣环的峡部（mitral isthmus，MI）及三尖瓣环的峡部（cavo-tricuspid isthmus，CTI）。局部折返则以肺静脉双传导的缝隙间的折返和左心房间隔面的折返最为多见。偶可见到一些少见的折返环，如左心耳根部的折返，左右心房间依赖冠状静脉窦、Marshall 韧带及 Bachmann 束的大折返等。而局灶驱动的规则房性心动过速则以肺静脉传导缝隙与上腔静脉起源最为多见，偶可见到冠状静脉窦、Marshall 韧带及双侧心耳等少见部位的起源者。

标测规则房性心动过速的基本方法为激动标测与拖带标测。首先要判断心动过速所在的心腔，并明确其电生理机制是折返还是局灶驱动。在 Carto 系统引导下行激动标测不仅能明确房性心动过速下所标测心房的激动顺序，还能计算该心房总的激动时间。若该时间接近于心动过速周长，提示心动过速可能是位于该心房内的大折返，若心房总激动时间明显小于心动过速周长，则提示局部折返、局灶驱动或来源于对侧心房，但不能完全排除大折返，因有时心动过速折返环的标测不完整，后者可能是技术原因，也可能是解剖原因。激动顺序标测可以清晰地显示心动过速是局灶或是折返，但要在激动顺序标测的基础之上完全肯定折返机制还需要进行拖带标测。若在某点拖带标测时起搏的后间期（post pacing interval，PPI）与心动过速的周长接近，提示该点位于折返环内（图 10-2，见彩图）。当然，在未行激动顺序标测时单纯采用拖带标测方法也可确定折返环，但有时会有假象需要识别。

4. 上腔静脉的标测　以往研究表明，6%～12% 的阵发性房颤是由上腔静脉的异位期前收缩所诱发，在非肺静脉起源的房颤中 37% 是由上腔静脉触发。因此，在房颤导管消融之前应仔细阅读房颤发作时的体表心电图，上腔静脉起源房颤的典型体表心电图表现为期前收缩的 P 波或房颤波的形态与窦性 P 波接近，通常为 Ⅰ 导联直立，Ⅱ、Ⅲ、aVF 导联直立，aVL 导联直立或浅倒置，V_1 导联正负双向，下壁导联（Ⅱ、Ⅲ、aVF）的 P 波或颤动波高于窦性 P 波（因上腔静脉的起源点高于窦房结）（图 10-3A）。上腔静脉邻近右上肺静脉，两者区别就在于上腔静脉起源的期前收缩在 V_1 导联的 P 波形态有 53% 为正负双向或等电位，而右上肺静脉起源的期前收缩在 V_1 导联的 P 波均为正向。如果术前根据体表心电图怀疑为上腔静脉起源的房颤，或在肺静脉电隔离后诱发出房颤，应进行上腔静脉的标测（图 10-3B）。环状电极在窦性心律下置于上腔静脉局部可记录到双电位，首个电位是心房远场电位，第二个是上腔静脉电位，在上腔静脉期前收缩诱发出房颤时，电位出现反转，上腔静脉电位出现于心房电位之前。

（三）非接触性标测系统引导下的房颤标测

应用非接触性心内膜激动的标测系统（EnSite 3000）可以对某心腔在一个心动周期中的整个心内膜激动进行标测并显示。在房颤的导管消融治疗中主要采用 EnSite Nav X 技术（图 10-4），在不使用 Array 球囊时，EnSite 3000 可用作纯粹的导航工具。Nav X 技术是从 3 对体表电极发出电场信号，每一个导管电极每秒钟定位 93 次，在三维空间中最多可同时观察 12 个导管和 64 个电极。该技术与接触性标测类似，具有三维空间定位和激动顺序标测的功能，在导管逐点标测感兴趣心腔的心内膜后，用相应软件构建虚拟的心腔，实时显示导管在心腔内的移动，并可标记该心腔内标测和消融的三维位点。该系统还引入了影像融合功能。

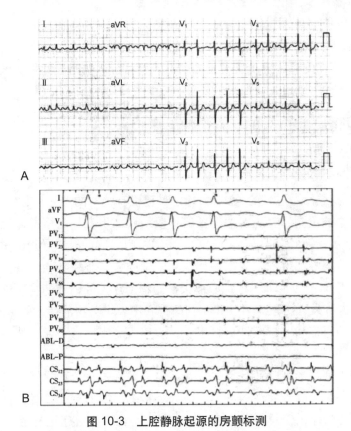

图 10-3　上腔静脉起源的房颤标测

A. 体表心电图见Ⅱ、Ⅲ、aVF 导联直立、高大，V₁ 导联正负双向；B. 房颤心律下将环状电极导管置于上腔静脉内，见激动频率远快于冠状静脉窦，且早于冠状静脉窦激动

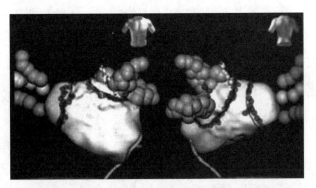

图 10-4　EnSite Nav X 系统引导下的肺静脉隔离

（四）其他标测技术

主要有①心腔内超声：该技术即可指导导管在心脏内的移动，还可对解剖变异相关性心律失常进行电机械标测。②磁导航及远程导管消融系统：该系统可使术者免于 X 线暴露、易化导管操作并提高其稳定性。Carto-RMT 技术把 Carto 系统功能与磁导航系统功能相结合，可能是目前最有应用前景的电生理标测及导航技术之一。③机械手操纵导管：该系统为一种精度极高的力反馈设备，其重力补偿、实时速度监控等功能可极好地实现精微控制，

结合三维影像系统能够可视化地在心腔内精准操纵其专用导管。临床实践证实其治疗效果近似于常规方法。近年来不断出现但尚未广泛开展的探索性的三维标测系统，包括旋转式血管造影（RA）三维成像系统、实时三维超声定位系统、实时磁共振成像系统及红外影像技术等。随着技术的不断进步，房颤的标测将变得越来越精确和便捷。

二、心房颤动（房颤）的导管消融治疗

（一）适应证

目前房颤的射频导管消融除左心房血栓之外已没有绝对的禁忌，然而，由于各类房颤的消融难度及成功率的不同，在决定消融前应审慎地评估患者临床情况，选择获益最大的治疗方案。在 2010 年欧洲心脏病学会（ESC）房颤指南中房颤射频导管消融的 I 类与 II a 类适应证包括：①若房颤消融术前或术中记录到明确的典型心房扑动，其消融应作为房颤消融术的一部分（I b）；②至少一种抗心律失常药物治疗无效，或药物不能耐受，或不愿长期服药的有症状的阵发性房颤患者（II a）；③抗心律失常药物治疗无效，或药物不能耐受，或不愿长期服药的有症状的持续性房颤患者，病程＜ 1 年，射频导管消融可作为治疗方法的选择（II a）。

该指南还将下列情形列为 II b 类适应证：①房颤合并心力衰竭且胺碘酮难以控制症状者；②无器质性心脏病的阵发性房颤，经充分心室率控制仍有症状者，可首选射频导管消融而无须试用药物治疗；③长时程持续性房颤有症状且药物治疗无效者。

（二）术前准备

患者术前应完善以下常规检查：①血 / 尿 / 粪常规、肝肾功能、凝血功能、甲状腺功能的测定，排除血液系统疾病、甲状腺疾病等以指导术中及术后用药。②胸部 X 线检查及经胸超声心动图，以除外结构性心脏病。③经食管超声心动图（TEE），以评价心脏、大血管结构有无异常，特别是要确定心房内及左心耳是否存在血栓。最好安排在射频导管消融术前 48h 内进行 TEE 检查，以降低血栓栓塞并发症的风险。④左心房和肺静脉的计算机断层扫描或磁共振扫描，同时重建心脏与肺静脉，进一步明确心脏的解剖结构，为手术提供基础的影像资料。

房颤射频导管消融术前无须停用抗心律失常药物，为了最大限度地降低围手术期血栓栓塞事件的风险，建议根据房颤患者的 CHADS$_2$ 评分及房颤类型给予合理的抗凝治疗。持续性房颤与 CHADS$_2$ 评分≥ 1 分的阵发性房颤患者，需服用华法林≥ 3 周、并维持 INR 于 2 ~ 3，消融前可以静脉注射普通肝素或皮下注射低分子肝素替换华法林作为过渡治疗，近期也有较多的研究表明射频导管消融时并不需要停用华法林。而 CHADS$_2$ 积分为 0 分的阵发性房颤，也可采用上述策略或以口服阿司匹林 75 ~ 325mg/d 替代。但对于 CHADS$_2$ 积分≥ 1 分者，术前进行≥ 3 周的华法林抗凝治疗并无随机对照的临床研究证据。且房颤行射频导管消融导致卒中并发症的影响因素很多，将卒中并发症完全归因于术前未行华法林的抗凝可能并不合理。

术前应全面复习患者的心电图、24h 动态心电图（应包括窦性心律及快速心律失常发作时）和其他心电生理资料，如经食管电生理检查和既往的有创电生理检查资料。要明确房颤的类型、是否既往合并有心房扑动、有无房颤射频导管消融史，以利于制订合适的消融策略，预测术中可能的风险及手术成功率，并向患者及其家属说明手术过程、成功率及可能的并发症等，并获得患者及其家属的签字同意。

（三）消融方法

1. 导管消融策略　局灶驱动尤其是肺静脉驱动为阵发性房颤的主要机制，因而以肺静脉为消融靶点并以肺静脉的隔离为消融终点的策略，得到广泛认可并取得了较一致的成功率。但对于持续性房颤而言，仅隔离肺静脉还远远不够，尽可能消除心房的维持基质是导管消融成功的关键。波尔多 Haissaguerre 小组采用的步进式（stepwise）消融策略具有代表性，主要为依次行肺静脉的隔离、CFAE 消融与左心房顶部、MI 及 CTI 消融直至房颤终止，有时还要予以上腔静脉隔离及冠状静脉窦消融。另一些中心还进一步消融左心房前壁线和底部线等部位。尽管不同中心的式型不同，但不外乎线性消融与 CFAE 消融两种基本方法。其他的消融方法还包括去迷走神经的消融、主频和房颤巢消融等。

鉴于传统的步进式消融术时间极长、心房损毁的范围广泛，术中规则房性心动过速多为肺静脉传导恢复和左心房顶部、MI 及 CTI 依赖的大折返，而左心房的前壁线和间隔 CFAE 的激进消融可能引起左心房的激动延迟甚至双房分离。因此，北京安贞医院多采用"2C3L"的消融策略，即先后行肺静脉的隔离、左心房顶部、MI 和 CTI 消融，若未转为窦性心律则予电复律，在窦性心律下补点消融以确保肺静脉电隔离和 3 条消融线阻滞，最后予猝发刺激及异丙肾上腺素诱发试验，以心动过速不能诱发作为消融终点。此方法技术路线固定，结果重复性好，且无左心耳激动延迟不良后果，再次消融亦比较容易。

2. 肺静脉隔离术　肺静脉隔离为房颤导管消融的基石。消融时应于肺静脉开口外略偏心房侧进行，若消融部位过深可增加肺静脉狭窄风险，过于偏房侧则隔离难度较大。应结合多种方法进行肺静脉开口的判断：①肺静脉造影。右前斜位造影可清晰地显示双侧肺静脉的开口（图 10-5A、B）。②标测导管走行。先将标测导管送入肺静脉深部，稍微打弯后缓慢回撤，导管头端突然滑落（drop-off）入心房处即为肺静脉与心房的连接处。③局部电位特征。肺静脉前庭部多表现为较碎裂的、心房电位与肺静脉电位融合的局部电位（图 10-5C），若肺静脉电位与心房电位较分离，肺静脉电位的成分单一，提示标测导管位于肺静脉内，若出现单一高幅的局部电位则提示标测导管位于心房内。

在 Carto 系统的引导下，一般取两个体位进行肺静脉前庭的消融，一个体位展示肺静脉开口的全周长，另一个垂直于肺静脉开口的平面，以监测消融深度。例如，消融右肺静脉的前缘时使用右侧位（RL）与前后位（AP），消融右肺静脉的后缘和左肺静脉的后缘时使用后前位（PA）与 RL 位，消融左肺静脉的前缘时使用 PA 位与左侧位（LL）等。左肺静脉前沿与左心耳之间只有很窄的嵴样结构，导管很难在嵴上保持稳定，常滑入左肺静脉内或左心耳，从而影响左肺静脉的电隔离，此时就需要在肺静脉口内侧几毫米处进行消融。消融时要使用冷盐水灌注射频导管，设置适当的功率与温度，例如：预设功率输出不高于

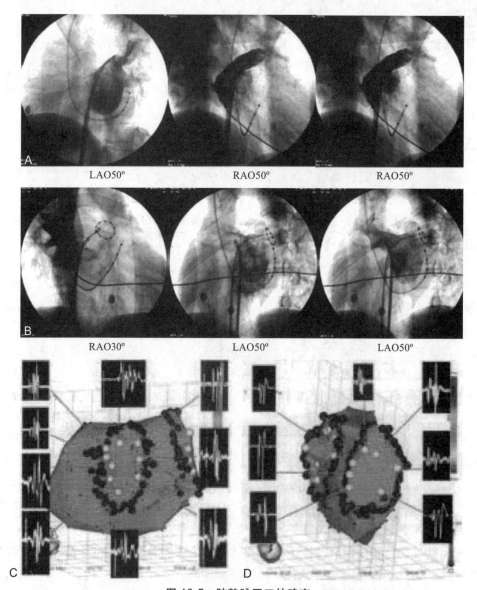

图 10-5　肺静脉开口的确定

A. 左肺静脉造影；B. 右肺静脉造影；C. 环肺静脉开口各处电位图形

图 10-5A、B 摘自：郝蓬，董建增，刘兴鹏，等 . 选择性上肺静脉造影显示下肺静脉开口位置的研究 [J].
中国心脏起搏与心电生理杂志，2007，21（3）：227-229.

45W，温度设为 35℃，灌注速度为 17ml/min。放电过程中肺静脉电位的降低或消失被视为消融有效，可巩固放电 30s，在左心房的后壁消融时应缩短放电时间，以避免发生左心房 -食管瘘。

　　国际上多数中心使用环状电极进行环肺静脉标测。环状电极可在消融手术过程中同步监测肺静脉开口整体的激动顺序的变化，如果在消融某点时环状电极的各处记录到肺静脉电位顺序的明显改变，则该部位即为传导的突破部位或缝隙所在。有些学者还把环状电极作为消融深浅的判断标准之一，而使用 15mm 的环状电极时，术者为了保证其稳定性，很容易将环状电极放置过深。环状电极的局限性还在于其直径无法保证与每一根肺静脉相匹配，亦不能确保环状标测电极与肺静脉的长轴相垂直，因此还会影响肺静脉电位及其激动顺序的判断。此外，通过环状电极标测肺静脉来间接判断肺静脉前庭消融线上的传导缝隙，只能大致把传导缝隙限定在一个较大的区域内，而无法较准确地确定传导缝隙的位置。因此，也可应用单导管法隔离肺静脉。应用单导管环肺静脉消融之后再沿肺静脉开口重新标测（图 10-6），激动最早的位置即为传导缝隙的位置所在。如果存在着多个传导缝隙，可在消融第一个传导缝隙后再次进行标测。实际应用时可以探查肺静脉前庭的顶部、底部、前部、后部 4 个点，根据其激动出现的早晚将缝隙局限于较小的范围，可快速确定缝隙所在位置。但是，应用单导管法隔离肺静脉于窦性心律下易于实施，而在房颤节律下隔离肺静脉有一定难度。

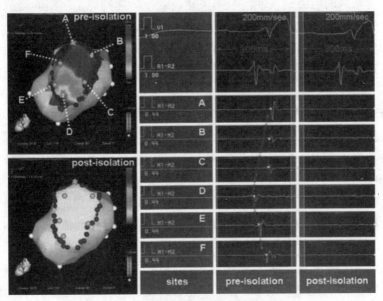

图 10-6　单导管标测右侧前庭单个传导缝隙
pre-isolation. 隔离前；post-isolation. 隔离后；sites. 位点

3. **CFAE 消融和去迷走神经消融**　CFAE 消融是消除或"改良"持续性房颤维持基质的重要术式，在持续性房颤导管消融过程中，常可在 CFAE 消融时直接终止房颤，或可通过消融 CFAE 起到"除颤"作用，从而使房颤逐渐变得规整，显现出本质性的规则房性心动过速。Nademanee 等报道仅消融 CFAE 可使 62% 的持续性房颤于术中终止。而 Haissaguerre 等采用的包括消融 CFAE 在内的步进式的消融策略中，高达 87% 的持续性房颤在术中终止。然而，Oral 等报道对持续性房颤患者行左心房与冠状静脉窦 CFAE 消融的单次成功率仅达 33%，二次消融后成功率也仅有 57%。2009 年，Oral 等又对于肺静脉前庭隔离的基础上施行 CFAE 消融的额外获益进行了评估，结果显示对照组与 CFAE 消融组的单次成功率（36% vs 34%，$P=0.84$）和二次手术后的累计成功率（68% vs 60%，$P=0.40$）差异均无统计学意义。事实上，在 Haissaguerre 等的研究中，除了进行 CFAE 的消融外也常需行线性消融，50%以上于术中终止房颤的患者须行左心房顶部线及MI消融。因而，目前多数中心仅把CFAE的消融作为肺静脉隔离与线性消融之外的辅助手段。

去迷走神经的消融通常是在环肺静脉前庭线性消融的基础上进行的，线性消融后，进行高频刺激，确定左心房心外膜迷走神经节的分布区域，出现迷走反射的部位即为迷走神经节所在区域，随即对这些部位施以射频导管消融。有研究显示持续性房颤在肺静脉隔离基础上消融迷走神经节可提高术后成功率，在左心房线性消融过程中出现去迷走神经支配者复发率也显著降低。然而，去迷走神经消融尚不能成为独立的消融术式，而只能作为其他消融方法的辅助措施。

4. 线性消融　持续性房颤射频导管消融的重点在于线性消融，由于解剖结构的复杂性及现有射频能源的局限性，MI和CTI的线性消融也是整个手术的难点，常占据手术的大部时间。确保消融线的阻滞是线性消融的关键，若不能达到完全阻滞而形成缓慢传导，反而会有致心律失常的作用，因此，线性消融的技术与操作至关重要。

(1) 左心房顶部线的消融：左心房顶部线在双侧肺静脉的上缘之间，消融部位通常略微偏后。X线透视常用AP、RAO 30°及LAO 45°体位，取决于术者的习惯。左心房的三维解剖图采用RL和PA位。RL位能够明确消融电极的方向和前后位置，PA位则易评估消融电极与双上肺静脉的位置关系及高低。通常采用盐水灌注消融导管，预设温度应≤50℃，采取导管与顶部线垂直的消融方法时预设功率为30W，采取导管与顶部线平行的消融方法时预设功率为35W，流速为17～50ml/min，以保证功率的输出，每点消融持续时间为60～120s，每点消融的终点为局部电位的消失或出现双电位。消融可由左向右或自右向左进行，取决于不同的操作方法，如可采取反弯法，鞘管指向左上肺静脉，而消融导管与鞘管走行相反，指向右上肺静脉的开口外，然后松开导管及回撤，完成自右向左的消融。采用何种方法取决于左心房的大小及整体构型。

(2) MI的消融：通常所说的MI是指二尖瓣环的侧位峡部，即左肺静脉的下缘至二尖瓣环的连线，MI消融时Carto取PA位及LAO位，并结合X线影像，投照体位因术者经验的不同而异。采用冷盐水灌注导管，预设温度≤50℃，预设功率输出＜42W，流速＜60ml/min，适当调节盐水流速以保证设定的功率输出。每点放电时间应足够。当局部电位发生显著变化，冠状静脉窦近端电极的起搏信号至局部心房波间期延长或局部出现双电位视为局部消融有效。

MI的消融多以LAO 45°体位时二尖瓣环2点至3点区域为消融的起点。如果过于接近冠状静脉窦口侧，峡部较厚并且冠状静脉窦的血流散热作用较强，则难以阻断；如果过于接近心耳，则操作困难，消融导管远端的大弯紧贴峡部，适当送弯并调整合适的外鞘高度以增加贴靠，同步顺钟向旋转而向左下肺静脉靠近（反之，则向二尖瓣环方向靠近），逐点消融直至左下肺静脉的开口外。MI附近的结构复杂，很多毗邻结构如Marshall韧带、左心耳、左上肺静脉等均参与左心房内的折返。故而，MI的消融范围并不只局限于瓣环至左下肺静脉口，有时需将消融线继续延伸至左上肺静脉与左心耳之间的嵴部，以消融位于此处的Marshall韧带，有时还需延伸至左心耳根部。

冠状静脉窦和心房之间存在着肌束连接，心内膜侧的消融不能阻断该连接时则需行冠状静脉窦内的心外膜消融。若消融导管在心内膜侧记录到局部A波至冠状静脉窦的起搏信号出现传导延迟，相连的冠状静脉窦远端电极所记录的局部 A 波未出现传导延迟，则提示需冠状静脉窦内消融。将消融导管送入冠状静脉窦内进行标测，碎裂电位或提早的 A 波即为心外膜传导缝隙所在位置。冠状静脉窦内消融须使用盐水灌注导管，预设温度应 ≤ 50℃，预设功率为 20 ～ 30W，流速控制在 17 ～ 60ml/min。在冠状静脉窦内消融时消融导管应适当打弯以使消融电极与冠状静脉窦的心房侧接触。消融中如阻抗升高应随时终止放电。

（3）CTI 的消融：CTI 是指下腔静脉口至三尖瓣环间的连线，为避免损伤房室传导，消融时应尽量避免消融下腔静脉口至冠状静脉窦口的连线。消融 CTI 时可结合 RAO 30°与 LAO 45°的 X 线影像，Carto 系统取 RAO 与 LAO 加足位。RAO 位能充分展示峡部消融线的全长，有助于确定峡部消融线的起点及终点，还有助于判断标测消融导管与希氏束及冠状静脉窦的位置关系。LAO 位则有助于判断标测消融导管与房间隔之间的关系，为控制导管不偏离消融线提供参照。冷盐水灌注导管的功率和温度设置与 MI 消融类似。

消融 CTI 时应首先确定希氏束及冠状静脉窦口的位置。若消融难度较大时可行下腔静脉造影以了解 CTI 解剖，尤其要了解有无特殊结构（嵴形及暗槽样结构）的存在。根据下腔静脉造影显示的瓣环边缘以及局部小 A、大 V 波的比例来确定峡部消融线的起点，消融自三尖瓣环开始（起点），逐点消融直至下腔静脉的入口（终点）。当导管接近下腔静脉入口时，记录的心房波消失，透视下导管有滑落入下腔静脉的动作，放电时患者疼痛明显。越接近下腔静脉的入口，所需要导管的弯度越小，同时需要同步回撤导管及鞘管。若顺钟向旋转导管，头端即朝向间隔侧，若逆钟向旋转导管，头端则偏向游离壁侧。如存在暗槽样结构，则需要特殊的导管造型才能够实现有效地贴靠。

5. 上腔静脉消融　通常在三维标测系统、X 线透视及环状标测电极的指导下进行上腔静脉的隔离。首先行上腔静脉造影以确定上腔静脉和右心房的交界，但造影确定的交界低于解剖学的交界，应用心腔内超声指导确定上腔静脉与右心房的交界更加准确。消融时需结合 X 线透视影像（可使用 RAO 30°、PA、LAO 45° 体位）与导管的滑动来定位消融点的位置。三维标测系统作为一种补充，不仅可以标记消融位置，还可重建上腔静脉和左心房的三维构型，且可进行激动顺序的标测。冷盐水灌注导管的功率、湿度及灌注速度与肺静脉隔离术相同。

上腔静脉的隔离最好在窦性心律下进行，以便及时发现窦房结损伤的发生。在环状电极指导下进行上腔静脉节段性的隔离方法可参照肺静脉的电隔离。上腔静脉与右心房仅有少数肌束相连，主要位于间隔侧与游离壁侧，不必进行环行消融。若存在多处肌束连接，因间隔侧的消融无损伤窦房结和膈神经的风险，故应首先消融间隔侧，然后再消融游离壁侧，可精确定位传导缝隙，以最大限度减少对窦房结和神经的损伤。在上腔静脉的外侧壁消融时，为避免损伤膈神经，应在拟消融的位点起搏消融导管，在 X 线的透视下观察有无膈肌刺激，应避免在发生膈肌刺激处进行消融，另外，窦房结位于上腔静脉入口下方的前外游离壁侧，而造影交界往往低于真实交界，所以消融位点应该定在造影交界上约 2cm 处，有助于避免窦房结的损伤。

6. Marshall 静脉的无水酒精消融　研究发现 Marshall 静脉可能与房颤的发生与维持相关 [1]。针对持续性房颤，在肺静脉隔离的基础上对 Marshall 静脉予以无水酒精消融，其可能有效的机制为：消除了潜在的 Marshall 静脉起源的触发；去除了伴行于 Marshall 静脉的神经节；而 Marshall 静脉的无水酒精消融对局部心房的组织毁损有助于提高左侧肺静脉的隔离成功率，并且有助于二尖瓣峡部线的阻断，因此在某种程度上可以认为是二尖瓣峡部线消融的加强。VENUS 研究显示，在标准肺静脉隔离的基础上行 Marshall 静脉无水酒精消融可降低房颤/房速的复发风险。

（四）消融终点

房颤导管消融的各步均有其消融终点，如肺静脉或上腔静脉的隔离、各条消融线的阻滞等。确实达到这些消融终点是确保手术成功的前提。就整台手术的终点而言，阵发性房颤以不能诱发心动过速或诱发出的心动过速不能持续作为终点。诱发方案包括：①异丙肾上腺素静脉滴注；②左心房的猝发刺激至 1：1 夺获心房的最短起搏周长。有研究表明，以不能诱发作为手术的终点可找出肺静脉外的房颤驱动机制，提高阵发性房颤的消融成功率。但也有学者认为，许多无房颤病史的患者经猝发刺激也能诱发出房颤，因此术后诱发出的心动过速很可能不具临床意义。而持续性房颤的射频导管消融一般不进行术后的诱发试验。但在北京安贞医院的"2C3L"策略中包括诱发试验，其目的是要去发现能否诱发出少见部位或异位驱动的心动过速，或阵发性室上性心动过速。实际上，多数患者在验证肺静脉隔离及各条消融线阻滞后的诱发试验呈阴性。而在部分心房很大、病史较长的患者，所诱发出的心动过速可能不具临床意义。总而言之，持续性房颤的消融是否以诱发阴性作为手术终点，或者那些患者不需要进行术后的诱发试验有待进一步的研究。

1. 肺静脉与上腔静脉隔离的判断　肺静脉电隔离即刻成功的标准主要有 2 个：①肺静脉电位的消失；②肺静脉内起搏、自发节律或机械刺激不能传出（传出阻滞）。在非肺静脉起源的房性心律或窦性心律下，肺静脉电位的消失提示心房向肺静脉内的传入阻滞；通过观察肺静脉内的起搏、机械刺激（传出阻滞最简单的评价方法）或自发节律时，肺静脉电位与心房电位的关系判断传出阻滞，其中用消融导管于肺静脉内进行机械刺激是最简单的评价传出阻滞方法，较为简单的方法是将消融导管置入上肺静脉内并且形成一定弯度，然后适当回撤而滑入下肺静脉，且保证消融导管不滑出消融环外，在滑动过程中如果心房节律出现变化，通常提示肺静脉未得到完全隔离，即使应用环状标测导管也记录不到肺静脉电位；如果回撤过程中产生了肺静脉电位，但是心房节律不变，提示肺静脉的传出阻滞。验证左肺静脉隔离时，可能会在其前缘记录到较高尖而酷似肺静脉电位的左心耳远场电位，此时需进行左心耳或冠状静脉窦远端的起搏，以判断左肺静脉是否已成功隔离，当然最简单的办法还是根据消融过程中电位的动态变化来判断。

2. 左心房顶部线阻滞的验证　判定顶部线的传导阻滞需满足以下任一条件：①起搏左心耳或将电极导管送至冠状静脉窦远端起搏左心房的前壁，左心房后壁的激动顺序为足头方向；②沿顶部消融线记录到间期超过 50ms 的双电位。因多数患者窦性心律下左心房的最早激动部位在 Bachmann 束插入处，而左心房后壁的激动顺序为头足方向，如果左心房后壁的激动顺序变为足头方向，也可判定顶部线的传导阻滞，这种方法简单且可靠。

3. MI 双向阻滞的验证　在有经验的心电生理诊疗中心，二尖瓣峡部的完全阻断率为

76% ～ 92%，这其中有 68% ～ 75% 需在冠状静脉窦内进行消融。由于 MI 的阻断困难，也有学者并不强求达到峡部的双向传导阻滞，以期减少并发症的发生，但是未阻断的峡部常会有致心律失常的作用，留下术后复发的隐患。

验证 MI 的双向传导阻滞主要为在峡部的两侧起搏，观察消融导管与冠状静脉窦电极的激动顺序。如图 10-7 所示，冠状静脉窦标测电极导管和消融导管分别位于峡部的消融线两侧，正常情况下在冠状静脉窦远端起搏时，消融导管所记录的传导顺序为由远端至近端；如果峡部被完全阻滞，冠状静脉窦的起搏不能横跨峡部传导、仅能绕行间隔侧心房、房顶，然后向左心房的侧壁传导，所以消融导管记录的顺序变为由近到远。同样，在峡部未阻滞时，起搏消融导管（于消融线对侧），冠状静脉窦电极记录的激动顺序应为由远至近；当峡部阻滞时传导只能绕行心房前壁、房间隔，所以冠状静脉窦电极记录的传导顺序变为由近端至远端。但是，即使满足以上所有的阻滞判定标准也不是 100% 的完全阻滞，因为峡部残余的传导缝隙可以通过左肺静脉与左心耳之间的嵴部缓慢传导，另外还可通过心外膜甚至通过 Marshall 韧带而缓慢传导。

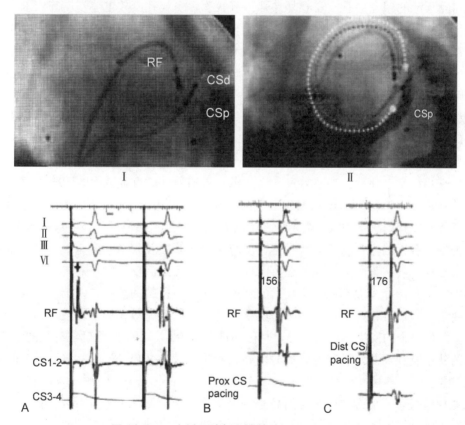

图 10-7　二尖瓣环峡部阻滞的验证（AP views）

A. 消融导管远端起搏；见冠状静脉窦近端早于远端；B. 冠状静脉窦近端起搏，消融导管远端 SA 间期为 156ms；C. 冠状静脉窦远端起搏，消融导管远端 SA 间期为 176ms，长于冠状静脉窦近端起搏时，提示二尖瓣峡部已达双向阻滞

I . 前后位（AP views）描记出图 A 时消融导管及冠状窦电极位置。Ⅱ . 前后位（AP views）描记出图 B、C 时消融导管及冠状窦电极位置

4. CTI 阻滞的验证　CTI 消融终点的判定与 MI 消融终点判定类似，要求评价双向阻滞。在冠状静脉窦口起搏下于峡部阻滞线的全程可记录到双 A 波，如果双 A 波的间距 ≥ 110ms 或者当双 A 波的间距 ≥ 90ms 但双 A 波之间为等电位线即可证明峡部的双向阻滞，以这个标准来判断峡部的阻滞不需要在低位右心房进行起搏。其他证明峡部阻滞的电生理方法还有：①起搏冠状静脉窦的近端，之后将消融导管（双极记录）从消融线上移至消融线稍外侧，双极电图出现极性逆转；②起搏冠状静脉窦的近端，之后将消融导管（单极记录）紧贴于消融线外侧，峡部阻滞前为 QS、RS、rS 波形，阻滞后变为 R 或 Rs 波；③起搏低位右心房，体表心电图下壁导联的 F 波由峡部阻滞前的负向波变为阻滞后的正向波，F 波的终末部分表现明显。

（五）主要并发症及处理

1. 心脏压塞　心脏压塞为房颤导管消融术中最为凶险的并发症之一，发生率为 0.2% ~ 6%，高于普通射频导管消融。心脏压塞发生的原因包括不当操作导致心房尤其是左心房间隔顶部的憩室穿孔、左心耳穿孔、冠状静脉窦穿孔及放电爆裂伤等。术中患者一旦出现脉搏减弱、胸闷、恶心、呕吐、血压下降，应立即行心脏 X 线透视，如发现心脏搏动减弱，应高度怀疑心脏压塞，尤其是出现心影扩大及 RAO 30° 体位透视下心影内出现明确的远离心影外缘的透亮带时基本上可确诊心脏压塞，有条件者应紧急行超声心动图检查进行确诊与观察。若症状持续加重或心包积液量大，须立即行心包穿刺，留置猪尾导管予以心包引流。如术中应用肝素，则应给予鱼精蛋白对抗。快速输液，并准备输血。经上述处理后仍继续出血者须尽早外科手术处理，必要时在导管室内开胸处理，转送外科手术室者应当保持有效的引流，降低低血压所致脑损伤的风险。

2. 肺静脉狭窄　肺静脉狭窄被定义为造影显示肺静脉的直径减少 > 50%。早期采取肺静脉内的点消融时肺静脉狭窄的发生率较高，现已降至 0.5% 左右，绝大多数的肺静脉狭窄出现于房颤导管消融术中，少数出现在消融术后。肺静脉狭窄可分为症状性与无症状性，以后者为主。有无临床症状及症状严重程度与狭窄血管数及狭窄程度有关。最为常见的症状为呼吸困难，其次为咳嗽，其他还有胸痛、咯血、低热、反复发作而抗生素治疗无效的肺部感染等。其治疗尚无定则，无症状的肺静脉狭窄除持续的抗凝预防肺静脉血栓形成外并不需要更加积极地治疗，症状性肺静脉狭窄的药物治疗无效，通常需进行介入治疗以缓解狭窄，而再狭窄的发生率较高，必要时行外科手术治疗。由于缺乏确实有效的治疗手段，肺静脉的狭窄重在预防。肺静脉隔离时准确判断肺静脉的开口，避免肺静脉内长时间的消融至关重要。

3. 膈神经损伤　房颤导管消融所致膈神经损伤的发生率为 0 ~ 0.48%，其多发生于右心房、右上肺静脉或上腔静脉消融时。部分患者的左侧膈神经走行于左心房的耳顶部，因此也可受损。其影像学的诊断标准包括：①术中 X 线透视发现患侧的膈肌运动度减弱甚至麻痹；②术后 X 线透视发现患侧的膈肌上抬、肺膨胀不全或与对侧肺相对比的容量减少。预后一般良好，但长期预后有待进一步研究。为避免膈神经的损伤，消融前在可能损伤膈神经的部位，常规行高电压刺激以确定是否靠近膈神经。如确实需在靠近膈神经附近消融，则应在消融过程中持续地 X 线透视以观察横膈运动与心影运动。

4. **栓塞**　以脑栓塞或短暂性脑缺血发作（TIA）最为常见。房颤术中消融所导致的动脉血栓总的发生率为 0 ～ 7%，Bertaglia 等多中心的注册研究结果显示房颤消融导致脑卒中的发生率是 0.5%。还有报道房颤消融术可导致无症状的脑栓塞，其意义与长期临床后果尚不清楚。为避免血栓栓塞的发生，术中应当用肝素盐水持续冲洗鞘管并将 ACT 维持在 300 ～ 400s。在各项操作中注意排空气体，应严格避免气泡进入患者体内导致气栓。

5. **左心房 - 食管瘘**　左心房 - 食管瘘为罕见但预后较差的并发症。往往出现乏力、不明原因的发热、脓毒血症、脑梗死及内脏栓塞等感染性心内膜炎的临床表现。一旦确诊左心房 - 食管瘘，在抗感染治疗的同时应尽快封闭瘘口，虽然有成功应用食管支架封闭瘘口的病例，但一般应立即外科手术干预。由于其发生后，死亡率极高，故重在预防。左心房 - 食管瘘的发生与左心房后壁消融损伤的过重和消融部位的不当有关，因左心房后壁贴靠食管，两者间距离很小，而在房颤环肺静脉的消融过程中，消融线又不可避免地穿行于两者贴靠的区域。采用以下方法可能减少心房 - 食管瘘的发生：①要严格控制左心房后壁射频导管消融的能量与温度；②多功能心腔内超声（ICE）导管监测心房微泡的形成；③持续监测食管的温度；④根据 CT、食管钡剂、食管球囊及三维电解剖标测等手段预先定位食管的走行，设计能够有效避开食管的消融径线等；⑤最为重要的是避免于心房后壁过度消融。

其他并发症还包括心包炎、窦房结或房室结损伤、冠状动脉损伤和外周血管并发症等，其识别及处理与普通射频导管消融类同。

（六）术后窦性心律的维持

目前对于消融术后是否服用抗心律失常药物尚无统一认识。有学者建议对于消融成功的患者，术后可停用抗心律失常药，当出现持续性房颤发作而患者又不愿接受再次射频导管消融时才服用抗心律失常药。但多数中心对于消融成功的患者，在术后 1 ～ 3 个月均常规应用抗心律失常药，因术后早期房颤的复发率高达 40% ～ 45%，且常于 2 ～ 5 个月自行消失。常规用药可以预防和减少术后心律失常的发作。在复发的心律失常持续时常行电复律以打断心房的电重构进程。但这些策略不利于准确评价射频导管消融术对房颤的真实疗效。

房颤的导管消融是临床心脏电生理学中最活跃且进展最快的领域。房颤导管消融的术式已趋于固定，若能确实达到上述消融终点，将会取得相当满意的疗效。但要达到这些消融终点需要极高的操作技术，甚至有时经过数小时的艰苦工作也很难达到这些消融终点，器械与技术的进步必将带来房颤导管消融的革命性进展。

三、老年患者围术期的抗凝治疗及注意事项

房颤导管消融的围术期为自确立手术计划开始对手术的具体实施进行评估和干预起，至术后手术本身各种创伤的自然愈合，以及手术操作本身带来的生理功能扰动基本消失。与心律失常的种类、消融部位及范围、能量的大小等密切相关。房颤导管消融术的围术期

目前尚无统一定义[1-3]，为涵盖手术对患者各个方面影响，中国《心房颤动：目前的认识和治疗建议（2021）》将导管消融的围术期定义为术前 3 周到术后 3 个月（空白期）。

心房颤动是一种增龄性疾病，发病率随年龄的增长而升高。流行病学的研究显示 75 岁以上的老年人 12% 患有房颤，而 56% 房颤患者的年龄超过 75 岁。75 岁以上的老年房颤患者是一个庞大而特殊的群体，相比低年龄组的患者，血栓栓塞风险与抗凝的出血风险都是增加的，老年房颤导管消融围术期的抗凝管理更为复杂。

（一）高龄房颤患者抗凝的必要性及安全性

年龄是房颤血栓栓塞与出血事件发生的独立危险因素。75 岁以上的老年房颤患者血栓栓塞的风险明显增高，具有抗凝的适应证，而这部分患者又往往合并多种心脑血管疾病且服用多种药物，这些均可能增加抗凝过程中出血事件的发生率，但不应该成为抗凝治疗的障碍。

多项研究已证实高龄房颤患者抗凝治疗的必要性与安全性，且表明高龄患者抗凝治疗的净获益更大。意大利抗凝门诊联盟（FCSA）EPICA 研究是目前为止最大规模的评估高龄患者抗凝出血情况的前瞻性研究，结果表明，应用华法林治疗的 > 80 岁的高龄房颤患者，在密切监测下抗凝，出血事件的发生率是低的，提示高龄不应作为抗凝治疗的限制因素。高龄患者能够从华法林的抗凝防栓治疗中获益。EPICA 研究在一定程度上减轻了临床医师对于高龄房颤患者抗凝治疗出血并发症的担忧。

房颤导管消融术后需继续抗凝治疗。一般应在拔除鞘管后 3～5h 开始静脉应用普通肝素或皮下注射低分子肝素，同时口服华法林直至 INR 达到 2～3 后，停用肝素或低分子肝素。建议术后继续服用华法林至少 3 个月，此后是否继续应用华法林治疗目前尚缺乏有效的临床试验证据。有学者认为 3 个月之后的抗凝策略选择，要根据患者的 $CHADS_2$ 评分及期间有无房颤的复发而定。

（二）血栓栓塞、出血风险评估及治疗策略

1. 血栓栓塞风险评估　目前非瓣膜性房颤患者普遍采用的血栓栓塞的危险分层工具是在 $CHADS_2$ 评分系统基础上扩展的 CHA_2DS_2-VASc 评分系统，该评分系统在 $CHADS_2$ 评分系统基础上增加 3 个危险因子（年龄 65～74 岁、血管疾病、女性），CHA_2DS_2-VASc 评分比 $CHADS_2$ 评分（表 10-1）包含的临床血栓栓塞的相关因素更多，不仅对高危风险患者的抗凝治疗适应证的确立更具优势，同时对低危房颤患者的识别更加准确可靠。能对 $CHADS_2$ 系统评分为 0～1 分的患者进行更精细的分层，区分出血栓栓塞风险真正低危的患者。CHA_2DS_2-VASc 评分系统对房颤的血栓栓塞危险分层及抗栓策略的有效性已为多项队列研究所证实，年龄大于 75 岁在 CHA_2DS_2-VASc 评分系统中算作 2 分，按照欧洲心脏病学会（ESC）指南属于血栓栓塞风险高危人群。《老年人房颤诊治中国专家建议》及美国心脏病学基金会 / 美国心脏协会 / 心律协会（ACCF/AHA/HRS）的房颤指南，将单纯年龄大于 75 岁归于血栓栓塞风险中危。如果再合并有其他中危或高危因素，则分层归属为高危。总之，按照目前国内外房颤指南，75 岁以上患者仅凭年龄因素就已进入了血栓栓塞的中高危风险分层中，目前的临床研究结果及主流专家共识均支持接受抗凝治疗。CHA_2DS_2-

VASc 评分系统使得符合抗凝条件的人群增大，鉴于多方面原因，CHADS$_2$ 评分系统仍被《老年人房颤诊治中国专家建议》推荐作为我国老年房颤患者血栓栓塞风险的评估工具。

表 10-1　CHA$_2$DS$_2$-VASc 评分

	危险因素	分值	说明
C	充血性心衰（congestive heart failure）临床诊断心衰或有左心室功能中度到重度下降的客观证据，或 HCM	1	近期存在失代偿性心衰，无论左心室射血分数下降与否（包含 HFrEF 或 HFpEF）；或超声心动图提示中重度左心室收缩功能损害（即使无症状）；HCM 具有较高的卒中风险，OAC 有利于减少卒中
H	高血压（hypertension）和（或）接受降压治疗	1	高血压可导致易患卒中的血管变化，而目前控制良好的血压随着时间的推移可能无法得到很好的控制。能够使缺血性卒中、死亡和其他心血管疾病的风险降到最低的最佳血压目标是（120～129）/（<80）mmHg
A	年龄（age）≥ 75 岁	2	年龄是卒中风险的强大驱动因素，大多数人群队列显示，卒中风险从 65 岁开始上升。年龄相关风险是一个连续变量，但出于简单和实用的原因，65～74 岁得 1 分，75 岁以上得 2 分
D	糖尿病（diabetes mellitus）使用口服降糖药物和（或）胰岛素治疗，或空腹血糖 > 125mg/dl（7mmol/L）	1	糖尿病是公认的卒中风险因素，近期卒中风险与糖尿病持续时间（糖尿病持续时间越长，血栓栓塞的风险越高）和糖尿病靶器官损害的存在有关，例如视网膜病变。尽管年龄 < 65 岁的 2 型糖尿病患者的风险可能略高于 1 型糖尿病患者，总体上 1 型和 2 型糖尿病合并房颤患者的血栓栓塞风险大致相似
S	卒中（stroke）既往有卒中、TIA 或血栓栓塞	2	既往卒中、全身性栓塞或 TIA 导致缺血性卒中的风险特别高，因此加权 2 分。尽管被排除在随机对照试验之外，但患有脑出血（包括出血性卒中）的房颤患者发生缺血性卒中的风险也非常高，最近的观察性研究表明，此类患者使用 OAC 可获益
V	血管疾病（vascular disease）心血管造影明确的 CAD、既往心肌梗死、PAD 或主动脉斑块	1	血管疾病（PAD 或心肌梗死）可导致 17%～22% 的额外脑卒中风险，尤其是在亚洲患者中。心血管造影明确的 CAD 也是房颤患者缺血性卒中的独立风险因素。降主动脉上的复杂主动脉斑块，作为重要血管疾病的指标，也是缺血性卒中的有力预测因子
A	年龄（age）65～74 岁	1	来自亚洲的最新数据表明，脑卒中风险可能从 50～55 岁开始上升，亚洲患者的年龄评分可能更低
Sc	女性 [sex category（female）]	1	女性是脑卒中风险的矫正因素而不是危险因素
总分值		10	

注：心衰. 心力衰竭；HCM. 肥厚型心肌病；HFrEF. 射血分数降低的心力衰竭；HFpEF. 射血分数保留的心力衰竭；OAC. 口服抗凝药，房颤. 心房颤动；TIA. 短暂性脑缺血发作；PAD. 外周动脉疾病；CAD. 冠心病

摘自：中华医学会心电生理和起搏分会，中国医师协会心律学专业委员会，中国房颤中心联盟心房颤动防治专家工作委员会. 心房颤动：目前的认识和治疗建议（2021）[J]. 中华心律失常学杂志，2022，26（1）：15-61.

2. 抗凝出血风险的评估和预防　房颤患者是否能够从口服抗凝药物中获益取决于血栓栓塞及出血的绝对风险。目前国内外房颤指南均推荐使用 HAS-BLED 评分来评估抗凝的出血风险（表 10-2）。积分 ≥ 3 分提示出血的风险增高，但不应该作为终止抗凝的理由，因为血栓栓塞与出血风险密切相关，导致两者的危险因素也基本相同，多项研究表明抗凝治疗的净获益可能更大。因此，应该积极纠正那些潜在的可逆的出血因素，如没得到很好控制的高血压、易波动的国际标准化比值（INR）及使用抗血小板药物或非甾体抗炎药等。

表 10-2　HAS-BLED 评分

	危险因素及定义	分值
H	未控制的高血压：收缩压 > 160 mmHg	1
A	肝肾功能异常：透析，肾移植，血清肌酐 > 200μmol/L，肝硬化，胆红素升高 2 倍或更高，谷丙转氨酶 / 谷草转氨酶 / 碱性磷酸酶升高 3 倍	各 1 分
S	脑卒中：既往有缺血性或出血性脑卒中病史*	1
B	出血史或出血倾向：既往大出血或贫血或严重血小板减少症	1
L	INR 不稳定：使用华法林的患者 TTR < 60%	1
E	高龄：年龄 > 65 岁或极度衰弱	1
D	药物与酗酒：抗凝药物或酗酒同时使用抗血小板药物或非甾体抗炎药；酗酒	各 1 分
总分值		9

注：INR. 国际标准化比值；TTR. 治疗目标范围内的时间百分比。*出血性脑卒中在"B"标准下也得 1 分。

摘自：中华医学会心电生理和起搏分会，中国医师协会心律学专业委员会中国房颤中心联盟心房颤动防治专家工作委员会. 心房颤动：目前的认识和治疗建议（2021）[J]. 中华心律失常学杂志，2022，26（1）：15-61.

3. 高龄房颤患者抗凝治疗的具体策略　术前脑卒中高危的患者须接受至少不少于 3 周的有效口服抗凝药的治疗，如用华法林，须确保凝血酶原时间（prothrombin time，PT）及 INR 均在治疗窗内；脑卒中风险为中、低危险的患者，可采用更短的抗凝或不抗凝；建议已使用华法林或非维生素 K 拮抗剂口服抗凝药（NOAC）的患者不间断用药或于手术当天停药 [1, 2, 4, 5]。不推荐在围术期使用抗血小板药预防血栓。

房颤导管消融前，原使用华法林的患者，若 INR 的目标值已调整为 2.0 ～ 2.5，则不需停用华法林。这一策略较使用肝素桥接方案的血栓栓塞及出血风险均更低 [1]。每日口服 1 次的 NOAC 利伐沙班或艾多沙班，建议其末次给药时间改为术前 1d 的晚上。而对于每日口服 2 次的 NOAC 达比加群酯或阿哌沙班，建议其末次给药时间为手术日当天的早上 [6]。

对于原使用每日 1 次 NOAC 的患者，建议于术前 1 周，就将每日给药时间安排至晚上。对于原使用每日 2 次 NOAC 的患者，要对肾功能进行评估再考虑房间隔穿刺前是否使用肝素及拔除股静脉鞘管前是否应用鱼精蛋白等因素，再决定末次给药时间是定在手术前 1d 的晚上或手术当日早上。建议手术操作时，静脉注射肝素将活化的凝血时间（activated clotting time，ACT）维持于 300 ～ 350s[7]。术后如果止血彻底，排除心包积液等并发症，可于拔鞘 3 ～ 5h 后恢复使用 NOAC 抗凝治疗[8]。

术后的抗凝：术后 3 ～ 5h 如无出血，应恢复口服抗凝药，按术前方案规范抗凝不少于 8 周。若空白期内无房颤及心房扑动的发生，对于脑卒中风险分层的中、低风险的患者，可停用抗凝药[9]（表 10-3）。消融手术 2 个月后是否继续抗凝治疗应基于患者的 CHA_2DS_2-VASc 评分，而不是取决于消融手术是否成功。

表 10-3　房颤射频导管消融围术期的抗凝建议

建议	推荐级别	证据级别
术前已服用治疗剂量的 NOAC 或华法林，心房颤动导管消融围术期无须中断抗凝	I	A
消融术中给予普通肝素抗凝时，应调整肝素用量以维持 ACT 300 ～ 350s	I	B
消融术后推荐 NOAC 或华法林抗凝治疗至少 2 个月	I	C
术后抗凝 2 个月后是否继续抗凝，取决于患者的卒中风险	I	C
手术完成后，如果止血彻底，排除心包积液等并发症，应于拔鞘后 3 ～ 5h 恢复抗凝治疗	II a	C

注：NOAC. 非维生素 K 拮抗剂口服抗凝药；ACT. 活化凝血时间

摘自：中华医学会心电生理和起搏分会，中国医师协会心律学专业委员会中国房颤中心联盟心房颤动防治专家工作委员会. 心房颤动：目前的认识和治疗建议 (2021) [J]. 中华心律失常学杂志，2022，26 (1)：15-61.

高龄患者临床抗凝治疗的质量控制非常重要。建议应把 INR 达标时间的百分比（TTR）≥ 70% 作为 75 岁以上房颤患者华法林治疗的目标。荟萃分析的研究表明，平均 TTR 仅 63.8%（55% ～ 68%）就能使残余卒中率从 INR 控制不佳的 2.09% 降低至 TTR 的强化改善后的 1.66%。TTR 越高，血栓栓塞及抗凝出血的风险就越低。华法林治疗过程中，患者的依从性非常重要，研究表明，漏诊的次数越多，TTR 就越低，患者发生栓塞与出血事件也就越多。漏诊次数与患者经济情况、痴呆、精神情绪、不易到达医院等有关。伴随房颤抗凝医疗服务的完善，患者自检技术的进步及药物反应遗传学的发展，华法林治疗的质量定会逐步提高。

越来越多的证据表明阿司匹林对房颤患者只有微小的脑卒中预防作用，而大出血及颅内出血的风险较华法林并无显著差异，不比华法林安全，尤其是对于年龄 > 75 岁的非瓣膜性房颤患者，并不能预防严重脑卒中的发生，对降低病死率也不产生有效的影响。抗血小板药物预防房颤患者血栓栓塞的有效性远不如抗凝药物[10-12]。双联抗血小板治疗（阿司匹林与氯吡格雷合用）可提高预防血栓栓塞事件的有效性，但其减少房颤患者的体循环血栓栓塞、脑卒中、心肌梗死及心血管死亡复合终点的有效性不如华法林[13]。而且抗血小板治疗，尤其是双联抗血小板治疗增加出血的风险[14, 15]，与 NOAC 相比单用阿司匹林等抗血小板药物出血的风险相似或略高，而双联抗血小板的出血风险高于华法林，更明显高于 NOAC[13, 15, 16]。因此，对于口服华法林类抗凝药禁忌的患者，建议采用 NOAC 替代。对于 80 岁以上高龄、肾功能受损及存在其他出血高危险因素的患者需相应减少 NOAC 的剂量[17-19]（表 10-4）。

表 10-4 非维生素 K 拮抗剂口服抗凝药（NOAC）剂量推荐表

	达比加群酯	利伐沙班	阿哌沙班	艾多沙班
标准剂量	150mg，bid /110mg，bid	20mg，qd	5mg，bid	60mg，qd
低剂量		15mg，qd	2.5mg，bid	30mg，qd/15mg，qd[a]
低剂量标准	以下患者推荐使用 110mg，bid：	CrCl 15 ～ 49ml/min	满足以下 3 项中的至少 2 项：	满足以下任一标准：
	年龄≥ 80 岁		体重≤ 60kg	体重≤ 60kg
	合用维拉帕米		年龄≥ 80 岁	CrCl 15 ～ 49ml/min
	消化道出血风险高		血清肌酐≥ 133μmol/L 或满足单一条件：CrCl 15 ～ 29ml/min	合用维拉帕米、奎尼丁或决奈达隆

注：bid. 每日 2 次；qd. 每日 1 次；CrCl. 肌酐清除率；[a] 仅用于年龄≥ 80 岁，无法使用口服抗凝药标准剂量抗凝的非瓣膜病性心房颤动患者

摘自：中华医学会心电生理和起搏分会，中国医师协会心律学专业委员会中国房颤中心联盟心房颤动防治专家工作委员会. 心房颤动：目前的认识和治疗建议（2021）[J]. 中华心律失常学杂志，2022，26（1）：15-61.

（牛绍莉　马　路）

参 考 文 献

[1] Kamanu S, Tan AY, Peter CT, et al. Vein of Marshall activity during sustained atrial fibrillation [J]. J Car-Diovasc Electr, 2006, 17(8): 839-846. DOI:10. 1111 / j. 1540-8167. 2006.00516. X.

[2] Valderr bano M, Peterson LE, Swarup V, et al. Effect of catheter ablation with vein of Marshall ethanol infusion vs catheter ablation alone on persistent atrial fibrillation: the VENUS randomized clinical trial [J]. JAMA, 2020, 324(16): 1620-1628. DOI: 10.1001 / jama. 2020. 16195.

[3] Di Biase L, Burkhardt JD, Santangeli P, et al. Periprocedural stroke and bleeding complications in patients undergoing catheter ablation of atrial fibrillation with different anticoagulation management: results from the Role of Coumadin in Preventing Thromboembolism in Atrial Fibrillation (AF) Patients Undergoing Catheter Ablation (COMPARE) randomized trial [J]. Circulation, 2014, 129 (25): 2638-2644. DOI: 10. 1161 / CIRCULATIONAHA. 113. 006426.

[4] Santangeli P, Di Biase L, Horton R, et al. Ablation of atrial fibrillation under therapeutic warfarin reduces periprocedural complications: evidence from a meta-analysis [J]. Circ Arrhythm Electrophysiol, 2012, 5(2): 302-311. DOI:10. 1161 / CIRCEP.111. 964916.

[5] Di Biase L, Burkhardt JD, Mohanty P, et al. Periprocedural stroke and management of major bleeding complications in patients undergoing catheter ablation of atrial fibrillation: the impact of periprocedural therapeutic international normalized ratio[J]. Circulation, 2010, 121 (23): 2550-2556. DOI: 10. 1161 /CIRCULATIONAHA. 109. 921320.

[6] Cappato R, Marchlinski FE, Hohnloser SH, et al. Uninterrupted rivaroxaban vs. uninterrupted vitamin K antagonists for catheter ablation in non-valvular atrial fibrillation [J]. Eur Heart J, 2015, 36(28):1805-1811. DOI:10. 1093 / eurheartj / ehv177.

[7]　Wazni OM, Beheiry S, Fahmy T, et al. Atrial fibrillation ablation in patients with therapeutic international normalized ratio: comparison of strategies of anticoagulation management in the periprocedural period [J]. Circulation, 2007, 116 (22): 2531-2534. DOI:10. 1161 / CIRCULATIONAHA. 107. 727784.

[8]　Steffel J. Non-vitamin K antagonist oral anticoagulants therapy for atrial fibrillation patients undergoing electrophysiologic procedures [J]. Eur Heart J Suppl, 2020, 22(Suppl I): I32-I37. DOI:10. 1093 / eurheartj / suaa102.

[9]　Calkins H, Hindricks G, Cappato R, et al. 2017 HRS / EHRA/ ECAS / APHRS / SOLAECE expert consensus statement on catheter and surgical ablation of atrial fibrillation [J]. Europace, 2018, 20(1): e1-e160. DOI:10. 1093 / europace / eux274.

[10]　Sticherling C, Marin F, Birnie D, et al. Antithrombotic management in patients undergoing electrophysiological procedures: a European Heart Rhythm Association (EHRA) position document endorsed by the ESC Working Group Thrombosis, Heart Rhythm Society (HRS),and Asia Pacific Heart Rhythm Society (APHRS) [J]. Europace, 2015, 17(8): 1197-1214. DOI: 10. 1093 / europace / euv190.

[11]　中华医学会心电生理和起搏分会, 中国医师协会心律学专业委员会中国房颤中心联盟心房颤动防治专家工作委员会. 心房颤动：目前的认识和治疗建议 (2021)[J]. 中华心律失常学杂志, 2022, 26 (1):15-61.

[12]　Olesen JB, Lip GY, Lindhardsen J, et al. Risks of thromboembolism and bleeding with thromboprophylaxis in patients with atrial fibrillation: a net clinical benefit analysis using a′ real world′ nationwide cohort study [J]. Thromb Haemost, 2011, 106(4): 739-749. DOI:10. 1160 / TH11-05-0364.

[13]　Miller VT, Rothrock JF, Pearce LA, et al. Ischemic stroke in patients with atrial fibrillation: effect of aspirin according to stroke mechanism. Stroke Prevention in Atrial Fibrillation Investigators [J]. Neurology, 1993, 43(1): 32-36. DOI:10. 1212 / wnl. 43. 1_part_1. 32.

[14]　Stroke Prevention in Atrial Fibrillation Investigators. Warfarin versus aspirin for prevention of thromboembolism in atrial fibrillation: stroke prevention in atrial fibrillation II study [J]. Lancet, 1994, 343(8899): 687-691.

[15]　Connolly S, Pogue J, Hart R, et al. Clopidogrel plus aspirin versus oral anticoagulation for atrial fibrillation in the Atrial fibrillation Clopidogrel Trial with Irbesartan for prevention of Vascular Events (ACTIVE W): a randomised controlled trial [J]. Lancet, 2006, 367(9526): 1903-1912. DOI:10. 1016 / S0140-6736(06)68845-4.

[16]　Connolly SJ, Pogue J, Hart RG, et al. Effect of clopidogrel added to aspirin in patients with atrial fibrillation [J]. N Engl J Med, 2009, 360(20): 2066-2078. DOI:10. 1056 / NEJMoa0901301.

[17]　van Rein N, Heide-Jørgensen U, Lijfering WM, et al. Major bleeding rates in atrial fibrillation patients on single, dual, or triple antithrombotic therapy [J]. Circulation, 2019, 139(6): 775-786. DOI:10. 1161 / CIRCULATIONAHA. 118. 036248.

[18]　Mant J, Hobbs FD, Fletcher K, et al. Warfarin versus aspirin for stroke prevention in an elderly community population with atrial fibrillation (the Birmingham Atrial Fibrillation Treatment of the Aged Study, BAFTA): a randomised controlled trial [J]. Lancet, 2007, 370(9586): 493-503. DOI: 10. 1016 / S0140-6736 (07)61233-1.

[19]　Potpara TS, Lip GY. Drug-induced liver injury with oral anticoagulants: a threat or not? [J]. Heart, 2017, 103(11): 809-811. DOI:10. 1136 / heartjnl-2016-310983.

第 11 章

房室结折返性心动过速的电生理特点和消融

房室结折返性心动过速（atrioventricular nodal reentrant tachycardia，AVNRT）是最为常见的阵发性室上速，包括慢快型、快慢型及慢慢型等多种类型，其中慢快型为临床上最常见的类型。AVNRT 的电生理机制为房室结的快、慢径之间或慢、慢径之间，以及房室结周围的心房组织参入所形成的折返[1]。由于房室结慢径消融或改良具有成功率高、安全性好等优点，AVNRT 的经导管消融在临床上已广为采用，可使绝大多数患者获得根治[2]。

一、房室交界区解剖与房室结折返的电生理机制

（一）房室交界区的解剖

在正常心脏，房室结是心房与心室之间唯一的电学通路。它是一个纺锤形的致密网状组织，其位于房间隔近三尖瓣环前方的 Koch 三角内。Koch 三角由前上方 Todaro 腱、后方的冠状静脉窦（CS）口及下方的三尖瓣隔瓣附着缘围成。而真房室结则位于膜部间隔，恰于 Koch 三角的前上角处，穿过中心纤维体而形成希氏束。

心房与房室结的连接通过房室结的快径和慢径，当逆向传导通过房室结的快径时，最早的心房激动位于 Koch 三角顶部，希氏束的附近；而当逆向传导转换至慢径时，最早的心房激动位于 CS 口的附近。Enoue 与 Becker 在人类房室结的研究中发现，房室结存在着 2 条后延伸（慢径），即右侧后延伸（right posterior extension）与左侧后延伸（left posterior extension）。房室结的右侧后延伸在三尖瓣环及 CS 口之间，左侧后延伸始于 Todaro 腱，沿房间隔下行，止于 CS 近端上方的二尖瓣环附近（图 11-1）。在解剖发育上，右侧后延伸通常较左侧后延伸长，有更长的传导时间和更明显的递减特征，因此，大多数 AVNRT 患者的右侧后延伸可能是功能上和解剖学上的主要基质；但有少部分患者，房室结的左侧后延伸也可能参与了 AVNRT 的折返。

（二）AVNRT 的电生理机制

1. *房室结的双径路和多径路*　当局部心房的起搏配对间期（A_1A_2）缩短 10ms 时，自局部心房电位至希氏束电位传导时间（A_2H_2）的延长 ≥ 50ms，即为房室结双径路（图 11-2）。同样，在以每次周长递减 10ms 刺激心房时，AH 的间期延长 ≥ 50ms 亦定义为房室结的双径路现象。这种传导时间的突然延长被解释为房室结的快径传导发生阻滞后，选择经由慢径传导；当在慢径上的传导时间足够长，快径从不应期中恢复，传导即通过快径逆

传回心房，从而产生心房的回波或诱发 AVNRT[3]。

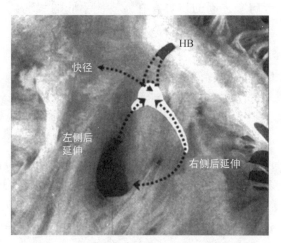

图 11-1　人类心房和房室结的 3 个可能连接

心房肌与真房室结之间的移行细胞区由房室结的快径、右侧后延伸（经典慢径）和左侧后延伸组成；左侧后延伸将左心房和房室结的深部连接在一起，可能代表房室结的另一条慢径。HB. 希氏束

摘自：王雪，王祖禄，梁延春，等 . 快慢型房室结折返性心动过速的电生理机制和经导管射频消融 [J]. 中国心脏起搏与心电生理杂志，2010，24（1）：34-38.

图 11-1 修改自：Inoue S，Becker AE. Posterior extensions of the human compact atrioventricular node：a neglected anatomic feature of potential clinical significance [J]. Circulation，1998，97（2）：188-193. doi：10.1161/01.cir.97.2.188.

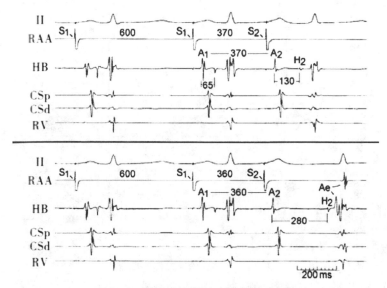

图 11-2　前向房室结快、慢径跳跃现象

当 A_1A_2 从 370ms 缩短 10ms 至 360ms 时，A_2H_2 从 130ms 延长至 280ms（≥ 50ms），符合快慢径跳跃现象定义

依上述定义把房室结传导按心房的期前收缩配对间期与房室传导时间作一条曲线来研究，发现 AVNRT 患者房室之间的传导存在着功能不同的表现：①随着 A_1A_2 逐步缩短，房室传导时间逐渐延长，当 A_1A_2 于某一点上缩短 10ms 时，房室传导时间突然显著延长 50ms 以上，延长前、后的房室结传导分别称为房室结的快径、慢径，统称为房室结双径路。部分患者的房室传导曲线可出现多个跳跃，呈现出三重或四重不连续的 A_1A_2、A_2H_2 的传导时间曲线，这可能反映了多条房室传导路径的存在。②有少数患者随着心房期前刺激配对间期（A_1A_2）的逐步缩短，房室传导进行性延长，但房室传导并不出现跳跃现象且 AH 间期大多 < 200 ～ 220ms。此表现通常被解释为不显现房室结双径现象。③少数患者随着心房期前刺激配对间期（A_1A_2）的逐步缩短，其房室传导时间进行性延长，AH 间期大多明显 > 200ms，提示存在房室结快、慢径双径路，而房室传导并不出现跳跃现象，称为连续性房室传导曲线的房室结双径路现象。

经过房室结的逆向传导也被证实具有双径现象，当心室递增起搏（周长递减）时或心室的 S_1S_2 刺激将 V_1V_2 逐步缩短至某一配对间期时，突然出现心房的逆向传导顺序变化伴或不伴室房传导时间大于 50ms 的突然延长。当逆向传导通过快径时，最早的心房激动位于希氏束附近；而当逆向传导变换到慢径时，最早的心房激动位于 CS 口附近。不同患者的快径和慢径 HA 间期存在着较大的重叠。HA 间期的长短对于鉴别是否为慢径逆传无特殊价值。由于存在着逆传心房激动顺序的改变，故由快径逆传转换到慢径逆传很容易被识别（图 11-3）。

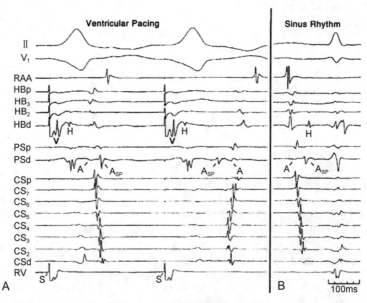

图 11-3　房室结逆双径路现象

A. 心室起搏时室房由房室结快径传导（第 1 跳希氏束附近 A 波领先）转换为慢径传导（第 2 跳冠状静脉窦口附近波领先伴 VA 间期明显延长）；B. 窦性心律时，Asp= 慢径的心房连接端；Ventricular Pacing. 心室起搏；Sinus Rhythm. 窦性节律

2. 不同类型 AVNRT 折返机制和消融策略　外科手术分离与经导管射频消融房室结周围的心房组织根治 AVNRT 表明：结周心房组织参与了 AVNRT 折返环的形成，故目前基

本可确定 AVNRT 折返环的参与部分包括真房室结、慢径、快径（或另一条慢径）及结周心房组织。结合电生理检查中 AH 间期、HA 间期及最早逆传心房激动部位的标测结果，可将 AVNRT 分为慢快型、慢慢型与快慢型。根据折返环和成功消融部位的不同，慢快型还可分为典型慢快型和左侧慢快型，快慢型还可进一步分为多种类型。

　　（1）慢快型 AVNRT：慢快型（slow/fast form）又称为典型 AVNRT 或常见型 AVNRT，是 AVNRT 中最常见的一种，占 80% ～ 90%。其折返环可能为经房室结的快径逆传后，经左侧房间隔或经左心房传导至 CS 近端，通过 CS 与右心房的结周心房组织相连接，然后沿着慢径（房室结右侧后延伸）前传至房室结，完成 AVNRT 的折返环（图 11-4A）。因此，对于此型 AVNRT，消融策略为消融房室结的右侧后延伸。

　　（2）左侧变异慢快型 AVNRT：左侧变异慢快型 AVNRT（left variant slow/fast form）是较为罕见的 AVNRT，最早逆传的心房激动部位与典型慢快型 AVNRT 相同（均为快径逆传），不同的是这些患者均有在右侧消融慢径失败的病史。此型 AVNRT 可能为通过房室结的左侧后延伸前传（前传慢径），房室结的快径逆传，通过 CS 肌组织连接完成折返环（图 11-4B）。故对此型 AVNRT 的消融策略为消融房室结的左侧后延伸。

　　（3）慢慢型 AVNRT：由 Ross 等首先报道了一型既不符合慢快型也不符合快慢型的 AVNRT，其与慢快型相似的是 AH 间期较长且 HA 间期较短；但其最早逆传心房的激动在 CS 口附近却与快慢型相似。此型 AVNRT 曾被认为是慢快型的"变异型"，也曾被命名为"B 型""后位型""非典型""慢 - 中间径型"（slow/intermediate form）AVNRT。但后来的研究结果显示此型的机制可能为慢径区域的折返，故现常用慢慢型（slow/slow form）定义此型 AVNRT。目前认为慢慢型 AVNRT 可能是利用长的房室结右侧后延伸作为前向传导，应用短的左侧后延伸逆向传导至 CS 口的顶部肌组织，通过 CS 肌组织的连接完成折返环（图 11-4F）。尽管慢慢型的 AVNRT 分别用 2 条慢径作为折返激动的前传和逆传支，但其前传慢径（右侧后延伸）的传导慢，传导时间较长，有效不应期短，可能是维持慢慢型折返环的关键支，故对多数此型 AVNRT 的消融策略为消融其房室结右侧后延伸。

　　（4）快慢型 AVNRT：此型占所有 AVNRT 的 5% ～ 10%。以往认为快慢型 AVNRT（fast/slow form）与慢快型 AVNRT 有同样的折返环，但方向相反，其折返机制为房室结快径前传，慢径逆传。现有较多的证据表明快慢型 AVNRT 的机制复杂，此型 AVNRT 至少有以下 3 种机制。①快慢型：为 AVNRT 的传统快慢型机制，房室结的快径前传，传统慢径（即房室结右侧后延伸）逆传（图 11-4C），即与慢快型 AVNRT 折返环相反；②变异快慢型：房室结的左侧后延伸前传（前传慢径），应用右侧后延伸逆传（逆传慢径），即与慢慢型的 AVNRT 折返环相反（图 11-4D）；③左侧变异快慢型：应用房室结的快径前传，房室结的左侧后延伸逆传，即与左侧慢快型折返环相反（图 11-4E）。上述折返激动均通过 CS 的肌组织完成折返环。针对前 2 种机制，于 CS 口和三尖瓣环之间消融房室结的右侧后延伸能够成功治愈快慢型 AVNRT（图 11-4D、C）；而对于后一种机制，需要在 CS 口内或 CS 的近端消融左侧后延伸方能成功消融快慢型 AVNRT（图 11-4E）。

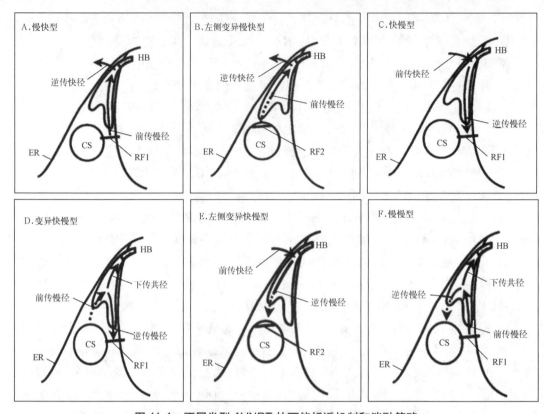

图 11-4　不同类型 AVNRT 的可能折返机制和消融策略

RF1 部位，慢径成功消融部位在三尖瓣环和冠状静脉窦之间（右侧后延伸）；RF2 部位，慢径成功消融部位在冠状静脉近端和（或）二尖瓣环左心房侧（左侧后延伸）。ER. 欧氏嵴；CS. 冠状静脉窦；HB. 希氏束

摘自：王祖禄，韩雅玲，梁延春，等. 房室结折返性心动过速的可能折返机制和分型及其在指导慢径消融中的意义 [J]. 中华心律失常学杂志，2005，9（4）：264-267.

二、房室结折返性心动过速的诊断与鉴别诊断

（一）心脏电生理检查

1. 电极导管的放置　标测电极导管放置于 CS、右心室的前间隔（希氏束部位）、高位右心房（右心耳）和（或）右心室的心尖部。必须明确希氏束的位置，横位心者（老年肥胖），CS 口和希氏束的位置较低；垂位心者（肺气肿、瘦长体形或儿童），CS 口和希氏束的位置较高。CS 标测电极在明确 AVNRT 的诊断与分型、与隐匿性旁路等所致的心动过速的鉴别、明确希氏束与 CS 口的解剖关系与指导导管的标测和放电有很大的意义。同时 CS 电极所记录的 A 波振幅较大且图形稳定，对于判断放电过程中的房室关系最为简单可靠，所以应常规放置 CS 标测电极。

2. 检查的内容和步骤

（1）在基础状态下测量各间期，重点是 PR 间期及房室激动顺序。

（2）心室的递增起搏（周长递减）：观察室房的传导顺序与递增起搏时传导顺序有无变化、有无明显的室房递减传导、VA 间期、1 ∶ 1 的 VA 传导周长、诱发和终止心动过速等。必要时行心室的程序电刺激检查（S_1S_2、$S_1S_2S_3$ 等）。

（3）希氏束旁起搏技术：此技术用在最短 1 ∶ 1 的 VA 传导周长时，对室房逆向传导进行鉴别，以区分其是经房室结或是经间隔旁路的室房逆向传导。技术要点如下：将电极导管置于右心室间隔的前基底部，于记录到希氏束电位或右束支电位前 3 ～ 5mm 处起搏心室。在较高的起搏输出下，体表心电图的 QRS 波变窄提示希氏束或右束支已被起搏，降低起搏输出至 QRS 波明显增宽则提示未起搏希氏束或右束支。观察起搏与未起搏希氏束或右束支时逆传心房激动的时间变化：①在希氏束或右束支未起搏（QRS 波增宽）时，逆传心房的激动时间明显延迟且无激动顺序改变，表明室房逆传经由房室结。②在希氏束或右束支未起搏（QRS 波增宽）时，逆传心房激动时间及顺序均无明显改变表明室房逆传完全经由旁路；而逆传心房的激动时间仅有部分延迟且伴激动顺序的改变表明室房逆传为旁路和房室结共同传导。

（4）递增心房起搏：随着起搏周长的缩短，大多数患者的 AH 间期逐渐延长并突然出现跳跃（＞ 50ms），部分患者可出现心房回波或诱发 AVNRT；部分患者仍维持 1 ∶ 1 的慢径前传（AH 间期＞ 200ms），起搏周长进一步缩短，AH 间期进一步延长直至出现心房回波、诱发 AVNRT 或出现房室传导阻滞。部分患者 AH 间期逐渐延长直至出现心房回波、诱发 AVNRT 或出现房室传导阻滞，但并不出现跳跃现象。了解房室结 1 ∶ 1 的前向传导功能对射频导管消融终点的判断有较大意义。

（5）心房程序电刺激：在心房 S_1S_2 刺激时，约 70% 的患者可诱发出房室结快、慢双径现象，并出现心房回波或 AVNRT。应确定出这些患者快、慢径的有效不应期（ERP）和诱发 AVNRT 的窗口，为射频导管消融终点的判断提供参考。如 S_1S_2 刺激时无双径现象出现，部分患者采用 $S_1S_2S_3$ 的刺激则可诱发出双径现象，并出现心房回波或 AVNRT。

（6）心动过速的诱发：快速 S_1S_1 刺激、心房 S_1S_2 刺激或 $S_1S_2S_3$ 刺激，均可用来诱发心动过速，必要时可加用异丙肾上腺素静脉滴注以诱发心动过速。少部分仅可经心室刺激所诱发。有少数病例的心动过速用目前方法诱发不出。

（二）AVNRT 的诊断

AVNRT 的诊断标准　目前诊断标准尚未统一，多是根据心动过速时 AH 间期与 HA 间期的长短及最早的逆向心房激动部位将 AVNRT 分为 3 型。

（1）慢快型：为房室结的慢径前传，快径逆传（希氏束的 A 波领先），AH 间期明显大于 HA 的间期，且 AH 间期≥ 200ms，平均为 270 ～ 280ms（图 11-5）。

（2）快慢型：为房室结的快径或另一条慢径前传，逆传呈典型的慢径逆传顺序（CS 口水平的 A 波领先）AH 间期通常小于 HA 的间期，且 AH 间期＜ 200ms，平均为 90ms（图 11-6）。

（3）慢慢型：为房室结的慢径前传，逆传呈典型的慢径逆传顺序（CS 口水平的 A 波领先），AH 间期通常大于 HA 的间期，且 AH 间期≥ 200ms，平均为 260ms（图 11-7）。

在上述分型中，慢快型 AVNRT 最为常见。而快慢性与慢慢型为非典型或非常见型。大部分慢快型与部分慢慢型 AVNRT 患者心动过速时，心房与心室电位重叠在一起难以区分[4]，此时可在心动过速时予以晚发心室期前刺激，以提前局部心室电位而不改变心房的激动时间，从而易于判断心房的激动时间和顺序且有助于 AVNRT 的分型（图 11-7）。

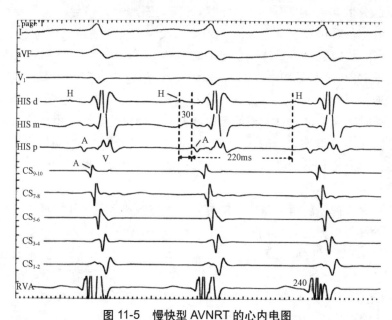

图 11-5　慢快型 AVNRT 的心内电图

HA 间期 30ms，AH 间期 220ms；最早逆传心房激动位于希氏束电极附近

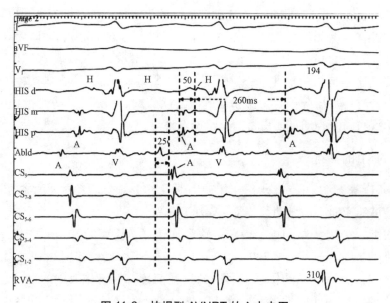

图 11-6　快慢型 AVNRT 的心内电图

AH 间期 50ms，HA 间期 260ms；ABL：消融电极导管在右心房后间隔 CS 口水平标测到最早逆传心房激动早于 CS 电极导管记录到的最早逆传心房激动 25ms

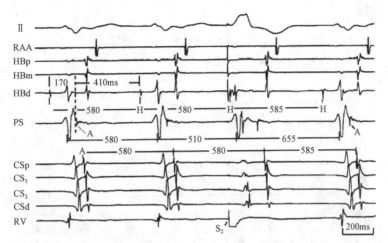

图 11-7　慢慢型 AVNRT 的心内电图及晚发的心室期前刺激鉴别经房室结或旁路逆传

AH 间期 410ms，HA 间期 170ms，A 波从最早逆传心房激动（PS）测量是因为希氏束附近 A 波并没有在慢慢型 AVNRT 折返环内；PS：消融电极在右心房后间隔标测到最早逆传心房激动；在希氏束不应期内给予心室期前刺激，提前局部心室激动 70ms（由 580ms 提前到 510ms），而不改变逆传心房激动时间和顺序，可排除间隔部房室隐匿性旁路的存在，同时，局部心室激动提前，可以清晰显示心房激动顺序

（三）AVNRT 的鉴别诊断

各型 AVNRT 主要应与房性心动过速（房速）及房室折返性心动过速（AVRT）相鉴别。慢快型 AVNRT 应与位于前间隔部位的旁路及房速相鉴别，慢慢型和快慢型 AVNRT 应与位于后间隔、左后游离壁旁路的顺向型 AVRT，以及起源于后间隔或起源于 CS 周围的房速相鉴别。

1. **与房室旁路所致顺向型 AVRT 的鉴别**

（1）心动过速时 VA 的传导时间 < 50ms 可排除 AVRT：在顺向型的 AVRT 中，前向的折返激动经过希氏束 - 浦肯野纤维系统激动心室，心室经房室旁路激动心房，导致 VA 的传导时间（自最早的心室激动测量到逆传至心房激动的起点）至少 50ms，通常需 65 ～ 85ms，故心动过速时 VA 间期若 < 50ms，可以排除 AVRT。而 AVNRT 发作时，心室并不在其折返环内，大多数慢快型 AVNRT 与部分慢慢型 AVNRT 患者的 VA 间期 < 50ms（图 11-5），据此可排除顺向型 AVRT。

（2）希氏束的不应期内引入心室期前刺激：AVNRT 可用一次晚发的室性期前收缩判断心室是否为折返环的一部分从而与顺向型 AVRT 相鉴别。具体方法是在心动过速时，于希氏束电位后 50ms 左右发放单个室性期前刺激（RS2），而后在不逆向激动希氏束的前提下发放每次提前 5 ～ 10ms 的心室期前刺激，测量其心室期前刺激后心房激动时间及传导顺序的变化（图 11-7，图 11-8A）。对心室期前刺激可能出现下列反应：①在没有逆向激动希氏束前心房激动时间的提前出现，证明了旁路的存在；②在相邻心房激动部位最近处（假设旁路所在的部位）给予室性期前刺激，若该刺激提前心室激动时间≥ 30ms 而不改变心房的激动时间及顺序，则可以排除旁路的存在；③心室起搏部位选择：最佳心室起搏部位在室间隔的基底部尽量靠近逆传至心房的最早激动处。对于心动过速时最早的心房激动部位在前间隔的患者，心室起搏的部位最好选择在邻近右束支近端的部位（希氏束旁起搏部位）；对于心动过速时最早的心房激动位于三尖瓣环后间隔或 CS 近端的患者，心室起搏最好选择在右心室间隔的后基底部进行。

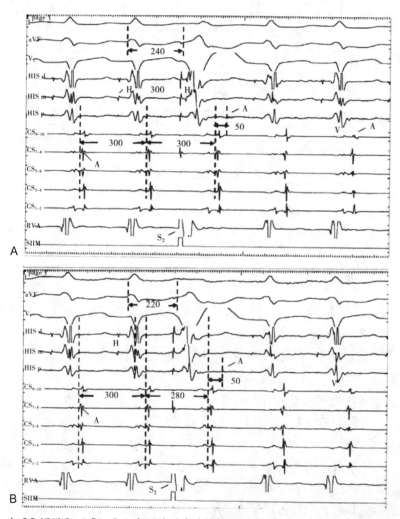

图 11-8　在 CS 近端和（或）左心房侧消融成功的快慢型 AVNRT 的心内电图特征及鉴别诊断
A. 在希氏束不应期内给予心室期前刺激（RS2），提前心室激动 60ms（由 300ms 提前到 240ms），而不改变逆传心房激动时间和顺序，可排除间隔部房室旁路（希氏束旁起搏也排除房室旁路）；B. 早发的心室期前刺激明显提前心房逆传激动时间但不改变逆传激动顺序，可排除房性心动过速

2. 与房速的鉴别

（1）心动过速时给予早发的心室期前刺激，若心室刺激明显提前逆向希氏束（≥ 30ms）且改变心房的激动时间而不改变心房逆传的激动顺序（图 11-9），或出现房室传导阻滞并终止心动过速则支持 AVNRT 或 AVRT 的诊断。而房速时，早发的心室期前刺激对心房的激动时间无影响。

（2）心动过速时若一个或多个室性的期前刺激提前希氏束的激动 60ms 以上而不改变

心房的激动时间，支持房速的诊断。

（3）心动过速时给予比心动过速的周长短 10 ～ 60ms 的心室刺激，若心室刺激能够拖带心动过速且室房的逆传顺序与心动过速时相同，通常情况下可排除房速。停止心室刺激后，若最后一个心室刺激后房室的激动顺序是"A-A-V"方式，即可诊断房速，若表现为"A-V-A"方式，则符合 AVNRT 和 AVRT 的特点，亦可排除房速（图 11-9）。但应用此方法的前提条件是：①心室刺激可产生 1 ∶ 1 的室房逆向传导；②心动过速不能被心室刺激所终止；③排除了逆传慢径的递减传导对于室房或房室传导关系的可能影响。

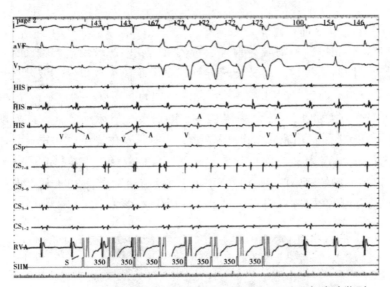

图 11-9　心动过速时心室快速起搏将 AVNRT、AVRT 与房速鉴别

心室刺激能拖带心动过速且室房逆传顺序不变，加之停止心室刺激后即刻的方式激动循序表现为"A-V-A"方式，可排除房速

（4）应用腺苷（或三磷酸腺苷）鉴别 AVNRT、AVRT 和房速，在心动过速时静脉注射腺苷（或三磷酸腺苷）后，如果出现一段时间（2 ～ 3 跳以上）的完全性房室传导阻滞而不改变心房的激动时间及顺序，则强烈支持房性心动过速的诊断。但是若心动过速终止前没有明显的房室传导阻滞也不能排除房速，因为在心电生理检查中静脉注射腺苷出现房速终止很常见，尤其多见于间隔部位的房速。

三、房室结折返性心动过速的射频导管消融治疗

AVNRT 经导管消融治疗经历了从消融阻断房室结传导转向房室结的改良、从直流电消融转向射频导管消融、从快径的改良转向慢径的改良 3 次大的飞跃。慢径改良具有成功率高、复发率低、并发症低及安全性好等优点，临床上已广为采用。由于 AVNRT 经射频导管消融的成功率极高且安全性好，目前国内外指南推荐以下情况作为 I 类适应证：①发作时伴低血压、心绞痛或伴晕厥等明显血流动力学障碍者（ I B）；②症状性 AVNRT 反复发作者（ I B）；③ AVNRT 发作并不频繁或仅单次发作但患者期望心动过速发作得到

完全控制者（ⅠB）；④记录到阵发性室上性心动过速的发作，心电生理检查显示房室结双径路或单个心房回波，而无其他原因出现心动过速者（ⅠC）；⑤心动过速发作不频繁，且能很好耐受者（ⅠB）。

（一）慢快型 AVNRT 的射频导管消融

1. 选择性改良房室结快径　在 AVNRT 射频导管消融史上首先采用的是快径消融的方法。慢快型的 AVNRT 利用快径作为逆传支，逆传快径通常位于房间隔前上部分，紧靠三尖瓣环，于 Koch 三角的前上方，故经射频导管消融以改良房室结快径传导的方法又被称为"前位法"。

快径消融技术较简单，将消融导管置于希氏束区域以记录到最大希氏束电位，而后缓慢回撤消融导管，同时平稳地顺时针旋转导管，直至希氏束电位变小或希氏束电位几乎看不到或希氏束电位消失，与此同时消融导管记录到大的心房波（通常情况下 A/V > 1～2）（图 11-10）。理想的消融部位应位于经快径传导的逆传心房激动之处，此处的心房激动时间略早于或等于在希氏束部位记录的心房激动。为避免发生完全性房室传导阻滞，多采用滴定能量法进行消融，控制放电能量与放电时间，即便如此，完全性房室传导阻滞的发生率依然很高。快径消融的终点为：① PR 间期与消融前相比延长 30%～50%，或快径逆传明显减弱或消失；②静脉输液异丙肾上腺素不能诱发 AVNRT。

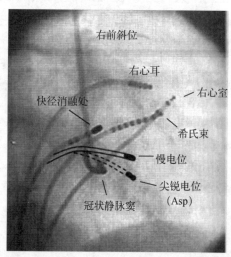

图 11-10　右前斜位下房室结快径改良和电解剖法改良房室结慢径的 X 线影像

资料显示，快径射频导管消融在 80%～96% 的患者中有效，复发率为 3%～10%。但由于快径与房室结和希氏束在解剖上很近，故出现完全性房室传导阻滞的可能性很大，发生率为 0～22%，通常在 5% 左右。

由于 AVNRT 是一种通常耐受较好亦无生命危险的心动过速，故在慢径消融方法创立前，快径消融方法仅用于少数经过选择的 AVNRT 病例。由于快径消融的成功率低、复发率高（部分患者还可复发转变为其他类型的 AVNRT）、完全性房室传导阻滞发生率高、消融失败后改用慢径消融方法时完全性房室传导阻滞的发生率更高、快径改良后的 PR 间期延长对血流动力学有不良影响，而经验丰富的医师采用慢径消融 AVNRT 的成功率可接近100%，几乎可完全避免完全性房室传导阻滞并发症的发生，故目前已极少采用快径消融。即使采用慢径消融方法未能成功，也不应采用消融房室结快径途径以治疗 AVNRT，应将患者转诊至有经验的中心进一步行房室结的慢径消融。

2. 选择性改良房室结慢径

（1）房室结慢径改良发展史：20 世纪 80 年代末至 90 年代初，多位学者报道了在近CS 口的三尖瓣隔环处应用射频电流选择性阻断慢径路的前向传导，从而治愈 AVNRT。由于此项技术的成功率高（在有经验的中心消融的成功率接近 100%）、复发率低且安全性好（完全性房室传导阻滞并发症的发生率较消融房室结快径大大降低），故目前在临床上被广为采用。慢径改良的方法可大致归纳为解剖法或电位标测结合解剖法。

（2）慢径消融方法

1）影像解剖法：该法主要是通过影像的解剖标志来选择消融靶点，唯一的心电标准是消融靶点处的 A/V < 0.5 ～ 1.0，并不刻意追求"特征性"的电位来指导消融导管操作。Jazayeri 等首先报道应用影像解剖法改良房室结的慢径（图 11-10，图 11-11A）。将希氏束与 CS 口之间的三尖瓣环分为后、中、前 3 个解剖区域。于右前斜位使消融导管在心腔内充分显示。射频放电首先自 CS 口下缘水平开始，逐点从下向上，但至多不能超过希氏束电位的记录处。每当有效放电后，即诱发 AVNRT 以判断消融是否成功。若心动过速仍可诱发则重复上述消融过程。

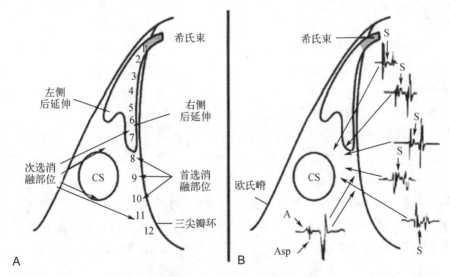

图 11-11　右前斜位下影像解剖法和电解剖法改良房室结慢径的示意图

A. 影像解剖法改良慢径；B. 电解剖法改良慢径

Asp. 慢径的心房连接端；S. 慢电位

此后有研究者陆续报道了其他几种应用影像解剖法改良慢径的方法：①移动消融法：在左前斜位或右前斜位操纵消融导管，通过连续放电方法于 Koch 三角的下、中半部进行弧线性消融，在移动放电过程中，每当交界区心律出现，则消融导管停止移动，于此处继续放电直至交界区心律消失。以上述方法在中间隔处产生线性损伤，直至 AVNRT 不被诱发。②中位法：于右前斜位 30°操纵消融导管，记录到最大希氏束电位后缓慢下弯，同时将导管轻度顺钟向旋转，直至希氏束电位消失，并且使 A/V < 1.0。此时消融导管的顶端通常位于希氏束与 CS 口中间。

2）电解剖法：此法以希氏束和 CS 电极导管为解剖标志，利用心内电图特征指导慢径消融。采用右前斜位（若患者为横位心，应加约 10°左右的足位）以将 Koch 三角轮廓充分展开，便于导管放置。最好在窦性心律时标测心内电位，此时心房电图与心室电图很容易辨认。将消融导管先越过三尖瓣，而后逐渐后撤至记录到希氏束电位，再将电极顶端轻弯向下后方、轻轻后撤导管并轻度顺钟向旋转导管，使导管顶端紧贴三尖瓣环，于 CS 口水平沿三尖瓣环仔细标测（图 11-9）。靶点图标准为 A/V < 1.0，大多数病例靶点在 A/V < 0.5 可消融成功，要尽可能找到与成功消融慢径相关的"特征性"电位。此电位多表现为多"挫折"的心房电位，其振幅和形态在后间隔的不同部位可出现明显变化（图 11-11B）。

3）影像解剖法和电解剖法的比较：由于慢径分布于三尖瓣环和 CS 口之间一个较小的区域内，故采用影像解剖法消融慢径与电解剖法一样有效。但是与电解剖法比较，影像解剖法可能需要更多的消融次数从而造成更多的局部组织损伤。

（3）射频功率与放电方法：采用温度控制消融，预设温度 55 ～ 60℃，最高放电功率为 40 ～ 50W。放电 15 ～ 30s 后，若无交界区心律出现者应当重新标测。放电过程中出现交界区心律且逐渐减少为消融成功的间接指标，但较长时间放电而交界区心律无明显减少并非少见，此时应特别注意及时评价消融效果，避免无限制的放电而导致完全性房室传导阻滞的发生。放电时间一般在 60s 以上，但若有停止放电指征，应随时停止放电。

（4）消融时机：多在窦性心律时消融，放电过程中应严密监测以下情况。①消融电极导管的位置：要保持电极位置的稳定。因受交界区心律的影响放电过程中电极容易移位，因此须在严密监视下放电，当导管明显移位时应立即停止放电并重新进行标测。②交界区心律的频率：交界区心律的频率过快提示消融的部位邻近快径或希氏束，容易发生室房传导阻滞，应立即停止放电，并于偏低部位进行标测与消融。③房室传导阻滞或延长：是指在交界区心律时 VA 间期的明显延长或 A 波的脱落。交界区心律的出现是消融有效的表现，VA 多为 1 : 1 的传导且 VA 多重叠在一起，为交界区激动沿希氏束下传心室的同时经快径逆传心房的结果。出现房室传导阻滞说明在消融慢径的同时损伤或阻断了逆传快径，因此该心电表现是发生不可逆性房室传导阻滞的先兆，若出现房室传导阻滞或延长应立即停止放电，避免造成不可逆性的损伤。④ PR 或 AH 间期的延长：应立即停止放电。

（5）交界区心律：研究表明①在成功消融的慢径部位 90% ～ 95% 以上会出现交界区心律，而且在成功消融的部位交界区心律持续的时间亦明显延长（图 11-12）；②在快径或慢径的消融过程中，快速的交界区心律与暂时性或永久性的二度或三度房室传导阻滞明显相关，并有较高的室房传导阻滞发生率；③消融过程中出现短暂性高度或三度（完全性）房室传导阻滞前，均先出现交界区心律或室性期前收缩伴室房传导阻滞或室房传导延长，后三者如若在放电过程中出现，应停止放电（图 11-13）；④出现交界区心律对判断慢径消融成功与否敏感度很高，但特异度比较差。

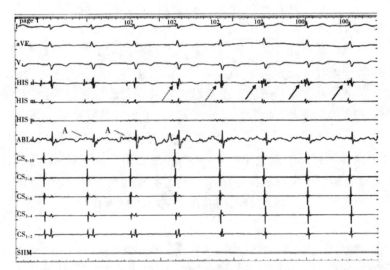

图 11-12　窦性心律下慢径区域放电后出现交界性心律伴 1 : 1 室房传导

慢快型 AVNRT 患者，箭头所示（第 3 ~ 8 跳）为交界性心律，第 3 ~ 5 跳（虚线箭头）可能伴干扰性房室分离，注意靶点处（ABLd）A 波振幅较小

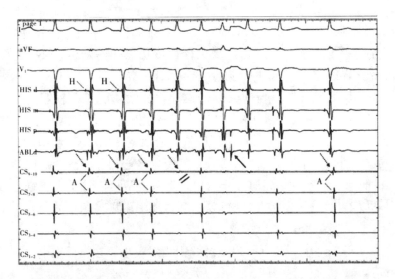

图 11-13　慢快型 AVNRT 慢径消融时交界性心律伴 VA 传导阻滞

第 1 跳为交界性心律，第 3 跳至第 5 跳交界性心律的逆转 A 波逐渐延后直至阻滞（虚线箭头），最后 1 跳的交界性心律仍见逆转 A 波延后。实线箭头为停止放电信号。仔细观察可见消融电极导管（ABLd）所记录 A 波在第 2 ~ 4 跳振幅增大，可能为导管向前间隔（希氏束）方向微移位所致

（6）消融终点：① 1 : 1 的慢径前传功能消失及房室结前传跳跃现象消失，且不能诱发 AVNRT；② 1 : 1 的慢径前传功能消失但房室结前传跳跃现象并未消失（伴或不伴 1 个心房回波），但静脉输入异丙肾上腺素不能诱发 AVNRT；③消融后新发持续性（非一过性）的一度或一度以上房室传导阻滞，应停止消融，此时 AVNRT 可能为消融成功（类似

快径消融），继续消融发生完全性房室传导阻滞的可能性明显增大。必须指出的是并不是所有慢快型 AVNRT 的患者都能显示 1 ：1 的慢径前传功能，部分患者的慢径前传功能被良好的 1 ：1 快径前传所掩盖。

慢径改良术后是否需要静脉输入异丙肾上腺素以判定消融终点目前存有争议。有文献报道消融前不需要异丙肾上腺素即可诱发 AVNRT 的患者，是否应用异丙肾上腺素检验消融效果与术后复发率无关，而消融后采用静脉输入异丙肾上腺素检验消融效果仅能够降低在消融前需要静脉输入异丙肾上腺素方可诱发 AVNRT 患者的复发率。

（7）选择性改良慢径的结果：射频导管消融改良房室结慢径的总成功率为 90%～100%，完全性房室传导阻滞的发生率在 0～3%，复发率为 0～6%。据 2000 年的全国经射频导管消融治疗快速心律失常的注册结果，经射频导管消融 AVNRT 的成功率为 98.8%，复发率为 2.3%，出现完全性房室传导阻滞并发症的发生率为 0.8%。

（8）特殊情况下的 AVNRT 消融

1）合并一度房室传导阻滞：有报道合并一度房室传导阻滞的患者在窦性心律下行慢径消融是安全有效的，在成功消融慢径后，窦性心律时的 PR 间期与 AH 间期保持不变，以后的随访中无高度房室传导阻滞的发生。但也有报道少数病例于慢径消融后发生不同程度的房室传导阻滞[5]。欧洲多中心射频导管消融的登记资料显示，经快径消融失败后出现的一度房室传导阻滞伴 AVNRT 的患者，进一步消融慢径则完全性房室传导阻滞的发生率较高。

2）快径逆传不良时的消融：有部分患者于平静状态下存在着快径逆传功能的不良，仅在静脉输入异丙肾上腺素时，才能恢复快径逆传功能并诱发出 AVNRT。对此类患者，消融放电时出现交界区心律而无快径逆传（伴室房传导阻滞）是可预见的结果，但此时存在着消融损伤到房室结却难以及时发现的危险，故慎重起见以较短的周长（通常采用450～600ms 的周长）起搏心房（于右心房或 CS）在保持 1 ：1 经快径房室传导（AH 间期≤200ms）时放电，其优点是放电过程中以较快的心房起搏频率抑制了较慢的交界区心律，可保持较长的放电时间。当超过心房起搏频率的交界区心律伴室房传导阻滞出现时或出现心房起搏的 AH 间期的延长时，暂时停止放电，等到交界区心律消失且恢复为原来的快径传导时，再恢复放电，采用这种方法既可以达到成功消融慢径的目的，又可最大程度降低高度房室传导阻滞的发生率。

3）儿童的 AVNRT 消融：儿童的房室结体积相对较小，在希氏束电位记录部位附近操纵导管有时就可导致暂时性的一度、二度以及完全房室传导阻滞，加之儿童的心脏较小，解剖学上的慢径消融部位与房室结和希氏束距离较近，故消融时波及房室结及希氏束与成人比有较大的可能性，易造成完全性的房室传导阻滞，故在消融时应密切观察消融导管的位置、体表及心腔内心电图的变化，同时选用比成年人较小的消融功率，可减少完全性房室传导阻滞的发生。4 岁以下患儿应严格掌握适应证。

4）心动过速不能诱发的处理：心电生理检查时，少数临床上有明确心动过速病史和12 导联心电图记录到 AVNRT 典型特征的患者，即使在静脉输入较高浓度异丙肾上腺素的条件下依然不能够诱发 AVNRT，已有报道在此种情况下改良慢径仍然有效，消融的终点为 1 ：1 慢径前传消失和（或）快慢径的跳跃现象消失或改良。若患者无 1 ：1 慢径

前传或快慢径跳跃现象，消融前须再次核实临床心电图上记录到的心动过速是否为典型的
AVNRT，但消融终点难以判断。应该特别注意的是，对于只有心动过速病史而未获得发作
时心电图的患者，即使存在房室结的双径路现象，诊断 AVNRT 及消融慢径也应格外慎重，
因为在无 AVNRT 发作的人群中，有 10% ～ 84% 存在房室结双径路现象。务必充分进行
心房及心室的程序电生理刺激以除外其他机制所致的心动过速（如房性心动过速、特发性
室性心动过速等）。

（二）慢慢型 AVNRT 经射频导管消融

慢慢型的 AVNRT 以一条慢径为前传支，另一条慢径为逆传支，构成其心动过速的折
返环。研究结果表明，慢慢型的 AVNRT 可能应用房室结的左侧后延伸与右侧后延伸作为
折返环的逆传及前传支（图 11-1，图 11-4C）。故消融前传或逆传慢径，或同时消融两者均
可能将慢慢型 AVNRT 治愈。

1. 消融逆传慢径　以往常在逆传慢径的心房插入点进行消融（图 11-14A），但此法需
详细的电生理标测及较广泛的消融，复发为其他类型的 AVNRT 高达 10% 左右。且在慢慢
型 AVNRT 时，其逆传心房的最早激动点（房室结的左侧后延伸）多在 CS 内或 CS 的近端（图
11-4C，图 11-14A），在此处消融通常较困难，一方面由于国内很少在射频导管消融时行静
脉麻醉或深度镇静，故在 CS 内消融患者多感明显疼痛而不能耐受，且可能损伤冠状动脉、
出现心脏压塞等并发症；另一方面，由于房室结的左侧后延伸与 CS 的近端有较广泛联系，
故通常需在 CS 口附近及 CS 的近端进行广泛消融，甚至在二尖瓣环心房侧冠状静脉窦相
对应的部位进行消融，方可消除逆传慢径的传导；另外，如果于 CS 内消融逆传慢径不成功，
通常会使逆传慢径的传导时间明显延长，将会使心动过速转成无休止性。因而，逆传慢径
消融通常不作为慢慢型 AVNRT 射频导管消融的首选。

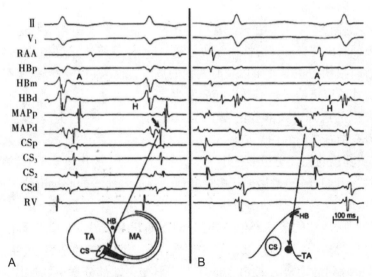

图 11-14　慢慢型和快慢型 AVNRT 的逆传慢径常见成功消融部位

A. 慢慢型 AVNRT；B. 快慢型 AVNRT

MAPp、MAPd. 标测消融电极的近、远端电图；TA. 三尖瓣环；MA. 二尖瓣环

2. 前传慢径消融 由于慢慢型 AVNRT 前传慢径的传导速度慢，传导时间长，有效不应期短，与慢快型 AVNRT 折返环中的前传慢径一样，是维持慢慢型 AVNRT 折返环的关键支，故多采用电解剖法对慢慢型 AVNRT 的前传慢径进行消融（图 11-4F，图 11-10，图 11-11B）。研究表明：①消融慢慢型 AVNRT 的前传慢径与消融慢快型 AVNRT 的前传慢径有着相近的高成功率和低复发率；②消融其前传慢径后，绝大多数患者仍存在着逆传慢径，如不诱发心动过速，则不需要消融逆传慢径；③少数合并其他类型（如合并慢快型或快慢型）的慢慢型 AVNRT 的患者，经消融其前传慢径后，部分患者其他类型的 AVNRT 也同时消融成功；而对部分以左侧后延伸作为其逆传慢径的快慢型 AVNRT 患者，可能需继续消融其逆传慢径（左侧后延伸）后才能成功（图 11-11A）。

（三）快慢型 AVNRT 射频导管消融

快慢型 AVNRT 的逆传慢径（右侧或左侧后延伸）传导速度慢，传导时间长，有效不应期短，可能是维持折返环的关键支，故消融其右侧后延伸（绝大多数病例，图 11-4D、图 11-4E）或消融其左侧后延伸（少数病例，图 11-4C）可成功治愈快慢型 AVNRT。

1. 心房逆向激动顺序的标测 快慢型 AVNRT 患者的慢径逆传心房的激动顺序均为"偏心性"，即逆传心房最早的激动部位在右心房的后间隔区域而不是在希氏束记录部位的附近。然而，详细标测显示多数（有资料显示为 86%）患者最早慢径逆传心房的部位在三尖瓣环与 CS 口之间（含邻近 CS 口）。少数患者的最早逆传心房激动点在 CS 的近端。

2. 射频导管消融快慢型 AVNRT 快慢型 AVNRT 的消融方法通常为在快慢型 AVNRT 发作时或在心室起搏慢径逆传时，标测慢径的最早逆传部位，然后于窦性心律下或心动过速时进行消融。通常不在心室起搏时放电，约 2/3 的快慢型 AVNRT 病例无 1：1 的快径逆传，故心室起搏时难以观察放电对房室结快径的影响，从而增加高度房室传导阻滞的风险。消融时应特别注意以下情况：

（1）交界区心律伴 VA 逆传阻滞：有相当比例的快慢型病例伴快径逆传不良，对这些患者放电消融慢径时出现交界区心律而无快径逆传（即伴室房传导阻滞）是可以预见的结果，此时存在着消融时损伤房室结而难以及时发现的危险，而采用心房起搏快径 1：1 房室传导时放电有助于减少房室传导阻滞并发症的发生。

（2）消融靶点的选择：大部分快慢型 AVNRT 的病例可在三尖瓣环与 CS 口之间的传统慢径区域（房室结右侧后延伸）消融成功[6]，CS 标测导管记录的最早心房激动部位多在 CS 口，消融成功部位的局部电位多呈小 A、大 V 波，A/V 的比例 < 1.0（绝大多数病例的 A/V 比例 < 0.5）（图 11-14B），局部还多伴其他低幅、多挫折的心房电位。在少数病例中，CS 标测导管显示最早的心房激动部位多在 CS 导管近端，深达 1～3cm，采用消融导管标测时其逆传慢径心房激动的最早部位主要位于 CS 近端和（或）二尖瓣环的房侧（左侧后延伸），局部电位多呈大 A、小 V 波。在逆传慢径成功消融前的消融过程中，多数病例出现 CS 电极导管记录到的逆传 A 波激动顺序的明显变化，部分病例的逆传慢径需在 CS 近端顶部 1.5～3cm 的较广泛区域和与其相对应的二尖瓣环的房侧（经穿刺房间隔途径）同时消融方能获得成功（图 11-8、图 11-15、图 11-16）。须注意避免 CS 内消融可能导致的

并发症发生。

（3）消融终点：①在基础状态与静脉输入异丙肾上腺素下，不能诱发任何类型的AVNRT；②消除逆传慢径；③消除 1：1 的前传慢径。

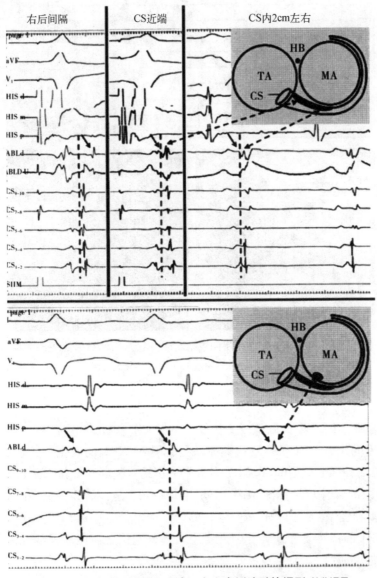

图 11-15　在 CS 近端和（或）左心房侧消融快慢型 AVNRT

与图 11-8 为同一患者。上图左，心室起搏慢径逆传时在右后间隔 CS 窦口和三尖瓣环之间标测，局部心房激动明显延迟（箭头）；上图中，心室起搏慢径逆传时在 CS 内近端标测到最早逆传心房激动（箭头），此处消融后出现 CS 电极心房激动顺序的明显改变；上图右，心动过速时，在 CS 内 2cm 左右可标测到最早逆传心房激动后消融，但 CS 内多次消融（见 CS 内黑色部分）后仍未消除慢径逆传（图 11-16）

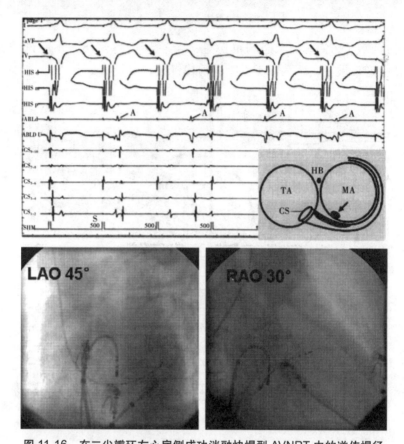

图 11-16　在二尖瓣环左心房侧成功消融快慢型 AVNRT 中的逆传慢径

与图 11-8、图 11-15 为同一患者。上图，消融后心室起搏示室房分离；下图，消融成功部位影像

（四）多种类型 AVNRT 的射频导管消融

部分患者存在 2 种（较少见）或 2 种以上（罕见）类型的 AVNRT，为慢快型、慢慢型及快慢型的不同组合。有资料显示 2 种以上类型 AVNRT 的发生率为所有类型 AVNRT 的 2.8%。2 种或 2 种以上类型的 AVNRT 多数以房室结右侧后延伸作为前传支和逆传支（如慢快型的前传慢径与快慢型的逆传慢径），消融其右侧后延伸后 2 种类型的 AVNRT 均可被治愈。在少数多种类型的 AVNRT 病例中，分别以房室结右侧后延伸和左侧后延伸作为不同类型的 AVNRT 的前传支和逆传支，此类患者须分别消融右侧后延伸和左侧后延伸方能成功治愈所有类型的 AVNRT。

四、与慢径消融相关的房室传导阻滞

虽然在慢径消融过程中，房室传导阻滞发生的风险很低，在有经验的中心房室传导阻滞的发生率仅为 0.3% ～ 0.9%，但是鉴于 AVNRT 为良性的心动过速，发病年龄也较年轻，故完全性房室传导阻滞是非常严重的并发症。房室传导阻滞多发生于消融放电当时，少数病例发生于消融后的 24h 内，发生于 24h 后的延迟性房室传导阻滞则属罕见。有几个影响因素与房室传导阻滞的发生有关：①放电消融部位与房室结及希氏束的邻近性；②放电时

出现交界区心率过快或出现交界区心律伴室房传导阻滞；③放电时或消融后的房室前传功能减弱；④放电次数过多导致的组织损伤范围广泛。

（牛绍莉　马　路）

参 考 文 献

[1] Mercik JS, Radziejewska J, Pach K, et al. ST-segment depression in atrioventricular nodal reentrant tachycardia: Preliminary results [J]. Adv Clin Exp Med, 2021, 30(12):1323-1328. doi: 10.17219/acem/144161.

[2] Hoshiyama T, Ashikaga K, Tsujita K, et al. Efficacy of cryo-ablation during atrioventricular nodal reentrant tachycardia [J]. Heart Vessels, 2021, 36(4): 541-548. doi: 10.1007/s00380-020-01717-7. Epub 2020 Oct 28.

[3] Etaee F, Elayi CS, Catanzarro J, et al. Gender associated disparities in atrioventricular nodal reentrant tachycardia: A review article [J]. J Cardiovasc Electrophysiol, 2021, 32(6): 1772-1777. doi: 10.1111/jce.15078. Epub 2021 May 16.

[4] Kaneko Y, Nakajima T, Iizuka T, et al. Atypical Slow-Slow Atrioventricular Nodal Reentrant Tachycardia with Use of a Superior Slow Pathway [J]. Int Heart J, 2020 , 61(2): 380-383. doi: 10.1536/ihj.19-082. Epub 2019 Dec 26.

[5] Kara M, Korkmaz A, Ozeke O, et al. Manifest 1 : 2 tachycardia or atrioventricular nodal reentrant tachycardia with complete ventriculoatrial dissociation [J]. J Cardiovasc Electrophysiol, 2020, 31(6): 1563-1564. doi: 10.1111/jce.14465. Epub 2020 Apr 7.

[6] de Sisti A, Tonet J. Cryoablation of atrioventricular nodal reentrant tachycardia: a clinical review [J]. Pacing Clin Electrophysiol, 2012, 35(2): 233-240. doi: 10.1111/j.1540-8159.2011.03244.x. Epub 2011 Oct 20.

第 12 章

房室折返性心动过速的电生理特点和消融

房室折返性心动过速（atrioventricular reentrant tachycardia， AVRT）是指由于房室之间存在着显性或隐性旁路引起折返所致的心动过速[1]。其显性旁路的心电学表现为预激综合征，是指心室肌经特殊的传导通路部分或完全预先激动[2]。1930 年，Wolf、Parkinson 和 White 首先描述了有异常 QRS 波及阵发性心动过速的短 PR 间期综合征，故又被称为 WPW 综合征[3]。所谓特殊传导通路是指位于正常房室传导以外的房室间通路，又称旁路。这些患者的心电激动可通过房室旁路及房室结前传，导致不同程度的 QRS 融合波的出现或仅通过房室旁路前传（完全性预激）。还有的房室旁路无前传功能而只有逆传功能，心电图不出现预激图形，但旁路可与房室结匹配而形成心动过速，称其为隐匿性旁路。其形成是发育过程中遗留的。在胚胎早期，房室的心肌是相连的。在发育过程中，心内膜垫及房室沟组织形成了中央纤维体与房室环，隔断了房室间心肌的联系而仅能通过房室结联系以保证正常的房室传导。但有些人遗留有散在的房室间相连的心肌，则成为房室旁路。二尖瓣环与三尖瓣环的大小及组成不同。二尖瓣环的平均周长为 8cm，而三尖瓣环的平均周长为 11cm。二尖瓣环通常为一个完整的纤维组织环组成，它将心房肌与心室肌分开，在此区域旁路环绕在此纤维环状组织的外缘。而三尖瓣环很少是完整的，可有几条裂隙，心房肌与心室肌的纤维于此相连。故右侧旁路常是穿过瓣膜环的。且可由相对宽的组织条带组成，与在左侧所见的细条带相反。某些情况下，旁路所经的路线似乎更接近心外膜（与典型的左侧旁路相比距离瓣环远）。由于二尖瓣环的前间隔处为纤维三角，没有心肌纤维，因而除左前间隔外，房室环的任何部位均可发生房室旁路。右侧旁路占所有房室旁路连接的 12%，而左侧却占 59%。经心电图检测房室旁路的发生率仅为 0.01% ～ 3.1%，尽管其发生率随着年龄的增长而下降，但在各年龄组的人群中均可见到旁路存在的心电图或旁路导致的 AVRT。

预激综合征的重要临床意义在于高发生率的心律失常。在有房室旁路的患者中 40%～80% 有快速性心律失常。最为常见的是顺向型 AVRT，即以房室结为环形折返的前传支，而旁路为折返的逆传支，表现为窄 QRS 的心动过速。较为少见的是逆向型 AVRT，旁路为前传支，而房室结为逆传支，表现为宽 QRS 的心动过速。预激综合征并发房扑和房颤虽不常见，但其属于潜在的、危及生命的心律失常，因这 2 种心律失常可导致极快的心室率，且促发室速和室颤[4]。房室旁路与某些先天性心脏病有关，尤其是常与三尖瓣的 Ebstein 畸形合并发生。在 Ebstein 畸形患者中，10% 有解剖学上的右侧旁路，而且常见多条旁路。左侧旁路预激综合征患者很少伴有器质性心脏病。

预激综合征乃阵发性室上性心动过速（室上速）最为常见的病因。其所导致的心动过速为室上性心动过速的 60%～ 70%。射频导管消融治疗房室旁路的预激综合征及 AVRT 的成功率平均可达 97% 以上，左侧旁路的成功率可达 97%。射频导管消融已成为目前根治旁路的首选。

一、预激综合征的心电图表现

典型 WPW 综合征的心电图有以下表现：①在正常 P 波时，PR 间期＜ 0.12s；② QRS 的波形异常增宽，时限≥ 0.11s；③ QRS 波的起始有钝挫，即 δ 波；④有继发性的 ST-T 改变。常规心电图对预激综合征的分型采用 1945 年的 Rosenbaum 分型。预激程度的大小影响着 PR 间期的长短；当完全预激时，PR 间期就相当于 P 波的宽度或其起始部分；多数情况下 PR 间期在 0.06～ 0.11s。QRS 波宽的程度与心室的预激程度相关，通常在 0.11～ 0.16s。在完全预激时 QRS 宽度达到其最大值。δ 波宽度的变化范围为 0.02～ 0.07s，其反映了旁路的心室插入点。根椐 δ 波的方向分为 A 型和 B 型。A 型预激综合征的预激波在 V_1～ V_6 导联中全都是正向的，QRS 波也是以 R 波为主；B 型预激综合征的预激波在 V_1～ V_3 导联中为负向或正向，而 QRS 波以 S 波为主，V_4～ V_6 导联中的预激波与 QRS 波都是正向。A 型的旁路在左心的房室侧。B 型的旁路在右心的房室侧（图 12-1）。

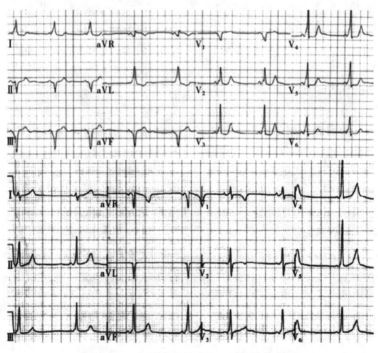

图 12-1　典型预激综合征 12 导联心电图
上图为右侧旁路，下图为左侧旁路

二、预激旁路的电生理特征

房室旁路是由心肌细胞组成，故其电生理特性与心房肌及心室肌一样表现为全或无的传导，即旁路的传导时间不随期前刺激的提前而延长，在绝对不应期达到前，其传导速度相对不变；在绝对不应期达到后则不发生传导。绝大多数的房室旁路具有前向与逆向的双向传导，只有前向传导的患者在预激中不到 5%。这种情况比只有逆传而无前传的所谓隐匿性旁路要少得多。房室旁路的传导特性可表现为多种形式：可以是双向传导，即典型的预激综合征，其在窦性心律时有心室预激的 δ 波，同时可因逆向传导功能而发生 AVRT；它也可仅有单向传导，而单向传导的大部分患者为仅有逆向传导，即临床上常见的隐匿性旁路，其在窦性心律时无 δ 波，而临床上有 AVRT 的发生。若仅有单向的正向传导，患者仅心电图出现窦性心律时的 δ 波，而无心动过速的发生。房室旁路的正向传导可持续存在，也可呈间歇性，后者被称为间歇性预激综合征。其形式可以是间歇一段时间，也可规律地反复间歇 1 次或 2 次心搏。间歇性的预激综合征患者中，有旁路为左侧游离壁的显性旁路，其在迷走神经张力高、房室结传导慢时 δ 波可清楚显现；而在迷走神经张力低、房室结传导快时 δ 波却变得很小，难以辨认而被误认为间歇传导。临床上虽然也被称为"间歇性预激"，但旁路的正向传导并非间歇性存在，而是持续存在的。当心电图难以识别有无预激综合征时可以用药物加以鉴别：静脉快速推注三磷酸腺苷（ATP）10～20mg，观察心电图的改变。若 QRS 增宽而 δ 波明显，则证实有预激的存在；若发生房室传导阻滞或窦性心律的 QRS 无改变，则提示无预激的存在。ATP 可阻断房室传导而对旁路的传导无影响（图 12-2）。准确定位旁路是射频导管消融治疗成功的前提。旁路的定位一般是先根据心电图大致定位，然后再进行电生理的精确定位。

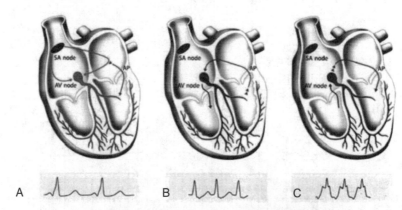

图 12-2　旁路前传与逆传示意图（以左侧游离壁旁路为例）

A. 窦性心律下形成预激图形，电激动通过房室结和旁路前传（从心房到心室），因为旁路传导速度快，一部分心室肌提前激动形成体表心电图上所见的预激 δ 波；B. 顺传型心动过速，电激动因旁路不应期长而前传受阻，经房室结前传而经旁路逆传形成心动过速；C. 逆传型心动过速，电激动到达房室结时恰逢房室结不应期，经旁路前传而经房室结逆传形成心动过速。SA node. 窦房结；AV node. 房室结

（一）旁路的心电图定位

可根据心电图各导联 δ 波的极性来定位显性预激综合征。心电图定位显性旁路的方法，可归纳为如下 4 步，①首先看 V₁ 导联以定区域。当 V₁ 呈 R 或 Rs 型，δ 波为正向时，为 A 型预激，旁路位于左侧游离壁区；当 V₁ 呈 rs 型，δ 波为先正后负时则旁路位于右游离壁区；当 V₁ 呈 QS，而 δ 波为负向时旁路位于间隔区。②再以 I、aVL 导联定左右。在 I、aVL 导

联上的 δ 波为负向时，旁路位于左前或左侧游离壁；在 I、aVL 导联上的 δ 波为正向，而 QRS 波呈较小的 R 波或 Rs 波时，旁路位于左后游离壁；在 I、aVL 导联上的 δ 波为正向，而 QRS 波呈高大 R 波时，旁路则位于右心房室侧（即右侧游离壁区或间隔区）。③以 II、III、aVF 导联定前后。如果根据前两项已判定旁路位于左游离壁的某个区域，II、III、aVF 导联上的 δ 波为正向时，则支持旁路位于左前或左侧游离壁；δ 波为负向时，再次支持旁路位于左后游离壁。如果根据前 2 项已判定旁路位于右侧，而 II、III、aVF 导联上的 δ 波出现如下变化规律：旁路位于前方时，3 个导联上的 δ 波均为正向；随着旁路的位置逐渐向后，首先 III 导联的 δ 波出现由正变负，然后 aVF 导联上的 δ 波也变负；位于后方时，3 个导联上的 δ 波都变为负向，但 II 导联也可仍为正向。如果 II 导联的 δ 波呈显著负向，则旁路很可能位于冠状静脉窦内。可概括为：由前向后，III、aVF、II 导联上的 δ 波依次由正变负。④最后，再根据 V₂ 和 III 导联上 QRS 波的形态进行校正。当 V₂ 上的 QRS 波以负向为主，而 III 导联 QRS 波以正向为主，则旁路应位于前方；当 V₂ 上的 QRS 波以正向为主，而 III 导联 QRS 波以负向为主，则旁路应位于后方。以 V₂ 及 III 导联支持旁路位于前后的程度，适当地对右侧旁路的前后位置进行校正（图 12-3）。

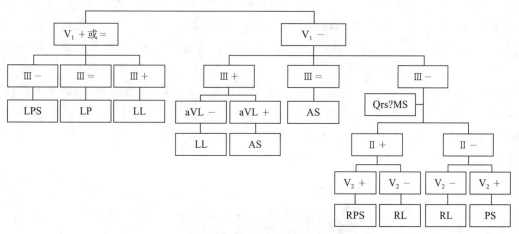

图 12-3　旁路体表心电图定位

根据成人体表心电图 QRS 形态判断旁路所在解剖位置；LPS. 左后间隔；LP. 左后；LL. 左侧；AS. 前间隔；RPS. 右后间隔；RL. 右侧；PS. 后间隔；MS. 中间隔

对于隐性旁路仅能依据室上性心动过速心电图的逆 P′ 波于各导联上的极性进行定位。由于 P′ 波形太小，不易被确定，故其准确度十分有限。通常只在以下两种情况有所帮助：①在 aVL、I 导联上的逆 P′ 波可确定为负向时，旁路位于左游离壁；相反，在 aVL、I 导联上的逆 P′ 波可确定为正向时，旁路位于右侧。②II、III、aVF 导联上的逆 P′ 波大多数时间为负向，当可确定为正向时，旁路可能位于右前部。

（二）电生理检查及旁路的心内定位

临床阵发性室上速的症状不明确或心电图不能证实其有预激者，需先行电生理检查。消融治疗前应先做完整的电生理检查：①以明确证实临床诊断；②确定旁路的位置；③证实旁路为心动过速的参与者，构成折返环的组成部分；④测定心动过速的诱发条件；⑤指导消融术后的再评价。早期电生理检查中一般先测定旁路的不应期，并将其细分为长不应期、短不应期及超短不应期。如测定旁路的不应期短于270ms，则被认为是超短不应期，具有高度危险性，应给予积极治疗。2002年中国"射频导管消融治疗快速心律失常指南"，即确认预激合并室上速为射频导管消融的明确适应证，可作为临床首选的治疗方案。因此旁路不应期的测定已不重要，只要能够确定旁路的位置即可消融[5]。

确定隐匿性旁路的存在，需要详细的电生理检查。在无显性预激的窄QRS心动过速的电生理检查中，以下电生理现象均支持隐性旁路的存在：①心室S_1S_2程序刺激时，V_2A_2保持相对不变，不随S_1S_2的缩短而延长；②在心室起搏与心动过速时，心房逆传呈偏心型；③在心动过速时行心室期前刺激（即Zipes试验），当希氏束电位出现时发出期前刺激，可引起A波的提前，即心室刺激在希氏束不应期时仍可沿房室旁路逆传至心房（图12-4）。为了表述统一与方便交流，常将房室环比作时钟表盘来表述旁路所在位置。三尖瓣环（T）上记录到H波的位置在2点钟；冠状静脉窦口的位置在5点钟；上腔静脉入口处在三尖瓣环的12点钟位置，即三尖瓣环的量高点；下腔静脉入口处位于6点钟位置，为三尖瓣环的最低点。在二尖瓣环（M），3点钟位置是左游离壁的最外侧点，其相对应的9点钟位置为左中间隔；冠状静脉窦口内2cm处位于6点钟的位置，其相对应的12点钟位置是二尖瓣环的顶点。确定了以上各点后再以等分的方法确定其他各钟点处以定位旁路。前间隔旁路位于12～2点处，右中间隔旁路位于2～5点处，右后间隔旁路位于5～6点处，右后游离壁旁路位于6～7点处，右侧游离壁旁路位于7～10点处，右前游离壁旁路位于10～12点处。左侧旁路的时钟标记现已较少使用，一般分为3个位置：左后间隔旁路位于冠状静脉窦口为起点至远程2cm处；左游离壁旁路位于冠状静脉窦口2cm以远；左前侧旁路位于冠状静脉窦的最远程（图12-5）。

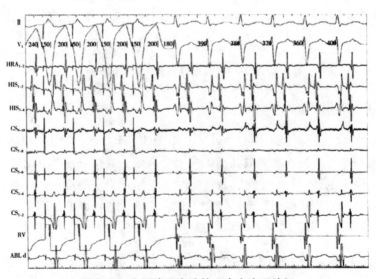

图 12-4　左侧隐匿旁路的心内电生理特征
心室起搏和心动过速发作时心房逆传呈偏心性，冠状静脉窦远端最早激动

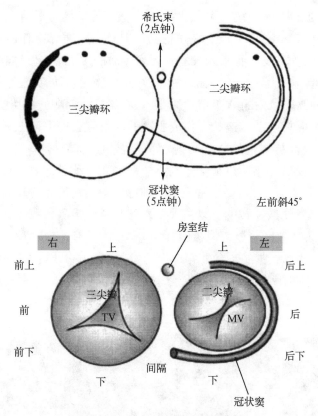

图 12-5　右侧旁路房室环解剖定位

三、旁路的定位及消融

(一) 确定靶点图

　　旁路的电生理定位就是标测出因旁路传导引起的心室或心房的最早激动在房室环上的位置，然后将消融导管置于此位置进行精细的标测。为了减少试放电引起的心肌损伤，准确判断靶点图（消融成功部位的心内电图）至关重要。对于显性旁路，可在窦性心律或心房起搏时，于房室环上标测心室最早激动的位置。除了极个别斜行的房室旁路与 Mahaim 束外，大多数房室旁路的正向传导都很快，使旁路处双极所记录的 A 波与 V 波相连。为便于观察，一般以双极标测的 A 波与 V 波相融合，且两者间无等电位线来确定靶点图。在找不到 A 波和 V 波相融合的部位时，应该以 V 波出现最早的部位作为消融的靶点。不少术者采用单极标测方法，此时心内电图的形态类似体表心电图，则靶点图表现为 A 波尚未结束即与 QRS 波形的 V 波相连。标准靶点图须具备以下条件：①消融电极位于房室瓣环；②能够同时记录到明确的 AV 波；③ AV 的比值为 1 : 4 ～ 1 : 1；④ V 波较体表的 δ 波提前 20 ～ 40ms。为了充分利用双极标测和单极标测各自的优势，在使用性能良好的多导记录仪时，可同时采用这 2 种标测方法。然而在双极标测右侧旁路时，靶点图上 A 波与 V 波成分的判断比较困难，当 A 波与 V 波相融时，若被误判为单纯的 A 波或单纯的 V 波都将错过最佳的靶点图。判断 A 波与 V 波的常用方法是将消融导管导联与冠状静脉窦口内的导联相邻，以便比较 A 波与 V 波。在窦性心律时，三尖瓣环上任何部位所记录的 A 波都早于冠状静脉口内的 A 波，而所记录的右心室预激的 V 波与冠状静脉窦口内的 A 波几乎同时开始，但前者结束比后者晚。若消融导管心内电图的开始比冠状静脉窦口内的 A 波早，而结束比冠状静脉窦口内的 A 波晚，则是 A 波与 V 波相融的靶点图（图 12-6）。

对于隐性旁路，应在心动过速的发作或心室的起搏时于房室环上标测心房的最早激动点（EAA）。因为心室起搏时逆传 A 波可能埋在 V 波的终末部而不易辨认，也可能因房室结的逆传功能良好而使房室结附近最早激动，故最好在心动过速时进行标测。如果心动过速难以诱发及维持，不得已必须在心室起搏下进行标测，则首先必须确定所标测的心房激动是经由旁路而非房室结所逆传的，以免误导。有时单极标测比双极标测更易确定最早的逆传 A 波，故最好同时采用双极与单极的标测方法。由于大多数房室旁路的逆传都很快，逆传 A 波紧随 V 波，故 A 波的起始难以辨认，这时可终止心动过速以确定有 A 波的存在。当遇到缓慢逆传旁路的特殊情况时，逆传 A 波将与 V 波分离，这时只能以 A 波最早出现的位置来判断靶点图。

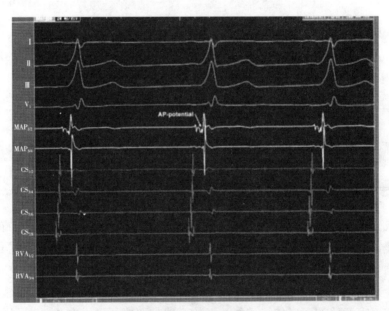

图 12-6　左侧显性旁路窦性心律下的体表心电图和心内电图
标测消融导管在靶点处记录到典型的旁路电位，融合 AV。AP（accessory pathway）-potential= 旁路电位。MAP$_{1/2}$、MAP$_{3/4}$. 二尖瓣环电极位置；CS$_{1/2}$、CS$_{3/4}$、…CS$_{7/8}$. 冠状窦电极；RVA$_{1/2}$、RVA$_{3/4}$. 右心室心尖部电极

在房室环的横向水平上确定了旁路位置后，还须确定消融导管的纵向位置是在房室环上，而不是离开房室环位于心房或心室侧。由于房室环将心房与心室隔开，因此消融导管若在房室环上应能够同时记录到 A 波与 V 波，在不同部位标测时 A 波与 V 波的比例有所不同。当消融导管在房室环的室侧标测时，V：A 应为 5：1～10：1，在侧壁标测时 A 波较大，于后间隔及前后侧壁标测时 A 波较小，甚至刚可见到。当消融导管在房室环的房

侧标测时，Ｖ∶Ａ应为3∶1～3∶2，Ａ波较室侧标测时明显增大。Ａ波无论大小，都应呈高振幅尖锐波形，如记录到的波形类似Ｐ波，则为远场所传Ａ波，说明消融导管未接近瓣环，消融则无效。

（二）旁路消融

1. 消融导管及配件的选择　所有消融导管，根据其顶端弯曲度的大小，可分为大弯、中弯及小弯3种。在扩大的左心室或右心房消融时可选用大弯消融导管，左心室较小时可选用小弯，中弯消融导管适用于绝大部分的旁路，小弯适用于左后间隔的旁路。在右心房内进行消融时，为了提高导管的稳定度，可选用加硬消融导管或加硬、加长的鞘管。Swartz鞘应根据旁路的位置来选择，一般均选择 SR 0 号（右侧 0 号）鞘管，其能够远程支撑无侧弯曲角度便于各个部位的标测及消融。经房间隔穿刺至左心房内进行消融时，必须加用 Swartz 鞘，可选用 Rs 0 号（RS0）或 Swartz LS 1 号（左侧 1 号，LS1）鞘，通过控制消融导管的弯曲度可使消融导管稳定在旁路上。

2. 射频输出方式与能量选择　输出方式有功率控制和温度控制2种，后者优于前者，但一定要使用有温控功能的消融导管及射频仪。功率输出的大小必须合适，否则可能因消融导管前端的炭化或温度不够而导致消融失败或使复发率增高。每次放电的输出功率通常依术者经验、旁路的位置及消融导管的稳定度来选择：在室侧消融时，导管的稳定度高时输出功率应小，一般为 20W；在房侧消融时，导管的稳定度差时，输出功率应较大，一般为 40W。然后依首次放电的反应来调整输出，最小可能仅用 5W，最大可用至 50W。温控消融电极不易发生炭化，使用安全，可减少并发症的发生，提高成功率，降低复发率。一般预设温度为 60～70℃，功率为 50～100W。由于导管温度传感器的反馈调节，可使导管在稳定、接触良好时以低功率消融，而导管在不稳定、接触不好时则以高功率消融，最终达到最佳消融效果。可避免因功率太低而消融无效或因功率太高导致心肌过度损伤而造成穿孔。输出功率的最大数值须按功率控制的原则来选择，过大会导致消融导管烧焦。若放电中达不到预设温度，说明消融导管的稳定度差，需调整消融导管使之稳定接触消融靶点，若消融导管稳定度难以提高，则只能再增大输出的最大功率。

目前，冷盐水灌注消融电极导管是应用最多的消融导管之一。普通射频消融导管顶端的温度达到一定程度时，变性的蛋白质将在电极上形成凝固物，限制损伤的范围及深度。冷盐水灌注消融电极导管在消融的过程中由于不断地冷盐水灌注，可以预防和减少电极上的凝固物的形成，有效地传导能量，增大输出功率，扩大损伤的范围及深度。

3. 消融成功的标志　靶点确定后，一般先采用 10s 的试放电，对于左侧旁路应在放电5～10s 阻断旁路并继续巩固放电 60s。如超出此时间而旁路未被阻断则提示靶点不理想需重新标测靶点。较晚的旁路阻断说明消融的靶点与旁路尚有一定的距离，当局部损伤扩展后才将旁路阻断。此时若消融放电停止，旁路将在短时间内恢复或于术后复发。右侧旁路的消融，放电时间可适当延长至 20s。因为在右侧旁路消融时，消融导管位于心房侧难以紧密地贴靠瓣环，放电时导管随着心脏摆动很难于数秒内造成旁路的完全性损伤。故放电阻断旁路的时间要延长。显性旁路消融成功的特征为：体表心电图的 δ 波消失、QRS 波恢复正常；心内电图的原靶点处融合的 A/V、A 波与 V 波之间的间期突然延长，其时长等于或长于希氏束部位的 A/V 间期的时长。隐性旁路消融成功的特征为：在心动过速消融时心动过速终止于逆传心房之时，即心动过速止于 V 波之后；或于快速心室起搏时，VA 逆传由原来的 1∶1 的偏心性逆传转变为室房分离，而无旁路逆传。有时房室结会有逆传功能，当旁路阻断后仍可保持 1∶1 的传导，但 A 波逆传的激动顺序则由原来的偏心性逆传转变为房室结逆传。若试放电已经阻断旁路，则应加强放电至 60～90s。从理论上讲，心肌组织加热至 55℃以上，持续 30s 即可导致不可逆的损伤，因此在一般情况下加强放电至 60s 已达目的；但若消融导管的稳定性不够，可延长至 90s 或更长时间（图 12-7）。

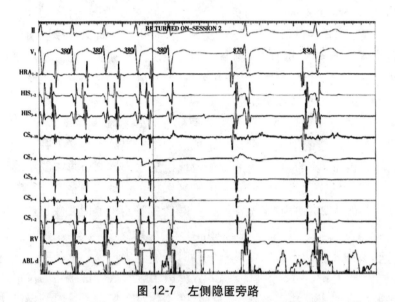

图 12-7　左侧隐匿旁路

消融前心动过速发作时室房逆传呈偏心性，消融成功后室房逆传终止

显性旁路消融在加强放电后，应立即检测旁路的逆传是否也同时被阻断。因为一般情况下显性旁路的正传比逆传更容易被阻断。若逆传尚未被阻断，说明定位不够准确，须加以调整，继续消融。

四、不同部位旁路射频导管消融治疗的特点

（一）左游离壁旁路

此部位的旁路所占比例最大，高达 60%。一般采用右前斜 30°的投照体位。经动脉逆行插管，在二尖瓣环的室侧消融；偶可将消融导管跨过二尖瓣环于房侧消融；亦可行房间隔穿刺于左心房侧消融。因在左心系统进行消融，为避免外周动脉的栓塞，应给予肝素抗凝，开始给予 3000～5000U，此后每小时追加 1000U。

主动脉瓣为 3 个凹面向上的半月瓣，伸直的消融导管在进入左心室时极易落入膜的凹面，用力前推则有顶破主动脉瓣的风险，对于儿童风险更大。弯曲的消融导管在退出左心室时也可能钩住瓣环或心肌的腱索，若用力过大就可能损伤主动脉瓣或心肌组织，导致严

重的后果。为避免发生此类问题，操作导管时应遵循"弯进直出"的原则：消融导管进入左心室时应弯曲，退出左心室时应伸直。如遇严重动脉弯曲，消融导管虽可通过，但无法旋转电极导管，则可加用 Swartz 长鞘，使消融导管于鞘内保持伸直而易操作。消融导管进入左心室后，一般应使其伸直并退至主动脉瓣处，再行逆钟向旋转使之到位。由于主动脉瓣下无腱索阻挡，消融导管很容易旋转到位。如果消融导管在二尖瓣下旋转，手柄的旋转不应超过 360°，以免导管与二尖瓣腱索缠绕。

若因腱索阻挡使得消融导管无法到位，或因为旁路较深（靠近外膜），经心室内膜消融无法成功，可跨瓣至房侧消融。导管的跨瓣操作首先应将消融导管向下弯曲指向后间隔，然后弯至最大限度并略做左右旋转和推送，即能进入左心房。然后顺钟向旋转以使消融导管到达旁路的位置，略伸直且缓慢后撤，待消融导管到达瓣环（在 X 线影像上消融导管随着心搏的摆动较大，心内电图上的 A ∶ V=1 ∶ 2）时，用手稳定住消融导管并进行放电。

若因动脉过细、弯曲等无法插管或主动脉狭窄，则可选用房间隔穿刺。其方法和球囊瓣膜扩张术的穿刺方法类似，但因预激综合征患者的左心房大小一般正常，很难看到左心房影，无法根据左心房影判断穿刺点的高低。电生理检查时，往往都置入希氏束电极导管与冠状静脉窦电极导管，可根据这 2 个电极导管的位置来确定穿刺点的高度。如以希氏束电极做参照则该导管水平的高度为穿刺点；若以冠状静脉窦口电极导管做参照则穿刺点应较窦口高一个椎体的高度。穿刺成功后送入鞘管，再沿鞘管送入消融电极在左心房侧进行标测。可根据旁路的位置来选用相应角度及号数的左侧 Swartz 鞘，也可以直接选用 RS0 鞘，因为 RS0 鞘只有弯度而不成角，故方便于左前侧与左后侧等不同部位的标测。通过操纵鞘及消融导管，可使消融导管方便地在瓣上心房侧及瓣下心室侧进行标测，在标到满意的靶点图时即可进行消融。采用房间隔穿刺法消融左侧旁路的优势：①避免动脉穿刺及损伤，尤其是对于儿童及老年人更应如此；②提高手术成功率，尤其是对经动脉逆行法消融困难的病例；③对于部分左侧外膜的旁路，因心房壁较薄，消融能量可以穿透内膜到达外膜而使消融成功。经验丰富的术者经房间隔穿刺消融左侧旁路的成功率高于经动脉逆行法，手术所用时间与动脉逆行法大致相同。穿刺间隔的操作中同样需要肝素化，应特别注意严防空气经鞘进入左心房而造成栓塞事件。

（二）右游离壁旁路

右侧旁路的消融成功率低于左侧旁路。其原因在于：①右侧旁路常伴发于心脏的先天畸形，使消融难度增加；②三尖瓣环没有类似冠状静脉窦的血管来放置电极导管，以指示瓣环位置，使某个部位在瓣环上的确切位置难以确定；③左侧消融导管若钩挂于二尖瓣下则固定可靠、极少移动，而右侧导管则贴伏于三尖瓣环的房侧，导管的稳定性差，不易造成旁路的持续性损伤；④右侧心外膜旁路的发生率明显高于左侧，导致成功率的降低；⑤在希氏束旁旁路消融时，常因与希氏束贴靠紧密，放电消融则极易损伤希氏束导致三度房室传导阻滞而放弃。

标测消融时应采用左前斜位 45° 投照体位，可将三尖瓣环呈现最大展示，有利于各个部位的细致标测（图 12-8）。可凭借冠状静脉窦口和希氏束电极导管及消融导管探查三尖瓣口的最高点、最低点及右侧缘所构成的三尖瓣环的轮廓，并根据以上各点的 V 波或 A 波提前的程度，先找出旁路所在的大致区域，然后再用消融导管在此区域内进行精细的标测。对定位困难的病例，亦可借助标测心房扑动所用的 Halo 导管置于三尖瓣环，分别标测心房的不同时钟部位上 A/V 及 V/A 关系，找到预先激动部位，再在此部位精细标测，直至找到最佳靶点图后进行消融。对 9 点至 12 点位置上的旁路，可直接将消融导管送至右心房，然后适当弯曲导管的远端部分，使其远端电极紧贴靠在三尖瓣环上进行标测及消融。对于右后侧的旁路如果导管不易直接打弯贴靠，可将导管的远端部分弯曲 180° 而形成倒"U"形，增加贴靠的程度，使导管在该部位更趋稳定，以增加成功率（图 12-8）。如仍贴靠不好则应加用 RS0 长鞘。当获得了一定的导管操作经验后，正确识别靶点图即成为消融成功的关键。标测中应当首先识别 AV 波，三尖瓣环上的双极心内膜电图一般呈小 A 大 V 型，但在邻近旁路时出现 AV 融合较多则难以识别 A 波，从而导致遗漏最佳靶点图。其次要确定 V 波或 A 波的提前程度，最早前传的心室激动点为 EVA，最早逆传的心房激动点为 EAA。应于窦性心律时确定 EVA，在心动过速时确定 EAA。最佳靶点图应具备以下特征：①局部电图呈小 A 大 V 图形，当导管于瓣环上偏向心房侧时则可呈现大 A 小 V 图形；② EVA 较体表心电图的 δ 波提前至少 20ms；③可描记到高频双峰的旁路电位；④心动过速发作时 EAA 可融入 V 波的结束部分之内；⑤单极电图时 V 波发生于 A 波的降支段。确认靶点图选择满意后可试放电进行消融。

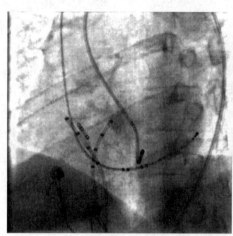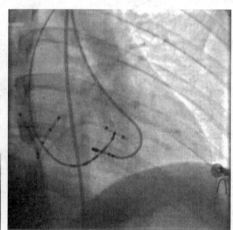

图 12-8　消融导管"大弯"与"小弯"

（三）间隔部旁路的消融

间隔旁路分为前间隔旁路、中间隔旁路与后间隔旁路。这是根据旁路相对于希氏束、房室结及冠状静脉窦口的位置结合 X 线影像而区分的。①前间隔旁路因可能同时记录到希氏束电图而又称其为希氏束旁旁路，相当于心房时钟 12 点至 2 点的位置；②中间隔旁路位于希氏束及冠状静脉窦口上缘间的部位，又分为右中间隔旁路与左中间隔旁路，而后者罕见，X 线影像上相当于 2 点至 5 点位置；③后间隔旁路位于冠状静脉窦口至心中静脉延伸处，又分为右后间隔旁路与左后间隔旁路。前者位于冠状静脉窦口的周围至三尖瓣处，而后者位于冠状静脉窦口的左 1.5cm 处。间隔旁路走行于希氏束与房室结快、慢径之间，消融过程中均有可能损伤正常的房室传导系统，须严密观测。

1. 右前间隔旁路标测与消融　右前间隔旁路占右侧旁路的 10% 左右。其走行邻近希氏束，由于过于邻近希氏束消融过程中极易损伤正常的房室传导系统，在标测消融过程中应格外小心避免损伤房室结，导致传导阻滞。一般采用左前斜 45°投照体位消融此部位的旁路，应放置指示希氏束位置的电极导管以确定希氏束位置，用消融导管于心动过速（显性旁路）或于窦性心律（隐性旁路）条件下标测到最大 H 波的位置，再移动消融导管至右心室导管的上方和下方进行标测。找出理想靶点图的位置时，仔细分辨消融导管双极记录电图中的 H 波大小。在不影响靶点图的条件下，微调消融导管以使 H 波尽量减小。标测中可记录到明确的旁路电位且可记录到希氏束电位，当两者难以区分时应诱发心动过速。心动过速时 H 波位于 QRS 波群前而旁路电位则位于 V 波与 A 波之间。隐匿性旁路则只能在心室起搏下标测以寻找 EAA。心动过速标测又被称为激动标测，其特征有 A 波及 V 波，依部位的不同而 AV 比值亦有相应的不同。逆行心房激动最早且希氏束电位的振幅尽可能小的部位为消融靶点。最好于窦性心律时进行消融，此时心脏的收缩稳定、导管贴靠良好且不易滑动，益于防止损伤希氏束。如果在心动过速时进行消融，心动过速停止时，导管有可能滑动到希氏束上而造成严重的损伤。消融须从低功率开始，消融电极愈靠近希氏束功率输出应愈低，放电过程中应严密监测心电图及 X 线影像，一旦出现交界区心律、房室传导延迟或导管移位时应立即终止放电。若无交界区心律或房室传导延迟则可逐渐增加功率直至消融成功。严禁于右心室起搏情况下放电。因此时虽能明确是否已阻断房室逆传，但却不能明确希氏束是否被损伤。当旁路与希氏束同时被阻断时，均表现为室房分离。当希氏束被损伤而旁路未被阻断时，右心室起搏的表现与开始放电时一样，仍为室房 1：1 的传导。

2. 中间隔旁路标测与消融　较其前后间隔旁路而言，中间隔旁路的发生率约占右侧旁路的 5%。中间隔旁路同样邻近希氏束和房室结，消融时也有可能损伤后两者而导致传导阻滞。因此消融的关键与前间隔旁路消融一样应预防传导阻滞的发生。显性旁路的标测可在窦性心律及心动过速时进行，以寻找 EVA 和 EAA。隐匿性中间隔旁路只可在心动过速时进行标测，心室起搏标测的意义不大，因与心室起搏房室结逆传的激动顺序一致，故不能区分是经旁路逆传或是经房室结逆传。鉴别间隔旁路心动过速与房室结折返性心动过速的要点为：①心室刺激时，间隔旁路一般无递减传导；②在希氏束不应期时行心室刺激时，仍有房室传导者为间隔旁路。消融策略同前间隔旁路。

3. 后间隔旁路标测与消融　X 线影像的投照体位：在左后间隔标测与消融，一般用右前斜位 30°，在右后间隔标测与消融则用左前斜位 45°。后间隔为房室环中结构最为复杂的区域，其包括左、右后间隔与冠状静脉窦口及其延伸的内壁 3 个部分，故而有学者称之为"金三角"或"金字塔"区域。通常采用经右侧股静脉途径沿三尖瓣环的右后间隔部位标测与消融右后旁路。而采用经动脉途径于二尖瓣环心室侧的左后间隔部位标测与消融左后间隔旁路。由于不同部位旁路的消融途径不同，因此首先必须精确定位。通常先将冠状静脉窦导管的近端电极放置于冠状静脉窦口处，利用消融导管分别于冠状静脉窦口的上方和下方进行标测，比较冠状静脉窦口上方、下方及窦口内几个部位的激动顺序，找出最早的 EVA。如果窦口外最先激动，则是右后间隔旁路；若窦口内最先激动，则是左后间隔旁路，极少数可能是心外膜旁路。如果左后间隔旁路在左心室及左心房消融不能阻断，应进行冠状静脉窦造影，观察冠状静脉窦有无憩室或畸形，并在窦内进行标测。若确系外膜旁路则于窦内进行消融。虽然后间隔旁路距希氏束较远，但却离房室结慢径较近，传导阻滞发生的概率低于前间隔旁路及中间隔旁路，消融策略亦有不同。一般放电功率与消融右侧壁旁路相同，可用 30～40W 功率放电，放电过程中亦应密切观察心电图的变化，若出现交界区心律应立即停止放电，以防发生传导阻滞。

五、特殊旁路的标测与消融

（一）Mahaim 纤维参与的 AVRT

Mahaim 纤维（Mahaim fiber）又称 Mahaim 束（Mahaim's bundle），是一种特殊的房室旁路，在全部房室旁路中所占的比例 < 3%。传统上一直认为 Mahaim 纤维仅存在于心脏的右侧，近年来也偶有左侧 Mahaim 束的报道。

具有 Mahaim 束的患者，窦性心律时通常无心电图的预激表现，或心电图的预激成分较小。心动过速发作时则表现为宽 QRS 波型的室上速，即 Mahaim 纤维参与的 AVRT，其心电图最突出的特点为左束支传导阻滞的图形，电轴左偏或不偏（图 12-9）。

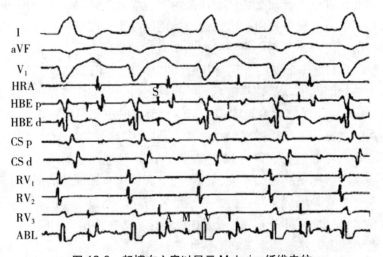

图 12-9　起搏右心房以显示 Mahaim 纤维电位

图示行心房 S_1S_1 起搏时，心室预激和程度越来越明显，表现为左束支传导阻滞（LBBB）形态，电轴左偏；并且与标测、消融导管上显露出明显的 Mahaim 纤维电位（M），M 电位在心房电位（A）与心室电位（V）之间，AM 及 MV 之间均有等电位线

1. **临床特点**　Mahaim 纤维房室旁路患者与其他经典房室旁路的患者一样，无心动过速发作时可无任何症状，其主要临床特点为反复发生的心电图呈 LBBB 图形的心动过速。在心动过速发作时可出现不同程度的头晕、心悸、胸闷等症状，偶可发生晕厥。

2. **心电图表现**　窦性心律时心电图可无预激图形或仅有轻度的心室预激图形。当旁路参与心动过速时，心电图主要表现为 LBBB 图形的心动过速，且具有以下特征（图 12-1）：① QRS 的电轴为 0°～75°；②Ⅰ导联为 R 波，Ⅲ导联呈 "rS" 型或 QS 型，V_1 导联呈 "rS" 型，胸前导联 R/S 的移行在 V_4 之后；③ QRS 波群的时限通常在 150ms 之内；④心动过速的周长在 220～450ms。

3. Mahaim 束的电生理特性　①窦性心律下 QRS 波群正常或有轻度的心室预激表现；②室上性心动过速（室上速）呈 LBBB、电轴左偏或不偏的宽 QRS 波的心动过速；③心房起搏时 QRS 波呈 LBBB 图形、电轴左偏或不偏；④在心房起搏时，AH 间期、AV 间期增加，而 HV 间期缩短或消失；⑤在递增性心房起搏时，右束支与希氏束呈逆向传导关系，即右束支的激动反早于希氏束的激动；⑥心室起搏及室上速时心房的 EAA 靠近房室结（在希氏束或冠状静脉窦口的附近）；⑦ Mahaim 纤维常与其他旁路合并存在。如有这些特征及前述体表心电图的特点，可有助于确立 Mahaim 纤维房室旁路的诊断。

4. 导管消融治疗　一般常规于高位右心房（HRA）、希氏束（HBE）、冠状静脉窦（CS）及右心室心尖部（RVA）等部位放置标测电极导管。通常经右股静脉途径进行标测和消融。X 线的投照体位一般取左前斜 45°和右前斜 30°。

（1）旁路在心室的插入点：可在心动过速或心室的预激程度最大时，标测右心室的最早激动点。通常右心房 - 分支纤维（即所谓房 - 束纤维）进入心室的插入点位于右束支的远端；而右心房 - 右心室纤维（即所谓房 - 室纤维）在心室的插入点则在右心室游离壁的近三尖瓣环处。对于房 - 室纤维，易于三尖瓣环附近标测到最早的心室激动点，可将其作为消融的靶点。但对于房束纤维，则不建议以旁路在心室的插入点为消融靶点，因为容易引起右束支的损伤，导致 RBBB，更易形成和持续心律失常。

（2）旁路在心房的插入点：因为 Mahaim 纤维无逆传功能，所以其在心房的插入点只能通过间接方法来测定。一般是通过标测 S-Δ 间期（即心房刺激至体表心电图上 Δ 波起始的距离）来确定，S-Δ 间期最短的部位即为旁路在心房的插入点。这一部位通常是在三尖瓣环心房侧的侧壁或前侧壁。但此方法受影响的因素较多，如旁路传导时间受递减传导的影响；心脏自主神经的状态则可影响 S-Δ 间期；即使标测到最短 S-Δ 间期的部位，亦未必能稳定地进行心房起搏以验证。

（3）Mahaim 纤维（旁路）电位标测：此为快速而精确地寻找 Mahaim 纤维于心房插入点的标测方法。通常先在三尖瓣环的心房侧进行标测，其后也可在三尖瓣环的心室侧标测。旁路电位的形态类似于希氏束电位，表现在心房电位之后，出现一个相对长的等电位线，随后则出现一个短时限、高振幅且高频的 Mahaim 旁路电位，而后又是一个等电位线和一个相对晚发的心室电位，且此心室电位晚于心尖部位的电位（主要指房 - 束纤维）。在心房刺激频率增快或应用腺苷使旁路出现阻滞或文氏传导现象时，阻滞部位在心房与旁路电位之间，而自旁路到心室的激动时间固定不变。须注意的是，房 - 束纤维的旁路电位自三尖瓣环至右心室三尖瓣均可记录到，但此电位也容易被导管的机械刺激所损伤，出现一过性的丧失旁路传导。

（4）导管消融：消融成功的关键是准确地标测到消融的靶点。通常以三尖瓣环附近有明确的 Mahaim 旁路电位的部位，或以三尖瓣环附近标测到最早心室激动点的部位为消融的靶点。此外，在三尖瓣环附近导管刺激能够损伤旁路而使旁路电位一过性消失的部位，亦可作为消融的靶点。功率一般以 25～45W 为宜。因瓣下心室侧的血流较慢，消融功率不宜太高，以免阻抗过早地升高，影响消融效果。靶点的有效消融时间为 45～90s。消融的终点为旁路传导的阻断及心动过速的不可诱发。

（二）慢旁路

人们在 20 世纪 70 年代以前认为房室旁路的传导并无递减的特性。但后来发现持续性交界区反复性心动过速（permanent junctional reciprocating tachycardia，PJRT）的机制为房室折返，其旁路的逆传呈现慢传导与递减传导的特性，称为慢旁路。其电生理特性为：①窦性心律时，P 波、QRS 波及 PR 间期正常，无预激表现。②心动过速发作时经旁路的传导时间延长，RP′间期＞P′R 间期（逆传）或出现 PR 间期的延长（顺传）。③在频率递增性刺激时，慢旁路 VA 间期或 AΔ 间期呈频率依赖性延长＞30ms，其前向或逆向传导可出现文氏型阻滞。④心动过速时在希氏束的不应期内刺激心室，可以提前激动心房，而心房的激动顺序与心动过速时相同，表明刺激是经旁路逆传的。心房激动的顺序为偏心性，最早的激动多位于冠状静脉窦口及其附近。⑤在心动过速时如果右心室心尖部的刺激不能提前激动心房，而自靠近旁路的室端刺激时 VA 的间期最短，也说明刺激是经旁路逆传的。从以上可以看出，传导的速度慢，且传导具有频率依赖性及文氏型阻滞为慢旁路的电生理学特征。持续性交界区反复性心动过速是慢旁路引起的心动过速中最为常见的类型。其主要特点有：①多发生于儿童和青年，甚至可从胎儿期开始发生。②心动过速几乎是持续性的且反复发作，间期有短阵的窦性搏动，若心动过速是阵发性的，也易转变成持续性的。③药物难以控制其心动过速，呈顽固性发作。④发作常为自发的，其发作时可出现窦性心律间期的缩短或不缩短，而无明显的 PR 间期延长。⑤心动过速频繁发作可导致心功能下降，甚至发展成心肌病，在心动过速治愈后可逐渐得到改善或恢复正常；在心动过速发作时，体表心电图呈窄 QRS 波，Ⅱ、Ⅲ、aVF 导联及 V_4～V_6 导联的 P 波负向，aVR 导联的 P 波正向，RP′间期＞P′R 间期。⑥在心室刺激时其心房最早的激动点位于冠状静脉窦口及其附近区域。由以上所见，PJRT 实质上乃隐匿性预激综合征，经由房室结前传，而经旁路逆传。因慢旁路的传导时间长，其消融部位的 VA 间期亦比较长，则不易记录到非常接近或融合在一起的 VA 间期。因此，只要标测到逆传心房最早的激动部位即可作为消融的靶点。

（三）多旁路

多旁路的相互影响为造成消融失败的原因之一。多旁路一般是指 2 条旁路或多于 2 条旁路，且 2 条旁路之间相距至少 2cm 以上。可位于同侧，也可位于左右两侧。每条旁路均可以具备前传和逆传功能，或可具备单一前传或逆传的功能；可以存在一种心动过速，亦可以同时合并多种心动过速；亦可为普通旁路与特殊旁路共存。多旁路中以显性旁路为多见。心电图特点：预激波与 QRS 的极性多变；伴房颤时则更易发现，心电图的定位模糊或矛盾。心动过速可有多种形态，周期亦可有不同。心内电生理检查及标测可在左、右两侧或一侧多个部位记录到较好的靶点图，但这种靶点图却往往消融效果不好，原因在于受存在多旁路的影响，靶点图形出现变异所致。靶点图的位置与体表心电图的定位不符。心室起搏或心动过速时出现 2 种以上的激动顺序。在靶点放电消融时局部 AV/VA 分开，但预激图形却不变或变为另一种形态，且可诱发另一种心动过速。消融时应选择最为明确的旁路进行消融或在心动过速时对首先参与折返的逆传旁路进行消融（剥笋法）：首先进行电生理检查，检出最明确的旁路，细致标测靶点，试放电成功后再寻找另一条旁路。多旁路时常出现因次要旁路长期失用，而在主旁路消融的当时不显现，这也是多旁路消融后容易复发的原因。故在消融结束后应再做详细的电生理检查，并尽可能多观察一些时间或应用异丙肾上腺素、ATP 等药物激发其旁路显现，以提高成功率而减少复发率。

六、消融失败的对策与并发症的预防

射频导管消融治疗房室旁路所引起的预激综合征和 AVRT 的平均成功率可达 97% 以上，左侧旁路成功率可高达 99%。消融不成功的原因多与局部解剖异常、一些特殊旁路、导管器械的不合适及术者对靶点的误判和导管操作不当等因素有关 [6]。不断熟悉心脏的解剖、了解特殊旁路的特征、熟练掌握靶点图的识别、精通导管的操作可提高成功率。

（一）解剖异常及对策

心脏解剖的畸形及先天性心脏病合并旁路的发生率较高，心脏畸形可致消融手术的成功率降低。

1. Ebstein 畸形　其三尖瓣和隔瓣的明显下移，右心房的心室化和三尖瓣环解剖位置的变异使原有的标测方法及经验不易标测到旁路的位置。在 Ebstein 畸形中常合并多旁路更增加了标测的困难。由于心房的心室化使导管更加难以到位，而且不易固定。其旁路好发于右心房的 5～7 点处，亦可发生于右前及侧壁处。

标测方法：首先放置冠状静脉窦导管，并确认冠状静脉窦开口处为瓣环的标记之一。将标测导管沿瓣环做环形标测以确定瓣环走行，在每一点均要记录到 A 波及 V 波来加以确认。在 Ebslein 畸形的情形下，常可标测记录到双心房，应加以鉴别。若标测记录到心内 A 波与 QRS 波融合，且 QRS 波较体表的 δ 波提前 20ms 以上时为消融靶点。消融导管可以选用大弯，如旁路位于后壁及后侧游离壁可将其做成 U 形，以增加其稳定性。在接触不好时还可选用 Swartz RS0 鞘管以加强支撑及稳定性。消融时须用高功率，温控导管的温度应控制在 70℃，放电至少要观察 20～30s 再判定是否有效。原因是要达到有效温度则需 5～10s 的时间，再形成有效的损伤则时间需要更进一步的延长。确认放电有效后再巩固放电 1～3min。非温控导管的功率可用 50～70W。只要远端不形成焦痂，则一般高功率不会导致心肌的穿孔，因此在放电过程中应密切观察阻抗的变化，一旦阻抗升高则须立即停止放电，减少焦痂的形成以避免心肌穿孔。

2. 心外膜旁路及对策　心外膜旁路常见于右房室环、冠状静脉窦及冠状静脉窦憩室，也可见于起自心尖部，与右冠状动脉的后室间支伴行，经后室间勾向上注入冠状窦的心中静脉（middle cardiac vein）。心外膜旁路的特点：在常规部位反复标测，但标测不到理想靶点图，或虽可标测到提前的 QRS 波，但 AV 却不够融合或 QRS 波较体表 δ 波无提前，且反复于心内膜消融无效。若怀疑有冠状静脉窦憩室则可行冠状静脉造影加以确认。如能够记录到大 A 小 V，且 QRS 波明显提前于体表 δ 波则应视为消融靶点，可试行放电消融。消融导管操作应轻柔，须选用温控导管以提高安全性。温度要控制在 50 ～ 60℃，应密切观察阻抗变化。在心外膜旁路进行消融时患者常感觉疼痛、尤以冠状静脉窦或冠状静脉憩室内消融时更加明显，以至于不能耐受。此时可由小功率开始并逐渐增加功率，给患者一个耐受的过程。疼痛仍不能耐受者可加用镇静、镇痛药物。

（二）房颤时的旁路消融

少部分未成功的病例是因术中反复发生房颤而导致手术不能继续进行所致。在右侧旁路尤其是右游离壁旁路标测和消融时，导管刺激或放电刺激可引起反复发作房颤。若为隐性旁路则无法继续标测，须等自动复律或电复律后再行标测。显性旁路标测和消融时发生房颤，可根据经验，在房颤律下进行消融。心内电图的 V 波明显提前于体表的宽 QRS 波起始支为可能的靶点图，并在此部位试放电。适当延长试放电的时间，若宽的 QRS 波突然消失，而变为窄的 QRS 波，说明旁路的前传已被阻断。但逆传是否被阻断，还需等复律后确定。

（三）预防严重并发症与降低复发率

在射频导管消融治疗的正规操作情况下是不会发生死亡的，发生死亡的主要原因是操作不慎导致导管穿破心壁，发生急性心脏压塞而未能及时发现与正确处理。患者于术中或术后数小时内出现烦躁、胸闷、冷汗，脉搏先快后慢，血压下降，即应考虑发生急性心脏压塞的可能。如果透视下见到心影扩大，呈双心影，且内心影搏动明显而外心影却无搏动或搏动明显减弱即可确诊。根据双心影之间的宽度可估计积血的多少。若积血较少，可用血管穿刺针将积血抽出；若积血过多，可经穿刺针将 J 形长导丝送入心包腔，再沿 J 形长导丝送入血管鞘与猪尾导管，放置于心包腔内不断抽出积血。多数急性心脏压塞并发症经过这些处理都会转危为安，若破口过大，则需外科紧急处理。其他严重的并发症还有三度房室传导阻滞、主动脉瓣的损伤、消融导管与二尖瓣腱索的缠绕、穿刺部位的血管损伤及外周动脉的栓塞等，其防治方法参见相关章节。降低复发率的关键是准确定位、采用功率大小合适，最好采用温控方式，尤其要注意的是消融导管放电时阻断旁路可能出现两种情况：一种是旁路正好在消融导管的下方，此时只要功率合适，术后不易复发；另一种是旁路在消融导管的旁边，放电消融仅伤及旁路并未造成不可逆的损伤，术后则容易复发。因此，确认放电成功后，须将消融导管略向左和向右移动，左右再各放电消融一次，以确保有一次放电时，旁路正好位于消融导管的正下方，从而减少复发率。

（马　路　赵成凯）

参 考 文 献

[1]　Liu Q, Cao Y, Yang L, et al. Irregular orthodromic atrioventricular reentrant tachycardia using the left lateral accessory pathway due to intermittent mitral isthmus block [J]. J Electrocardiol, 2020, 62: 207-210.

doi: 10.1016/j.jelectrocard.2020.09.003. Epub 2020 Sep 19.

[2] Bagliani G, De Ponti R, Notaristefano F, et al. Ventricular Preexcitation: An Anomalous Wave Interfering with the Ordered Ventricular Activation [J]. Card Electrophysiol Clin, 2020, 12(4): 447-464. doi: 10.1016/j.ccep.2020.08.011.

[3] 中华医学会 , 中华医学会杂志社 , 中华医学会全科医学分会 , 等 . 预激综合征基层诊疗指南 (2019 年) [J]. 中华全科医师杂志 ,2020 (19): 482-485.

[4] Delise P, Sciarra L. Sudden Cardiac Death in Patients with Ventricular Preexcitation [J]. Card Electrophysiol Clin, 2020, 12(4): 519-525. doi: 10.1016/j.ccep.2020.08.002. Epub 2020 Sep 23.

[5] Bagliani G, De Ponti R, Leonelli FM. The Complex World of Ventricular Preexcitation: Toward Precision Electrocardiology [J]. Card Electrophysiol Clin, 2020, 12(4):xv-xvi. doi: 10.1016/j.ccep.2020.09.001.

[6] Brembilla-Perrot B, Girerd N, Sellal JM. Unresolved questions associated with the management of ventricular preexcitation syndrome [J]. Pacing Clin Electrophysiol, 2018, 41(7): 839-844. doi: 10.1111/pace.13367. Epub 2018 Jun 8.

第 13 章

宽 QRS 心动过速的电生理特点及鉴别诊断

宽 QRS 心动过速（wide QRS complex tachycardia，WCT）是指 QRS 波时限 ≥ 120ms 而频率 > 100/ 分的心动过速。绝大多数室性心动过速（室速）和部分室上性心动过速（室上速）均可以表现为宽 QRS 心动过速，但两者的发病机制、危害性和治疗用药大相径庭，不适当的治疗将会加重患者的病情[1]。因此，及时和正确地对宽 QRS 心动过速进行诊断和鉴别诊断十分重要。

一、宽 QRS 心动过速的病因与发生机制

1. 主要病因　①室速，占 80% 左右；②室上速伴固定或功能性的束支传导阻滞，占 15% ~ 20%；③室上速经房室旁路前传（包括各种预激性心动过速、逆向型房室折返性心动过速、Mahaim 纤维参与折返的心动过速）占 1% ~ 5%。三者引起 QRS 波增宽的共同机制是：将正常的两侧心室同时除极改变为由左心室 - 右心室（或反之）的顺序除极，其结果是延长了心室的整个除极时间，造成 QRS 波增宽[2]。功能性束支传导阻滞又称心室内差异传导，是生理性的室内传导变化，造成心室除极顺序的改变，QRS 波异常的现象。正常情况下心率的快慢常影响不应期的长短。心率快不应期短，心率慢不应期则长。长 - 短周期的突然变化使提早的室上性搏动下传时较易落在前一心动周期的不应期中，导致传导速度的异常，造成波形变异，这也称为 Ashman 现象。此外，心脏希氏束 - 浦肯野纤维系统的相对不应期是不一致的，一般右束支不应期均较左束支略长，左前分支不应期较左后分支略长，浦肯野纤维不应期较心室肌长，使得束支及分支之间的传导时间存在不同步现象。当心律失常或有适时到达的室上性期前收缩时，常能使这种不同步进一步扩大，差异一旦 > 0.025 ~ 0.04s 时，传导上的不同步即可造成 QRS 波变形，其中尤以右束支传导阻滞图形多见。Ⅰ类抗心律失常药物如普鲁卡因酰胺、氟卡胺可以导致室上速经希氏束 - 浦肯野纤维系统传导延缓，从而产生频率依赖性差异传导，频率越快，差异传导越明显。

2. 少见病因　心室肌之间的传导缓慢、心室瘢痕、高钾血症、三环类抗抑郁药物过量、起搏器介导的心动过速等。此外，急性 ST 段抬高心肌梗死时，墓碑状 ST 段抬高与 QRS 波和 T 波融合，心电图记录仪的干扰等，也可能会导致伪宽 QRS 心动过速，应注意加以鉴别。

二、经体表心电图的鉴别诊断

应用体表心电图对宽 QRS 心动过速进行鉴别诊断时，应具备一定的前提条件：首先是宽 QRS 心动过速的频率不能太快，以免分辨不清 QRS 波的起止点和形态；其次是心电图应 12 个导联完整（至少 3 个导联同时描记），并有较长时间的心电图记录。

（一）体表心电图的鉴别指标

1. **房室分离**　是鉴别室速与室上速的最重要条件[3]。当室速发作时如果房室结无逆传，心房由窦性兴奋支配，心室由异位起搏点的兴奋支配，因此心室与心房分别以各自的频率兴奋，出现房室分离，通常心室率大于心房率（房室比例＜1），当室速合并房室快速心律失常（如房扑、房颤）时，则可能会表现为心室率小于心房率（图 13-1，图 13-2）。较大系列的宽 QRS 心动过速文献报道显示，20%～50% 的室速存在完全性房室分离，宽 QRS 心动过速时 P 波和 QRS 波的周长各自恒定，两者无固定关系（图 13-3）；15%～20% 的室速呈房室文氏传导（即不完全房室分离），P 波的周长存在周期性变化，但 QRS 波的周长恒定，P 波与 QRS 波无固定关系（图 13-4）或呈固定关系（2：1 或 3：1 的房室传导）。室速存在完全性的房室分离或呈房室文氏传导，都是诊断室速的重要依据，许多学者认为其诊断特异度几乎达 100%，但敏感度不高。尽管从统计数字上，60%～70% 的室速存在完全性或不完全性的房室分离，但在体表心电图上显露的概率却低于 20%。从心电

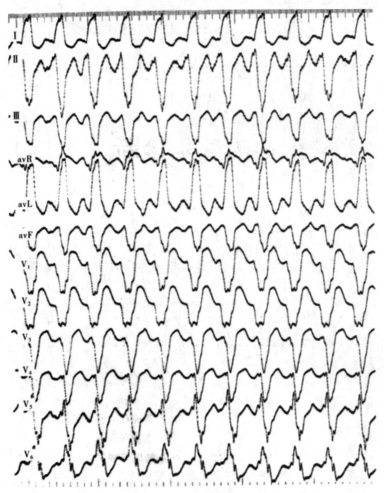

图 13-1　房扑合并室速的心电图

Ⅱ导联心房扑动波与 QRS 波无固定关系

图上识别宽 QRS 心动过速有无房室分离，受一些主观和客观因素的影响，例如医师的经验、宽 QRS 心动过速的频率和心电图描记的质量。尤其是心室率较快的室速，因 P 波振幅低，常与 QRS 波或 T 波重叠而难以辨别（图 13-5）。因此，对于一份心室率 > 200 次 / 分的宽 QRS 心动过速心电图，如果不能识别出房室分离，绝不可轻易地排除室速可能[4]。宽 QRS 心动过速时通常在 I 导联和 V₁ 导联易发现与 QRS 波分离的 P 波。

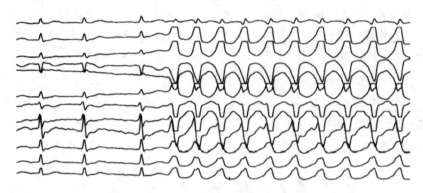

图 13-2　房颤时发生室速的心电图

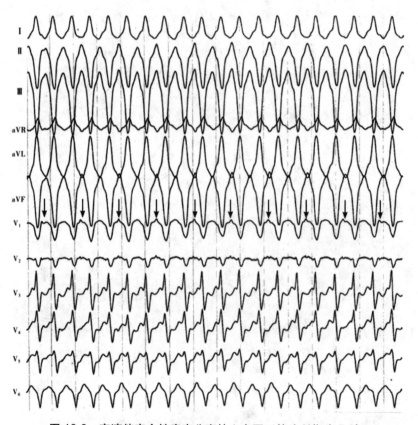

图 13-3　室速伴完全性房室分离的心电图（箭头所指为 P 波）

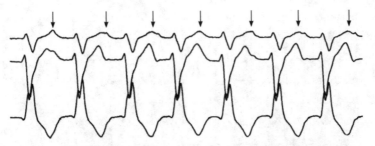

图 13-4 室速伴不完全性房室分离的心电图（箭头所指为 P 波）

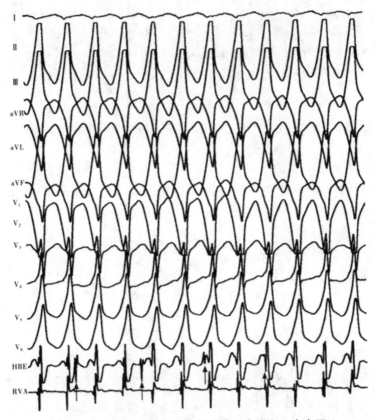

图 13-5 室速伴完全性房室分离的心电图和心内电图

因心室率较快，而心电图上难以识别 P 波。箭头所指为心内电图的心房激动。HBE. 希氏束；RVA. 右心室心尖部

2. 心室融合波或心室夺获 为诊断室速的另外 2 项重要指标，见于有房室分离和频率较慢的室速（＜ 170 次 / 分，图 13-6）。在宽 QRS 波心动过速中，如果出现窄 QRS 波则可能为心室夺获。这是由于适时出现的 P 波沿着房室结下传兴奋心室，形成窄 QRS 波，但在快速性室速中，产生心室夺获的可能性很小，心电图上出现的概率更少。当心室夺获产生的兴奋与室速起源兴奋共同激动心室时，QRS 波变成介于窦性心律及室速的形态，称为融合波。单凭心室融合波并不能完全排除室上速，因为室上速伴束支传导阻滞的宽 QRS 波心动过速，如果出现束支传导阻滞一侧的室性期前收缩，就可以因两侧心室同时除极，

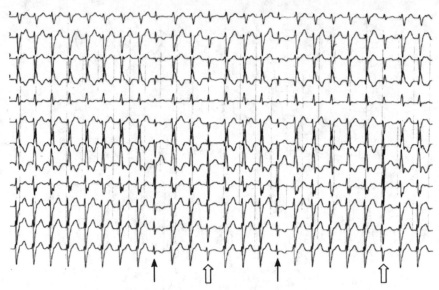

图 13-6　室速伴心室夺获（细箭头）和心室融合波（宽箭头）的心电图

使 QRS 波变窄，表现为心室融合波（图 13-7）。或者室上速伴功能性束支传导阻滞形成宽 QRS 心动过速，有时因房室传导突然延长而使功能性束支传导阻滞消失，出现一个窄 QRS 波，类似心室夺获（图 13-8）。

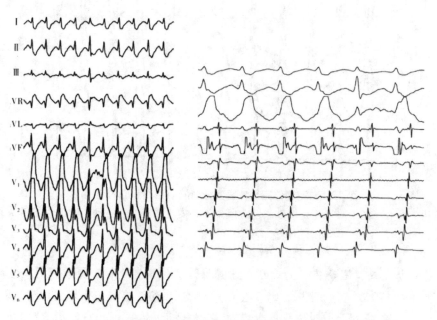

图 13-7　左侧房室旁路逆传的房室折返性心动过速伴右束支传导阻滞

右心室期前收缩引起心室融合波

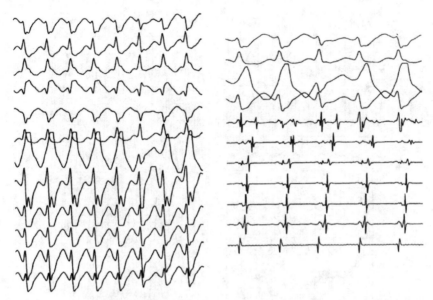

图 13-8　左侧房室旁路逆传的房室折返性心动过速伴功能性右束支传导阻滞

因房室传导延长，右束支传导阻滞消失，出现类似心室夺获的窄 QRS 波

　　3. QRS 波时限　QRS 波越宽室速的可能性越大[5]。原则上，心室肌之间的传导速度比心室传导系统的传导速度慢。如果起源于局部心室肌的室速，则完全依赖心室肌进行电传导，而除极两侧心室所需时限必定较长，故记录此时限的 QRS 波时限亦必定较长。早期的临床研究发现，约 69% 室速的 QRS 波时限＞ 140ms，而室上速伴束支传导阻滞的 QRS 波则不超过 140ms。左束支传导阻滞的 QRS 波时限常大于右束支传导阻滞的 QRS 波时限，Akhtar 提出更为具体的诊断室速的标准，即左束支传导阻滞形态的宽 QRS 心动过速，QRS 波时限＞ 160ms，呈右束支传导阻滞形态的宽 QRS 心动过速，QRS 波时限＞ 140ms。但有些情况属于例外，例如抗心律失常药物的作用可以使室上速的 QRS 波增宽；经房室旁路前传的室上速也是经心室肌之间的传导完成心室除极，故其 QRS 波时限可超过 140ms 或 160ms（图 13-9）。此外，约 15% 室速的 QRS 波时限＜ 140ms，尤其是非器质性心脏病患者的特发性室速或希氏束旁室速（图 13-10），QRS 波的时限常为 120 ～ 140ms。

　　4. QRS 电轴　一般来讲，QRS 的电轴越左偏，诊断室速的可能性越大。因为单纯左前分支传导阻滞或左后分支传导阻滞，QRS 电轴为－ 30°～ 90°或 +110°～ +150°，所以室上速伴束支传导阻滞时，QRS 的额面电轴不会是－ 90°～ ±180°。如果 QRS 电轴位于"右上"或"西北"象限内，称为无人区电轴，室速的可能性很大。当患者窦性心律时电轴正常，而心动过速时电轴却位于无人区，此心动过速一定是室，但应用无人区电轴诊断室速应排除由于右心室增大、前壁心肌梗死等造成的窦性心律时电轴即处于无人区情况。另一种 QRS 电轴在－ 90°～ ±180°的表现形式是Ⅰ、Ⅱ和Ⅲ导联的 QRS 主波均为负向波（图 13-11），有人称为"肢体导联 QRS 波的同向性"。此外，完全性左束支传导阻滞形态伴电轴右偏（+90°～ ±180°）支持室速，完全性右束支传导阻滞形态伴电轴左偏和 V6 导联 R/S ＜ 1 则几乎均为室速。

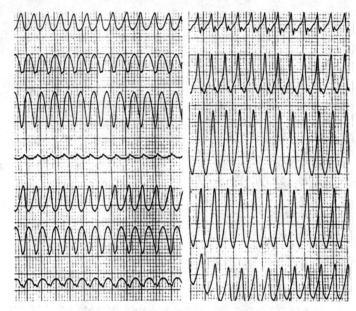

图 13-9　房扑经房室旁路 1 ∶ 1 前传的心电图

QRS 时限 170ms

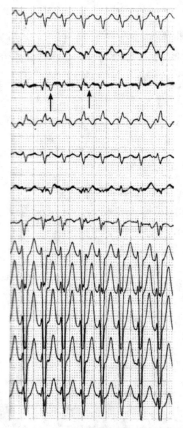

图 13-10　希氏束旁室速的心电图

QRS 波时限 110ms，箭头所指为不完全房室分离的 P 波

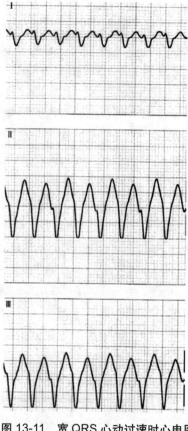

图 13-11　宽 QRS 心动过速时心电图

Ⅰ、Ⅱ和Ⅲ导联 QRS 波主波一致向下

5. 胸前导联 QRS 波的同向性　是指胸前 $V_1 \sim V_6$ 导联的 QRS 主波均为正向或负向波。主要见于室速，特异度为 90%，但敏感度只有 20%，而且室速时胸前导联 QRS 波正向或负向同向性的概率各占 50%。用该标准诊断室速时，负向同向性的特异度和敏感度高于正向同向性。室上速亦可发生胸前导联 QRS 波同向性，例如左后侧房室旁路前传的预激性心动过速，$V_1 \sim V_6$ 导联的 QRS 波均为正向（图 13-12）；而侧壁心肌梗死患者的室上速伴左束支传导阻滞时，胸前导联的 QRS 波可以呈负向同向性。

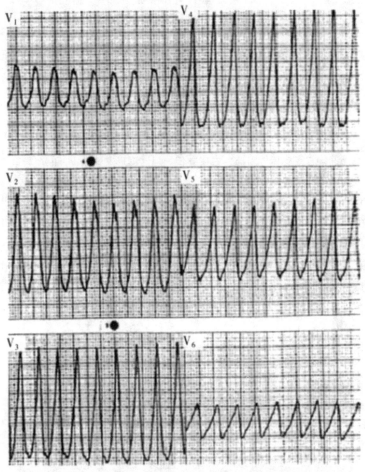

图 13-12　室上速经左后侧旁路前传的心电图胸前导联

QRS 波主波一致向上

6. 左束支或右束支传导阻滞形态时 V_1 和 V_6 导联的 QRS 波形　首先应掌握左束支或右束支传导阻滞时，V_1 和 V_6 导联 QRS 波形的变化规律，如果不符合这种规律，则提示室速。

在正常传导的窦性心律，右心室是不参与心室的初始除极。右束支传导阻滞时，V_1 导联的 QRS 波起始部分应不受影响，仍旧以一个 "r" 波为起始，如 "rSr" "rR" "rsr" 或 "rSR"。如果这个起始小 "r" 波消失或发生变化，提示室速的可能，例如 V_1 导联为单形性 R 波，或 "qR" 或起始 R 波的宽度 > 30ms。此外，虽然右心室除极时间延后，但右心室的心肌壁薄，主要的除极终末向量仍以左心室基底部为主，故 V_6 导联表现为 R/S > 1 的 "qRs" "Rs" 或 "RS" 形态。一旦出现 R/S < 1，或 "rs" "Qrs" "QS" 或 "QR" 形态，则提示为室速（图 13-13）。

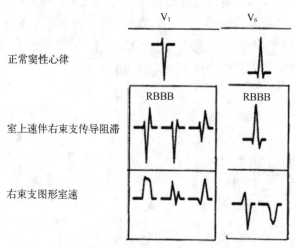

图 13-13　室上速伴右束支传导阻滞、右束支传导阻滞图形室速的 V_1 和 V_6 导联 QRS 波特点

左束支传导阻滞时，V_1 导联的 QRS 波起始部分应受影响，但因通过右束支快速传导，真正左束支传导阻滞时仍保存相对正常的心室初始除极，形成 "rS" 或 "QS"，并且起始 "r" 波宽度较窄和 "S" 波的降支陡直和无顿挫。如果，起始 "r" 波宽度 > 30ms、"S" 波的降支有顿挫或 QRS 波起始至 "S" 波的最低点 > 60ms，均提示室速。也有人发现，起始 "r" 波的高度大于窦性心律时，也提示室速。此外，V_6 导联的起始 "q" 波应消失，形成 "RR'" 或单形性 R 波。如果仍有起始的 "Q" 波，例如 "QR" "QS" 或 "QrS" 或 "Rr" 形态，提示室速（图 13-14）。

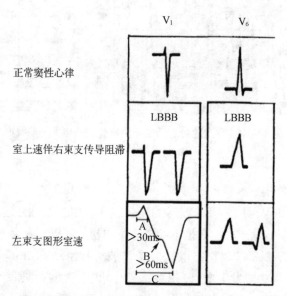

图 13-14　室上速伴左束支传导阻滞、左束支传导阻滞图形室速的 V_1 和 V_6 导联 QRS 波特点

此外，束支传导阻滞形态与 QRS 电轴结合，也是鉴别宽 QRS 心动过速的一个参考指标。左束支传导阻滞时几乎不可能伴左后分支阻滞，所以宽 QRS 心动过速呈左束支传导阻滞形态和电轴左偏，基本可以肯定是室速，但需要除外心房 - 分支型旁路参与折返的室上速；而室速极少表现为右束支传导阻滞伴正常电轴的图形。总之，正确使用各项心电图的鉴别诊断标准，近 90% 的宽 QRS 心动过速可以被确诊。应当指出的是，上述许多心电图的鉴别诊断指标不适用于以下 2 种宽 QRS 心动过速：①由于普通房室旁路与左、右心室的基底部心肌相连，故房室旁路前传的预激性心动过速可以表现与起源于心室基底部室速相同的 QRS 波形态；②束支折返性室速，其 QRS 波形态符合束支传导阻滞图形，不易与室上速伴束支传导阻滞区别。

（二）宽 QRS 心动过速心电图鉴别诊断的流程图

自 20 世纪 70 年代起，人们努力寻求心电图鉴别宽 QRS 心动过速的方法，以期能更简便准确地做出诊断。1978 年 Wellens 提出右束支传导阻滞型心动过速诊断室速的心电图标准，专用于左心室室速的诊断：① QRS 波时限 > 140ms；②心电轴左偏；③ V_1 导联 QRS 波呈 RS 或 RSr 形（兔耳征），V_6 导联呈 QR 或 QS 形；④房室分离或心室夺获。

1988 年 Kindwall 等提出左束支传导阻滞型心动过速的标准，专用于左心室室速的诊断：① V_1 和 V_2 导联 > 30ms；② V_6 导联有 q 或 Q 波；③ V_1 和 V_2 导联的 RS 间期（从 R 波起始至 S 波最低点）> 60ms；④ V_1 和 V_2 导联的 S 波降支有切迹；⑤ QRS 波时限 > 160ms。这 2 种方案虽然都经过电生理检查证实，但主要依赖图形特点和心电轴等，操作较为复杂。直到 1991 年，Brugada 提出了四步法及补充三步法，过程有所简化，成为目前心电图鉴别诊断室速与室上速最为常用的方法，包括室速与室上速伴束支传导阻滞、室速与室上速经旁路前传的鉴别。Brugada 四步流程诊断室速包括：①胸前导联 QRS 波无 RS 形；②胸前导联 RS 间期 > 100ms；③房室分离；④符合室速图形特点，右束支传导阻滞图形时其 V_1 导联呈单相或双相波，呈 R、RS 或 RSr' 形；左束支传导阻滞图形时 V_1 导联 R 波 > 30ms，RS 间期 > 60ms 或 S 波有切迹，V_6 呈 QS 或 QR 形。

为进一步鉴别预激性心动过速与室速，又在上述四步流程的基础上补充了另外三步流程：① V_4 ～ V_6 导联以负向波为主；② V_4 ～ V_6 导联 qR 波；③房室分离。该方案具有较好的敏感度和特异度，但应用起来仍然较为复杂。

1994 年的 Antunes 方案系宽 QRS 波心动过速在 V_4 ～ V_6 导联呈负向波时可诊断为室速；若不是负向波，但 V_2 ～ V_6 导联有 qR 形时，也诊断为室速；若 V_2 ～ V_6 导联不呈 qR 形，但具有房室分离时也可诊断为室速，否则为旁道前传型房室折返性心动过速。此方案主要用于室速与室上速经旁道前传的鉴别。敏感度 75%，特异度 100%。

2007 年 Vereckei 提出了新的宽 QRS 心动过速鉴别诊断流程相对简便，也具有更好的敏感度和特异度：①房室分离，诊断室速；② aVR 导联 QRS 波呈 R 或 RS 形，诊断室速，即 aVR 导联是否初始为 R 波，如是则为室速；③ QRS 波不符合束支或分支传导阻滞，诊断室速；④ vi/vt ≤ 1 诊断室速，即心室初始除极 40ms 的振幅（vi）/ 心室终末除极前

40ms 的振幅（vt）< 1，若不是则为室上速伴束支传导阻滞。该鉴别诊断主要适用于规则的宽 QRS 心动过速。

但任何一项心电图诊断指标的特异度都有局限性，不可能 100% 正确。

以上方法主要依靠 QRS 波群的形态来判断，方便快捷，正确率达 90% 以上。但用四步法诊断时须注意，呈束支传导阻滞图形的室速（尤其是室速伴 1：1 室房传导时）易误诊为室上速；而室上速伴束支阻滞或伴预激综合征又易误诊为室速。Vereckei 四步法中的第四步若 QRS 波的起始点与终点不易确定时，有时也会发生判断失误。

众所周知，在宽 QRS 型心动过速中，若心电图上显示出房室分离，或室性融合波，或心室夺获三者之一，则诊断室性心动过速的正确率达 99%。但仅有 25% ~ 30% 的室速可见房室分离；仅 5% 的室速可见室性融合波，其特异度虽高但敏感度差。

1. Brugada 四步法鉴别室速与室上速伴束支传导阻滞

第一步：所有胸导联上无 RS 波形

第二步：任何一个胸导联上 R 波起始至 S 波最低点是否> 100ms

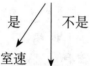

第三步：有无房室分离（QRS 波多于 P 波）

第四步：V₁ 和（或）V₆ 导联上有无符合室速的图形

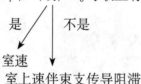

室上速伴束支传导阻滞

2. Brugada 补充三步法鉴别室速与室上速经旁路前传（预激性心动过速）

第一步：V₄ ~ V₆ 导联有无明显的负向 QRS 波

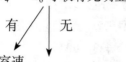

第二步：V₂ ~ V₆ 导联中有 1 个或多个导联呈 QR 形

第三步：有无房室分离（QRS 波多于 P 波）

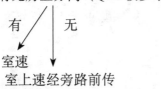

室上速经旁路前传

3. Vereckei 四步法鉴别室速与室上速

第一步：是否房室分离

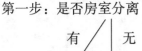

第二步：aVR 导联初始 R 波

第三步：QRS 不呈束支或分支传导阻滞

第四步：vi/vt ≤ 1

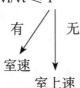

（三）单导联鉴别室速与室上速

仅通过单个导联即可简单、快速和准确地走出鉴别诊断。

1. aVR 导联　2008 年 Vereckei 在先前研究的基础上，分析了 483 份宽 QRS 心动过速，包括 351 份室速和 132 份室上速（含 20 份预激性心动过速），总结出单个 aVR 导联鉴别宽 QRS 心动过速，准确率为 91.5%，对室速诊断的敏感度和特异度分别为 96.5% 和 75%。以 aVR 导联为基础的流程图，主要基于室速时 QRS 波起始除极的方向和速度与室上性下传者不同。室上速伴束支传导阻滞时起始的快速间隔激动及随后心室主要激动的传导方向，都背离 aVR 导联形成负向波，而室速时心室的除极顺序发生改变，最早激动不是右上方的房室结，而是从心室的一个点缓慢地向心室的其他部位扩布。

Vereckei 方案 2 是用 aVR 导联作为鉴别诊断，若 aVR 导联起始为 R 波，则诊断为室速；若不是，则看是否为起始 r 波或 q 波 > 40ms，若是则为室速；若不是，则观察起始负向、主波向下的 QRS 波下降支有否顿挫，若有则为室速；若没有，再看是否 vi/vt ≤ 1，若是则为室速，反之，则为室上速伴室内差异传导或束支传导阻滞。该方案简单、快捷、较准确，适用于临床急症，对室速诊断准确率为91.5%，敏感度96.5%，特异度75%，均高于Brugada四步法。

流程如下：

第一步：aVR 导联初始 R 波

第二步：初始 r 波或 q 波 > 40ms

第三步：初始负向且主波向下的 QRS 波降支顿挫

第四步：vi/vt ≤ 1

2. Ⅱ导联　依据除极冲动通过正常希氏束 - 浦肯野纤维系统的传导速度快于收缩心肌，因而室速初始激动时间长于室上速的理论。2010 年 Luis Fernando Pava 选择心电图Ⅱ导联，分析了 218 份宽 QRS 心动过速的心电图，其中 163 份室速和 55 份室上速，结果发现室速时 R 波峰值时间（PRWPT，QRS 波起始至首次极性转折时间）显著长于室上速，PRWPT ≥ 50ms 诊断室速的敏感度、特异度、阳性和阴性预测值分别高达 93%、99%、98% 和 93%。Luis 方案是 2010 年最新的宽 QRS 波心动过速鉴别诊断方案，采用Ⅱ导联 R 波峰值时间（RWPT，即 QRS 波起始至 R 波顶峰时间）作为鉴别标准，若 RWPT > 50ms，则可诊断为室速。Ⅱ导联 RWPT 测量是鉴别室上速或室速的一个简单而有用的工具。Ⅱ导联 RWPT ≥ 50ms 诊断 VT 的敏感度为 93%，特异度为 99%，阳性预测值为 98%。但该方法亦存在局限性，对于预激性心动过速和起源于希氏束旁、束支或分支纤维的室速没有鉴别价值，甚至会产生误导。

三、心内电生理检查的鉴别诊断

随着心内标测技术的应用，越来越多地发现许多心电图的特点并非室上速或室速所特有。室速的 QRS 波也可以相对较窄，甚至可以比窦性心律时的 QRS 波还窄，约 5% 的室速其 QRS 波时限＜ 120ms，甚至室上速中亦可出现房室分离（室波多于房波）现象[6]。心内电生理检查是诊断宽 QRS 心动过速有无房室分离最可靠的方法。但从鉴别诊断的意义上讲，心内电生理检查主要用于心电图诊断不明和食管电图证实 1 ∶ 1 房室关系的宽 QRS 心动过速。临床上 25%～ 30% 的室速伴有 1 ∶ 1 室房传导关系[7]。

1. HV 间期　心动过速发作时，QRS 波前出现 HV 间期"正常"的希氏束电位时，不是诊断室上速的绝对可靠依据。通常情况下，室速发作时 HV 间期短于窦性心律。因此，若窦性心律时已存在房室结以下传导延缓，室速时可以出现一个"正常"的 HV 间期（如 35 ～ 55ms），但比窦性心律时 HV 间期短。所以了解窦性心律时的房室传导功能对于确定心动过速时"正常"的 HV 间期十分重要，可以分为以下 4 种情况。

（1）宽 QRS 心动过速的 HV 间期≥窦性心律的 HV 间期：见于室上速伴束支传导阻滞（图 13-15），这容易理解，心动过速时正向希氏束以下传导速度正常或发生传导延缓。此外，也见于束支折返性室速（图 13-16），经希氏束 - 浦肯野纤维系统逆向传导至希氏束的时间，与经束支前向传导延缓激动心室的时间差值，大于窦性心律时的 HV 间期，或经希氏束 - 浦肯野纤维系统逆向传导激动希氏束明显延缓，致使后面的 HV 间期表现接近正常或大于窦性心律时的 HV 间期。可以排除预激性心动过速（例如逆向性房室折返性心动过速）和非束支折返性室速。

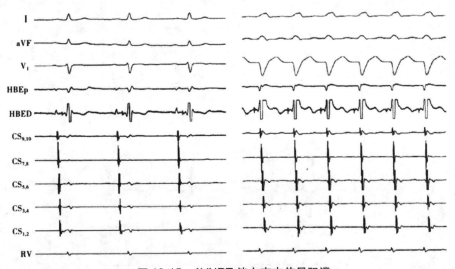

图 13-15　AVNRT 伴左束支传导阻滞
窦性心律时 HV 间期 40ms，心动过速时 HV 间期 48ms

（2）窦性心律的 HV 间期≥宽 QRS 心动过速的 HV 间期≥ 0ms：这有 2 种可能，一种提示存在希氏束逆向激动，表明为室速。一种为一条旁路作为前传支、而另一条旁路作为逆传支的预激性心动过速，且伴前向希氏束激动但没有激动心室(即前向希氏束作为旁观者，图 13-17)。

（3）宽 QRS 心动过速的 HV 间期≤ 0ms：诊断意义正好与第一种情况相反，见于预激性心动过速或非束支折返性室速（图 13-18），可以排除室上速伴束支传导阻滞，或束支折返性室速。

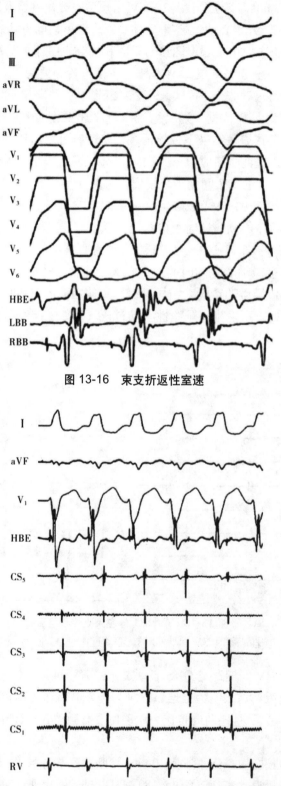

图 13-16 束支折返性室速

图 13-17 Mahaim 纤维前传，后间隔旁路逆传的预激性心动过速

前传希氏束只作为旁观者

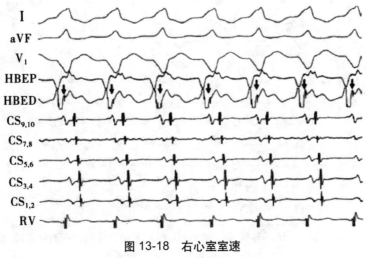

图 13-18　右心室室速

HV 间期 < 0ms，逆传希氏束清晰可见

（4）宽 QRS 心动过速时无 H 波：首先应当确定希氏束导管的位置正确。在不移动导管位置的情况下，心动过速终止后立即出现希氏束电位（图 13-19），或心动过速一旦发作，原有的希氏束电位即可消失，见于预激性心动过速或非束支折返性室速，通常是由于心动过速 H 波埋藏于心室波中而不可见。少数情况下是由于根本没有 H 波，如希氏束 - 浦肯野纤维系统未参与前传和逆传的多旁路介导的 AVRT（图 13-20）。

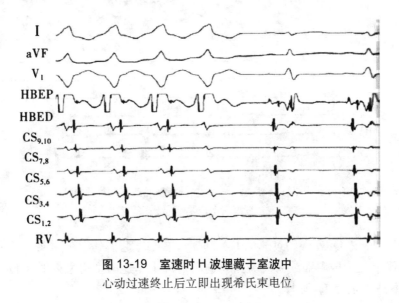

图 13-19　室速时 H 波埋藏于室波中

心动过速终止后立即出现希氏束电位

2. 希氏束 - 浦肯野纤维系统的激动顺序

（1）希氏束电位早于右束支电位：如果希氏束呈前向激动顺序（希氏束的近端电位早于远端电位），诊断室上速伴左束支传导阻滞。如果希氏束呈逆激动顺序（希氏束的近端电位晚于远端电位），诊断右束支前传的束支折返性室速。

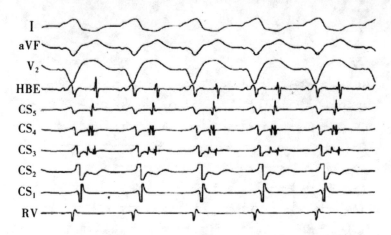

图 13-20　Mahaim 纤维前传，左侧游离壁房室旁路逆传的预激性心动过速
希氏束没有前向和逆向激动

（2）希氏束电位晚于右束支电位：见于心房 - 束支旁路或房室旁路前传的逆向型房室折返性心动过速（图 13-21），或除右束支前传的束支折返性室速以外的室速。如果 VV 间期随 HH 间期的变化而变化，可以诊断为束支折返性室速。

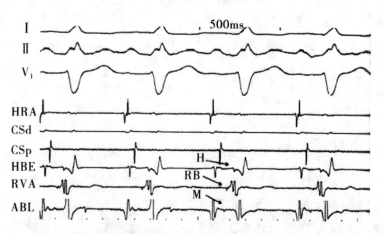

图 13-21　房束型 Mahaim 纤维参与的逆向性 AVRT
右束支电位早于希氏束

3. HA 间期　宽 QRS 心动过速的 HA 间期＜右心室起搏的 HA 间期，提示房室结折返性心动过速伴束支传导阻滞或旁观旁路。通常情况下，逆向型房室折返性心动过速或室速的 HA 间期等于右心室起搏时。

4. 希氏束不应期内心房期前刺激

（1）不能夺获心室：提示室上速伴束支传导阻滞或室速。

（2）夺获心室：提示存在附加旁路。如 QRS 波形态不变，提示逆向型房室折返性心动过速（图 13-22），如 QRS 波形态改变，提示室速合并旁观旁路，或室上速伴束支传导阻滞合并旁观旁路。

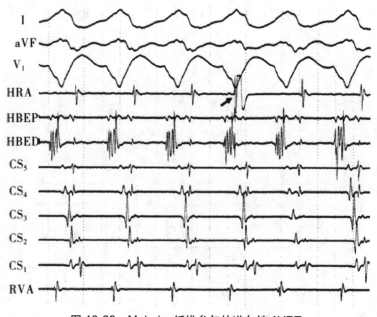

图 13-22　Mahaim 纤维参与的逆向性 AVRT

希氏束不应期内心房期前收缩（箭头所示），夺获心室后 QRS 波形态不变

5. 心房快速起搏

（1）宽 QRS 心动过速的频率与心房起搏频率相同；如果 QRS 波形不变，见于室上速伴束支传导阻滞或预激性心动过速（图 13-23）。如果 QRS 波变窄，形成心室融合波或与窦性心律时相同，可以诊断室速，如产生持续性心室融合，提示室速合并旁观旁路，逆向型房室折返性心动过速合并多旁路或束支折返性室速。

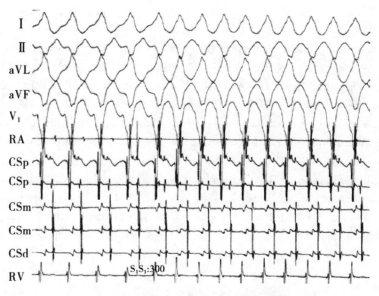

图 13-23　Mahaim 纤维参与的逆向性 AVRT

心动过速时心房快速起搏夺获心室后，QRS 波形态没有改变

（2）宽 QRS 心动过速的频率与 QRS 波形态无变化，形成房室分离（图 13-24），诊断室速。

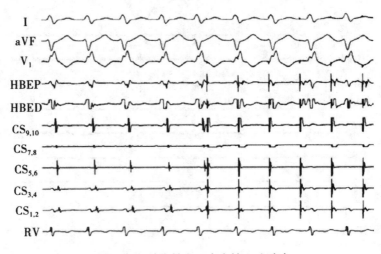

图 13-24 特发性左心室室性心动过速

心房快速起搏产生房室分离

（赵成凯 马 路）

参 考 文 献

[1] Jebberi Z, Marazzato J, De Ponti R, et al. Polymorphic Wide QRS Complex Tachycardia: Differential Diagnosis [J]. Card Electrophysiol Clin, 2019, 11(2): 333-344. doi: 10.1016/j.ccep.2019.02.004. Epub 2019 Apr 12.

[2] Chen Q, Xu J, Gianni C, et al. Simple electrocardiographic criteria for rapid identification of wide QRS complex tachycardia: The new limb lead algorithm [J]. Heart Rhythm, 2020, 17(3): 431-438. doi: 10.1016/j.hrthm.2019.09.021. Epub 2019 Sep 20.

[3] Macedo Neto IS, Escarião AG, Albuquerque ALT, et al. Wide QRS complex tachycardia and RR variations [J]. J Cardiovasc Electrophysiol, 2020, 31(10): 2785-2787. doi: 10.1111/jce.14713. Epub 2020 Aug 24.

[4] Hanna EB, Johnson CJ, Glancy DL. Wide-QRS Complex Tachycardia [J]. Am J Cardiol, 2018, 121(2): 275-276. doi: 10.1016/j.amjcard.2017.09.035. Epub 2017 Oct 19.

[5] De Ponti R, Marazzato J, Bagliani G, et al. Peculiar Electrocardiographic Aspects of Wide QRS Complex Tachycardia: When Differential Diagnosis Is Difficult [J]. Card Electrophysiol Clin, 2018, 10(2): 317-332. doi: 10.1016/j.ccep.2018.02.005.

[6] Quininir L, Raju H, Chan K, et al. Wide complex tachycardia with changing QRS-axis on loop recorder [J]. J Cardiovasc Electrophysiol, 2020, 31(12): 3356-3358. doi: 10.1111/jce.14786. Epub 2020 Oct 30.

[7] Ooi YS, Drosou ME, Yan GX. Sustained Postural Wide QRS Complex Tachycardia in an Intensive Care Unit Patient [J]. JAMA Intern Med, 2021, 181(5): 693-694. doi: 10.1001/jamainternmed.2021.0001.

第 14 章

老年患者室性期前收缩的电生理特点和消融

室性期前收缩是指希氏束及其分支以下心室肌的异位兴奋灶提前除极而产生的心室期前收缩。室性期前收缩（ventricular premature beat，室早）临床较多见，在普通人群中，其发病率为 1% ~ 4%。室早的发病率随年龄增长而增加，在 > 75 岁的人群中，其发病率可高达 69%。如果发生在没有明确器质性心脏病且心功能正常的患者，预后一般良好。但长期 > 10 000 次 /24 小时的室早，即使没有明显症状，也可能引起血流动力学障碍和（或）心脏扩大、心功能不全（心动过速依赖性心肌病）。部分患者虽然有心慌、心悸等症状，但往往不是血流动力学障碍造成的，而是心律失常所致，若给予适当的药物治疗，如普罗帕酮或 β 受体阻滞剂，可能缓解症状。老年患者中器质性心脏病的比例明显升高。近年来，射频导管消融术逐渐应用于室早的治疗。针对那些单形性、频发、症状严重并且药物治疗无效的患者或频发期前收缩触发室性心律失常风暴的患者，成功的射频导管消融治疗可以起到改善症状、提高生活质量、避免药物副作用和预防猝死的作用 [1]。室早可通过简单的听诊发现，心电图的定位诊断对于判断室早的性质和指导射频导管消融治疗起到关键作用。

一、室性期前收缩的发生机制

室早的发生机制主要为自律性异常、触发活动和折返。触发活动与发生于动作电位 3 相的早期后除极或紧随动作电位之后的晚期后除极有关。最近有研究发现流出道室性心律失常的发生可能与患者体内雄二醇的变化有关。

二、室性期前收缩的心电图特点

1. **右心室流出道起源**　据统计，无器质性心脏病患者发生的室早约 80% 起源于右心室，另外 20% 起源于左心室。而在右心室起源的室早中，绝大多数位于右心室流出道（肺动脉瓣以下）。发生机制被认为是触发活动。右心室流出道起源的室早在心电图上呈完全性左束支传导阻滞图形（图 14-1），下壁导联（Ⅱ、Ⅲ、aVF）QRS 波呈 R 形且高大直立，aVL 导联以负向波为主，胸前导联移行一般在 V_3 导联或以后。Ⅰ 导联的极性对于判断起源点的前后有帮助；若 Ⅰ 导联以负向波为主，则起源点偏前壁，反之则偏后壁。右心室流出道起源可进一步分为游离壁起源和间隔部起源。游离壁起源的室早其 S 波在 V_3 导联较深（> 3.0mV），胸前导联移行一般在 V_4 或以后，并且部分患者下壁导联 QRS 存在顿挫，这种"顿挫"的特异度较高，可能反映左心室激动。间隔部起源的室早其胸前导联移行稍早，一般在 V_3 或 V_3 与 V_4 之间，下壁导联无顿挫。

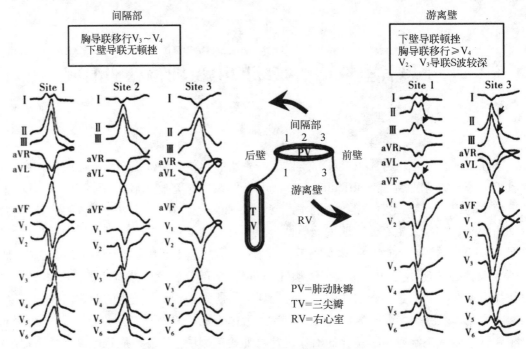

图 14-1　右心室流出道起源的室性期前收缩

2. 肺动脉起源　肺动脉起源的室早少见，心电图上与右心室流出道（肺动脉瓣以下）起源的室早特点相似（图 14-2）。有统计发现，两者之间的区别是：肺动脉起源的室早下壁导联的 R 波比右心室流出道起源的 R 波更高。在临床实际中，肺动脉起源的室早并非靠12 导联心电图诊断，而是根据消融成功的靶点位于肺动脉瓣以上而确定[2]。

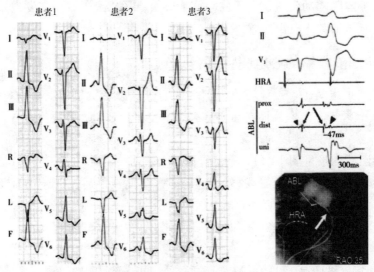

图 14-2　肺动脉起源的室性期前收缩

3. 三尖瓣环起源　三尖瓣环起源的室早并不多见，心电图 QRS 波形特点类似 B 型预激（图 14-3），呈左束支阻滞图形，胸前导联一般移行于 V₃ 导联，或 V₃ 以后的 V₄、V₅ 导联，但间隔部起源者可移行于 V₂ 和 V₃ 之间。下壁导联极性根据起源点的前后可正可负，游离壁起源的室早在部分患者的下壁导联亦存在顿挫。Ⅰ导联和 aVL 导联绝大多数为正向，这一点可与右心室流出道起源的室早鉴别，后者 aVL 均为负向。

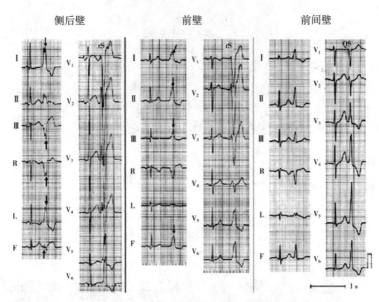

图 14-3　三尖瓣环起源的室性期前收缩

4. 主动脉根部（瓦氏窦）起源　瓦氏窦起源的室早占左心室起源的大多数，一般位于左冠状窦或右冠状窦，无冠状窦起源则十分罕见。瓦氏窦起源的室早在心电图上也表现为左束支传导阻滞图形（图 14-4），QRS 宽度较右心室流出道起源略窄，V₁ 导联是 rS 型，胸前导联移动多位于 V₃ 以前，V₆ 导联多呈 Rs 型，这几点是与右心室流出道起源室早的重要鉴别点。下壁导联 QRS 波呈 R 形且高大直立。左冠状窦起源的室早其Ⅰ导联以负向波为主。且 RⅢ > RⅡ；而右冠状窦起源的室早其Ⅰ导联以正向波为主。且 RⅢ < RⅡ。无冠状窦起源的室早极少，其特点与右冠状窦起源相同。有学者报道一种特殊起源部位的室早，位于主动脉根部左冠状窦和右冠状窦交界处，其心电图特点是 V₁～ V₃ 至少有一个导联 QRS 波呈 qrS 型[3]（图 14-4）。

5. 左心室流出道（主动脉瓣下）起源　主动脉瓣下起源的室早不常见，其心电图特点与瓦氏窦起源的室早特点相同，缺乏特异度的鉴别点，诊断依据是消融成功的靶点位于主动脉瓣以下（图 14-5）。

6. 二尖瓣环起源　二尖瓣环起源的室早其 QRS 波形特点类似 A 型预激（图 14-6），呈右束支传导阻滞型，V₁ 导联以 R 波为主，胸前导联移行早于 V₂ 导联，V₆ 导联呈 Rs 或 RS 型。下壁导联的极性根据起源点的前后而不同。部分游离壁起源的患者，在下壁导联可以观察到顿挫。

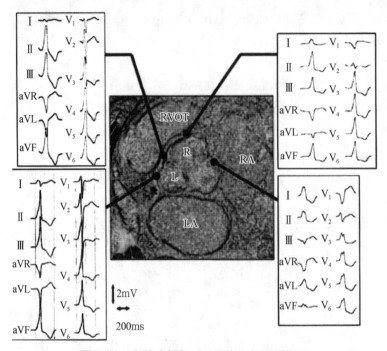

图 14-4   主动脉根部（瓦氏窦）起源的室早

RVOT. 右心室流出道；R. 右冠状动脉窦；L. 左冠状动脉窦；RA. 右心房；LA. 左心房

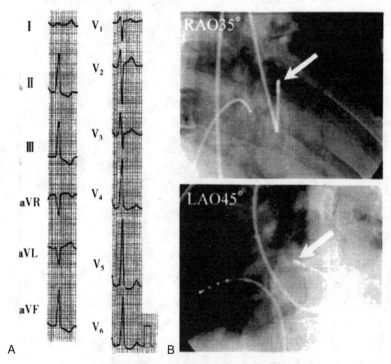

图 14-5   左心室流出道（主动脉瓣下）起源的室性期前收缩

RAO. 右前斜；LAO. 左前斜

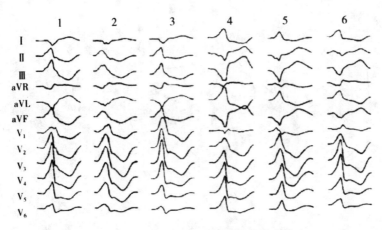

图 14-6　二尖瓣环起源的室性期前收缩

7. 传导分支起源　传导分支起源的室早的心电图 QRS 特点与左心室特发性室速完全相同（图 14-7），表现为相对较窄的 QRS，右束支传导阻滞型，V_1 导联以 R 波为主，V_6 导联呈 rS 型。下壁导联直立者起源于左前分支，下壁导联倒置者起源于左后分支。

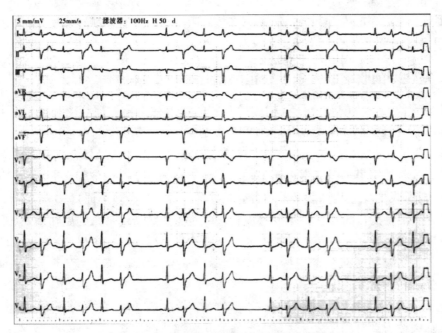

图 14-7　左后分支起源的室性期前收缩

8. 心外膜起源　大多数心外膜起源的室早位于冠状静脉窦属支附近（图 14-8），如心大静脉和前室间静脉（AIV），其特点与对应心内膜部位起源的室早特点类似。但大多数心外膜起源的室早的 QRS 起始部上升缓慢，亦即假 Δ 波，有报道提示从 QRS 起始部到顶峰所需要的时间大于整个 QRS 波限的一半以上（＞0.55）。

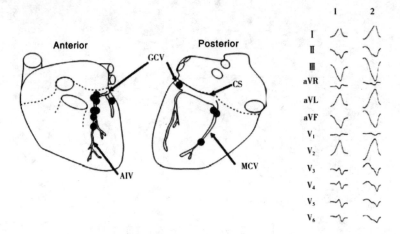

图 14-8　心外膜起源室早的分布及特点

Anterior. 前；Posterior. 后；CS. 冠状静脉窦；GCV. 心大静脉；AIV. 前室间静脉；MCV. 心中静脉

9. 其他起源部位　其他起源部位的室早更加罕见。如左心室心尖部起源，呈右束支传导阻滞型，除 V_1 外，所有其他胸前导联呈振幅较深的 S 波（rS 型或 QS 型），下壁导联 QRS 波倒置；右心室心尖部起源，呈左束支传导阻滞型。所有胸前导联呈 rS 或 QS 型，下壁导联 QRS 波倒置。

三、室性期前收缩的射频导管消融治疗

射频导管消融治疗的适应证包括：①频发的单形性室早，症状明显、经药物治疗无效或不愿意接受长期药物治疗的患者（Ⅱa 类适应证）；②频发的单形性室早引起心功能障碍（Ⅱa 类适应证）；③形态相同的室早诱发的室性心律失常风暴者（Ⅱa 类适应证）；④频发的无症状性室早可以考虑进行消融以避免进展为心动过速依赖性心肌病（Ⅱa 类适应证）[4]。非频发的无症状性室早不适合射频导管消融（Ⅲ类适应证）。

射频导管消融的目的在于：①改善症状；②避免药物治疗带来的副作用；③降低恶性心律失常的发生风险；④避免心脏扩大或心功能损害。标测时要求患者有频发和稳定的期前收缩，标测方法主要包括起搏标测和激动顺序标测，实际应用过程中多是两种方法结合[5]。

1. 起搏标测（图 14-9）　起搏标测是最简单、方便的方法，仅需一根消融导管就可以完成，在临床较为常用。具体方法是在可能的起源部位进行起搏，以夺获局部心肌，观察起搏 QRS 与自发期前收缩的 QRS 波形是否一致。理论上来讲。在起源点起搏的 QRS 形态应该与自发期前收缩 QRS 形态完全一致，实际标测过程中要求 12 导联心电图中至少 11 个导联的起搏 QRS 形态与自发期前收缩 QRS 形态一致，另一个导联仅容许存在微小差异。在有效靶点可以见到短暂的期前收缩频率加速或期前收缩成串的现象，继续放电则期前收缩消失。若消融无效还需要进一步的反复起搏标测。

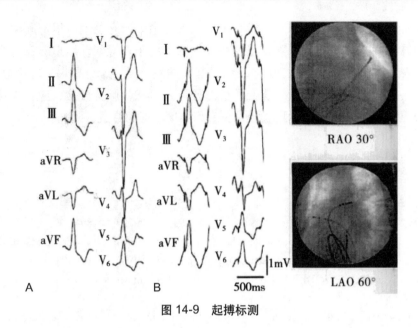

图 14-9　起搏标测

2. 激动顺序标测（图 14-2）　激动顺序标测是根据标测导管记录到的局部电位与期前收缩 QRS 起始之间的时间关系，逐点标测，直至寻找到最早的心室激动点。有效靶点的局部电位至少领先期前收缩 QRS 起始点 20ms 以上，单极导联呈 QS 型。一般来说，只需一根消融电极就可以完成标测，但一些特殊部位，如二尖瓣环起源的室早，尚需要其他导管（如冠状静脉窦导管）的辅助标测。三维标测系统，如 Carto 系统或 Ensite 系统，有助标测。Ensite 系统的优点在于：只需要一个室早就能确定室早的大致起源部位，节省标测时间；使用 Carto 系统则需要稳定的持续的期前收缩，反复在期前收缩心律下记录消融导管的局部电位，其优点是较精确。激动顺序标测在某些特殊起源部位的室早标测过程中具有优势，这些部位往往含心肌较少，如主动脉根部或肺动脉起源的室早，起搏标测不能夺获局部心肌，此时应特别注意消融导管上记录的一些较领先但振幅较低的低频电位，可能是有效靶点。

上述 2 种标测方法在实际应用过程中往往互相结合、在标测到一个局部电位领先的部位进行起搏，观察起搏 QRS 与期前收缩 QRS 形态是否一致。最佳靶点应该是局部电位最早并且起搏 QRS 与期前收缩 QRS 形态完全一致。室早的消融需要耐心细致的标测，常见起源部位的室早消融成功率可达到 80% 以上，大部分患者可达到根治的效果[6]。一些特殊部位起源的室早的消融效果依赖于术前对于心电图的仔细研究和术中耐心的标测。心内膜反复消融失败的病例需要考虑是否心外膜起源。需要强调的是对于分支起源的室早，应采用激动顺序标测方法，寻找期前收缩时最领先的浦肯野电位（P 电位）。不宜采用起搏标测。

四、射频导管消融治疗的风险和并发症

室早的射频导管消融治疗一般是安全的，但对于一些特殊起源部位的期前收缩进行射频导管消融存在风险。如主动脉根部起源的室早可能存在损伤冠状动脉口部的风险，在放

电前需要评价靶点与冠状动脉口部的相对距离。因此消融所有主动脉根部起源的室早须常规穿刺桡动脉，送入多功能造影导管至主动脉根部以便于行冠状动脉造影；另穿刺股动脉送入消融导管。在消融无冠窦或三尖瓣环前壁起源的室早时要十分警惕，避免损伤希氏束。另外，消融心外膜起源的室早时，消融导管需要进入冠状静脉窦分支，应轻柔操作，最好应用冷盐水灌注消融导管并且降低消融的功率和温度，避免穿孔。

（华　参　马　路）

参 考 文 献

[1] 中华医学会心电生理和起搏分会，中国医师协会心律学专业委员会 . 2020 室性心律失常中国专家共识 (2016 共识升级版) [J]. 中国心脏起搏与心电生理杂志 , 2020, 34(3):189-253.

[2] Kennedy HL,Whitlock JA, Sprague MK, et al. Long-term follow-up of asymptomatic healthy subjects with frequent and complex ventricular ectopy [J]. N Engl J Med, 1985, 312(4):193.

[3] Camm AJ, Evans KE, Ward DE, et al. The rhythm of the heart in active elderly subjects [J]. Am Heart J, 1980, 99(5): 598.

[4] Panizo JG, Barra S, Mellor G, et al. Premature Ventricular Complex-induced Cardiomyopathy [J]. Arrhythm Electrophysiol Rev, 2018, 7(2):128-134.

[5] Cronin EM, Bogun FM, Maury P, et al. 2019 HRS/ EHRA/ APHRS/ LAHRS expert consensus statement on catheter ablation of ventricular arrhythmias [J]. J Arrhythm, 2019, 35(3):323-484.

[6] Gorenek B, Fisher JD, Kudaiberdieva G, et al. Premature ventricular complexes: diagnostic and therapeutic considerations in clinical practice: A state-of-the-art review by the American College of Cardiology Electrophysiology Council [J]. J Interv Card Electrophysiol, 2020, 57(1): 5-26.

第 15 章

老年患者室性心动过速的电生理特点和消融

室性心动过速（ventricular tachycardia，VT，室速）包括多种机制和表现形式。绝大多数室速是临床上具有高危险性的心律失常。可以根据起源部位、形态、对药物的反应以及对血流动力学的影响等因素进行分类命名。临床上应用最普遍的分类为根据其是否伴发于器质性心脏病而分为特发性室速（主要有流出道室速、左心室特发性室速等）和器质性室速（例如致心律失常性心肌病室速、缺血性室速等）。需要指出的是，特发性和器质性室速均存在恶化转变为致命性室扑和室颤的可能性。此种风险在进行心内电生理检查和导管消融时会大大增加[1]。

对于特发性室速，目前已具有较成熟的标测，定位和消融的标准手段，其安全性和有效性均已得到较广泛的验证，对设备和个人技能的要求相对较低，具备了推广普及的条件[2]。这主要包括常见的起源于右心室或左心室的流出道室速和（或）室性期前收缩，左心室特发性（分支性）室速等。

对于伴发于器质性心脏病的室速。目前导管消融的适应证主要是持续性单形室速。鉴于标测和消融的难度，伴发于器质性心脏病的室速致死的风险较高，而药物治疗效果较差。而且由于患者心功能状况、标测技术和消融能量等方面的局限性，使其根治性消融治疗难度较大。另一方面，出于伦理学的考虑和循证医学的证据。植入型心律转复除颤器（implantable cardioverter defibrillator，ICD）仍然是所有心脏性猝死幸存者和伴有血流动力学不稳定的器质性室速的治疗首选。而导管消融主要在于减少植入 ICD 患者的室速发作[3]。迄今。多形性室速的消融尚只局限于极少数中心，未来是否可将导管消融作为恶性室速的一线治疗值得研究，但必须是在保证患者利益以及安全性最大化的前提下进行。相应地，对于相关机构和个人必须有严格的资质要求。

一、室性心动过速的病因与发病机制

（一）发病机制

无论是特发性或器质性，也无论其起源部位，从机制上室速可分属于以下 3 种类型中的一种：

1. **触发机制** 包括早期后除极和延迟后除极。临床上最常见的特发性右心室和左心室流出道室速及室早绝大多数均属于此类。其发生往往与儿茶酚胺水平增高相关。一般不能被持续刺激所诱发，但猝发刺激多可诱发。

2. **自律性机制** 既见于特发性室速，亦可见于器质性室速。但相较于其他 2 种机制，

此类机制的室速临床上相对较少见。一般不能被程序刺激诱发或终止。

3. 折返性机制 构成折返的基本条件是存在受损的慢传导的心肌组织。换言之，器质性心脏病最具有产生折返性室速的条件，也因此临床上伴发于器质性心脏病的持续性室速绝大多数均为折返机制。其中，束支折返性室速是折返环路最明确的折返性室速。特发性室速当中，发生于左心室希氏束 - 浦肯野纤维网末端的左心室特发性室速（分支性室速）也属于折返性机制。此类室速较易被程序刺激所诱发。

（二）病因

区分特发性和器质性室速的主要依据就是心脏病理性改变。器质性室速的病因相对容易判断。临床较常见的包括致心律失常性右心室心肌病（ARVC）、缺血性心脏病、各种心肌病、致密化不全以及先天性心脏病（先心病）术后等。特发性室速的诊断前提是经过详细的病史询问、体格检查、超声心动图和心电图等，排除了持续存在的明显的心脏异常的室速。从此角度而言，特发性室速就是没有明确病因和病理改变的室速。但事实上大多数流出道室速患者可能均有非特异度感染史，而且相关研究也发现相当多的患者存在流出道的局部病理改变。需要指出的是，即使有了磁共振等技术，目前临床的病理诊断手段仍然相对较粗略。完全依靠影像手段对室速病因进行判断欠可靠[4]。典型的例证就是 ARVC 早中期，磁共振和超声往往容易漏诊，甚至被误判为特发性室速。因此，从消融的角度而言，室速的发生机制和病变位置往往较病因对消融难度和效果的影响更大。

二、室性心动过速的诊断与鉴别诊断

尽管心肌纤维化、心肌梗死、代谢异常、既往心脏手术史、室壁瘤和引起心脏与胸壁相对位置改变的胸壁畸形等因素均可能不同程度对体表心电图的标测精度有所限制，心电图仍然是室速起源点最好的第一推测指标。即使在最不正常的心脏，根据心电图一般也能将心律失常的起源部位判定在 15cm × 20cm 范围内。因此，应该尽可能捕捉患者每次和每种室速的 12 导联心电图。普通 24 小时动态心电图（Holter）虽然可以提供室速是否多源，发作频度情况等信息，但对室速的定位价值确实有限。如果室速的频率较快（＞ 220 次 / 分），从单个体表导联往往难以识别 QRS 的起始部，这对判定室速的起源会造成很大困扰，而多导联（3 导联或 12 导联）同步记录就有助于识别 QRS 的起始及 V1 导联的束支传导阻滞类型。而 Holter 资料无论对室速的诊断、定位或是风险评价方面的价值就更加强大。因此，尽可能全面地获取 12 导联的室速心电图，对于确定标测手段和治疗方案有重要的意义。

根据体表心电图对室速起源进行判断时有一些基本的规律。首先，左束支传导阻滞（LBBB）图形的室速一般总是源于右心室，而右束支传导阻滞（RBBB）图形的室速则源于左心室；其次，在任何导联出现 QS 即提示激动正离开该导联所在的位点。另外，QS 波越窄，其起源点就越靠近室间隔和（或）希氏束 - 浦肯野纤维系统。起源于心内膜或中层心肌的特发室速的 QRS 起始的上升往往较快。而起源于心外膜的室速则大多以宽 QRS 及上升支宽钝为最基本的特征。在未服药的情况下，室速的 QRS 越宽，则室内传导越慢，其最典型的病例见于室速起源于有严重瘢痕的游离壁患者。

（一）特发性室速

1.流出道室速(outflow tract ventricular tachycardia，OTVT)　包括右心室流出道(RVOT)和左心室流出道室速。此型室速多见于中、青年患者。平均就诊年龄约 37 岁，无明显性别差异。该型室速约占全部特发性室速的 2/3，而其中的 2/3 又主要表现为"频发的单形室早、部分成对成串"，即反复发作的单形性室速（repetitive monomorphic ventricular tachycardia，RMVT）。此型室速往往被诊断为"心肌炎后遗症"伴发的频发室早和短阵室速，大多给予抗心律失常药物治疗而未被建议接受介入治疗。虽然绝大多数起源于 RVOT，但近年来随着认识的深入。起源于左心室流出道，尤其是主动脉窦部（主要是左冠状窦和右冠状窦）和主动脉瓣 - 二尖瓣结合部（AMC）处的室速越来越多地被识别出来。

虽然被归类于特发性室速，但近年研究发现，相当比例的患者伴有 RVOT 的局部心肌变薄、瘤样扩张等异常。还有相当多的患者既往有较明确的非特异度感染史。在发病机制方面，此类室速绝大多数为触发机制。一般多数为儿茶酚胺敏感度，即多在激动，运动、劳累，饮酒等情况下易发作。由于对腺苷敏感，该型室速亦被称为腺苷敏感度室速。

此类室速的诊断要点：①经过询问病史，体格检查、超声心动图、心电图等检查排除了持续存在的明显的心脏结构异常；②体表 12 导联心电图表现为左束支传导阻滞图形且 Ⅱ、Ⅲ、aVF 导联均为 R 型（图 15-1）；③起源于主动脉窦部的室速绝大多数起源于左冠状窦，主要以 V_1 导联 r 波宽大（超过 QRS 总时限的 50%，R/S 振幅比率 > 0.3）并且移行在 V_3 为主要判断依据；④起源于主动脉 - 二尖瓣结合部（AMC）及其毗邻部位的室速则表现为所有胸导联均为 R 波并且 Ⅱ、Ⅲ、aVF 为 R 波。

胸前导联电极的位置是否准确，对心电图的鉴别其为 RVOT 或 LVOT 的诊断价值有较大影响。此外，临床上相当多的室早患者属于此类型，其心电图特点完全一致。如果排除了早期致心律失常性心肌病的可能，则特发性流出道期前收缩和室速一般均属于良性，虽然有 20% 左右的患者会发生黑矇，甚至晕厥，但绝大多数情况下不具有致命性，无须植入 ICD。

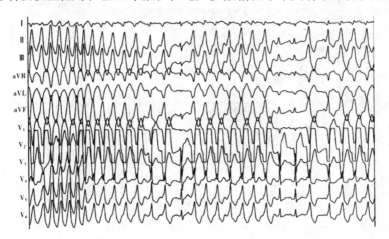

图 15-1　右心室流出道起源的室速

患者为中年男性、发作性心悸伴有黑矇，心电图显示室速为 LBBB 或 Ⅱ、Ⅲ、aVF 均为 R 波。并且表现出反复发作的特性。注意室速频率不同，其中的左频率最快的室速 Ⅰ 导联形态与右频率较慢时明显不同，提示有多个起源

2. 特发性左心室室速 (idiopathic left ventricular tachycardia，ILVT) 亦被称为维拉帕米敏感度室速或分支性室速。其发病机制为折返性机制，被认为与左后分支的浦肯野纤维网及周围心肌有关，也有少数起源于左前分支附近。曾经有报道其发生与左心室假腱索有关，后来被大量证据推翻。此型室速绝大多数于青少年时期发病，且男性所占比例超过 80%。

绝大多数的 ILVT 心电图仅表现为右束支传导阻滞及电轴左偏 (左后分支起源，图 15-2)，偶见右束支传导阻滞伴电轴右偏 (左前分支起源，图 15-3)。

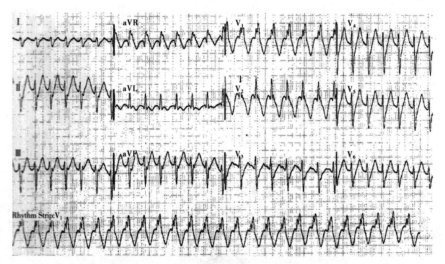

图 15-2 典型的左后分支起源的特发性左心室室速
心电图显示为 RBBB 型伴电轴左偏，且 QRS 时限相对较短

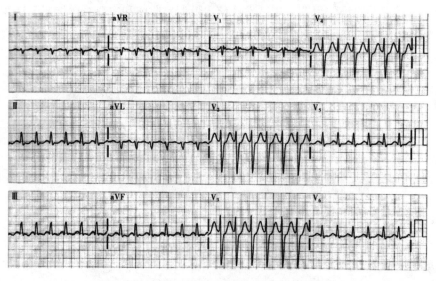

图 15-3 起源于左后分支的左心室特发性室速
心电图显示 RBBB 伴电轴右偏

临床诊断需要注意两点，首先，由于其起源点位于正常窦性心律左心室激动部位。因此，造成的心室激动的不同步（QRS 波增宽）程度明显较流出道室速轻。大多数 ILVT 的 QRS 波时限并不太长（平均 110ms）加上其对维拉帕米反应良好，临床上很容易被误诊为室上性心动过速。其次，有器质性心脏病（例如扩张型心肌病）的患者也可以发生 ILVT，诊断主要取决于心电图特点，而不应因为有心肌病的存在而诊为器质性室速，以致在治疗方案的决策方面导致误判。

由于其起源部位基本与正常心肌除极顺序接近，因此，对血流动力学的影响相对而言是所有室速中最小的。不过，QRS 时限越短、形态与窦性心律相似，提示室速起源越靠近希氏束，相应地，导管消融导致房室传导阻滞的风险也越大。

3. 特发性左心室游离壁室速（idiopathic left free wall ventricular tachycardia，LFVT）　既往认为左心室室速除了与浦肯野纤维相关的是特发性外，其余就是器质性室速。但是，临床上存在一组患者，经过超声心动图、MRI 及冠状动脉造影排除了明显的器质性心脏病，却有持续性或短阵室速或期前收缩存在，并且标测证实其起源在左心室游离壁，范围从靠近二尖瓣环的基底部到左心室游离壁中段均有。从理论上而言，必然存在局部的心肌病变才会导致室速的产生，但鉴于其符合特发性室速诊断的先决条件而不存在明确的心肌病特征，所以，只能将其归为特发性室速。

从发作年龄来看，此型室速可发生于任何年龄层，亦无性别差异。其机制似乎也有折返、触发甚至自律性机制。其中一些为顽固性折返性机制，可持续数月且药物效果欠佳（胺碘酮只能将其频率降低），以致发生心动过速性心肌病。

心电图主要特点：右束支传导阻滞，Ⅰ、aVL、导联呈 QS；下壁导联呈 RS，如果起源靠近二尖瓣环并且偏前，则可呈 R 型；胸前 R 移行在 V_3 之前（图 15-4），如起源于下壁近间隔部，则胸前导联以直立为主。

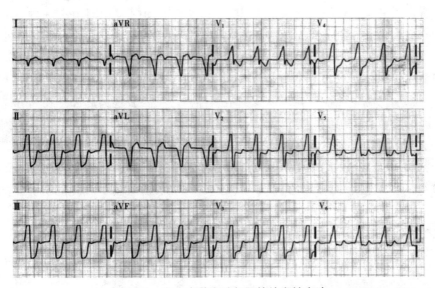

图 15-4　左心室游离壁起源的特发性室速
患者为年轻女性、超声心电图、MRI 等检查排除器质性心脏病

（二）器质性心脏病室速

相对于特发性室速，伴器质性心脏病室速的临床表现更为多样，致命性更高，且治疗效果较差。理论上，所有器质性心脏病患者均有可能出现室性心律失常。需要强调的是，目前大多数器质性心脏病室速尚缺乏可靠的根治手段，ICD 加药物治疗对于所有伴有血流动力学不稳定的器质性室速都应当是治疗首选，而导管消融更多的是以减少发作、改善症状为主要目标，或者是在无法或不能耐受 ICD 治疗的情况下作为次选疗法。

1. 致心律失常性右心室心肌病（arrhythmogenic right ventricular cardiomyopathy, ARVC）室速　曾经被称为致心律失常性右心室发育不良（ARVD）。该病主要与一组细胞桥粒蛋白相关基因变异有关。主要病理改变为脂肪和纤维替代、右心室扩大、室壁变薄、单个或多个室壁瘤。多发于中青年，是年轻人最常见的猝死原因，有报道，伴 ARVC 的室速导致的猝死约占年轻人猝死总数的 50%。WHO 的专门工作组早在 1996 年发表的报告已表明此病为获得性的心肌细胞凋亡、坏死继而被脂肪和纤维组织所替代，因此建议改称致心律失常性右心室心肌病。虽然大多数患者在 30 ～ 40 岁发病，但青少年或老年发病者并不鲜见。就病程而言，ARVC 可能分成 4 个阶段：①"隐匿期"。解剖改变轻微，心律失常亦少，但可能发生猝死；②发生明显的室速、心脏性猝死，右心室结构和功能异常更明显；③右心室功能恶化而左心室功能尚可；④双心室衰竭。

一般而言，ARVC 患者的室速大多有 2 种甚至更多的形态，以右心室非流出道室速为主，也可能伴有 RVOT 室速或期前收缩，部分患者晚期还可能出现左心室室速。其室速的机制多数为折返性机制。

根据 WHO 工作组于 1996 年提出的标准，ARVC 诊断的确立需要具备 2 个主要依据、1 个主要依据加 2 个次要依据或 4 个次要依据。该诊断标准存在的问题主要是忽视了室速的诊断价值，而更注重病理学依据。遗憾的是，超声心动图和 MRI 在很大程度上既不敏感且又受操作者经验水平的影响。有学者报道 MRI 的阳性检出率低于 50%，而另一组学者因此对此类疾病特别加强了 MRI 的诊断，却又导致了 50% 假阳性。理论上，如果没有局部的心肌病变，就不可能发生折返性的室速。研究证明，在超声心动图和 MRI 无法发现病变证据的早期，电生理检查就可以找到电学异常，主要表现为局部碎裂和（或）延迟电位，提示局部心肌存在病变。Marcus 等修订的 ARVC 诊断标准将室速列为主要诊断依据，并且细化了 RVOT 内径等诊断标准。对于心律失常专科医生而言，熟悉与 ARVC 密切相关的除极异常（$V_1 \sim V_3$ 导联 S 波上升支时限 $\geqslant$ 55ms 或有延迟的碎裂电位 -Epsilon 波）和复极异常（14 岁以上无 RBBB 者 $V_1 \sim V_3$ 导联 T 波倒置）（图 15-5）对于及早发现 ARVC 有重要意义。

典型的 ARVC 室速心电图特点：左束支传导阻滞，Ⅱ、Ⅲ、aVF 导联为 QS、rS 或 RS 波（图 15-6）。部分患者可能多形性，部分可能合并 RVOT 室速甚至左心室室速。

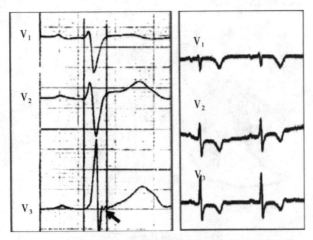

图 15-5　常见于 ARVC 的右心室除极异常和复极异常

左图为除极异常，可见 $V_1 \sim V_3$ 导联 S 波上升支时限超过 55ms，并且 V_3 导联 QRs 波群末可见 Epsilon 波（箭头所指）。右图为复极异常，可见 $V_1 \sim V_3$ 导联 T 波倒置，一般最先发生在 V_2，虽病情发展可见于 V_1、V_3 甚至所有胸前导联

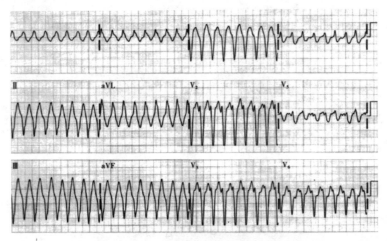

图 15-6　致心律失常性右心室心肌病室速

此为较典型的 ARVC 室速心电图，呈 LBBB 型，Ⅱ、Ⅲ、aVF 均为 QS 型，也可呈 RS 型

2. 心肌梗死后室速（post myocardial infarction ventricular tachycardia）　也称为缺血性室速。此类室速和室颤是导致冠心病患者猝死的主要因素。由于缺乏相关的大规模临床观察资料，其在中国人的发病率目前仍不清楚。此型室速的典型机制为折返性机制所致，但自律性和触发机制也不罕见。其发生与缺血 - 坏死 - 存活心肌细胞交错的慢传导区密切相关。图 15-7 的模式图反映了目前对于此类室速的折返性机制的认识。

　　理论上，任何发生于心肌梗死后患者的室速都应该被诊断为心肌梗死后室速。虽然其可以是多形性的，但绝大多数还是起源于游离壁，因此，冠心病患者的右束支传导阻滞图形室速，均应考虑与心肌缺血有关（图 15-8）。值得指出的是相当一部分冠心病患者会发生束支折返性室速。

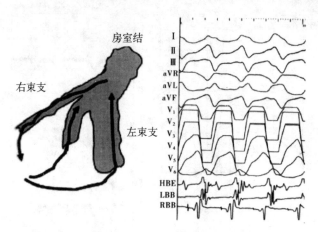

图 15-7 束支折返性室速

左图为折返示意图，右图则为室速体表 12 导联和心内标测结果，HBE. 希氏束电图；LBB. 左束支电图；RBB. 右束支电图。纸速 100mm/s

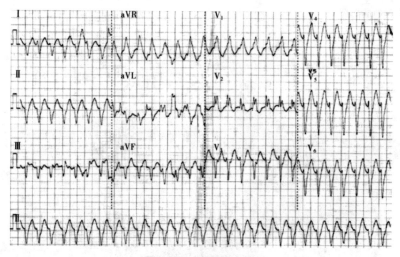

图 15-8 缺血性室速

此类室速绝大多数为 RBBB 型，但偶尔在前壁和下壁心肌梗死者也可因为折返环出口在右心室而表现为 LBBB 型。诊断的确立关键在于既往的心肌梗死病史或证据

3. 束支折返性室速（bundle branch reentrant ventricular tachycardia，BBRVT） 据报道，在扩张型心肌病患者的室速中，此型室速所占比例可高达 40% 左右。也是目前唯一的折返路径已经完全清楚的折返性室速。此型室速最常见的基础心脏病为扩张型心肌病和缺血性心肌病。患者往往伴有左心室功能障碍和充血性心力衰竭症状。

希氏束（至少其远端）、双束支、浦肯野纤维系统及心室肌是折返环路不可或缺的组成部分。希氏束 - 浦肯野纤维系统的传导异常被认为是导致此类心律失常的关键因素，其典型的表现为心室内传导延迟或束支传导阻滞，窦性心率时 HV 间期一般 > 60ms。图 15-7 为其折返发生的示意图和室速图。一般以 LBBB 型最多见，因为左束支似乎天然地倾向于前传延迟或阻滞，因此，此型室速在希氏束激动之后一般以右束支前传，在激动了室间隔之后沿左束支逆传，回到希氏束，再一次开始此折返过程。也可能反过来沿左束支前传而沿右束支逆传。另一种罕见的情况是，折返只限于左束支内，由左前和左后分支及部分心室肌参与，显然，此时心电图为 RBBB 型。因此，临床上有以上表现的室速患者，即使没有明显的心脏扩大，也应当考虑 BBRVT 的可能性。另外，值得指出的是，虽然多数扩张型心肌病患者的窦性心电图往往表现为 LBBB，但并不表示其左束支真正存在阻滞、只反映其传导延迟，因此，能够构成束支间折返。

对于发生于扩张型心肌病和缺血性心脏病患者的单形持续性室速均须排除束支折返性室速。诊断要点：首先应注意窦性心律时是否有一度房室传导阻滞和（或）束支传导阻滞存在，若有，就更倾向于 BBRVT 的诊断。

大多数此类室速表现为 LBBB 型，即通过右束支前传、左束支逆传（图 15-9），这被认为与左束支本身相对倾向于逆传的特性有关。当然，表现为 RBBB 型（通过左束支前传、右束支逆传）的束支折返性室速也不罕见。偶尔也有发生在左前与左后之间的折返。其最终的确诊有赖于电生理检查。原则上，任何扩张型心肌病和缺血性心脏病患者如果发生单形的持续性室速，均应当建议其接受电生理检查，以除外束支折返性室速。应尽可能避免因为单纯的束支折返性室速而让器质性心脏病患者不适当地接受 ICD 置入治疗。

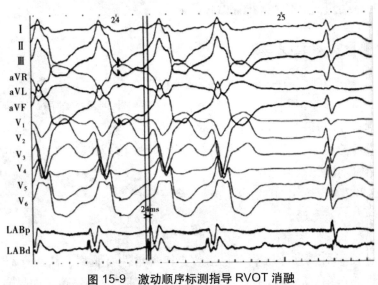

图 15-9　激动顺序标测指导 RVOT 消融

RVOT 室速起源于流出道后壁，该处标测到的最早激动领先体表 24ms，该处消融室速终止恢复窦性心律，LABp. 消融电极近端；LABd. 消融电极远端。纸速 100mm/s

4. 其他器质性心脏病伴发的室速　临床上可能发生室速的器质性心脏病还包括肥厚型心肌病、扩张型心肌病，致密化不全以及先心病手术后的室速（图 15-10）。

总体而言，伴以上心脏病的持续性室速绝大多数均为折返性机制。其原理均与缺血性室速类似。非持续性多形室速的机制相对复杂一些。但无论如何，其诊断都比较容易确定。比较棘手的是治疗策略。

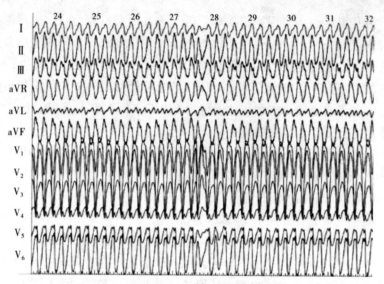

图 15-10　法洛四联症外科术后室速

患者为年轻男性，曾经在幼年接受法洛四联症矫正术，其室速频率快且符合 RVOT 室速表现。但既往心脏手术病史提示其特殊性。标测结果证实为折返性室速

三、室性心动过速的导管消融治疗

（一）导管消融室速的基本要求

对于室速的导管消融，有一些基本的原则值得重视。

1. 适应证　所有接受射频导管消融的患者在接受电生理检查前应当有室速发作时的心电图（最好为体表 12 导联）。若仅有可疑症状（包括晕厥、黑矇）而无心电图证据，则应当以心脏电生理检查为首要目的。进行射频导管消融而纳入以 ICD 为目的的电生理检查。适于进行射频导管消融的室速包括：

（1）RVOT 和左心室流出道起源的室速（含室早）。

（2）特发性左心室室速。

（3）其他类型的特发性室速。

（4）对于伴发于器质性心脏病（包括致心律失常性心肌病、缺血性心脏病、扩张型心肌病、肥厚型心机病、心肌致密化不全及先天性心脏病）的室速，如果患者具有较高猝死风险，应首选植入 ICD 治疗 [5]，射频导管消融必须在谨慎评价的情况下作为 ICD 治疗的补充或辅助措施，并且在进行消融前必须排除下列禁忌证。

2. 禁忌证

（1）左心室起源室速但 LVED > 75mm 和（或）LVEF < 30%。

（2）心功能为Ⅳ级者（NYHA 分级）。

（3）器质性心脏病室速患者年龄 > 75 岁者，特发性室速可不受此限。

（4）因心功能障碍或其他慢性疾病致使预期寿命可能 < 2 年或在 1 年内需要行心脏移植术者（除非消融目的是为了延长等待供体的时间）。

（5）合并精神疾病者。

（6）术前已记录到一侧心室有起源室速形态≥3 种，或总数≥5 种者，或记录到频率＞250 次 / 分的室扑者，原则上不纳入消融。

3. 术前准备　在进行射频导管消融之前，应该对患者进行全面的风险评价。检查项目包括：

（1）详细询问病史（室速发作诱因和特点）、家族史。

（2）常规体格检查。

（3）动态心电图（Holter）检查以确定室性心动过速的发作频率，仔细测量常规 12 导联心电图，每个导联记录到室性心律。以便术前定位并帮助确定术式。

（4）超声心动图和心功能评价。

（5）血液生化和电解质检查及其他常规术前实验室检查。

（6）必要时进行 CT/MRI 检查或心脏造影。

4. 术中药物的使用　术前要求停用抗心律失常药物至少 5 个半衰期。对于使用胺碘酮的患者可以根据患者的情况决定停药时间，对于长期服用胺碘酮的患者，在消融之前可换用短效抗心律失常药物，如有可能，建议停用胺碘酮 3 周。为帮助诱发室速，无明确禁忌证的患者在电生理检查术中可用异丙肾上腺素以助诱发并作为消融效果评价。

5. 心内电生理检查和射频导管消融的操作要点

（1）应在血氧饱和度和血压监测下进行电生理检查和消融。

（2）体外电复律仪必须处于备用状态。

（3）所采用的标测手段包括常规标测、非接触式（Ensite）和 Carto 加常规标测。

（4）常规放置希氏束电极导管 [可兼做右心室心尖部（RVA）和心房电极] 并可用其进行刺激以诱发心律失常。

（5）诱发方案：常规行 S_1S_1，S_1S_2 及 $S_1S_2S_3$；必要时静脉滴注异丙肾上腺素之后重复 S_1-S_3 刺激；以上刺激必要时可在患者的耐受范围内重复进行。

（6）标测手段：包括激动顺序标测、起搏标测、特殊电位标测、拖带标测、基质标测以及等电位 / 等时标测等。

（7）如室速缺乏稳定的可重复条件，原则上应当放弃消融。但可根据患者具体情况在其充分理解并坚持要求下可进行尝试性消融。

（8）检验标准：消融后至少以术前诱发条件重复 3 遍无复发，则判定为即时成功；如诱发出临床未记录到的室速，则原则上应当继续消融直到不能诱发任何室速；如因患者或医师因素无法彻底消除室速，则多形室速以其中 1 种或 1 种以上（原则上应当是频率＞200 次 / 分者）不能被诱发，或以与消融前相同形态室速频率减慢＞30% 且诱发条件改变（难诱发）作为消融改善。其余均记为消融失败。

（9）扩张型心肌病、冠心病的单形性室速者应排除束支折返性室速的可能；影响消融成功的因素（室速消融面临的挑战）主要有：①标测技术；②诱发情况；③解剖和病重因素；室速的起源部位、大小以及病灶数目对消融也有相当程度的影响；④血流动力学状况；⑤消融的能量和方法；⑥术者的经验和操作水平。

上述因素中，起决定作用的是标测技术和消融能量与方法，而射频导管消融治疗室速的机遇也源于此方面的进展。

6.标测方法　适于室速的标测手段包括常规标测、三维电解剖标测和等电位标测。事实上，常规标测是所有心律失常射频导管消融的基础，三维标测虽是补充手段，但对于器质性室速而言往往是不可或缺的。

常规的标测技术主要适用于稳定持续的单形性室速，进行射频导管消融的先决条件包括：室速容易诱发且重复性良好，发作时血流动力学稳定。显然，这些要求器质性室速往往难以满足。迄今一些探索性解决对策主要是采用瘢痕或低电压区进行标测，再结合拖带标测以寻找大折返环的共同折返通路。然而此策略受到较多的制约。首先，它主要适用于典型的大折返性缺血性室速；其次，即使是缺血性单形室速，如果难以诱发（包括重复性差）或者血流动力学不稳定，则此种策略仍然难以施行，更遑论多形性室速。非接触式等电位标测技术在理论上即使只有一个心搏被记录到也可能进行有效的标测，使得难诱发、不持续、多形性或血流动力学不稳定室速的标测成为可能。

常规标测包括：

（1）激动顺序标测：通过比较不同部位激动顺序以寻找最早激动点。尤其适于局灶性的室速（如流出道室速，图15-9）和折返环较小的折返性室速（如左心室分支室速）。

（2）起搏标测：适于不稳定或诱发重复性差的室速，通过一相同的周长和不超过2倍阈值的刺激以期复制出至少10/12个导联形态一致的室速（图15-11）。此种手段也最适于起源较局限的室速。对于大折返性室速。则可能因为起搏位点靠近出口或破坏了功能性折返屏障，导致误判。

（3）拖带标测：对于折返性器质性室速而言。标测的目标应当是找到折返的关键通路。拖带标测是实现此目标的最佳手段（图15-12）。

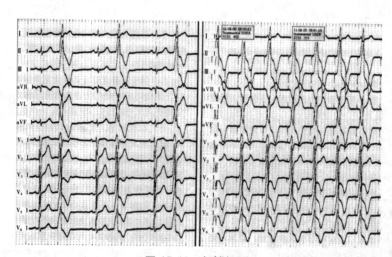

图15-11　起搏标测

左图显示频发左冠状窦起源室性期前收缩，右图为在左冠状窦处以相同频率进行起搏标测，可见心电图在12导联均一致。此例为一较少见的情况，多数情况下左冠状窦靶点处因不能夺获而无法进行起搏标测，只能依靠激动顺序标测

　　拖带标测的方法是在记录到舒张中期电位处，以短于室速周长 20 ～ 30ms 起搏，以期实现：① 12 导联的 QRS 形态均与室速相同；② Stim-QRS 大致与心内图 -QRS 相等（±10ms）；③拖带后回复周长与室速周长相等（±10ms）。

　　在折返的中央共同通路起搏，以上 3 条均可满足，即完美拖带。如在外环起搏，则产生融合波及第 3 条；在折返环外起搏则形态及回复周长均异；在共同通路的旁观区拖带则会满足第 1 条，但第 2 和 3 条则会延长。如果能获得完美拖带，则该处消融一般均可立竿见影。此时只需要在三维导航下对关键通路进行线性消融即可。

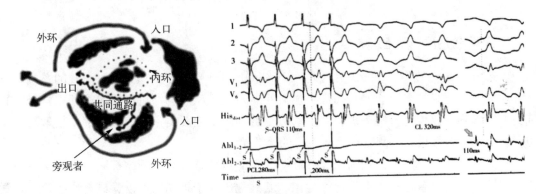

图 15-12　拖带标测示例

电极如放置在折返的共同通路时，可以记录到舒张期电位（右下箭头）。且该舒张期电位到其后 V 波的同期为 110ms。在该处以 280ms 周长拖带时不仅产生的 QRS 波形态与室速时完全一致，回复周长等于室速周长，并且刺激信号 S 到 QRS 的间期也为 110ms。此处即为理想的消融靶点

　　特殊电位的标测：由于心肌病变的存在是产生室速的基础，相当多的患者可以在窦性心律下找到碎裂电位或延迟电位，该区域往往也是室速的起源部位。另一种情况是希氏束 - 浦肯野纤维系统参与的室速。应当导找到束支电位或浦肯野电位——例如特发性左心室分支性室速。当然，最好是在此基础上能够诱发室速，在进行激动顺序或拖带标测，以确认其位于室速的起源或关键通路。对于无法诱发的室速，也有学者尝试针对这些异常的电位进行消融，但其效果缺乏保证。

　　另一方面，某些情况下由于室速起源于心外膜侧（一般以 QRS 起始宽钝为主要特征），需在心包穿刺后于心外膜进行标测和消融。不过，最早是用于拉美的地方性寄生虫流行病 Chagas 综合征引发的室速，近来在缺血性室速和 ARVC 室速的应用受到重视。但究竟是否应该从内膜转到外膜进行标测和消融，目前尚未达成共识，而且，外膜消融受到冠状血管、周围脂肪组织的影响和掣肘，还可导致膈神经损伤，消融前必须进行冠状动脉造影以防伤及冠状动脉。总之，外膜消融应当谨慎从事。

　　在消融能量方面，最困难的是如何能够在保证安全的前提下形成足够深的损伤灶，这在肥厚型心肌病和心肌梗死后室速尤其重要。使用盐水冲洗能够大大缩短消融时间，明显提高器质性室速的消融成功率。需要注意的是，对于心功能 Ⅲ～Ⅳ 级的患者，如在左心室进行盐水冲洗射频导管消融，应注意防止急性左心衰竭。此外，过高的功率和温度将增加发生致命性心脏破裂的概率。尤其在右心室消融时。

7. 消融策略

（1）对于局灶性（包括微小折返环）起源的特发性室速，激动顺序标测（包括等电位标测）结合起搏标测在绝大多数情况下可提供准确的标测并指导进行局灶性消融。

（2）对于明确的大折返性室速，可在舒张中期电位（MDP）结合拖带标测指导下进行线性消融阻断折返环。

（3）对于机制不明确的室速，可用寻求结合常规和三维标测进行消融，包括片状消融。

（4）束支折返性室速者原则上首选右束支进行消融，也可消融左束支。术后应常规建议患者植入起搏器。

（二）导管消融典型室速的要点

1. 流出道室速的导管消融　由于病变往往局限于 RVOT 内平均不足 $1cm^2$ 的范围，其导管消融相对容易，多数病例只需经股静脉穿刺放入消融导管即可。不过，建议常规放置希氏束电极导管以便进行电生理检查。射频导管消融治疗此类室速的成功率主要取决于室速病灶的部位与数目、标测的技术和医师的经验。

此类室速由于是触发机制的局灶性起源，靶点定位首选激动顺序标测。常规标测下应该同时记录消融导管远端和近端电极电图，若远端领先于近端，可以尝试将电极进一步送入，对比并测量远端电极的领先程度，直至寻找到最早的激动电位，反之亦然。一般流出道室速的起源点电位领先体表 QRS 起始至少 20ms，最高甚至达 60ms 以上，平均多在 30～40ms。此时尚可通过两种手段判断最佳靶点，一是起搏标测，在该处以室速相同的频率进行刺激，电压尽量控制在略高于阈值的水平，观察比较起搏产生的心电图和自发室速的形态，要求 12 导联中最好 11 个导联或以上相同（包括振幅和形态），某些电生理系统提供了形态比较的功能。另一个手段则是单极标测，将消融电极远端改为单极模式，若室速或室早时表现为 QS 型，则证实该处正是室速 / 室早的起源点。如果室速诱发重复性差，在经过起搏标测判断该处为起源部位时，还可以设定 45℃的温度上限进行尝试性消融，此时可能诱发出与临床室速相同形态的室速，证实该处为起源点，此为热标测。随后可以升高温度上限进行治疗性消融。

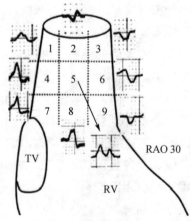

图 15-13　I 导联形态对 RVOT 室速 / 室早标测的定位价值

此方法将右前斜位的 RVOT 间隔侧大致分为 9 区，列出了每区对应的 I 导联典型室速形态，可作为临床标测的参考

体表心电图对于 RVOT 室速 / 室早的消融定位具有较大的价值，有研究表明，I 导联的形态对于指导标测定位帮助较大（图 15-13）。虽然这只能作为初步的参考，最终靶点的确定取决于心内标测的结果，但它确实可以缩短标测时间、提高标测精度。临床上最多见的 RVOT 室速起源于间隔侧前部（图 15-14）。

其消融的根治率可以达到 90% 甚至更高，但需要建立在大量的病例和经验积累基础之上。偶见外膜起源的 RVOT 室速，其消融效果相对较差。

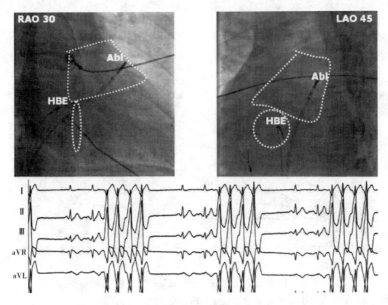

图 15-14　典型 RVOT 室速的消融示意图

室速时 I 导联为 QR 型，其消融靶点最终确定在 RVOT 前壁。HBE. 希氏束；Abl. 消融电极。虚线部分分别标出了 RVOT 和三尖瓣的轮廓

　　LVOT 室速由于其起源部位相对较小而局限，消融的成功率往往可以高于 RVOT 室速。当然，另一方面，其消融的风险相对较高，为策安全，一般在消融前应进行冠状动脉造影以帮助定位，确保放电部位尽可能远离冠状动脉开口。对于距冠状动脉开口较近的室速起源点，出于安全的考虑，可以采用冷凝消融（图 15-15、图 15-16）。主动脉窦部起源室速的理想靶点一般应当记录到小 A 大 V 波。标测准确的情况下，一般数秒内即可奏效。为避免消融对主动脉窦和冠状动脉的损伤，应当低功率（一般上限 30W）、低温度（上限 55℃）放电。期间需要密切监测阻抗的变化。

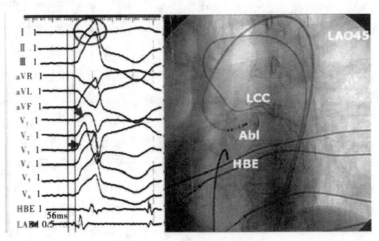

图 15-15　左冠窦起源的室速

左图显示 V₁ 导联 R 波宽大且移行在 V₁ 导联，此外，I 导联为 S 波为主。右图显示了左冠状动脉开口，希氏束，左冠状窦和消融电极导管的关系。HBE. 希氏束；LABd. 消融电极远端；LCC. 左冠窦；Abl. 消融电极。纸速 100mm/s

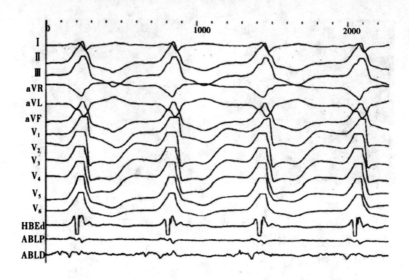

图 15-16　左心室基底部主动脉 - 二尖瓣结合部起源的室速

其特点是除了 Ⅱ、Ⅲ、aVF 均为直立 R 波之外，所有胸前导联均为直立的 R 波，仅在 $V_1 \sim V_3$ 可见 S 波，纸速 100mm/s

2. **左心室分支性室速的导管消融**（图 15-17）　与 RVOT 室速发生于锥管状的结构不同，ILVT 一般位于室间隔左侧表面，为一平面结构，因此，其标测定位相对容易，一般也只需分别经股静脉和股动脉送入希氏束和消融电极。并且，由于绝大多数 ILVT 的发生均与左后分支的浦肯野纤维网及局部心肌有关，一般可以依靠浦肯野电位辅助定位。所以，一般其消融成功率达到 90% 以上并不困难。但相应发生房室传导阻滞的风险在室速的消融中也最高。就消融策略而言，一些学者相信阻断左后分支即可奏效，事实上，相当多的事实已经证实此种策略的成功率并非想象的那样高。消融造成左后分支阻滞后室速仍然发作的情况并不少见。除了依靠浦肯野电位之外，还应该结合激动顺序标测。原则上理想靶点的局部电位在室速时应当较体表心电图平均提早 20ms 以上，典型情况下浦肯野电位领先体表 QRS 起始部 25ms 左右。另外，由于其折返环路较小，起搏标测也可有帮助，尤其是诱发重复性较差的病例。

导管消融治疗 ILVT 时，也可以因为定位不够准确和（或）消融未形成不可逆的损伤灶而导致患者发生无休止甚至是永久性 ILVT。好在其血流动力学一般较稳定，可以择期再行射频导管消融。

3. **缺血性室速的导管消融**（图 15-18）　在导管消融方面，面临的主要难题：①如何能够快速、准确地标测到室速折返路径；②即使已经找到了关键的折返通路，如何保证消融能量能够在心肌梗死后的瘢痕与心肌交织的区域形成足够深的有效损伤灶。靶点的确定除了采用三维标测进行低电压区的标测之外，拖带标测对于精确定位有很大帮助。

在消融能量方面，建议采用盐水冲洗消融电极导管，目标是将消融能量提高到 30W 以上。总体而言，目前国际上导管消融治疗心肌梗死后室速的成功率难以令人满意即使是单形性室速，即时成功率 57% ~ 90%，复发率 17% ~ 50%。也正因为如此，ICD 依然是治疗的首选。

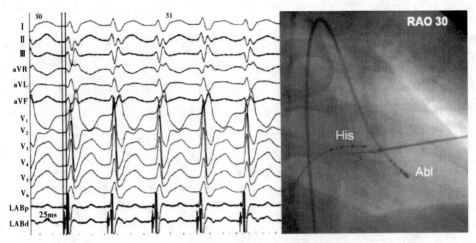

图 15-17　特发性左心室分支性室速的消融

消融电极导管在室间隔中下段记录到浦肯野电位且远端领先于近端，领先体表 QRS 25ms。LABp. 消融电极导管近端；LABd. 消融电极导管远端，纸速 100mm/s。His. 希氏束电极；Abl. 消融电极导管

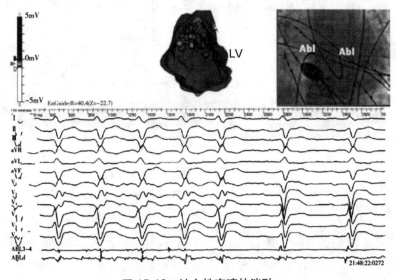

图 15-18　缺血性室速的消融

该患者为前壁心肌梗死，其室速有 RBBB 和 LBBB 型，周长相同，提示左、右心室双出口。先在右心室前壁紧邻间隔处线性消融消除了 LBBB 型室速，之后在左心室前壁紧邻间隔处标测到舒张中期电位（最下面 2 个导联）。该处消融成功。ABL3 ～ 4. 消融电极导管近端；ABLd. 消融电极导管远端；LV. 左心室。纸速 100mm/s

4. 束支折返性室速的导管消融（图 15-19）　与其他器质性心脏病室速不同，由于其发病机制明确，根治容易，且花费相对较低，所以，导管消融应当是此型室速的首选治疗。

由于左，右束支是其必需的折返通路，所以消融阻断其中任一束支均可根除室速。有学者认为，既然多数扩张型心肌病患者大多已有 LBBB（相对的传导延迟而非完全阻滞），就应当首选消融左束支。临床上由于操作的便利及习惯因素，一般都选择进行右束支消融。显然，扩张型心肌病和缺血性心脏病往往以左心室病变为主，且 LBBB 发生率较高，在消

融了右束支后，原本前传就减退的左束支未来可能发生完全传导阻滞，以致造成完全性房室传导阻滞。既往报道显示其可能性约15%，并非如想象的那样高。为安全起见，原则上应建议患者预防性植入起搏器。对于发生于左前和左后分支之间的折返性室速，则应当选择消融左后或左前分支。由于左、右束支和分支均具有特征性的电位。所处位置表浅并且容易到位。因此，理论上均可消融成功。

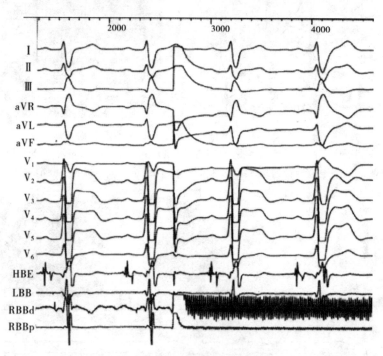

图 15-19　束支折返性室速的消融

在右束支上消融开始 1s 内造成右束支传导阻滞，打断了室速折返环，室速不能再被诱发。HBE. 希氏束；LBB. 左束支；RBB. 右束支。纸速 100mm/s

5. ARVC 室速的导管消融（图 15-20）　该型室速的诱发、定位、消融和验证均较困难。且消融发生严重并发症的风险较高，被大多数医师视为导管消融的难题。总体而言，目前此类室速的导管消融成功率为 40% ～ 60%，其失败率和再发率均较高。尽管如此，根据目前国际最大系列的经验，即使无法完全根除或预防室速，大多数患者仍然能够从消融当中获益 [6]，即使是有室速再发的患者，其室速频率也明显低于消融前（消融前平均 > 200 次 / 分，消融后平均 160 次 / 分），并且术前室速发作时静脉给予胺碘酮无效的患者，术后小剂量普罗帕酮均能奏效。

此类室速消融的难点在于诱发、标测和消融策略方面均未确立广泛接受的标准，现有病例数都偏少。虽然一般相信其绝大多数为折返性机制，但迄今在内膜侧能够记录到舒张中期电位并进行成功拖带标测的比例并不高。鉴于右心室内膜侧结构的特点，越来越多的学者相信外膜标测和消融可能是 ARVC 室速更好的标测消融途径。

另一方面，ICD 依然是具有猝死高风险患者的首选治疗对策，尽管只是姑息性控制措施。目前，抛开经济负担问题而仅就治疗原则而言，对那些室速频率 > 220 次 / 分，或者

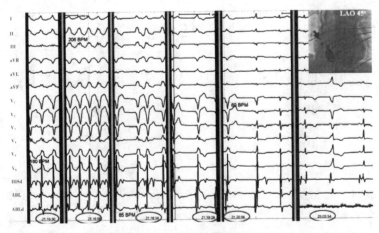

图 15-20　ARVC 室速的消融

该患者因无休止的顽固性室速导致血流动力学不稳定而于夜间接受急诊消融。室速无法被程序刺激和电复律终止。标测证实其室速起源于典型的 ARVC 室速发生部位 - 右心室游离壁近基底部。但消融的反应提示其非折返性机制，而且历时 5min 的高功率（50W）和高温度（盐水冲洗下 50℃）消融方终止室速。并且嗣后有室早逐渐增多及室速复发，数度加强消融方彻底，也证实其为外膜起源。纸速 100mm/s

有黑矇、晕厥史或家族猝死病史的患者，都应该常规建议其接受 ICD，而导管消融只能是第二选择。需要指出的是，植入 ICD 除了经济方面的负担之外，也存在其他的困扰，有报道表明，植入约 6 年之后，可能有超过 20% 的患者会发生 ICD 导线断裂、绝缘层破损等问题以致 ICD 失效，并且处理起来相当棘手。因此，在向患者建议采纳 ICD 治疗的同时，也应该告知发生此种情况的可能性，以免患者期望值过高。

（华 参 马 路）

参 考 文 献

[1] Lawrie GM. Surgery for Ventricular Tachycardia [J]. Methodist Debakey Cardiovasc J, 2021, 17(1): 36-42. doi: 10.14797/TESU5314. Epub 2021 Mar 25.

[2] Stevenson WG, McMaster WG, Kanagasundram A. Chemical ablation for ventricular tachycardia [J]. J Cardiovasc Electrophysiol, 2021, 32(9): 2471-2472. doi: 10.1111/jce.15159. Epub 2021 Jul 21.

[3] Sapp J. Streamlining Ventricular Tachycardia Ablation Workflow [J]. JACC Clin Electrophysiol, 2020 , 6(11): 1449-1451. doi: 10.1016/j.jacep.2020.09.004.

[4] Priori SG, Blomstrom-Lundqvist C, Mazzanti A, et al. 2015 ESC guidelines for the management of patients with ventricular arrhythmias and the prevention of sudden cardiac death: the Task Force for the Management of Patients with Ventricular Arrhythmias and the Prevention of Sudden Cardiac Death of the European Society of Cardiology(ESC) [J]. Eur Heart J, 2015, 36: 2793-2867.

[5] Al-Khatib SM, Stevenson WG, Ackerman MJ, et al. 2017 AHA/ACC/HRS Guideline for Management of Patients With Ventricular Arrhythmias and the Prevention of Sudden Cardiac Death: A Report of the American College of Cardiology/American Heart Association Task Force on Clinical Practice Guidelines and the Heart Rhythm Society [J]. J Am Coll Cardiol, 2018, 72(14): e91-e220.

[6] Cronin EM, Bogun FM, Maury P, et al. 2019 HRS/ EHRA/ APHRS/ LAHRS expert consensus statement on catheter ablation of ventricular arrhythmias [J]. J Arrhythm, 2019, 35(3): 323-484.

第 16 章

老年患者心室颤动的电生理特点和消融

心室颤动（ventricular fibrillation，VF，室颤）是最严重的心律失常，也是心搏骤停的类型之一。室颤时，心室肌发生快而微弱的收缩或不协调的快速颤动，其结果是心脏失去有效地收缩，心、脑等重要器官和周围组织血液灌注停止，患者出现意识丧失、抽搐等临床表现，若不及时进行心肺复苏和电除颤，患者迅速死亡。

室颤是引起心脏性猝死（sudden cardiac death，SCD）的最重要原因，SCD 患者中估计 70% ～ 80% 为室颤所致。在美国，每年发生 SCD 的患者多达 30 万～ 40 万。我国的研究显示，每年 SCD 的病例数高达 54.4 万。室颤是一种严重危害人类健康的恶性心律失常，也是带来巨大的社会和医疗负担的疾病。

因此，如何有效地预防和治疗室颤，进一步减少 SCD 的发生，具有重要的意义。抗心律失常药物在减少室性心动过速（室速）和室颤方面有一定效果，但不能有效地预防 SCD。植入型心律转复除颤器（ICD）在治疗室颤、预防 SCD 方面已得到广泛认可，并成为一线治疗措施。但 ICD 也存在一些局限性，例如，仅能治疗已经发生的室速和室颤，而不能消除心律失常的触发因素；ICD 的异位起搏改变了心脏固有激动和收缩顺序，可能存在潜在的危害 [1]；电除颤给患者带来痛苦甚至严重影响患者的生活质量；需要定期更换且价格昂贵。寻找更加有效、安全而且经济的治疗手段，始终是室颤研究领域的重点。

随着电生理和导管消融技术的进展及相关器械的完善，其在心律失常治疗领域的地位不断提高。同时，对室颤机制的认识也日趋深入。目前，在部分室颤患者中，已有射频导管消融的尝试，并且取得了令人鼓舞的初步结果。

一、病因与发病机制

（一）病因

室颤最常见于器质性心脏病的患者，尤其是缺血性心脏病，也可见于其他心脏病患者，例如心肌炎、各种类型的心肌病，以及离子通道疾病（如长 QT 综合征、Brugada 综合征）等。在电解质紊乱、药物（包括抗心律失常药物）过量或中毒、触电等情况下及各种疾病临终前亦可出现室颤。少数（5% ～ 10%）室颤患者无已知的心脏疾病或可以明确的其他原因，此时称特发性室颤。室颤的常见病因见表 16-1。

（二）发病机制

150 年前，首次有了关于室颤的描述，1903 年，人类首次用心电图记录到室颤。从那时起，就开始了对室颤及其发病机制的不懈研究。但由于受到技术手段的限制，长期以来，相关的研究进展缓慢。近些年来，随着心脏电生理技术、高分辨光学标测技术及计算机技术等相关学科的发展，对室颤的研究手段越来越丰富和精确。因而，对室颤的机制也逐渐有了更深的认识，不断有各种假说提出。迄今为止，其中比较有代表性和影响力的有 Moe 等提出的多发子波学说，Gray、Jalife 等代表的局灶起源学说。有研究者在上述学说的基础上，提出了室颤的分型和分期。室颤的发生机制分为触发和维持两方面，这一点与房颤的发生机制相似。

表 16-1　室颤的常见病因

器质性心脏病
　冠心病所致的心肌缺血、心肌梗死
　心肌病
　　扩张型心肌病
　　肥厚型心肌病
　　致心律失常性右心室心肌病或发育不良
　其他心脏疾病：心肌炎、先天性心脏病、主动脉瓣狭窄、主动脉夹层
非器质性心脏病
　特发性室颤
　儿茶酚胺敏感度室性心动过速
　预激综合征
　离子通道疾病
　　长 QT 间期综合征
　　短 QT 间期综合征
　　Brugada 综合征
其他系统疾病或异常
　呼吸系统疾病
　　支气管痉挛
　　原发性肺动脉高压
　　肺栓塞
　　张力性气胸
　　误吸或窒息
　神经系统
　　癫痫
　　脑血管意外
　代谢性或中毒
　　电解质紊乱和酸中毒
　　药物（包括抗心律失常药物）或毒品过量、中毒
　　环境中的毒素中毒
　其他因素或异常状态
　　败血症
　　各种疾病的终末期或临终前
　　触电、雷击
　　溺水

1. 室颤的触发机制 临床研究和观察发现，室性期前收缩可诱发室颤，这些室性期前收缩（室早）常具有反复出现、配对间期较短、形态固定的特点（图 16-1）。有些室早落在心脏易损期进而诱发室颤，即"R on T"现象。这种诱发室颤的期前收缩绝大多数起源于浦肯野纤维系统和右心室流出道（RVOT），并且往往具有特定的形态（图 16-2）。延长动作电位时限（APD）的药物可以促进期前收缩发生，而钙离子通道阻滞剂维拉帕米可抑制其发生[2]，提示这些期前收缩的发生机制可能以触发活动（triggered activity）为主。

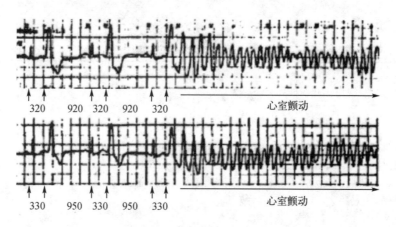

图 16-1　室颤被配对间期较短的室性期前收缩诱发

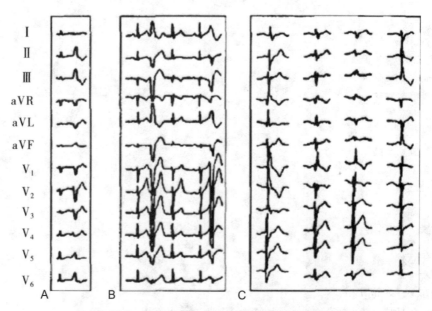

图 16-2　触发室颤的不同室性期前收缩的特征

A. 起源于右心室流出道的室早；B. 起源于右心室浦肯野纤维的室早；C. 起源于左心室浦肯野纤维的室早

　　浦肯野细胞的触发活动与早期后除极（EAD）有关。EAD 可在动作电位 2 相和 3 相振荡的基础上发生。在实验条件下，增加钠电流（使用海葵毒素）或钙电流（使用异丙肾上腺素）可诱发 2 相 EAD，减少钾电流（使用奎尼丁）可诱发 2 相和 3 相 EAD。对单个细胞电生理学的研究显示，在电生理特性方面，浦肯野细胞与普通心室肌细胞存在显著性差异，其本身具有产生 EAD 的潜质。不过在正常情况下，浦肯野 - 浦肯野、浦肯野 - 心室肌细胞之间的电偶联作用在一定程度上抑制了 EAD 的形成。然而，在某些异常的电生理条件下，如心肌缺血、缺氧、存在心肌病或离子通道疾病等情况，浦肯野细胞的特殊电生理性质就表现出来，可以反复出现 EAD，当除极达到阈值后触发心室激动，从而诱发各种室性心律失常。

起源于 RVOT 的室早通常是良性的，少数患者可诱发室颤。研究认为，RVOT 的触发活动与 cAMP 介导的 EAD 有关，异丙肾上腺素和腺苷可以促进或抑制这种期前收缩[3]。

除触发活动外，折返激动可能也是触发室颤的因素之一。有学者用计算机三维模型来研究浦肯野 - 心室肌连接（Purkinje-muscle junction，PMJ），发现冲动从浦肯野纤维向心室肌的传导速度比逆向传导的速度慢，提示即使在正常状态下浦肯野纤维网与心室肌之间已存在发生折返的潜质。还有学者用光学标测的方法对离体猪心脏进行研究，证实室颤发生时折返存在普遍性和不稳定性，右心室折返环大多跨壁分布，涉及内膜下的乳头肌和小梁等结构，而左心室的折返更加频繁，并局限于单层心室壁，通常是在浦肯野纤维与心肌的交汇处。

目前，浦肯野系统在室颤发病机制中日益受到关注，它在室颤的触发与维持可能均起着重要作用。在动物实验中，通过消融犬左心室后乳头肌（posterior papillary muscle，PPM）和后间隔心内膜（损伤浦肯野系统），以及切开并缝合猪的左心室后壁（打断浦肯野系统的折返），均可减少室颤的诱发，提示浦肯野纤维的局灶激活和折返都与室颤的发生有关。还有动物实验显示，对犬浦肯野纤维进行消融，有助于终止室颤或改变室颤的激动顺序，提示浦肯野纤维在室颤的维持中也同样起着重要作用。甚至已有缺血性心肌病患者的尸检结果，提供了更加直接的证据。该患者生前曾接受消融治疗触发室颤的室早，并获得成功。因心力衰竭死亡后进行尸检发现，消融点位于左心室 PPM 和室间隔相连的纤维肌带处，组织学检查证实浦肯野纤维正分布于此。

上述的研究结果，为临床中以触发室颤的室早及浦肯野电位为靶点进行消融，以达到预防或减少室颤的目的提供了重要依据。

2. 室颤的维持机制　心脏兴奋可以看作是电波（electrical wave）的传导。与波前（wavefront）对应的是动作电位上升支（0 相），与波尾（waveback）对应的是快速复极（3 相）。波长是波前和波尾之间的距离，其相关的概念是动作电位时限和传导速度。通常情况下，电波在组织扩布时，平面波和环形波的波阵面上所有点向前扩散的速度相对恒定，波前和波尾不会相互触及。如果出现交叉，其交叉点被定义为波裂（wavebreak）。如果波在沿着波前的方向扩布时失去了同时性，则波就随处消减，不能产生损害，但如果波裂在空间停留，则会产生折返，可能进而引起心律失常。

目前，对室颤的维持机制还有着较大的分歧，焦点就在于如何解释室颤发生过程中持续的波裂现象：波裂究竟是室颤的主导因素，还是室颤的外在表现？针对室颤的维持机制，目前主要存在 2 种理论即多发子波学说和局灶起源学说。

（1）多发子波学说：多发子波学说最初由 Moe 等提出。该学说认为，通过波裂连续不断产生的多发子波随机折返，进而导致颤动的发生。波裂是在不应期和解剖学不均一性的基础上，折返子波互相碰撞产生的结果，是室颤维持的必要条件。在心室不同部位及心室肌的不同层面上，动作电位时限存在离散性。在各种疾病情况下，这种原本存在的不应期的不均一性变得更加明显，促进了波裂的产生。近年来还发现，在波裂形成中，电学重建中的动态因素即 APD 和激动传导速度（conduction velocity，CV）的恢复特性也起着重要作用。目前有诸多研究包括计算机构建的心脏模型、动物研究的结果，支持多发子波学说。

但是，随着标测技术的发展，对室颤标测的精度不断提高，越来越多的现象不支持多发子波学说。有研究发现，折返子波的维持时间短暂，难以解释其在室颤维持过程中的主导地位；另一方面，多发子波学说认为室颤是绝对的无序，但是标测技术的进步使人们对室颤有了新的认识，发现其有内在的有序性。因此，多发子波学说存在明显的局限性。

（2）局灶起源学说（focal source hypothesis）：局灶起源学说最早是在研究房颤机制时提出的。后来，该学说在室颤的发病机制中也受到重视。该学说认为，单一的快速兴奋灶起源是室颤的基本驱动力。在动物实验中的标测发现，室颤时局灶高频电活动的本质是相对规则而快速的小折返，称为转子（rotor）。Gray 等提出单一的自旋波可以导致类似室颤的多形性室速。Jalife 及 Samie 等学者认为，室性心律失常时激动频率最高的区域是由一个高速运转的折返波即"母转子"（mother rotor）持续活动所致，至于引起室速还是室颤，取决于转子的频率及其与心肌的相互作用。当固定的转子频率不是很快，尚处于允许 1 : 1 地向心室肌传导的频率范围内时，表现为单形性室速。而如果转子迅速地漂移或者频率太快，那么该局灶位点的激动向外传导时会出现多个区域的间歇性阻滞，并导致复杂的传导模式，从而产生了波裂和大量不稳定的无序子波，这一过程被称为颤动样传导，是室颤表现出混乱现象的内在原因。

在离体的室颤模型中，确实存在相对孤立、稳定的优势频率区域，即转子区域，是维持室颤的关键区域。近来观察到颤动中的转子具有不稳定性的特点，包括空间不稳定性和时间不稳定性。前者指转子可以游走、扭曲甚至破裂，后者指转子并不是持续存在，而是不断被新的转子取代。转子可以在心内膜、心外膜或心室壁内记录到，产生转子的最常见部位是心内膜下的浦肯野纤维和心室肌交界处（PMJ）。心内膜 PMJ 部位在形态上凹凸不平，纤维走向紊乱，会影响激动的传导速度和方向。而且前已述及，浦肯野纤维和心室肌之间的前传与逆传速度不等。这些特殊的解剖学特点和电生理性质是折返产生的基础。

因此，这种持续的局灶性折返与其周围组织的不均一性相互作用，可能是室颤触发且维持的重要原因，也为临床上通过消融这些局灶起源部位进而预防室颤发作提供了一定的理论基础。

不过，也有研究结果不支持转子学说。例如，Rogers 等发现尽管在猪心外膜可以标测到持续数秒的转子，但是由其产生的波阵面受到外来无序波的不断干扰，并不能持续向外扩散，室颤的维持并不依赖于这些转子。Nash 等也观察到，转子并不是维持室颤的唯一因素。

3. 室颤维持机制的整合及室颤的分期和分型　多发子波学说与局灶起源学说的重要区别在于，前者认为室颤的关键在于波裂，波裂是室颤的主导因素；后者则认为室颤的关键在于转子，波裂是室颤的外在表现。鉴于室颤的复杂性，加上各研究中所采用的室颤模型、标测方法有所不同，造成各种研究的结果均不太可能反映室颤机制的全部。因而，也就难以用某一种学说或理论解释室颤过程中的诸多现象。在这种情形下，各学说之间互相弥补、求同存异，有利于更加全面深入地揭示室颤的机制。

但室颤究竟是如何维持，又是怎样发生转化（如室速和室颤转化），还不清楚。室颤能否维持，一方面受心脏固有的不均一性影响，同时动态不稳定性也起着重要作用，它代表了激动波的稳定程度及波裂产生的难易程度、也就影响着室颤的维持和演变。近来有研究显示、激动波的动态不稳定性受心肌组织恢复性质的影响、后者主要通过动作电位随心肌节律发生的变化和组织传导速度来衡量。动物实验显示、动作电位时限恢复曲线的斜率是反映螺旋波折返时稳定性的重要指标，如果斜率＞1，有利于波裂和多发子波的形成，此时多发子波是维持室颤的关键；如果斜率＜1，有利于形成稳定的折返（转子），室颤通过局部起源机制维持，甚至可转化为室速。

目前诸多研究结果提示，室颤并不是绝对无序的，至少在其发展的某个阶段存在相对规则的转子，在无序中包含着有序。由于终止少数规则的转子，要比终止大量的无序子波容易得多，在治疗靶点的选择上可以"避重就轻"。因此，这些发现可能为室颤的治疗带来新思路。例如，在兔心脏进行的实验显示，β受体阻滞剂普萘洛尔可以使动作电位恢复曲线平滑，降低传导速度，将室颤折返局限心室的乳头肌附近，把多发子波室颤转化为局灶性的慢室颤，消融该局灶有可能终止室颤。这不但进一步验证了室颤的维持和转化机制，更值得关注的是，它为通过药物与导管消融联合治疗室颤带来了希望，这一点颇具临床意义。

总体而言，室颤的触发及维持机制仍不清楚，还需更深入的研究工作。心肌组织异质性和动力学因素及其相互作用仍是室颤机制研究的重要内容。

心脏组织不均一性可以是由于心肌梗死、纤维化造成的解剖重构，也可以是由于药物、遗传缺陷等导致的电重构，也可以是受自主神经的干预而表现出的异质性。另一方面，则从心脏动力学因素进行研究，包括心肌细胞膜电压、动作电位时限和传导速度恢复、短期心脏记忆、电紧张电流及细胞内质网钙动力学等。组织异质性使得激动在不同区域之间波阵面传播阻断，产生波裂；而动力学不稳定性促进波裂产生，颤动得以维持，但也有可能导致波裂消减，促使颤动自发终止。心肌组织的异质性和动力学因素，主要是从心脏发生室颤的内因角度阐述。对于自主神经调节、内分泌调节（如肾素 - 血管紧张素系统、肾上腺素能神经递质及非肾上腺素能神经递质）等外因对室颤诱发和维持的影响，亦是室颤及其机制的研究中值得关注的课题。

二、心室颤动的诊断

室颤的诊断并不困难，根据典型的临床表现和心电图，多可确诊。患者发生室颤后，迅即出现意识丧失，通常伴有抽搐，查体心音消失、不能触及颈动脉等大动脉搏动、无法测到血压、呼吸不规则或停止，进而瞳孔散大、对光反射消失。如果不及时有效地抢救，则因缺氧导致不可逆的脑损伤，并很快死亡。

室颤的心电图特点为：正常的 P-QRS-T 波完全消失，代之以形态、振幅和间隔绝对不规则的小振幅颤动波，频率为 250 ～ 500 次 / 分（图 16-3）。室颤波持续时间较短，开始时较粗大，以后蜕变为细颤波，如无及时有效救治和（或）病情极为危重，心电活动常于数分钟后消失而出现心脏停搏。这种电活动的变化，反映了心脏能量储备的耗竭。

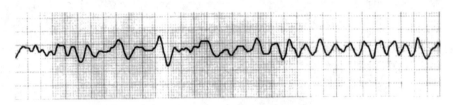

图 16-3　室颤的心电图

QRS 波与 T 波完全消失，代之以形态不同、大小各异、极不均匀的颤动波。频率为 200 ～ 500 次 / 分

要注意区分室颤与心室停搏，两者的临床表现和血流动力学改变相似。后者的心电图表现为无电活动（呈直线）或仅有一些极其缓慢的低振幅电活动。不过由于室颤发生时，常因病情的猝发和凶险难以进行常规 12 导联心电图检查，而多由心电监测所记录，此类监测大多采用模拟导联，有时不利于对振幅的判断，故应注意鉴别。另外，如果未能及时发现室颤或其进展迅速，心电图检查时颤动波已趋于消失，则极难与心室停搏相鉴别。不过，此时两者的救治措施基本相同。

综上所述，如果患者出现上述典型的临床表现，特别是本身具有发生室颤的病因基础时，应高度怀疑室颤。若有相应的心电图或心电监测记录到典型图形，则诊断更加明确。

三、心室颤动的救治

室颤发生时，必须争分夺秒地进行抢救，按心肺复苏（CPR）的原则进行。因此，在室颤发生的最初几分钟内，最重要的干预措施是立即进行 CPR，不间断的胸部按压和电除颤，而药物治疗的重要性居第二位。应着重强调以下几点：①根据美国心脏病协会（AHA）最新 CPR 指南，生存链由以下 5 部分组成：早期识别与呼叫；早期 CPR，强调胸外心脏按压，对未经培训的普通目击者，鼓励急救人员电话指导下仅做胸外按压的 CPR；早期除颤；有效的高级生命支持；完整的心搏骤停后处理。②建议成人、儿童和婴儿（新生儿除外）基本生命支持步骤的顺序为 C-A-B（C：胸外按压；A：打开呼吸道；B：人工呼吸）。③胸外按压的操作方面，按压频率至少"100 次 / 分"，按压深度至少"5cm"，按压 / 通气比为 30 ：2。④关于电除颤的操作，急救者给予 1 次最高能量的电除颤治疗室颤，无效者要在 CPR 和药物的基础上再进行随后的电除颤，而非连续 3 次电除颤，其原因是双相除颤器初次电除颤成功率已经较高，而且这样做能最大限度地避免胸外按压被中断。

对于室颤引起心脏性猝死的患者，经过上述及时有效地 CPR，可大大提高其存活率和改善预后。不过在某些情况下，例如一些疾病临终前所出现的室颤，救治难度极大，即便进行了积极的 CPR，预后仍极差。

四、心室颤动的导管消融

由于室颤机制的复杂性，以及发生时对血流动力学的严重影响，目前还不能针对室颤的发病机制进行消融，也不可能在室颤时进行标测来确定消融部位。不过，一些患者的室颤是由反复出现的、形态固定的室早所触发，提示消除这些室早有可能防止或减少室颤的发生[4]。因此，自 2002 年起，开始有学者对触发特发性室颤的室早进行消融，发现消除室早以后，室颤不再发作或明显减少。此后，国内外都有类似的消融手术开展，患者的病种也不单局限于特发性室颤，已扩展到多种心脏疾病在内。虽然在相关文献中纳入的患者例数普遍较少，但总体上初步的结果令人鼓舞。

（一）患者的选择

目前，国内外许多医疗中心已经开展了室颤的消融，并在许多合并室颤的患者中进行了尝试，包括特发性室颤、心肌梗死后、心肌病、长 QT 综合征、Brugada 综合征、浸润性心肌淀粉样变性、心脏手术后等。其中病例数最多的，是特发性室颤的患者。但要指出的是，目前的室颤消融病例，实际上是针对触发室颤的室早进行消融。而且，绝大多数患者都已经植入 ICD，其中部分患者是在优化的药物（包括抗心律失常药物）治疗及适当的 ICD 程控下，仍有反复发作的室颤而需多次电除颤治疗，在这种情况下，导管消融是作为一种可供选择的治疗方案而进行。因此，患者群是经过高度选择的，还不具备临床的普遍性。

（二）导管消融的方法

1. 术前准备及术中一般问题

（1）术前患者评估：导管消融前应对患者常规进行术前评估，包括体格检查、心电图资料的分析和实验室评估，以及获得患者的知情同意。尤其要重视通过心电图中的室早形态特点，初步判断起源部位，以便确定标测和消融的兴趣区域。如果有多种来源的室早时，应确定哪种室早与触发室颤相关。因此，应尽可能获得包含触发性室早的 12 导联心电图。对于植入 ICD 的患者，还需回顾 ICD 所存储记录的心律失常事件来帮助获知室早和室颤的发作情况。

在导管消融前，要确定心脏病的病因和程度。至少，推荐进行超声心动图及冠心病的常规评估。在非缺血性心肌病患者，必要时还需行心脏 CT 或 MRI 以及心内膜活检。

对于有可疑外周血管疾病的患者，有必要进一步检查评估。如果手术需要在左心室进行操作，而又考虑经动脉途径比较困难，必要时可以选择穿刺房间隔途径。

（2）心脏影像：对于室性心律失常的患者，消融术前都应获得其心脏影像资料，无论是超声心动图还是心脏 CT 或 MRI。有助于确定有无解剖变异，而解剖变异可能就是心律失常的基质，也有可能会阻碍消融的进行。术前行 MRI 检查对于确定心肌瘢痕、ARVC、心肌淀粉样变、左心室致密化不全及左心室室壁瘤非常有帮助。对于左心室功能受损的患者,如果要进行左心室标测,术前可进行经食管超声心动图或其他影像检查排除左心室血栓。对有房颤史的患者,也应通过经食管超声心动图来排除左心房血栓。

(3)抗凝策略:消融室性心律失常导致血栓栓塞的风险,视患者的病情和消融部位的不同而各异。有结构性心脏病的患者接受左心室消融时,血栓栓塞的风险最高。对于此类患者,术前均应筛查是否有左心室血栓。左心室活动性血栓是导管消融的绝对禁忌证。至于术中抗凝的方案,各医学中心可能有所不同。使用普通肝素抗凝时,使目标 ACT ≥ 250s。如果术中使用了特殊的多电极阵列导管,因其本身有容易引起血栓的风险,故需要调整 ACT ≥ 300s。

静脉应用肝素进行系统性抗凝,推荐用于所有接受左心室消融的患者。因此,对于无结构性心脏病时的左心室标测和消融也应抗凝。对消融范围较大的患者,术后给予阿司匹林 75 ~ 325mg/d,共 4 ~ 8 周。对于有额外血栓栓塞风险的患者,有的中心主张术后应用华法林。

右心室标测和消融时,除非有其他危险因素,一般不需要系统性肝素抗凝。有些医学中心使用肝素预防深静脉血栓和肺动脉栓塞,特别是在预期手术过程较长时。如果患者有深静脉血栓史、肺动脉栓塞史、有高凝表现或存在右向左分流时,术中应接受系统性抗凝,术后不需要抗凝。

(4)镇静、麻醉和术中监测:为了在消融过程中提供安全的镇静与麻醉,需要术前对患者进行认真评估。对高危患者可以考虑与麻醉师沟通共同制订方案。术中最好全程配有对血压、脉搏和氧饱和度监测富有经验的人员。

2. 标测和消融方法　由于主要是针对触发室颤的室早进行消融,因此涉及的标测方法主要是激动标测,但也可能用到起搏标测、拖带标测及基质标测技术。少数患者,在心内膜标测不到理想靶点时,有时需要进行心外膜标测。

由于触发性激动具有不可预测的特点,因此消融的最佳时机常选在电风暴发作、室早有频繁出现的趋势时。通过心电图中异位 QRS 波的形态来初步定位触发灶的部位,预先判断兴趣区域。

消融的位点,通常以触发室颤的室早、浦肯野电位或两者共同为靶点进行导管消融。这在很多类型的室颤患者(包括特发性室颤、Brugada 综合征及缺血性室颤)中都是可行而有效的。

在激动标测的过程中,应特别注意室早前尖锐的浦肯野电位。在室早的时候,这种电位可能领先局部的心室激动约 10ms。标测的注意力应集中于这种电位的最早激动处。有时候,这种电位在向心肌传导时受阻不能形成室早。确定最早的电位所在部位是成功消融的关键。另外,在兴趣区域进行起搏标测时也需要特别注意。起搏输出的幅度应设置为刚好仅能夺获希氏束 - 浦肯野纤维系统。

在室早不能自发或诱发的情况下,可以在窦性心律下,消融室间隔远端有浦肯野电位的部位。对于既往发生心肌梗死而存在心肌瘢痕的患者,术前可通过体表心电图、超声心动图等判断瘢痕区,术中要准确地标测出瘢痕区,特别要注意仔细标测瘢痕和正常心肌的交界处。进一步消融,可以在有浦肯野电位的区域和瘢痕边界带进行。对于扩张型心肌病患者,在二尖瓣环附近的左心室后壁常有瘢痕，在瘢痕的边界以浦肯野电位为靶点进行消融。

如果心脏结构正常而室早看起来又是来自于浦肯野系统以外的部位，此时主要是通过激动标测和起搏标测寻找室早的最早起源位点作为消融靶点。

浦肯野纤维网位于心内膜表浅的部位，容易对消融产生反应，因此消融无须时间太长或能量太高。

3. 标测和消融结果 对于特发性室颤患者，在窦性心律和室早时都出现领先于心室肌电活动的尖锐电位（时限 < 10ms），提示这种室早起源于浦肯野系统（图 16-4，图 16-5）。如果在室早最早激动点没有这种电位，提示起源于心室肌。在标测时，要严加留意，避免导管对右束支造成机械擦碰，因为可能掩盖窦性心律时同侧浦肯野纤维的激动。

在触发特发性室颤的室早中，RVOT 起源者其偶联间期明显长于浦肯野纤维起源的室早，后者偶联间期较短（平均 300ms）。而且，RVOT 起源者异位室早的数量通常较多，与其他特发性室颤患者室早的数量易变的特点不同。对于浦肯野纤维起源的室早而言，室早形态较窄是其显著的心电图标志，这一特点可以用来协助"无创"地判断该室早来源于浦肯野系统。起源于右心室浦肯野纤维的室早为较单一的左束支传导阻滞形态，起源于左心室浦肯野纤维的室早则可分为左后分支传导阻滞型、左前分支传导阻滞型及介于两者间的中间型。

在进行心内膜标测时，使用高取样率（> 2kHz）高增益（通常 1mm=0.1mV）的测定系统有利于明确浦肯野电位。标测发现，浦肯野纤维分布于右心室前壁的局部或左心室间隔下部的较大范围内。在右心室更难记录到稳定的浦肯野电活动。在室早时，最早的浦肯野电位领先局部心肌电活动的传导间期约（38±28）ms，左心室侧的领先程度较右心室侧更明显 [（46±29）ms vs（19±10）ms]。在同侧，浦肯野电位与局部心肌活动之间的传导间期与 QRS 波的形态变化有关，提示心室激动路线改变，或者激动起源于浦肯野系统的不同部位。但在窦性心律时，浦肯野电位只是稍领先于心室肌的电活动 [提前（11±5）ms]，提示其来自于末端分支。

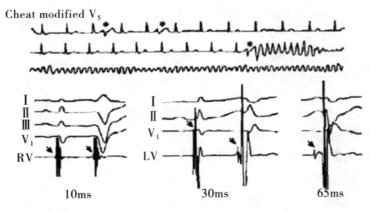

图 16-4 浦肯野纤维起源的室早消融靶点的特征

上图 . 室早触发多形性室速并恶化为室颤。下图 . 在窦性心律和室性期前收缩的情况下，局部心室肌电位前均有明显的浦肯野电位，RV. 右心室；LV. 左心室

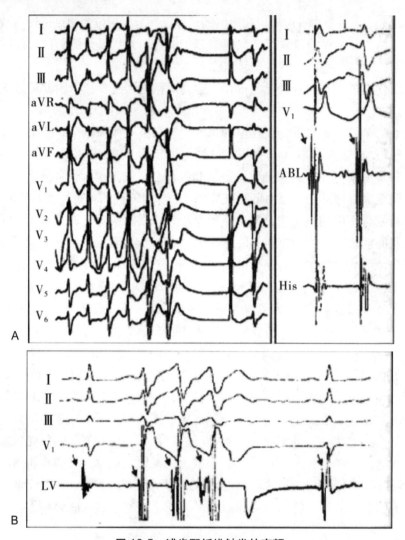

图 16-5   浦肯野纤维触发的室颤

A. 12 导联体表 ECG 显示长 QT 综合征表现（第 7 个 QRS 波）以及来自于浦肯野纤维的多形性室性心律失常（右图）。B. 对长 QT 综合征患者的标测，显示浦肯野纤维触发的多形性室速。每一个 QRS 波的形态都有所差异，但之前都有浦肯野电位（箭头），且该电位到 QRS 波之间的传导时间也有不同。窦性心律下也有这种浦肯野电位，其传导时间更短一些

消融的有效终点是放电后浦肯野电位消失和室早消失。在消融浦肯野纤维时，常使心律失常短暂恶化（包括出现室颤），随之室早消失。在多个有浦肯野电位提早出现的位点，通过逐次消融，可消除各种不同形态的室早，放电次数为 2 ～ 19（9±5）次。

对于特发性室颤的患者，国内外已有多个中心研究和许多病例报道成功进行了消融，即刻成功率高达 90% ～ 100%，随访中仍保持很高的成功率，复发率非常低。特别是 2009 年发表的一项对 38 例特发性室颤消融的多中心研究显示，在平均 63 个月的随访期内，虽然有 7 例（18%）复发（中位时间 4 个月），但其中 5 例再次进行消融后室颤不再发作，初步显示对特发性室颤消融的长期效果良好。至于其他类型的室颤，包括心肌梗死后室

颤、扩张型心肌病室颤、长 QT 综合征及 Brugada 综合征室颤等（图 16-6），消融即刻成功率也很高，可达 80%～100%，随访中也很少有复发。然而，所有关于室颤消融的研究中绝大多数病例数太少，很多只是个案报道，目前为止国内外报道的总例数不过数百例，随访时间偏短，大多在数月到 1～2 年，消融的长期有效性和安全性还需进一步研究来明确。

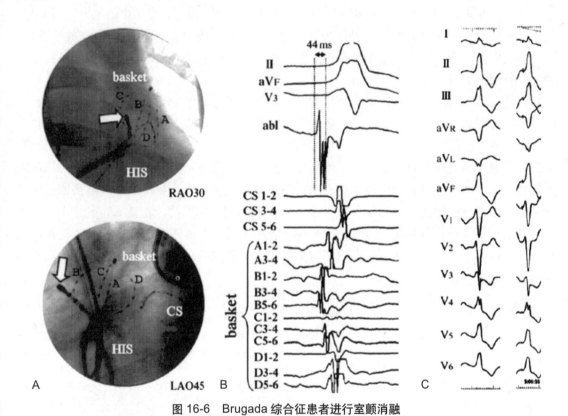

图 16-6　Brugada 综合征患者进行室颤消融

A. 成功消融靶点的透视影像，右前斜 30°（RAO 30°）和左前斜 45°（LAO45°）。消融导管（白色箭头）位于右心室流出道的后侧部。B. 腔内心电图。消融导管远端（abl）记录的心室激动领先于篮状导管双极记录（A、B、C、D）和冠状静脉窦电极（CS）所记录的电位，并领先体表 ECG 的 QRS 波 44ms。C. 12 导联体表 ECG 记录的触发室颤的室早（左侧图）以及在成功消融位点的起搏图（右侧图），两者的形态非常相似。basket. 篮状导管；HIS. 希氏束导管

（三）导管消融在室颤防治中的地位

对于一部分特发性室颤患者（心律失常总是由起源于浦肯野纤维的室早所触发），国际上已有专家共识，建议可以考虑进行导管消融治疗[5]。但是，消融手段要成为这部分患者在临床实践中的常规推荐措施，还需大的临床研究的长期随访结果验证。

对于非缺血性结构性心脏病患者的室颤，首选治疗应该是 ICD。试图通过预防性消融来避免 ICD 植入，其作用究竟如何，还缺乏相关的证据。大多数情况下，导管消融是一种辅助性或姑息性治疗。对于已植入 ICD 的患者，如果因持续性室速 / 室颤导致反复多次电除颤且无法通过重新程控或优化的药物治疗来解决，则可以推荐导管消融治疗。

对于预激综合征患者，出现房颤伴快速预激的心室反应导致室颤时，或旁路的不应期非常短（< 240ms）且伴预激性房颤时，有导管消融旁路以防治室颤的指征。

对于缺血性室速 / 室颤，不推荐导管消融作为基本治疗或单独治疗。心肌梗死后植入ICD 的患者，如果没有明显的可纠正的原因，而且尽管进行了适当的药物治疗，仍反复出现室性心律失常或电风暴时，导管消融可以作为辅助措施。许多证据显示，对于 ICD 电风暴的患者。导管消融能使其中约 90% 得到有效的即刻控制。但是，随访中的复发也很常见。最近，有报道起源于浦肯野系统的触发灶可能是心肌梗死后早期或晚期发生室颤的原因。对于明确由室早引起室颤并进而导致电风暴的患者，有研究显示消融这些触发灶是挽救生命的一种治疗措施。

总之，室颤是医学界长期以来面临的一大挑战，可选择的治疗措施有限。对于引起心脏性猝死的室颤，强调紧急救治，主要是 CPR 和电除颤。在防止室颤引起的猝死和死亡方面，无论是一级预防还是二级预防，ICD 均居于基础地位。对于室颤发病机制的深入认识，有助于拓展新的治疗策略。浦肯野纤维网在室颤的触发和维持中扮演着重要角色。以触发室颤的室早和（或）浦肯野电位为靶点进行消融，已取得了令人振奋的研究结果。虽然导管消融治疗室颤的相关文献和病例数不多，但效果都切实有效 [6]，而且不同医学中心所取得的结果有着很好的重复性。因此，在室颤的治疗体系中，虽然导管消融仍然只是 ICD 的补充，还需要更多的病例和更长期的随访结果来验证其安全性和有效性，但已有的结果无疑为室颤的治疗带来了希望。

（李　晶　马　路）

参 考 文 献

[1] Nantsupawat T, Wongcharoen W, Chattipakorn SC, et al. Effects of metformin on atrial and ventricular arrhythmias: evidence from cell to patient [J]. Cardiovasc Diabetol, 2020, 19(1): 198. doi: 10.1186/s12933-020-01176-4.

[2] Hsia HH, Xiong N. Mapping and Ablation of Ventricular Arrhythmias in Cardiomyopathies [J]. Card Electrophysiol Clin, 2019, 11(4): 635-655. doi: 10.1016/j.ccep.2019.08.005.

[3] Deyell MW, AbdelWahab A, Angaran P, et al. 2020 Canadian Cardiovascular Society/Canadian Heart Rhythm Society Position Statement on the Management of Ventricular Tachycardia and Fibrillation in Patients With Structural Heart Disease [J]. Can J Cardiol, 2020, 36(6): 822-836.

[4] Cronin EM, Bogun FM, Maury P, et al. 2019 HRS/EHRA/APHRS/LAHRS expert consensus statement on catheter ablation of ventricular arrhythmias[J]. Heart Rhythm, 2019, 39 (21) : e1-e153.

[5] Restrepo AJ, Dickfeld TM. Image Integration Using Intracardiac Echography and Three-dimensional Reconstruction for Mapping and Ablation of Atrial and Ventricular Arrhythmias [J]. Card Electrophysiol Clin, 2021, 13(2): 365-380. doi: 10.1016/j.ccep.2021.03.007. Epub 2021 Apr 23.

[6] Kodali S, Santangeli P, Garcia FC. Mapping and Ablation of Arrhythmias from Uncommon Sites (Aortic Cusp, Pulmonary Artery, and Left Ventricular Summit) [J]. Card Electrophysiol Clin, 2019, 11(4): 665-674. doi: 10.1016/j.ccep.2019.08.012.

第 17 章

老年患者导管消融的并发症及处理

导管消融涉及血管穿刺、血管及心腔内导管操作、直接消融而损伤心肌，因此，术中及术后均可出现并发症。导管消融引起的并发症包括心律失常并发症、心脏损伤并发症、血管损伤并发症、其他并发症及少见并发症。

一、心律失常并发症及处理

（一）房室传导阻滞

快速性心律失常的导管消融中均有发生不同程度房室传导损伤的可能[1]。但造成严重后果而需要积极处理的是三度房室传导阻滞。三度房室传导阻滞多发生于房室结慢径及右前或中间隔旁路消融时，左侧旁路消融亦偶有发生。

1. 房室结折返性心动过速慢径消融并发房室传导阻滞　早期选用快经消融方法导致三度房室传导阻滞的发生率高达10%～19%，此法现已弃用。目前完全被选择性慢径消融取代，但后者导致房室传导阻滞的可能性仍不能完全杜绝[2]。

（1）常见原因：①消融位置过高；②同次操作中，慢径消融失败而改行快径消融；③放电次数及放电部位过多，造成局部损伤大，炎症反应重，致迟发三度房室传导阻滞；④老年、房室结功能减退者；⑤放电过程中，消融导管不恰当移位；⑥消融引起房室结动脉痉挛、损伤，血栓形成及闭塞。

（2）可能导致房室传导损伤前的心电特点识别：①交界心律伴室房传导阻滞：是暂时性房室传导阻滞前的最常见表现，室房传导阻滞可表现为 VA 间期延长或 VA 分离，室房传导阻滞说明消融慢径的同时损伤了快径逆传或共同通路，即很有可能损伤了快径前传，及时识别和停止放电可避免发生房室传导阻滞。② AV 间期延长和阻滞：可发生在放电开始、没有出现交界心律之前，此时窦性心律即可见 AV 间期延长，也可见于窦性心律和交界心律交替出现时，窦性心律显示 AV 间期延长和阻滞。此外，放电中房早不下传至心室也应视为房室传导阻滞的先兆，需高度警惕。③快速交界心律或心动过速：尤其是同时伴有 VA 间期延长和房室分离，常预示完全性房室传导阻滞即将出现。

（3）阻滞快径引起一度房室传导阻滞：采用快径消融法阻断快径的指标是房室传导时间明显延长而遗留一度房室传导阻滞。慢径消融中误伤快径应视为消融的并发症。延迟的三度房室传导阻滞常与慢径消融中误损伤快径有关，同时提示这类患者快径与慢径均受损。此外，少见情况下，消融只是阻断快径前传，而逆传功能未受损伤，此时仍会发生房室结折返性心动过速（AVNRT），甚至较消融前更易诱发或自发，为进一步治疗带来困难。

(4) 永久性三度房室传导阻滞：尽管慢径消融法此严重并发症发生率已极低，但AVNRT消融治疗仍难以完全避免。永久性三度房室传导阻滞多发生在术中，也可以发生在消融后数日甚至数月，即延迟（晚发性）三度房室传导阻滞。消融即刻发生的永久性三度房室传导阻滞，说明消融直接不可逆性损伤快径和慢径、共同通路或直接损伤了希氏束。消融的靶点太高和过于接近快径分布区域是非常重要的原因。有时仅从影像部位看靶点，似乎位于"慢径区域"，而实际上解剖快径也位于这一区域，甚至邻近冠状静脉窦口，应结合局部电图准确判断。此情况即使在很低的部位消融仍需加以注意。引起即刻房室传导阻滞的另一原因是房室结动脉痉挛或栓塞引起房室交界区缺血，导致快径、慢径或真房室结损伤，而发生永久性三度房室传导阻滞，尤其是从消融部位、放电次数和时间均难以解释时，可考虑到房室结动脉痉挛的可能性。消融过程中发生一过性房室传导损伤、放电次数过多及延迟损伤效应可能为晚发性房室传导阻滞的原因。

(5) 避免慢径消融并发三度房室传导阻滞，在实际操作中应注意：①消融部位不宜太高：慢径消融部位在X线影像上位于希氏束电极导管和冠状静脉窦口电极导管之间。右前斜30°～45°投照时，可将上述区域分为下、中、上三等份。消融部位应由下向上。上部邻近希氏束，部分患者在该区域可记录到振幅较小的希氏束电位（H波）；中下部是较理想的消融部位，多数患者在该区域放电可成功阻断慢径。在通过影像定位时，应注意影像位置只是确定消融部位的一个方面，必须结合局部电图掌握希氏束和冠状静脉窦口之间的毗邻关系。若两者解剖位置邻近即希氏束部位偏低时，即使消融导管位于冠状静脉窦口，也应视为高危区域而慎重放电。②控制消融能量和次数：慢径消融的能量应视放电部位不同进行能量选择。靶点位于远离希氏束中下部时，可用30W放电90s后评价疗效；靶点位于中上部宜选择低功率（15V）30s间断放电，首次放电后应即刻评价疗效，确定有效反应后巩固消融。目前多使用温控消融，预置温度50°～60°能有效阻断慢径。③放电过程中应连续监测心电变化和X线影像。影像监测的目的是及时发现放电过程中心律失常所导致的导管头端移位。心电监测如果发现频率较快的交界心律尤其是伴不同程度的逆传阻滞者，常是房室传导阻滞的先兆，此时应停止放电，重新寻找靶点。

2. 间隔旁路消融并发房室传导阻滞　间隔旁路主要位于后间隔部位（左及右后间隔），其次是右前间隔，再次是右中间隔，左中间隔旁路极少。由于间隔旁路尤其是前中间隔旁路邻近房室结及希氏束，消融时有造成三度房室传导阻滞的可能。消融阻断前中间隔旁路同时又尽可能避免损伤希氏束有较高难度，需要术者的丰富经验。

避免消融并发三度房室传导阻滞，在实际操作中应注意：①消融靶点标测力求精确。间隔部位旁路标测与其他部位旁路相似，可以在窦性心律、心室起搏、顺向型房室折返性心动过速（AVRT）时标测，但心动过速下标测最早逆行心房激动点（EAA）最为精确，显性旁路可配合单极电图定位。前中间隔显性旁路首选AVRT时标测有利于在尽可能偏离最大希氏束电位处标测到EAA，因而可减少对希氏束损伤的概率。②避免在心室起搏下放电。心室起搏下放电时若只阻断了正常房室传导途径（房室结或希氏束）而未阻断旁路，室房传导时间及顺序不会发生明显改变，此时较长时间的放电则将对正常传导造成不可逆性损伤。另一方面，在心室起搏下放电时阻断旁路后多表现为室房分离，而若同时阻断了正常传导途径将对三度房室传导阻滞不会有任何提示。可在窦性心律时消融,试放电5~10s,然后进行短阵心室起搏,若旁路已被阻断则继续在窦性心律时原有效放电部位巩固放电。窦性心律时放电有利于及时发现损伤正常房室传导。③在 AVRT 时放电对预防三度房室传导阻滞具有一定的优越,因为无论阻断旁路还是正常传导均表现为心动过速的突然终止,可及时提醒术者作出判断。若阻断旁路应继续巩固放电,若阻断正常传导则应立即停止放电。消融中应控制导管的稳定性并持续透视下严密观察,防止导管移位不能及时发现。对于右前中间隔显性旁路如在窦性心律时放电,需要严密监测 QRS 波形态的变化,若 QRS 波变宽,提示可能损伤正常传导途径,应立即停止放电重新标测。试放电时间亦应限制在 5s 内。④间隔旁路消融过程中应避免出现交界区心律。消融时旁路阻断同时出现交界区心律说明房室结受到影响,要立即停止放电,应重新标测靶点。理想的消融靶点能够即刻阻断旁路也无交界区心律出现,在该部位继续巩固放电是安全的。如在靶点部位放电中无法避免交界区心律发生,则不宜勉强消融,以策安全。频率不快的交界区心律有时会被误认为是旁路前传阻断后的预激波消失,继续放电则有可能损伤房室结,消融时应注意识别。⑤对原来消融失败的间隔部位显性旁路,再次消融时首先应对正常房室传导功能作出判断,正常传导有否损伤。

如正常房室传导已被阻断,心房激动完全经旁路下传心室的主要表现为:① QRS 波较消融前变宽;②房早刺激时 QRS 波形态无变化;③不再有顺向型 AVRT。反之,若 QRS 波形态无变化、房早刺激 QRS 波变宽(房室结不应期)或变窄(旁路不应期)、静脉注射 ATP 阻断房室结传导后 QRS 波变宽,则为正常房室传导仍存在的表现。

3. 其他情况消融并发房室传导阻滞　导管消融造成三度房室传导阻滞还可见于心房扑动、房性心动过速(近间隔部位)及左室特发性室速(消融部位邻近希氏束、左束支处)消融时,虽然发生三度房室传导阻滞的可能性很小,但亦应警惕。

消融游离壁房室旁路从理论上讲不应该发生三度房室传导阻滞,但实际上临床仍可见到。主要原因是影像及靶点判断失误。如采用逆行法消融左侧旁路时,由于导管操作不当使导管远端指向希氏束或中间隔,其右前斜位透视与导管位于左侧壁二尖瓣环心房侧的影像相似,再加上对靶点图判断错误,就可能在中间隔邻近希氏束部位误放电而阻断希氏束导致三度房室传导阻滞的发生。预防的原则只要对导管走行发生怀疑,就应辅以左前斜透视进行验证,从而避免误判发生。

(二)窦性心动过缓

部分患者消融术中可并发严重窦性心动过缓[3]。血管穿刺或血管内和心腔内导管操作引起迷走神经反射是发生心动过缓的重要原因,可伴有血压下降、出汗、面色苍白和神志不清。穿刺准确、导管操作轻柔可避免或减少迷走神经反射的发生。对于迷走神经反射引起的严重窦性心动过缓和低血压,应给予阿托品和多巴胺静脉注射,以提高心率和血压。消融中也可引起一过性窦性心动过缓、窦性停搏或窦房传导阻滞,多发生在心房游离壁、冠状静脉窦口附近。肺静脉口部及近段放电时,心动过缓持续时间短,可伴有心前区疼痛,停止放电心动过缓亦消失。放电引起窦性心动过缓可能与消融损伤透过心房壁刺激脏层心包，反射性引起窦房结功能抑制有关。一般不需要药物干预，有时需在心房或心室保护性起搏下消融，使放电达到有效损伤的时间。

（三）室颤

导管消融中室颤偶有发生，器质性室性心动过（室速）消融时相对多见。主要原因为导管刺激心室，超速或程控刺激心室终止心动过速、在易引起室速的部位放电、仪器接触不良而漏电等。室颤一旦发生，应立即电除颤。预防方面主要包括：电生理检查时应首先掌握心动过速的诱发和终止条件，每次心动过速持续时间不宜过长，避免诱发心肌缺血和血流动力学状态恶化；尽量减少导管操作中的不良机械刺激；预激综合征并发房颤旁路前传心室率过快者亦应尽早电复律；消融全程应在心电图监护下进行；除颤器应有专人负责，有条件者放置粘贴式除颤电极片更为安全方便。

二、心脏损伤并发症及处理

（一）心脏压塞

导管消融心脏压塞的发生率为 0.2% ～ 0.6%，其临床表现多种多样，发现不及时或处理不当可导致患者死亡[4]，这也是导管消融早期导致患者死亡的重要原因之一。

1. **心壁破裂穿孔**　导致心脏穿孔的可能原因：①消融放电过程中发生爆裂伤或局部炭化后的凝固坏死心肌与消融导管间粘连紧密，撤出导管时过分用力，可导致心壁撕裂心肌穿孔；②导管操作粗暴、消融导管与心肌接触张力过大，可能直接导致心壁破裂而穿孔；③房间隔穿刺：有导致右心房、冠状静脉窦、主动脉根部和左心房等部位穿孔的可能。

2. **冠状静脉窦破裂**　冠状静脉窦壁薄，尤其合并有器质性心脏病、前负荷过重者，其壁更薄，少数患者冠状静脉窦可有憩室或畸形，故在放置导管时，可因操作过猛、插入过深或导管张力过大，引起冠状静脉窦破裂而出现心脏压塞。

3. **肺静脉或左心耳破裂**　房颤导管消融中肺静脉或左心耳穿孔或破裂导致心脏压塞，导管机械损伤是主要原因，少数情况下为放电引起组织焦化、粘连，拔管引起破裂穿孔。

4. **诊断与处理**　心脏穿孔后所出现的临床症状视穿孔部位及血流外溢的速度而有多种不同表现。多数术中发生的急性心脏压塞具有特征性的临床表现。主要包括：①突发呼吸困难、烦躁、意识模糊或意识丧失；②血压突然降低；③心率变化；④特征性 X 线表现（心影搏动消失和透亮带）；⑤超声心动图检查有积液。如患者具备上述症状＋体征（血压低）＋X 线影像特征可初步诊断为急性心脏压塞。多数患者症状出现时心包腔积血量并不很多。因此高度警惕和早期发现至为关键。当术中患者出现面色苍白、汗多、胸闷、脉弱、血压下降时应想到心脏穿孔的可能性，应立即透视观察心影大小和搏动。若心影扩大，搏动减弱，则应高度怀疑心脏压塞，及时行超声检查确诊，并严密观察积血量的动态变化。若无急诊超声检查条件，需立即心包穿刺，抽出血液即可确诊和减压。如心包积血较多或有动态出血，迅速经穿刺针内送入导丝至心包腔，插入血管鞘并送入猪尾导管做心包引流，同时快速输液、输血。采取心包穿刺引流术可使大多数心脏压塞患者避免开胸手术；即使开胸手术不可避免，亦为这部分患者过渡到开胸手术争取了时间。经以上积极处理病情仍无缓解时，应行外科手术处理。开胸手术无论是在手术室或是导管室进行，在切开心包之前均应保证持续有效引流以维持血流动力学基本稳定。

有的患者在心脏压塞的早期表现为心率减慢，并存的面色苍白和出汗非常类同血管迷走反射，后一种情况也可因心率缓慢而表现为心影"大而搏动弱"。二者的鉴别非常重要，除紧急超声检查外，经静脉注射阿托品不能改善症状应疑诊心脏压塞。阿托品和多巴胺等处理后心率增快、血压回升，心影搏动增强提示血管迷走反射，此时临床症状也减轻或消失。如果心率增快、血压回升不明显，心影搏动不增强则提示心脏压塞，应进行相应的紧急处理。

为了避免或减少导管消融中发生心脏压塞，导管操作应轻柔和规范化，尤其是在冠状静脉窦、右心房、右心室等薄壁腔内，房颤消融、合并瓣膜病和扩张型心肌病患者尤应小心，宜选用柔软的导管和尽量减少导管与心肌接触时的张力。

（二）瓣膜损伤

经股动脉逆行插管消融左侧旁路或左室室速，为寻找理想消融靶点，消融导管进入心室后，常需要多次弯曲、旋转送入或退出，此时可能与心室内腱索相互缠绕。如果用暴力抽送可引起腱索损伤甚至腱索断裂，导致二尖瓣出现不同程度反流。消融导管嵌入瓦氏窦内后，仍用力推送可致主动脉损伤、瓣膜穿孔。为防止类似并发症发生，消融导管跨过主动脉瓣进入心室时，应弯进直出，遇到阻力时切不可盲目用力推送。旋转消融导管应尽量在左心室流入道或二尖瓣口，这样可避免导管与乳头肌和腱索间的相互缠绕。

（三）急性冠状动脉缺血及心肌梗死

导管消融中引起的急性冠状动脉缺血的主要原因为消融导管误入冠状动脉或在靠近冠状动脉处（如主动脉窦、心中静脉内）放电所诱发的冠状动脉痉挛[5]。消融导管跨瓣进入左心室时，很易误入冠状动脉。如果未被发现并在冠状动脉内误操作或误放电，可引起痉挛和血栓形成，导致急性心肌缺血和心肌梗死，甚至猝死。预防措施：①术者必须同时具备冠状动脉解剖及影像学知识，熟悉冠状动脉走向，才能避免消融导管误入冠状动脉或误放电的发生；②如果必须在接近冠状动脉处靶点放电时，放电前需要评价靶点与冠状动脉口部的相对距离，最好左主干放置造影导管作为标记或造影作参照；③要从小能量开始，并密切观察阻抗、患者的临床症状和心电图改变，一旦出现阻抗增高或心肌缺血损伤表现时，应即刻停止放电。

（四）左心房 - 食管瘘

左心房 - 食管瘘是房颤导管消融最严重并发症[6]，主要见于左心房线性消融术。多于术后发现，表现为败血症等全身感染的表现，而且一旦出现则绝大多数致命。如何预防左心房 - 食管瘘目前尚无成熟的经验。建议在左心房后壁进行盐水灌注消融时，放电功率 < 25W，而两侧肺静脉环形消融线之间的连线应尽可能位于左心房顶部，而不是左心房后壁，

即消融损伤应尽可能避免食管的走行部位。

三、血管损伤并发症及处理

导管消融引起的并发症中，以血管损伤最多见，因为导管消融需经多处血管穿刺插入多根电极导管。较轻的血管并发症可不予以特殊处理，严重的血管并发症或处理不当也可导致患者死亡。

（一）锁骨下动脉损伤

锁骨下静脉穿刺中误伤锁骨下动脉较为常见，其发生率1%～20%，如果仅为穿刺针或导丝进入动脉，一般不引起严重出血，不需要特别处理，如果经导丝引入扩张鞘管扩张了穿刺处的锁骨下动脉并且将扩张鞘管拔出，则可引起胸腔及纵隔出血，病情紧急者即使外科急诊手术亦难挽救患者生命。一旦误扩张了锁骨下动脉，一定要将扩张鞘管保留在动脉并缝合在皮肤上，以防滑出，并急诊送入外科手术室，在手术保护下方可拔除扩张鞘管并对损伤动脉进行修补。目前血管闭合器已在临床广泛应用，一旦误扩张了锁骨下动脉，可选择适当型号的闭合器进行穿刺处闭合。为避免误伤锁骨下动脉，应做到：①穿刺锁骨下静脉时，穿刺针所连接的注射器呈排空状负压进针，如果误穿入锁骨下动脉，回抽的血液多呈鲜红色，不被稀释，容易辨认；②送入扩张鞘管前，一定要确认导丝确是通过右心进入下腔静脉；③如果指引导丝不在上述部位而在主动脉根部或降主动脉，应及时退出指引导丝。

（二）血栓形成及栓塞

1. 常见原因及诊断　儿童及合并高血压、动脉粥样硬化、血液高凝的患者行导管消融时易发生动脉血栓形成和栓塞。如果合并下述情况则更易发生：①穿刺和消融造成心脏和血管内膜损伤；②导管操作不慎损伤心血管内膜及碰落内膜上的血栓和动脉粥样硬化斑块；③禁食、紧张致血液浓缩，黏稠度升高；④肝素用量不足；⑤消融电极血痂脱落；⑥血管鞘闲置、防漏阀渗漏致鞘内血栓形成；⑦局部压迫时间过长，手法过重。

血栓形成和栓塞可通过观察足背动脉搏动、皮肤温度来发现，如果足背动脉搏动减弱同时伴有下肢疼痛及局部皮温降低，提示有血栓形成或栓塞的可能，确诊有赖于血管多普勒超声检查及数字减影血管造影。

2. 预防血栓形成或栓塞的措施　①操纵导管时应尽可能轻柔、准确。②肝素用量必须充分，消融术时间延长时应及时补充肝素。③尽可能温控放电从而减少炭化，炭化后应及时清理焦痂。④卧床时间宜短：股静脉穿刺损伤、术后加压包扎和长时间卧床可发生下肢深静脉血栓，血栓脱落导致的肺栓塞是少见而严重的并发症，是消融术后猝死的主要原因。术中严格按常规操作，适当缩短加压包扎和卧床制动时间并适当活动下肢可减少肺栓塞的发生。⑤房颤消融治疗中的血栓栓塞并发症绝大多数都是脑卒中。导致脑卒中的原因可以是血栓脱落、气体栓塞、消融所致的焦痂脱落等。轻者可以表现为一过性脑缺血，重者可遗留不可恢复的神经功能损伤，甚至致命。因此术前食管超声心动图（TEE）检查和术中持续抗凝对于所有导管消融治疗的房颤患者均是必需的。

（三）股动静脉瘘和假性动脉瘤

造成股动静脉瘘的主要原因为穿刺针通过股静脉后又进入股动脉或先入动脉又进入静脉途径而未被发现，并引入指引导丝和扩张鞘管。预防的方法包括：①穿刺血管时，力求做到定位准确。②拔除血管鞘时，如观察到静脉鞘管穿刺部位出血量多或喷射状出血说明伤及动脉，必须及时按动脉压迫处理。通常动静脉瘘若经及时加压包扎后可消失。如果发现延误、压迫不当则动静脉瘘形成难以避免，再行压迫往往不能奏效，瘘口小无须特殊处理经一段时间后可恢复，仅少数患者需外科手术修补。假性动脉瘤主要与股动脉压迫止血不好有关，股动脉穿刺口不闭合，血液进入组织间隙形成血肿，血肿内压与动脉压使血液在动脉穿刺口进出。穿刺部位包块、搏动和血管杂音是主要表现，超声多普勒检查可确诊。多数患者经局部加压包扎和适当制动后穿刺口可闭合，血肿吸收而痊愈。少数患者需外科手术清除血肿和修补血管。

四、其他并发症及处理

这些并发症包括气胸、拔管综合征、颈部和纵隔血肿等。

锁骨下静脉穿刺易引起气胸，发生率为 1% ~ 2%。发生气胸的主要原因为进针方向不恰当或患者合并胸廓畸形。发生颈部血肿的主要原因为颈内静脉穿刺时误入颈内动脉而又未行有效的压迫止血所致。

拔除鞘管时因局部疼痛与随后的直接血管压迫可导致部分患者出现血管迷走神经反射现象，称为"拔管综合征"。患者表现心率慢、血压低、胸闷、出汗，应与心脏压塞相鉴别。预防的办法是拔管时动作快而轻柔，对较敏感者可在鞘管周围注射局部麻醉药后拔管。

其他一些少见并发症包括感染性心内膜炎、电极片脱落，鞘管断裂入血管腔内等，规范执行治疗常规的要求通常可以避免发生。

（李　晶　马　路）

参 考 文 献

[1] Baszko A, Kochman K, Królak T, et al. Long-term results of irrigated bipolar radiofrequency ablation in patients with recurrent arrhythmia after failed unipolar ablation [J]. Medicine (Baltimore), 2020, 99(21): e19970. doi: 10.1097/MD.0000000000019970.

[2] Hyun MC. Radiofrequency catheter ablation of atrioventricular nodal reentry tachycardia in children and adolescents: a single center experience [J]. Korean J Pediatr, 2017, 60(12): 390-394. doi: 10.3345/kjp.2017.60.12.390. Epub 2017 Dec 22.

[3] 宋佩霖，宋芝萍，秦牧．心脏神经节丛消融与窦性心动过缓 [J]. 中国心脏起搏与心电生理杂志，2019, 33(3): 262-265.

[4] 阮燕菲，赵倩倩，李林凌，等．老年人心房颤动导管射频消融并发心脏压塞的临床分析 [J]. 中华老年医学杂志，2021, 40(02): 173-177.

[5] 杨红亮，于明，毛毳颖，等．射频消融导致冠状动脉急性损伤一例 [J]. 中华心血管病杂志，2020, 48(12): 1070-1072.

[6] 董硕，董然，张韶岩，等．房颤导管射频消融术后发生左心房食管瘘 2 例 [J]. 中华胸心血管外科杂志，2021, 37(09): 568-569.

第 18 章

心脏电生理检查和导管消融的新技术

　　介入电生理的飞速发展正使其自身的应用领域不断扩展，导管消融已进入各种复杂心律失常领域的治疗，尤其是心房颤动（房颤）的患者众多，其危害也大，然而药物治疗至今仍乏善可陈。导管消融开辟了房颤治疗的新途径，初步研究结果表明房颤导管消融治疗的各类终点明显优于药物治疗[1]

　　在世界上许多大的电生理中心，房颤已成为导管消融治疗的主要心律失常。据估计，美国 2008 年完成房颤消融达 4.8 万例。然而，目前房颤及其他复杂心律失常的导管消融仍然存在一些问题，如心律失常的电生理机制仍不完全明确，导管操作技术要求高，手术耗时耗力，X 线负荷大，复发率仍较高，并发症也是一个令人担忧的问题，如何能达到透壁性连续性损伤，提高消融的成功率而又不增加穿孔等并发症？此外，学习曲线过长进一步限制了房颤等复杂心律失常导管消融的临床推广。

　　心律失常的发生机制研究不断发展，现代科技的飞速发展也不断催生出各种新技术、新器械，使经射频导管消融技术应用到了各种复杂临床心律失常的治疗领域（如房颤、器质性心脏病室性心动过速（室速）等）。这些新技术、新器械在临床治疗及研究中不断地得到改进和完善，本文仅对标测、影像、新能量、新导管、远程控制等方面的新技术作一简单介绍。

一、标测新技术

　　三维电生理标测技术（CARTO 及 EnSite）在临床上已得到广泛应用，除了三维定位、建模及标测外，与三维影像（CT/MRI、超声）整合的功能（CARTO Merge，CARTO Sound，CARTO-UNIVU，NavX Fusion），对房颤的导管消融非常有帮助，尤其是对初学者。两个三维系统还各自拥有一套碎裂电位标测的软件，提高了房颤消融的成功率。目前临床常用的 CARTO 3 和 EnSite Velocity，将三维解剖位置和电生理信息结合起来，给复杂心律失常的诊断带来极大的方便。通过 CARTO3-UNIVU 系统，可实现无射线的房颤消融及左心耳的封堵。针对房颤的导管消融，一些传统的电生理记录仪也推出了碎裂电位分析的功能。

　　近年来，标测技术的发展主要体现在由二维平台的传统标测技术发展到三维平台上的立体标测技术。众所周知，传统标测技术主要是建立在多导生理记录仪及普通 X 线透视平台上实施的心腔内起搏标测和激动标测；而立体标测技术是在传统的标测技术基础上加入了三维解剖影像成分，实现了三维心电解剖标测一体化，极大地拓展了标测技术的空间。标测可以在心律失常时或窦性心律时进行，可以实现心电解剖标测（解剖基质标测）、心电解剖激动标测、复杂电位分析功能等复杂标测，提供更多、更有价值的心电信息及解剖定位信息，推动了临床复杂心律失常研究及治疗的快速发展。

目前已经广泛临床应用的三维标测系统有 Carto 标测系统及 EnSite3000 标测系统，都已发展升级到第三代（Carto 3 和 EnSite Velocity），国产 Columbus 三维标测系统实现了精确空间定位、CT/MRI 图像分割配准、导管弯形的显示等功能，射频导管消融系统实时检测消融温度、功率和阻抗，能够有效地指导医师进行房颤的消融手术。Optim Ablate 射频导管消融系统相关性能指标达到国际先进水平。

1. Carto 标测系统　该系统由正三角形状的定位板（体外低磁场发生器）、带有传感器的标测及定位射频导管、中央信号分配器，磁电处理器及计算机工作站 5 部分组成。Carto 标准系统的基本原理是：患者平卧导管床上时，心脏位于定位板中心上方，当导管进入心腔时，置于消融导管顶端的传感器就可接收到磁场信号，并将信号的振幅、频率及周期的变化传入 Carto 磁电处理器，经计算机工作站处理后可显示导管顶端在磁场内的三维位置(X，Y，Z 轴）及导管顶端所指的方向等。由于心脏在不停地搏动，经过同时记录到的心电信号触发，记录下某一特定心动周期，如舒张末期消融导管顶端所处的三维空间位置。当记录到 3 个以上的点时则可构成一个面，一般 30～50 个点就可构成满意的单个心腔的三维解剖图像及电激动图。标测点越多，获取的图像越精确，但费时也越多。红色表示除极最早的地方，紫色表示除极最晚的区域。Carto 系统的理论标测误差＜ 0.2mm，动物实验活体内标测精度可达 0.7mm，可见其定位精度很高。临床上可用于各种稳定心律失常的标测定位，特别是大环折返性心律失常的标测定位，如房性心动过速（房速）、心房扑动、室速等，也可用于线性消融，如房颤、器质性心脏病室速等。

2. EnSite3000 标测系统　由人机界面单元（PIU）、网篮电极导管（multi-electrode array）、接线盒、计算机工作站、系统参考电极片及 NavX 体表定位电极 6 部分组成。非接触标测系统的基本原理是：网篮电极导管是系统的主要组成部分之一，是由 64 根直径 0.003in（1in=2.54cm）的导线编织而成。标测导管或消融导管与系统相连后，均会发射出 5.68kHz 的低频电流，该电流信号被 array 两端的电极圈所感知，系统可根据程序计算出相应导管的位置，并由此构建三维几何模型，并能在三维模型上显示所有与系统连接的电极（导管）的形状及位置。由于心脏的激动产生心腔内电压，形成电压场，能被非接触的腔内网篮导管电极（具有 64 极）所探测及记录，通过特殊的计算法，可算出 3000 以上个位点的单极电图及电压。在构建了心腔的三维几何模型后，只要记录 1 个心动过速周期的激动，系统便可以计算出 3000 多个位点的腔内单极电图、电压及激动时间，从而确定心律失常的关键区域、并制订消融策略和确定部位，经系统导航消融导管至指定区域进行消融，达到治疗心律失常的目的，特别是对非持续心律失常或血流动力学不稳定的心律失常的标测有独到的优势。

EnSite NavX™ 标测系统的基本原理：当标测导管或消融导管与系统相连后，均会发射出 5.68kHz 的低频电流，该电流信号能被 6 片（分布于 X，Y，Z 轴）NavX 体表定位电极所感知，系统便可根据一定的程序计算出相应的导管位置，能在三维模型上显示所有与系统连接的电极（导管）的形状及位置，并由任意选定的电极导管（单极、多极）建立三维模型。具有 10 极环状标测电极导管常被用于快速及安全的三维建模。

由于现有的三维标测系统附带的心内电生理记录部分过于简单，不具有独立的记录、测量及编辑打印功能，故多与传统的多导生理记录仪联合使用。

　　3. Rhythmia™ 标测系统　目前新一代的强生公司的 Carto3 系统和圣犹达公司的 Ensite Velocity 系统均能够提供三维空间解剖快速重建，仿真度很高，临床医师甚至可以完全脱离 X 线的束缚，实现零射线的射频导管消融手术。然而，对于复杂的心律失常，例如房颤术后心房扑动、外科术后瘢痕相关心律失常、器质性心脏病室速等，仅靠精确的空间定位仍显不够，临床医师依然需要高超的电生理技术进行大量的人工分析，判断心律失常性质及关键峡部（Isthmus）或局灶起源（Focal）位置。

　　由美国波士顿科学公司研发的 Rhythmia™ 心脏电生理三维标测系统采用突破性的心电信号处理技术，通过多电极收集电解剖数据，可清晰捕捉局部微小信号，最小信号识别可达 0.02mV，帮助复杂心律失常的消融。其独特的 64 极微网篮导管设计，将取点数量提高为以往的 10 倍以上，且系统支持自动化的连续标测，实现了在几分钟内采集数千个点。

　　相比于其他系统，Rhythmia™ 系统可以在短时间内采集到高保真的心电信号，进行自动化分析，确保了标测和诊断的正确 [1]。Rhythmia™ 三维系统在标测复杂心律失常的激动方向、折返环路、瘢痕等心律失常基质方面展现了比较大的优势，可以为临床医师在疾病治疗和机制探索方面提供有力的支持。

　　Rhythmia™ 心脏电生理三维标测系统可用于各种心律失常，尤其是复杂心律失常的诊断、精确定位并指导消融治疗。作为新一代的三维标测系统，Rhythmia™ 独有的高密度标测技术、连续自动化采点能力和极高的信号识别精度，可以精确清晰地展现心脏三维结构和激动传导，助力临床医师对复杂心律失常机制展开深入研究并提高治疗成功率。

　　心脏三维标测系统可以依托自身的导航和定位系统，指导导管在心腔内进行电解剖标测，减少了 X 线的透视时间，提高了标测的精确性和治疗的成功率。三维标测系统已经成为复杂心律失常标测和治疗不可或缺的工具。随着 Rhythmia™ 为代表的新一代三维标测系统的出现，不仅可以为临床医师提供超高密度的三维电解剖标测图，智能化的电位标测系统也大大提高了标测的效率，缩短了手术的时间，提高手术成功率。

　　2020 年 6 月 4 日波士顿科学宣布在美国推出 Directsense™ 技术，即一款在心脏消融手术中监测射频能量传递效果的工具。这项以 Rhythmia HDx™ 心脏电生理三维标测系统为载体的 Directsense™ 技术于 4 月份获得美国食品药品监督管理局的批准，是唯一一款能够对 Intellanav™ 磁定位微电极盐水灌注消融导管头端附近的局部阻抗（电阻）变化进行监测的工具，让医师能够在消融过程中对治疗效果进行额外测量。消融术是一种面向心律失常患者的治疗方法，即由医师使用导管来形成损伤并破坏导致心律失常的心脏组织。在医师开始治疗之前，Directsense™ 技术可提供导管头端周围阻抗的相关数据，以测量患者组织对射频能量的反应能力。在消融过程中，该工具会跟踪局部阻抗的变化，并结合其他测量结果，让医师能够清晰地了解组织特征，以及手术操作对该组织产生的影响。这些数据结果可反映组织的温度变化，从而有助于降低过度消融风险，并避免引起并发症。波士顿科学一直在不断地扩展其电生理产品组合。近期，波士顿科学 POLARx™ 冷冻消融系统获得了 CE 认证，因此，该公司计划推出该产品，并在未来几个月内，开始邀请欧洲患者参加该设备上市后登记研究。在现有的产品和服务以外推出这种全新的单次消融疗法，证实了波士顿科学一直致力于为房颤患者的治疗提供有意义的技术创新。

二、影像新技术

复杂心律失常的消融常常要求对心脏解剖有清晰的了解，各种影像技术在此大显身手。X 线透视与 CT /MRI 的三维模型整合、旋转造影技术、实时 MRI 以及心腔内超声心动图（intracardiac echocardiography，ICE）已开始运用于临床电生理中 [2]。

心脏三维 CT、MRI 或超声成像，可以精确显示心脏各腔室的细微解剖结构，并可以整合或融合到三维标测系统中，用于消融导管精确的解剖引导。例如 Carto 系统的 Carto Merge，Carto Sound 及 EnSite3000 的 NavX Fusion 技术等。

1. X 线透视与 CT /MRI 三维模型整合　传统的 X 线透视不能清晰显示左心房结构及肺静脉的开口，而将三维 CT /MRI 的左心房模型整合到 X 线透视影像上。在三维增强的 X 线透视中，CT/MRI 的三维模型以半透明的模式叠加在透视影像上，有助于判断导管与肺静脉口及其他关键解剖部位的关系。有报道该技术结合双平板机在房颤导管消融中的应用，无须借助其他三维导航系统，X 线曝光量明显减少，总操作时间也缩短。

2. 旋转造影技术　EP Navigator 无须术前的三维 CT/MRI，当注入的造影剂汇聚左心房时，通过 C 臂快速旋转进行造影，直接构建一个实时的左心房三维结构，再以半透明的方式叠加在常规 X 线透视影像上协助导管定位。该技术也已经用于临床房颤的导管消融中。

3. 实时 MRI　可清楚地区分心肌组织与脂肪、瘢痕组织，可于术前或术后了解瘢痕及消融损伤情况，在介入电生理中有潜在的应用价值。传统 MRI 因成像速度慢不适合介入手术，而实时 MHI MRI 突破了这一局限，目前已有该技术用于介入电生理的报道。

4. 心腔内超声心动图（ICE）　成像清晰，简洁实用，可以做到适时动态显示，目前在西方发达国家应用相当普遍。ICE 可以明确心脏动态解剖，指导房间隔穿刺，协助特殊部位的导管定位（例如肺静脉口、心耳、心室乳头肌等），观察放电时的气泡现象等。国内由于价格及技术因素尚无常规使用。三维超声技术近年来发展迅速，在临床电生理中的应用越来越多。

三、新型的标测及消融导管

传统导管逐点消融的局限性在房颤消融时代更显突兀。针对肺静脉隔离的基本术式，有 2 类导管应运而生：一类是球囊导管，另一类是多电极消融导管。结合应用不同的能量，都期望能提高消融的效率，力图在一次或数次能量释放中达到肺静脉隔离，而且可以独立于三维标测系统使用，降低手术成本。

球囊导管中，以冷冻球囊导管的临床资料最多。冷冻球囊用于房颤消融近年来逐渐增多，对阵发性房颤的疗效较为满意。早期的超声球囊因技术缺陷已淡出临床，目前高强度聚焦超声球囊（high-intensity focused ultrasound，HIFU）越来越多地应用于房颤的导管消融 [3]。在 2009 年波士顿 HRS 年会上还报道了射频球囊的临床应用及激光球囊的动物实验。球囊导管的操作相对较为简单，但肺静脉口的解剖变异对球囊导管是一挑战。球囊导管消融的位置局限在肺静脉口，对前庭干预较少，不适合线性消融及碎裂电位消融，因而多用于阵发性房颤。一些研究尚显示部分球囊导管消融时膈神经损伤及食管损伤的发生率较高，应当引起注意。为改善有效贴靠或能量释放，新一代的球囊导管大多可调弯，而且顺应性更好。最近推出的大冷冻球囊（28mm）对肺静脉口的解剖变异的适应性更强。

多电极消融导管主要有线性消融导管、环状消融导管和网篮导管。线性消融导管如Cardima目前更多用于外科消融。早期的环状消融导管，无论是射频、超声还是冷冻，因设计上的缺陷未能推广应用。Ablation Frontier改进生产的一种环状标测消融导管得到临床的重视。该导管顶端为环状，有10个电极，兼具肺静脉标测和消融的功能，中轴可过导丝，协助环状头端到达指定的肺静脉口。消融时以低功率输出，交替进行双极和单极放电。Boersma等报道利用该导管对98例阵发性房颤患者进行消融，总操作时间（84±29）min，曝光时间（27±7）min，随访6个月，83%的患者不服药无房颤复发。该公司另有一款适合左房间隔部消融的特殊构型导管。Mesh消融导管头端类似一个小的网篮，也兼具肺静脉标测及消融的功能。已有数篇关于Mesh消融导管房颤消融的文献报道。治疗效果需要更多的临床治疗检验。Radiance研究中，使用强生第一代Heliostar™多电极射频球囊消融导管成功地对阵发性房颤患者进行肺静脉隔离及伴发室早的消融，且安全迅速12个月内不需要再次导管消融[4]，但第一代多电极射频球囊消融导管不能实时监测射频导管消融时的肺静脉电图而使其应用受限。Shine研究使用了第二代多电极射频球囊消融导管并联合应用多电极诊断导管进行肺静脉隔离，随访12个月，结果显示新型的射频球囊的肺静脉隔离的安全性和有效性，且复发率低，并能明显改善患者生活质量[5]。

导管与心肌组织的适当贴靠通常是保证有效消融且同时避免心肌穿孔的重要因素。能量、阻抗及温度等参数通常只能间接反映贴靠的程度，有研究提示，10～20g的贴靠压力是较为合适的范围。Shine研究使用的多电极诊断导管可以直接反映贴靠的程度。这种导管头端装有一压力感受器（contact force sensor），可实时显示导管头端与心肌组织贴靠的压力并实时显示肺静脉电图。其他一些新的导管目前尚处于不同的研发阶段，如微波导管、顶端装有前视超声探头的射频消融导管、射频冷冻复合消融导管等。还有一种光纤导管，在动物实验中可直视心脏解剖结构，观察消融损伤情况，并能识别0.5mm的消融缝隙，有效指导常规导管的消融[6]。

盐水灌注消融方式已经成为线性消融、器质性室性心律失常消融的主流方式，有灌注盐水开放及闭环式之分，提高了线性消融及室性心律失常消融的有效性和安全性。闭环式盐水灌注消融方式可用于心包腔内消融及需要严格控制容量负荷的患者。

当临床复杂心律失常的治疗依赖线性消融治疗的时候，传统导管逐点消融的局限性就凸显出来，线性、多极消融导管应运而生，这类导管兼具标测及消融功能。一类是球囊导管，另一类是多电极消融导管，结合相应的消融能量，力图在一次或数次放电后达到消融目的，而且可以独立于其他三维标测系统使用，降低手术成本。

冷冻球囊用于房颤消融近年来国内外已有很多报道，对阵发性房颤的疗效较为满意，超声球囊因其局限（膈神经麻痹的发生率较高）已淡出临床。射频球囊及激光球囊导管的操作相对较为简单，但肺静脉口的解剖变异对球囊导管是一挑战。球囊导管消融的位置局限在肺静脉口，对前庭干预较少，因其不适合线性消融及碎裂电位消融，多用于阵发性房颤。

为改善有效贴靠或能量释放，新一代球囊导管大多可调弯，且顺应性更好，新近推出的大冷冻球囊（28mm）对肺静脉口的解剖变异适应性更强。

四、远程控制系统

传统电生理手术要求医师穿着沉重的铅衣在导管室内手动操控导管，现代影像及控制技术的快速发展，将使消融导管操作人员渐渐远离导管床，将其从体力及 X 线负担中解放出来，远程控制系统除了能解除医师体力及 X 线的负担外，还能够实现更为精确的导管操控。2006 年波士顿 HRS 会议上，Pappone 医师通过远程控制系统对远在 4000 英里外的意大利房颤患者成功地进行了导管消融，引起参会者极大的兴趣。目前，临床上有 2 种远程控制系统：磁导航系统（magnetic navigation system，MNS）及机械导管系统（robotic catheter system，RCS）[7]。

1. 磁导航系统　通过置于患者身体两侧的永磁体产生的低强度（0.08T）可改变方向的磁场，调整特殊磁导管头端（3 个小磁体分别于 X、Y、Z 轴）的方向，结合机械传动系统将导管送至目标位置。2006 年 Pappone 等报道磁导航技术用于房颤消融，2009 年波士顿 HRS 年会上 Chen 等报道利用磁导航技术对 81 例房颤患者（持续性 / 永久性 33 例）进行导管消融，总操作时间（140±35）min，总曝光时间（7±5）min。其中 37 例患者完成（10±2）个月的随访，27 例（73%）无症状性房颤。磁导管头端极软，安全性好，不易发生穿孔等并发症。磁导航系统的自动导航功能有望进一步简化房颤导管消融的操作。2006 年起陆续有临床应用报道，展示了较好的发展前景。

2. 机械臂导管技术　通过 2 根套叠的可调弯鞘管控制导管顶端的方向，将心腔内导管引至目标位置[8]。机械导管系统用于房颤的消融亦有临床报道，对房颤患者行肺静脉前庭隔离术，也能取得不错的疗效。Saliba 等报道利用该技术结合 Carto 或 NavX ICE，对 40 例房颤患者行肺静脉前庭隔离术。所有肺静脉均达到隔离终点，随访 1 年，34 例（85%）患者不服药而无房性心律失常发生。机械导管技术兼容性较好，可用于大多数常规电生理导管。为解决导管顶端压力反馈的问题，可在导管头端预装压力感受器。

远程控制系统有望缩短房颤导管消融的学习曲线，系统价格昂贵是其局限。在解放医师负担的同时，需注意加强对患者的监护。

五、信息整合技术

众多的现代医疗设备使导管室逐渐显得拥挤不堪，控制室内越来越多的屏幕、键盘和鼠标也时常相互引起混乱。将所有设备的输入、输出简化融合，实现一个大屏幕、一个键盘、一个鼠标，简洁流畅，可有效加强资源共享，明显提高导管室的工作效率。国外已经用于临床的有 Odyssey、Carrot 及 EP Cockpit 等，有些技术还可方便地进行远程实时转播，有些技术甚至融入了姿态识别，术者遥指屏幕上，系统即可应答。

一个操控台整合所有相关系统，包括多个影像系统（CT、MRI、X 线机等）、消融导管操作系统（磁导航、机械臂等）、三维标测系统、心电生理系统、消融能源系统等，医师可以在网络授权的任何一个计算机终端远程操控消融导管。在辅助人员的帮助下，将使权威专家在同一时间、远程、亲自操控多台消融手术成为可能[9, 10]。

心电图标测（electrocardiographic imaging，ECGI）技术在患者体表贴许多电极片，利用这些电极片记录到的信号，目前已初步实现旁路定位、局灶性心动过速的起源标测等功能。而体外消融治疗心律失常，目前看来仍然比较遥远。

临床需求促进了技术进步，技术进步又推动着临床进一步发展。介入电生理的迅速发展涌现出一大批新技术，新技术、新器械使临床心电生理的操作及治疗更加安全、有效。需要强调的是，作为一名临床心电生理医师，仍然要重视常规心电生理技术，在学习新技术时注意了解其局限性，这样才能够选好、用好新技术，真正造福患者，而不致于迷失在这些看上去日新月异、眼花缭乱的新技术中。

（王　庆　马　路）

参 考 文 献

[1] Andrade JG, Wells GA, Deyell MW, et al. Cryoablation or Drug Therapy for Initial Treatment of Atrial Fibrillation [J]. N Engl J Med, 2021, 384: 305-315. DOI: 10.1056/NEJMoa2029980.

[2] Patel M, Changal K, Patel N, et al. Cryoablation versus anti-arrhythmic therapy for initial treatment of atrial fibrillation: a systematic review and meta-analysis [J]. Expert Rev Cardiovasc Ther, 2021, 19(7): 667-671. doi: 10.1080/14779072.2021.1941875. Epub 2021 Jun 19.

[3] Li CH, Lo LW, Jain A, et al. Patterns and Characteristics of SKYLINE-Lumipoint Feature in the Catheter Ablation of Atypical Atrial Flutter: Insight from a Novel Lumipoint Module of Rhythmia Mapping System [J]. J Pers Med, 2022, 12(7): 1102. doi: 10.3390/jpm12071102.

[4] Schaeffer B, Hoffmann BA, Meyer C, et al. Characterization, Mapping, and Ablation of Complex Atrial Tachycardia: Initial Experience With a Novel Method of Ultra High-Density 3D Mapping [J]. J Cardiovasc Electrophysiol, 2016, 27(10): 1139-1150. doi: 10.1111/jce.13035. Epub 2016 Aug 4.

[5] Bachu VS, Kedda J, Suk I, et al. High-Intensity Focused Ultrasound: A Review of Mechanisms and Clinical Applications [J]. Ann Biomed Eng, 2021, 49(9): 1975-1991. doi: 10.1007/s10439-021-02833-9. Epub 2021 Aug 10.

[6] Dhillon GS, Honarbakhsh S, Di Monaco A, et al. Use of a multi-electrode radiofrequency balloon catheter to achieve pulmonary vein isolation in patients with paroxysmal atrial fibrillation: 12-Month outcomes of the RADIANCE study [J]. J Cardiovasc Electrophysiol, 2020, 31(6): 1259-1269. doi: 10.1111/jce.14476. Epub 2020 Apr 23.

[7] Schilling R, Dhillon GS, Tondo C, et al. Safety, effectiveness, and quality of life following pulmonary vein isolation with a multi-electrode radiofrequency balloon catheter in paroxysmal atrial fibrillation: 1-year outcomes from SHINE [J]. Europace, 2021, 23(6): 851-860. doi: 10.1093/europace/euaa382.

[8] Stringer BJ, Shumway SB, Willden JP, et al. Joint time-frequency analysis of visible laser reflections in a sheep heart [J]. J Biophotonics, 2021, 14(8): e202000464. doi: 10.1002/jbio.202000464. Epub 2021 Jun 8.

[9] Hao R, Erdem Tuna E, Çavuşoğlu MC. Contact Stability and Contact Safety of a Magnetic Resonance Imaging-Guided Robotic Catheter Under Heart Surface Motion [J]. J Dyn Syst Meas Control, 2021, 143(7): 071010. doi: 10.1115/1.4049837. Epub 2021 Feb 23.

[10] Omisore OM, Han SP, Ren LX, et al. Towards Characterization and Adaptive Compensation of Backlash in a Novel Robotic Catheter System for Cardiovascular Interventions [J]. IEEE Trans Biomed Circuits Syst, 2018, 12(4): 824-838. doi: 10.1109/TBCAS.2018.2825359. Epub 2018 May 15.

第 19 章

心脏起搏疗法的基本概念和基础知识

心脏起搏治疗是应用脉冲发生器发放脉冲电流，刺激心脏产生动作电位，模拟心脏的冲动发生和传导，从而纠正心动过缓、心脏停搏以及非同步心搏所致的心力衰竭等。自1958 年第一台心脏起搏器植入人体以来，起搏器制造技术和工艺快速发展，功能日益完善。目前植入起搏器治疗已成为临床上常规治疗技术，成功挽救了无数患者的生命。

一、起搏系统简介

起搏系统由脉冲发生器（pulse generator，PG）和电极导线（lead）两部分组成。起搏系统的主体为脉冲发生器，属于精密的电子仪器。锂碘电池为其提供能源。通过电容器电路充放电发放脉冲，脉冲为矩形脉冲，多为 0.5 ～ 0.6ms。脉宽太宽则耗电量大，影响起搏器寿命；脉宽太窄则起搏阈值升高，影响起搏的安全性。脉冲的发放间期（起搏周期），指一次脉冲释放至下一次脉冲释放之间的时间间隔；重整后脉冲发放间隔（逸搏周期），指周期被重整后，从重整即刻至下一次脉冲释放之间的时间间隔，两者都由定时电路控制。具有感知功能的起搏器由感知电路控制。感知电路通过电极感知心电和（或）其他信号，通过导线将信号传导至脉冲发生器内的感知电路，从而调节脉冲发放的间期。脉冲发生器内的电池和各种电路必须密封，使外部的体液不能渗入内部，内部的物质不能漏出。现多采用钛金属壳，不易被腐蚀，容易压制和封闭，更重要的是钛的组织相容性好，组织与之接触不会产生变态反应。

人工心脏起搏器的分类方法有数种：根据时间分为临时性起搏器和永久性体内起搏器；根据导线植入部位分为心内膜起搏（经外周静脉系统将导线植入心内膜）、心外膜起搏（采用开胸方法植入导线或在心脏直视手术后即刻植入导线，将导线固定于心外膜）和心肌起搏（导线固定于心肌）；根据起搏方式分为生理性起搏和非生理性起搏；根据起搏心腔分为心房起搏、心室起搏、双心房起搏、双心室起搏等。

起搏器编码能简单明了描述不同起搏器的工作方式。1974 年起，国际上开始使用起搏器编码，当时编码仅为 3 位。随着起搏技术的不断发展和改进，起搏器功能不断完善，程控、频率应答起搏器、遥测起搏器及抗心动过速起搏器相继问世，3 位编码不能很好地描述日益复杂的起搏器工作性能。此后对编码进行了补充、修订，使编码更加简明、易懂。2002年北美心脏起搏与电生理学会（NASPE）和英国心脏起搏与电生理工作组（British Pacing and Electrophysiology Group， BPEG）修订了本编码，又称 NBG 编码（表 19-1）。另外，起搏器制造厂家用 S 字母代表单心腔（即心房或心室）工作。

表 19-1 NBG 编码

I	II	III	IV	V
起搏心腔	感知心腔	感知后反应	频率应答	多部位起搏
O= 无	O= 无	O= 无	O= 无	O= 无
A= 心房	A= 心房	T= 触发	R= 频率应答	A= 心房
V= 心室	V= 心室	I= 抑制		V= 心室
D= 双腔	D= 双腔	D=T+I		D=P+S

通过编码可以了解起搏器功能和类型。编码表中第Ⅰ～Ⅲ字母为起搏器的基本功能，第Ⅳ字母"R"代表频率适应功能，即起搏器通过感知某种生理参数的信号（例如机械振动、呼吸、心室起搏的 QT 间期、中心静脉血液温度等）而主动调节起搏频率。第Ⅴ字母代表抗快速心律失常的两种工作方式，起搏方式（P）和电除颤方式（S）。如 DDDRD 意为房室全能型起搏器，具有频率适应性功能，兼有抗心动过速起搏及电复律除颤功能。

目前，起搏疗法已不仅仅用于治疗严重心动过缓，还可用于其他一些非心动过缓疾病，如起搏治疗肥厚型梗阻性心肌病、神经性晕厥、先天性长 QT 综合征、充血性心力衰竭等。

此外，现代起搏器具有越来越强大的自动化和诊断功能，使人工心脏起搏变得更符合人体生理。所谓起搏器的自动化功能，是指起搏器的工作方式及工作参数能根据患者的需要及心律情况做出自动调整以适合患者的需要，避免不利的心律状态；所谓起搏器的诊断功能，就是利用植入性起搏器的诊断程序及储存功能对患者心律情况做出诊断。存储资料记录了起搏器对患者心律的认识和解读及工作方式调整的过程，它还记录了起搏器电池电量和导线功能状态。临床工作者应熟悉各种起搏器具有的现代功能，这将有助于正确地判断起搏器工作状态和分析起搏器诊断资料。

传统起搏器存在电池更换、导线安装等问题，寻求微型、无导线、无须更换电池的起搏器成为发展趋势，如生物起搏器、无导线起搏器、太阳能起搏器等[1]。

目前国内已有医院植入了 MicraTPS 无导线起搏器。无导线起搏器植入无须外科切口，制作囊袋以及植入电极导线，特别适合于低体质量指数的老年人，三尖瓣重度反流或机械瓣，锁骨下静脉闭塞或血栓，服用抗血小板或抗凝药物，或存在出血倾向的老年患者，无导线起搏器目前仅能实现单右心室起搏，因此，主要应用于心房颤动伴房室传导阻滞[2]。

另有研究报道，采用单腔无导线起搏器治疗血管迷走性晕厥（VVS）有较好的疗效。32 例临床诊断 /HUTT 阳性 /ILR 证实 VVS 的患者植入 Micra 无导线起搏器，平均随访404d 后 87% 的患者未再发生晕厥事件。新近的研究显示：房室结消融与无导线起搏器植入同时进行是可行的，起搏阈值随着时间的推移是稳定的，但经历了房室结消融的患者并发症的风险升高[3]。

二、起搏电极导线

起搏电极导线（pacing lead）是起搏系统的重要组成部分。充分了解起搏电极导线是理解心脏起搏系统工作的前提。电极导线的故障是起搏系统并发症的重要原因。目前广泛应用于临床的心内膜电极导线主要由电极、导线体、导线连接端三部分组成。

（一）心外膜与心内膜起搏电极导线

最早应用于植入式人工心脏起搏器的电极导线是心外膜电极导线。早期的心外膜电极导线易发生断裂，此外还存在许多其他问题。例如，心外膜电极导线只能由外科开胸手术植入，具较大创伤性；其次，心外膜电极导线存在起搏阈值高、慢性起搏传导阻滞、电极损坏以及感知功能差等弊端。这些不足限制了其广泛应用，目前仅约占总植入电极导线的4%。在成年人中，心外膜电极导线仅在三尖瓣闭锁或其他心内膜途径不能进行时才被采用。但在儿童患者中，由于婴幼儿细小的静脉以及快速的心率使得心内科医生很难使用心内膜电极导线。因此，新生儿及婴幼儿在植入人工心脏起搏器时几乎毫无例外地采用心外膜电极导线。当然，随着电极导线制作工艺的不断改进以及临床经验的积累，心内膜电极导线将会越来越多地应用于婴幼儿。

心内膜电极导线具有许多优点，如导线纤细、易于植入、长期可靠等。然而，最早应用的心内膜电极导线却粗而重，植入后靠地球的重力固定。这就像一根铅笔放入一个杯中，当杯子倒置时，很容易造成铅笔的移位。因此，早期的电极导线固定是一个很大的问题。

随着科学技术的不断发展，电极导线也在不断完善，从粗重向细小，从难以固定到易于固定、从高起搏阈值到低起搏阈值等方面不断进步，以适应现代心脏起搏治疗的需要。

（二）单极导线与双极导线

这里所指的单极与双极是指起搏电极导线上的极数。单极（unipolar）是指电极导线上仅有一个极，即其头端（电极）的阴极。电流由阴极发出，刺激心脏，然后回到脉冲发生器上，构成完整的电极回路。在这个回路中，脉冲发生器充当了阳极。双极（bipolar）是指电极导线上同时具有阴极和阳极，阴极位于电极导线的头端，阳极位于阴极之后的数厘米，两极均位于心脏内，构成起搏和感知电路。

与单极起搏导线相比，早期的双极心内膜电极导线粗大、笨重，不易操作和植入。而今，随着工程技术的发展，双极导线在粗细、重量以及柔韧性等方面已和单极导线无明显区别。而且，单极起搏和双极起搏效果均很好。在北美国家较早应用双极起搏，而欧洲、亚洲应用单极起搏较多。当今，双极起搏应用越来越广泛，并有取代单极起搏之势，其原因包括以下几个方面。

1. 电极导线的粗细　最早应用的双极导线不仅直径粗而且质地硬，给手术操作带来十分不便。其设计主要采用 2 根并行的单极电极导线包绕在一起成为一根双极导线，与脉冲发生器连接头为一分叉的双极连接头，十分笨重。脉冲发生器也因此增大体积。

在 20 世纪 70 年代，临床上对双极电极导线进行了第一个主要改进。研究者设计出同轴排列的双极电极，其阴极导线排列在内圈，外层裹以一层很薄的绝缘层，绝缘层外是同轴排列的阳极导线。这种同轴排列双极导线虽然仍比单极导线粗，但比原来并行排列的双极导线细，可插入大多数用于起搏器电极植入的静脉血管。第二个主要进展是在双极导线的连接头端。研究者舍弃了原有的 2 根插头的分叉双极连接头，将阴极和阳极设计在同一插头上，插头的远端为阴极，阴极与阳极之间隔以绝缘体。这样仅一个插头就可与脉冲发生器相连，缩小了连接头体积。近年来，双极导线另一个主要进展是，将阴极导线和阳极导线分别绝缘，然后同方向进行排列。此项技术的应用，可使得双极导线与单极导线在粗细上已无区别。

2. 刺激阈值（stimulation threshold）　早期的双极电极由于使用后并发症较多，因而无法与单极导线进行起搏阈值的比较。

从理论上讲，单极起搏的系统阻抗低，因而在起搏电流相同情况下，有较低的起搏电压阈值。以往，临床上可见双极起搏失灵后，改为单极起搏的成功个案。但现代起搏电极设计已大不相同，低极化的阴极设计对整个电极导线的阻抗起决定性作用，而阳极所起作用很小。尽管如此，双极导线的阻抗仍略高于单极导线。随着设计的改进、新技术的应用，目前的双极导线和单极导线在刺激阈值上已无差别。

3. 心肌电位的感知　人们一直认为，单极导线对于心内电信号的感知优于双极。但研究表明，单极和双极感知的心室电位的振幅以及斜率差异无统计学意义。临床应用中尚未发生因采用双极而不能感知心内信号的情况。而且，双极具有更好的信号噪声比，临床证实了双极在避免感知过度、感知心外信号的方面明显优于单极。

4. 交叉感知（cross talk）　心房电极有时会不适当地感知心房外的信号，如心室电信号，特别是当心房电极位置偏低，靠近三尖瓣环时更易发生。这时，双极感知就可以避免发生这种情况。

交叉感知是指一个心腔的电极不合适地感知了另一个心腔的电信号而抑制或触发了电刺激的情况，最常见于双腔起搏器的心室电极不适当地感知了心房的刺激信号，导致抑制心室刺激的发放。这种情况可间歇发生或持续发生，有时会对患者产生危害。

因为单极起搏的电信号振幅大，更易发生交叉感知，而双极起搏刺激信号和振幅很小，故极少发生交叉感知。除了单极和双极外，其他情况也与交叉感知的发生有关，如房室延迟和心室空白期的长短、心房刺激电压大小，以及感知灵敏度的大小等。双腔起搏器均设有一个安全起搏窗口，防止交叉感知对心室起搏的抑制。当心室电极在房室延迟的交叉感知窗口内感知任何信号，将于 AV 延迟的 110ms 发放心室安全起搏。为了避免发生交叉感知，双腔起搏建议采用双极导线，另外应尽量避免采用高心房输出，高心室感知灵敏度（数值低），心室空白期应设置足够长以防止不适合的感知心房刺激信号。

5. 心外信号感知　肌电感知是起搏器感知心外信号的常见情况。肌电位的振幅大小不一，最高可达 3mV。单极系统中，作为阳极的脉冲发生器直接与骨骼肌接触，更易感知肌电信号，特别是脉冲发生器周围的骨骼肌信号，而抑制起搏器刺激信号的发放。目前大多数厂家，均在脉冲发生器面涂以绝缘层，减少感知肌电信号。临床上单极起搏系统过度感知肌电信号，在某种程度上与感知灵敏度的设置有关。应用双极起搏系统时，用于感知心电信号的电极位于心腔内，因此很少发生肌电感知。

对于双腔起搏系统，不适当的肌电感知有时会产生一定的临床后果，例如抑制心房和心室的刺激输出，不适当的触发心室起搏而丧失正常的房室顺序收缩等。遇到上述情况，通常需程控改变起搏器的感知灵敏度，以解决上述问题。

来自体外的电磁干扰可直接干扰起搏器的感知电路，造成起搏的抑制。虽然这种情况很少发生，一旦发生就会造成严重后果。现代起搏系统均设有特殊的保护电路，以防止外界信号的干扰。理论上，单极起搏系统更易发生电磁干扰而引起起搏的抑制，双极起搏系统具有更强的抗外界干扰能力。

6. 刺激信号大小　单极起搏刺激信号明显大于双极刺激信号。一般来讲，分析双极起搏心电图比单极困难，特别是在一些伴有束支传导阻滞的患者。有时为了利于分析起搏心电图，可将双极起搏暂时程控为单极起搏。当今的许多起搏器可通过体外程控仪进行极性程控。

（三）起搏电极导线的组成和功能

起搏电极导线由电极、连接体及连接端组成。下面分别介绍各部分的构成及功能。

1. 脉冲发生器连接端（terminal connector）　电极导线通过连接端的金属头与脉冲发生器内的金属连接部分接触而实现电路的连接。连接的金属柄若为单极，则只有一个金属部分，若为双极，则在金属柄后（阴极连接部分）另有一金属圈（阳极连接部分），两者之间通过硅橡胶绝缘。金属柄的直径也在减小，以往大多数采用 5mm 或 6mm 的金属连接柄与相应的脉冲发生器相连，目前大多采用国际标准的 3.2mm 直径的连接端。在起搏电极连接端上标有 VS-1 和 IS-1 的，其直径均为 3.2mm。这是多年来工程技术人员及医师们努力的结果，使全世界的起搏器生产厂家生产统一标准的电极连接端，为临床工作，特别是起搏器更换提供了很大方便。IS-1 已由国际标准组织（ISO）论证，成为国际统一标准，即标有 IS-1 的电极连接端直径为 3.2mm。

2. 电极导线连接体（lead body）　电极导线连接体由电导体和绝缘层组成，绝缘层隔离不同的电路导体，并防止体内组织液进入电极导线的管腔内以及导线内。电导体（导丝）是由合金制成，以同向或同轴排列，具有一定强度及柔耐性，导线的中心为一空腔，可植入一根钢丝，以帮助医师将电极导线安放于心腔合适的位置。绝缘材料目前主要为多聚酯及硅橡胶，两种材料均被广泛地应用于临床，且被证明具有良好的特性。硅橡胶较为柔软，耐性好，易操作，而多聚酯的强度大于硅橡胶 4 ～ 6 倍，因此电极导线可制成更细。另外，若 2 根在同一血管内操作，多聚酯制成的电极导线间阻力较小，不易损坏。在手术操作中应注意以下几方面，可以减少操作对电极导线绝缘层可能造成的损坏。

（1）在结扎固定电极导线时，不要直接将缝线扎在电极导线上，最好应用电极导线上所带的结扎固定保护套，或用周围的组织包裹结扎，以免直接损伤电极导线的绝缘层。

（2）在植入操作以及固定在心内膜面上时，避免电极导线扭曲和打圈。

（3）如果应用锁骨下穿刺，应尽量避免穿刺点距离胸骨太近，使电极导线植入后受第二肋与锁骨的挤压而破损。此外电极导线进入锁骨下静脉的角度太锐也易造成电极的扭曲和损坏。

（4）在植入脉冲发生器时，应将电极导线置于脉冲发生器下，以防在起搏器更换手术中损坏电极导线。

3. 导线

（1）电极导线的固定装置：电极导线植入心腔后，能否有效地固定是确保其长期稳定起搏的前提。早期的起搏电极导线，电极头缺少固定装置，如柱状电极植入后很容易脱位。因此，起搏器生产厂家设计了不同的电极固定装置，主要分为两大类，被动固定和主动固定。被动固定装置主要为翼状固定，其设计为在电极导线远端设有倒叉状装置。植入心内膜后，倒叉状装置可嵌入肌小梁中而起到固定作用。目前，此种设计应用最为广泛。被动电极植入心内膜后，经过一段时间，由于纤维组织包绕，电极头与心内膜固定在一起，很难移动。

对于某些临床情况，如心房扩大、心室扩大、心内膜平滑或解剖异常者，应用被动电极有时很难固定，需要采用主动固定电极。主动固定装置是在电极头端设有螺旋固定装置，通过操纵螺旋钢丝将螺旋装置伸出，拧入心内膜，起到固定作用。这种固定装置可插入心内膜，也可松解螺旋，取出电极导线。主动固定电极的优点包括：①可将电极导管固定在心房或心室的任何部位；②较稳定，不易脱位；③可松解螺旋，易拔除电极导线。

（2）起搏电极与起搏阈值：近些年来，脉冲发生器在设计方面得到长足进展。这些进展包括采用集成电路，更精确的感知线路、体积更小而寿命更长的可靠能源、复杂的双腔起搏间期、更符合生理的频率适应性传感器以及可程控的存储功能等方面。然而，同一时期电极导线的研发却未受到相应的重视。虽然也有一些重要的进展，包括电极头面积和极化作用的减少、主动和被动的电极固定装置以及传导和绝缘方面的改进等。但是，除了被动固定的翼状电极外，其他方面的发展相对还是较慢的。而且，起搏系统其他方面的重大发展，更凸显了电极导线已不能满足目前技术上的需要。当采用双腔起搏系统和频率适应性起搏系统后，加快了起搏能量的耗用。此时，更节能的起搏电极就显得十分重要了。解决这一问题的关键是研发低刺激阈值的起搏电极。

（3）电极头大小：20 世纪 60 年代的起搏电极导管的头端面积约 100mm^2，如此大的电极表面接触心内膜时，产生了低至约 250Ω 的阻抗。由于低阻抗导致电流大量流失，造成起搏器需要更大的能量才能夺获心肌。减少电极导线头端面积可使局部电流密度增加，使起搏阈值减低，从而减少电流的消耗。到 20 世纪 70 年代中期，多数起搏电极表面积减至 25 ～ 50mm^2。随后不久，电极头表面积进一步减少到 8 ～ 12mm^2，使阻抗增至 500 ～ 1000Ω。目前小到 6mm^2 的电极已被证明能安全地胜任长期起搏和感知。对于 4mm^2 或更小面积的电极，其阻抗将超过 1000Ω，而且其起搏也会不安全。因为，在电压固定的情况下，高阻抗将明显减少流向心脏的电流。心内电信号的感知也将受过小电极的影响。这是因为感知或信号阻抗是由导管、电极和电极组织接触面的阻抗组成的，过于小的电极产生高感知阻抗使心内信号明显减弱。

（4）极化效应：虽然减小电极面积可降低刺激阈值，但增加了起搏阻抗，导致因极化作用损失的能量增加。要了解极化作用，有必要先了解导管系统的 3 个阻抗组成部分：第一部分来自起搏导管，这是导体阻抗，它是电流通过连接器、导丝和电极产生的阻抗，这部分阻抗 10 ～ 50Ω；第二部分是组织阻抗，包括电流通过心肌组织（单极导管则为阴极和阳极间的组织）时产生的阻抗。因为人体组织的重要组成是水和电解质，因此这部分组织的阻抗也比较低；第三部分是极化作用形成的阻抗。众所周知，金属导体的电流是由电子流动所产生的，而在人体中的电流是由于带电荷的分子或离子能转换的结果，因而伴随强烈的化学反应。极化是由于电极组织界面上，正负电荷带电粒子排列形成的电容效应。

极化作用构成脉冲发生器放电阻抗的主要部分，在脉冲发生器放电的前沿，电容是零，放电期间，阻抗逐渐上升并在后沿达到最大值，随后离子弥散，阻抗下降。这一电化学极化效应随着电极面积的减小而增大。

极化阻抗也与电极导线植入后的时间、电极材料、电流（随电流减小而增加）、脉宽（随脉宽增加而增加）、组织化学适应以及刺激极性有关，极化阻抗常占系统阻抗的15% ～ 35%，但对低电流小面积的电极则高达 70%。许多研究者试图设计低极化、低刺激阈值电极。用绝缘的硅胶或特氟隆包裹的电极，其表面有多孔与心脏表面接触。这种电极在使用前，灌入生理盐水使电极通过电解质与心脏接触，从电极上的小孔测得的电流密度虽高，但并没有直接流向电极组织接触面，因而无极化发生。这一设计尚未被广泛接受，临床上还存在许多问题，包括电极需要处于稳定的位置及与心内膜持续接触等。

是否有可能使电极面积小而又低极化呢？答案必须在电极形状设计、材料选择上寻找。直到 20 世纪 70 年代末，大多数阴极是光滑的。Amundson 等的研究显示，多孔心内膜电极导线通过增加电极接收电流密度而降低极化作用。多孔电极导线经过单一微孔与组织接触面积小，但总体面积并不小，因此可产生一个相对大的低极化电解质表面区。Amundson 电极表面呈网眼状的半球形，是由直径 20μm 的铂铱合金金属丝随机排列而成，网眼孔径约 150μm，因为整个电极头由金属丝组成，称为完全多孔电极。多孔电极有利于组织生长进入电极孔内，产生良好的固定作用。使用 Amundson 多孔电极使得由电极组织界面极化丧失的能量减少到 14%，而类似的实心电极则为 20%。另一种多孔电极是将实心电极表面处理成多孔，称为"多孔表面电极"。制作多孔表面有许多方法，最常用的方法是用经过防锈处理过的金属粉或微粒溶于实心电极的基质中，结果形成内部相连的多孔表面，微粒的大小决定着电极表面的微孔大小。主动固定电极的阴极、心外膜的螺旋电极头均可制作成多孔。通过多孔电极的中心，螺旋头可用作电极导线的固定，而不用来刺激或感知。"完全多孔电极"与"多孔表面电极"相比，后者的刺激阈值下降 30%，感知阻抗也呈有意义的降低。研究表明，多孔电极在刺激阈值和感知方面都优于实心电极，但"完全多孔电极"与实心电极相比刺激阈值差异无统计学意义。

铂的电镀是另一种制作微孔表面电极的方法。做法是将铂粉颗粒镀在铂依合金电极表面。因为表面颗粒比可见波长还小，因此表面呈黑色。这种铂黑或镀铂电极无论是用于心内膜还是心外膜，刺激阈值参数均优于实心电极。还有一种不寻常的多孔制作方法是用激光在一个标准的蘑菇或盘状电极上打孔。同样这种多孔电极可产生高电流密度和低极化区。临床研究表明，这些电极呈现高阻抗和低刺激阈值，与标准的实心电极相比，激光制成的多孔电极在起搏阈值上略优，但与其他多孔电极相比成本略高。

另一制作低极化电极的方法是将电极表面腐蚀或蚀刻成某种结构，结果使这种微孔表面的电极极化电位呈有意义的降低；也可在电极表面涂一层铂铱合金，使产生微面区，其极化电位比不涂的电极低。

总而言之，极化效应对于电极组织界面上能量的损失是非常重要的因素，多孔表面设计有助于电极导线实现低刺激阈值、低极化效应。

（5）电极导线形状：除面积外，刺激电极导线的形状也是保证电极导线与组织或刺激心内膜区良好接触的一个重要因素。人们已经设计出许多不同形状的可产生高电流密度区的电极导线，由于面积小、电流集中，因而可使心肌有效除极。最早出于面积和形状的考虑而设计的球形电极导线，因为存在着感知过度的缺点而未被广泛采用。其他在电极导线上附加框架或螺旋装置的设计多出于电极导线固定的考虑，而不是考虑能量的保存。随着翼状电极导线的发展，电极导线的被动固定在设计上就不是主要问题了。使用 $8mm^2$ 或小至 $6mm^2$ 的翼状电极导线可产生高密度电流，而又不减低感知功能。

另一种广泛应用的微孔电极导线是用铂材料制成的，头端呈半圆形，形似靶的同心圆排列的环形沟之间突出的嵴与心内膜接触产生高密度电流，临床应用效果良好。可是，对于电极导线大小和形状的设计受电生理和制造技术的制约，电极导线越小，设计出特殊的可产生高密度电流的电极导线难度就越大。对于过小的电极导线，特殊的和复杂的形状可能与电极导线的功能无关了。

（6）电极导线材料：电极导线材料对于电极导线的长期使用至关重要。正如前面介绍的电极导线组织界面是一个复杂的电容阻抗，两者之间的电化学极化作用很大程度上依赖电极导线材料的选择，并在阴极和阳极有很大差异。另一个重要因素是电极导线材料的自蚀和退化。有些金属，如不锈钢或锌是不能应用的，因为金属的过度自蚀和金属离子在电极导线组织界面的释放所产生的强烈异物反应，会导致电极导线周围形成一层厚纤维被膜。而铂则相对稳定不易产生异物反应，无论是电子的消耗或释放均很少，就像水晶体对水一样。在铂材料中加入 10% 的铱形成铂铱合金，不改变电机械功能却增加了强度。因而，无论是铂还是铂铱合金均被广泛用来制造电极导线。此外，如前所述，将铂粉镀在铂制电极导线表面可制成低极化的多孔电极导线。另一个广泛应用的电极导线材料是 Elgiloy，这是由钴、铁、铬、钼、镍、锰组成的合金。尽管无临床方面的报道，Elgiloy 和铂铱合金一样作为阴极材料很少有腐蚀作用。

在欧洲，碳被广泛用于制造低刺激阈值、低极化电极导线的材料。普通的碳或石墨机械性能差而且抗磨损性差，因此不适合作为电极导线材料。透明碳，一种高纯化的高温分解碳具有极好的机械强度和组织相容性。这一材料的缺点是极化作用造成的电能损失较大，甚至超过铂铱电极导线。克服这一缺点可将碳表面通过被称为“活化”的氧化过程制成低极化的微孔电极导线。动物实验显示，这种玻璃状的碳电极导线与铂铱电极导线比较，组织反应更小，可能由于前者通过糖和氨基酸的氧化减少了氧的释放，而铂电极导线因氧的释放可刺激接触组织的生长。大量的研究结果证实，临床上活化过的碳电极导线的长期刺激阈值优于以往的光滑面的铱电极导线。有报道一种新型的玻璃碳电极导线，表面带微孔。这种电极导线具有低极化和微弱的组织适应，刺激阈值也低于其他碳电极导线。在动物实验中，这种用蒸发提纯高温分化方法制造的多孔碳电极导线并不优于铂铱电极导线。

钛、氧和钛及钛合金也被用作电极导线材料，可作阳极，也可作阴极，钛最常用作阳极材料。用作阴极材料是有限的。实验表明，钛制作的阴极可氧化形成外膜而抗腐蚀。但进一步氧化，电极导线会导致电极导线组织界面的破坏，90% 钛、6% 铝和 4% 钒合金表面镀钛制成的多孔阴极已在实验羊应用。临床上，这种电极导线的低刺激阈值是由于激素的作用，而与电极导线材料本身无关。

人们还研究用其他材料作为低刺激阈电极导线材料，包括银和钽五氧化物。由于种种原因，临床上尚未考虑应用，特别是银电极导线可产生过强的极化电性，而钽与钛相似可产生过度的表面氧化反应。

三、特殊设计的起搏电极导线

1. 激素释放电极导线　近 10 年来人工心脏起搏技术发展迅速，起搏器功能也日趋完善。特别是复杂的双心腔起搏和频率适应性感知器结合的具有多功能程控起搏器的临床应用，以及抗心动过速起搏器和体内植入型除颤器（ICD）的应用等增加了电池能量的消耗。为维持起搏器的使用寿命，一个关键的课题就是开发低刺激阈值起搏电极导线，这也是节省能量，进一步减小脉冲发生器体积的有效途径。

在起搏系统中，电极导线组织界面是降低起搏阈值的关键环节。当起搏电极导线植入心腔后，电极导线与心内膜之间形成的纤维组织被膜对于电流是明显的阻碍，并由此使刺激阈值升高。在起搏电极导线植入早期，由于炎症反应产生的组织水肿等造成起搏阈值在短期内升高，并达到高峰。随后起搏阈值呈缓慢下降趋势，后期由于组织电极导线间纤维被膜的形成，使慢性起搏阈值维持在较高水平。刺激阈值的升高程度很难精确地预测，因此，生产低刺激阈值的起搏电极导线不仅关系到节省电能延长起搏器工作时间，而且关系到起搏安全。以下几个方面有助于减少电极导线与组织间的阻抗。①植入电极导线时应尽量减少电极导线对心内膜的机械刺激，此方面被动固定电极导线优于主动固定电极导线。②避免使用能引起组织产生严重反应的电极导线材料，如锌引起强烈的电化学适应，应避免使用。而碳几乎无组织适应，与铂相比仅产生少量纤维组织被膜。此外，多孔表面金属电极导线与实心金属电极导线相比，组织反应也较少。③应用药物抑制电极导线组织炎症反应和纤维化。抗炎症反应的药物有许多，包括氟化钾、苯丙醇、苯妥英钠、肾上腺素、肝素、白蛋白和一些非类固醇制剂，如布洛芬等。但是经临床检验，上述药物并未能改善刺激阈值增高的现象，甚至部分患者阈值反而进一步增加，如脯氨酸。糖皮质激素被证实明显降低刺激阈值，特别是地塞米松磷酸钠盐比泼尼松更为有效。糖皮质激素可有效抑制早期和晚期的炎症反应。早期炎症反应包括水肿、纤维蛋白沉积、毛细血管扩张、白细胞聚集和吞噬运动；晚期炎症反应包括成纤维细胞增殖、胶原沉积和纤维被膜形成。与地塞米松相比，由于泼尼松有较高的蛋白亲和力而限制了药理活性，因为在电极导线组织界面发生的炎症反应早期，由于水肿使组织液中蛋白含量较高，从电极导线释放的少量泼尼松因与蛋白结合而失去活性。糖皮质激素细胞水平的作用尚不甚清楚，但有证据表明，这种激素可改变细胞膜的通透性从而使心肌细胞的兴奋性增加导致刺激阈值降低。而非类固醇药物的作用则不同，所以不能降低刺激阈值。通过药物释放控制装置，控制激素从电极导线头中释放到组织界面中。这一释放装置必须能精确定量地将激素缓慢释放至组织界面中。目前有两种释放装置，一种是在电极导线内装入微量渗透泵将激素直接打入组织界面，另一种是将药物渗入电极导线内的聚合基质材料中。当电极导线植入后，组织液通过电极导线表面的微孔进入基质中，将激素溶解然后释放到组织界面。

通过全身用激素处理慢性高刺激阈值患者的方法早已用于临床，这一作用起效时间短，可能与抗炎症反应无关，而与激素对细胞的直接作用有关。激素降低刺激阈值的作用已被临床上用来制作激素释放电极导线。最初设计的电极导线现仍广泛应用，在铂镀钛制成表面积为 $8mm^2$ 的多孔半球状电极导线头后方，装入含地塞米松磷酸钠盐的栓剂，激素含量小于 1mg。用硅胶作为激素的释放栓剂，组织液通过电极导线表面的微孔进入电极导线内，溶解硅胶栓剂上的激素，然后缓慢释放到电极导线组织界面上。一些动物实验和临床应用已经证实了这种电极导线可有效地降低心房和心室的急性和慢性刺激阈值，并可消除植入后早期刺激阈值的高峰现象。特别是对儿童和以往具有高刺激阈值的患者，效果更加明显。临床双盲试验的结果表明，含激素电极导线在植入后头两天刺激阈值就明显低于不含激素电极导线。而且这一效果至少可维持 5 年，推测其原因可能是最初炎症被抑制后就不会发生进一步的纤维化，使刺激阈值保持低水平，或者由于纤维被膜厚度的改变。动物实验表明，含激素电极导线周围的纤维被膜厚度明显小于不含激素电极导线周围的纤维组织被膜。纤维被膜厚度的减少与刺激阈值的降低有很好的相关性。一个薄的纤维被膜可防止电极导线对心内膜的机械刺激，并作为屏障，防止激素的过快流失，使激素长时间维持有效浓度。另一动物实验研究表明，激素的释放是非常缓慢的，7 年后检测的硅胶栓剂中仍含 80% 的激素。因此，对于大多数植入这种电极导线的患者，激素降低阈值的效果可维持终身。

激素释放电极导线对 P 波和 R 波感知有较高的敏感度。尤其是 P 波感知灵敏度的提高，更显得重要。因为普通的起搏电极导线很少发现 R 波感知低下，而对 P 波感知低下则是较常遇到的问题。激素释放电极导线则具有更好的 P 波感知效果。

激素释放电极导线的另一个优点是可降低电极导线组织的极化电位。这可能与其抗炎症反应有关。降低极化电位就有可能减少电极导线头表面积，从而使刺激阈值进一步降低。

除了采用硅胶栓剂以外，制作激素电极导线还可将含激素的多孔陶瓷或硅胶圈装在电极导线头后。经初步的临床应用证明这种含激素电极导线亦可降低刺激阈值。将激素释放装置与电极导线分开可能有更多益处，含激素硅胶或陶瓷圈可根据需要安装在任何类型的电极导线上，包括特制的多孔电极导线以及主动固定电极导线上。

制作激素释放电极导线的材料也很重要。以往的激素释放电极导线是由铂镀钛制成的，若不含激素，这种电极导线的刺激阈值相当高，甚至高于多孔的铂靶形电极导线。多孔电极导线可降低极化电位，因而使阈值较低。而含激素的铂镀钛电极导线与多孔铂靶形电极导线比，平均刺激阈值无明显差异，因而多孔的铂靶形电极导线优于不含激素的铂镀钛电极导线。而碳或铂制成的多孔电极导线与激素释放电极导线相比阈值相差无几。但对于高起搏阈值患者，激素释放电极导线能显著降低其阈值，而优于其他类型电极导线，因此，常规选用激素释放电极导线还是有利的。研究显示，在 500 余例使用单极或双极激素释放电极导线进行心室起搏的患者中，未发现一例起搏失败的。华伟等报道了在心房起搏中应用激素释放电极导线的结果。在共 108 例心房起搏患者中，80 例应用激素释放电极导线，48 例应用普通的非激素释放心房电极导线。在 18 个月的随访中，心房起搏阈值在激素释放电极导线组明显低于非激素释放电极导线组，且在应用心房激素释放电极导线的患者中，有 98% 患者心房起搏阈值低于 1.3V，从而可安全地以 2.5V 电压进行心房起搏。

综合有关铂、钛和带孔电极导线的资料，用铂材料制作激素释放的电极导线是可取的。

一种多孔的铂激素释放电极导线（表面积仅 $5.8mm^2$）已在临床试用。这种电极导线比原有的铂镀钛激素释放电极导线刺激阈值更低，可安全地用在可程控的输出电压为 1.5V 或更低的脉冲发生器上。

也许将来能设计小至 $4mm^2$ 或更小面积的电极导线，但更小面积的电极导线是否能保证安全的起搏和感知，是否能进一步降低刺激阈值，还需进一步研究。其次，也可考虑用其他材料制作激素释放电极导线，特别是可与铂相比的碳。

目前使用的大多数电极导线可以满足正常起搏的需要，特别是多孔铂或碳电极导线使用效果较佳。尽管如此，临床上高刺激阈值的病例仍相当常见，如果没有经常刺激阈值的随访，很难常规使用较低的起搏电压输出。而激素释放电极导线不但可防止高刺激阈值的发生，而且对以往有高刺激阈值的患者，能很好地降低阈值。因而可在绝大多数应用激素释放电极导线的患者，特别是对双腔起搏者，常规使用低电压输出以延长起搏器寿命。1996 年就有研究将激素释放的主动固定的螺旋电极导线与激素释放的被动固定的齿状电极导线相比较，发现主动固定的螺旋电极导线有更高的起搏阈值 [螺旋电极：(0.74 ± 0.32) V；齿状电极：(0.55 ± 0.15) V；$P=0.02$] 和更高的阻抗 [螺旋电极：(566 ± 93) Ω；齿状电极：(470 ± 99) Ω；$P=0.01$][4]。在不久的将来可望实现生产刺激阈值更低的主动固定电极导线。

近几年，电极导线设计方面发生了很大变化，将有望设计出更加成熟的、低刺激阈值、低极化作用的激素释放电极导线，维持长期的低电压输出，而成为未来高精度多功能起搏器的理想电极导线。

2. 频率适应性起搏与电极导线　频率适应性起搏系统必须感知某些体内运动或代谢变化而启动心脏起搏频率的变化。对于体动感知起搏器，感知器位于起搏脉冲发生器上，而不依赖起搏电极导线，而其他类型的感知器则要通过电极导线进行感知。

某些频率适应起搏系统从电极导线获得有关心率的信息，不需要另外的感知器。这类频率适应起搏系统感知 QT 间期、每分通气量、双感知的 QT 与体动、双感知的每分通气量与心室除极阶差等。其他类型的频率适应起搏系统需要在电极导线上装设特殊的感知器。这些感知器有些已在临床应用，有些仍在研究开发中，包括右心室血液温度、射血前间期、每搏量、中心静脉氧饱和度、心室压差等。根据体内 pH 变化的感知系统曾在临床少量应用，但目前已不再应用。

（1）标准电极导线系统：应用标准的起搏电极导线作为频率适应起搏系统电极导线在临床上很有吸引力，可直接将脉冲发生器与标准起搏电极导线相连，不需要植入一根带有特殊感知器的起搏电极导线。如在起搏器更换中，可直接与原起搏电极导线连接，使整个起搏系统成为频率适应起搏。同样，频率适应起搏系统的起搏电极导线也可直接与非频率适应起搏脉冲发生器相连。

常见的应用标准电极导线的频率适应起搏系统的感知器为 QT 间期，以及每分通气量。对于感知 QT 间期变化的、包括体动加上 QT 间期双感知器的频率适应起搏系统，仅需要一根标准的单极起搏电极导线。而每分通气量感知系统是通过感知呼吸时胸腔阻抗的变化调节频率的。阻抗的变化是指从右心室的起搏电极导线与胸壁的脉冲发生器之间阻抗变化。

阻抗的测量是通过右心室起搏电极导线发出脉冲信号，经过胸腔至脉冲发生器完成的。起搏电极导线必须是双极的，如果不需要频率适应起搏，也可程控为单极进行起搏。

（2）带有感知器的电极导线：一些用于提示运动或代谢变化的生物感知器设在位于心腔内的起搏电极导线上，可更生理地进行感知。右心血液温度变化是一个较好的生物感知指标，Biotronik 和 Intermedics 等公司开发了根据右心血液温度变化的频率适应起搏系统，感知血液温度变化的感知器设在起搏电极导线上，电极导线与脉冲发生器的连接端可为 3.2mm 或 5mm，另外还有一个温度感受器的连接端，与脉冲发生器专门的温度感受器连接口相连。温度感受器的连接端较细，易区别。

心内阻抗变化可用来提示每搏输出量变化（SV）或射血前间期变化（PEI），起搏电极导线为三极电极导线，顶端电极导线用于感知和起搏，其后的一对电极导线用于感知右心室容量的变化。与脉冲发生器连接端为 3.2mm 的连接柄和专为感知器设计的连接柄，若此电极导线与普通的脉冲发生器相连，则可将感知器的连接柄闲置不用，用 1 个塑料帽罩住。

还有一种将生物感知器设在电极导线上的感知系统可感知血氧饱和度。其设计是在距心室电极导线 9cm 的近端（在心房内）安放一个光电感知器，测量右心房内血氧饱和度的变化。目前这种电极导线仍在研究中。另一种在研制中的带有生物感知器的电极导线为可感知心腔内压变化的心室电极导线，感知器设在距电极导线头 2.8cm 处，电极导线为单极起搏。因此，若与设置为双极的脉冲发生器相连，则不发放起搏脉冲。

（3）电极导线的耐久性：电极导线植入心腔后要承受相当大的机械压力，以心率 70 次／分计算，心脏每年要收缩 3600 万次，而电极导线随着每次心搏而摆动。电极导线的绝缘层以及金属导丝可能因磨损而损坏，例如电极导线在锁骨下与第一肋间的磨损。另外，电极导线在植入操作中，如结扎及金属器械的操作中均可损伤电极导线。最早应用的多聚酯材料作为电极的绝缘体，在植入体内长时间后亦有被腐蚀破损的报道。而目前新型的多聚酯材料以及硅橡胶大大提高了其耐久性。

一项 6 个起搏中心登记的 7311 份电极导线植入随访报告显示，经过 10 年的随访，绝大多数电极导线功能仍完好无损，其中 Medtronic（96.6±0.4）%，Intermedics（97.7±0.9）%，Cordis（99.9±0.1）% 的电极导线功能完好。但也有一些类型的电极导线（22.4%）损坏，在损坏的电极导线中，双极电极导线高于单极电极导线。

带有生物感知器电极导线的耐久性与标准起搏电极导线相似。与普通电极导线相比，不同的是要额外考虑感知器的稳定性，包括其绝缘以及传导功能。为了将生物感知器置于心室，必须将感知器设在靠近起搏电极导线远端。然而，将感知器设在电极导线远端将增加其电极导线头的硬度，不易进行操作，而且容易造成心肌穿孔。

带有温度感受器的起搏电极导线（Cook Pacemaker）在植入体内随访 5 年后，（99.8±1.1）% 的电极导线完好无损。在共 2261 根电极导线中仅有 2 例发生起搏电极导线绝缘层破裂，均发生在第一肋与锁骨下间隙处。温度感受器的功能在 5 年的随访中，（97.3±1.4）% 保持了正常的温度感知功能。对于含有血氧饱和度的电极导线，尚缺乏大量的临床应用资料。少数临床应用显示，由于位于心室电极导线的光电感知器受组织纤维化的包绕，减低了灵敏度，部分电极导线的血氧饱和度的感知功能完全丧失。

总之，需要考虑，带有感知器的起搏电极导线植入体内后能否长期保持其功能。可能发生的是感知器功能丧失，而起搏功能仍保留，另一种可能是，感知器功能丧失而起搏功能也丧失。总的来说，在起搏电极导线上的感知器线路越复杂，越可能出现问题。若起搏电极导线上的感知器出现问题，需将起搏器程控为非频率适应工作方式；若起搏功能丧失，则必须更换起搏电极导线。

3. 单导管心房感知心室起搏电极导线 心房除极波是三维的，其传播方向是沿心房肌从窦房结到房室结，来自心房肌细胞的电位向血池中扩散，置于心房血池中的电极导线可像天线一样接收心房血池中的心房除极信号。如果可以感知心房除极信号，滤除一些无用的信号，就可以实现心房感知心室起搏的单导管起搏电极导线的临床应用。

传播至血池中的心脏除极信号振幅及空间传播距离均很小，心腔内血池成为一个电场。有关肌肉和神经的电场理论表明，电极感知二相和三相表面信号取决于信号在电场中升高或衰减变化的频率。心肌复极的衰减频率与除极相比非常缓慢，因此与除极有关的细胞外电信号基本上是二相的。沿传播方向除极电压的弥散空间距离 1～3mm，向血池中传播的空间距离当然也是很小的。因此，要想从心房血池中检出心房除极信号，必须有高灵敏度的信号接收器。

差分双极感知技术已经应用于心电图记录许多年，这一技术可有效滤除噪声以及场外生物电信号。早 20 世纪 80 年代初，就有研究应用差分双极感知技术制造单导管的心脏起搏系统，而今，单导管的心房感知心室起搏的 VDD 系统已在临床应用。

差分双极感知过程，是将双极感知的信号分别通过相减放大，与电极信号振幅相同位相一致的信号被相减去除，从而滤去了场外信号，而两个电极感知的不同位相的信号相减得到筛选放大。研究心房电信号感知的目的是开发心房感知心室起搏的单导管起搏系统，应用于房室传导阻滞而窦房结功能完好的患者。

较为理想的单导管心房感知心室起搏电极导线应具有下列特点：

（1）电极导线直径不太粗，应小于 3mm。

（2）用于感知的双极电极导线可置于心房任一节段部位，不影响其感知功能。

（3）当电极导线植入后，与心房壁并列，在患者呼吸、运动时，置于心房的电极导线可能被弹出一定距离，离开心房壁，此时仍能有效地感知心房信号。

（4）电极导线从上腔静脉向下送入心房、心室，电极导线方向应与窦房结至房室结的传导方向一致，两极之间需要有一定的距离（5mm）。避免同一衰减信号再被感知而造成干扰。

基于以上考虑，由 CCS 公司开发的单导管心房飘浮感知心室起搏电极导线最早应用于临床，这种电极导线包括位于心室部位的心室感知起搏电极导线和一对位于右心房的飘浮双级感知电极导线。初步临床应用结果表明，这种单导管的 VDD 起搏电极导线具有较稳定的心房感知。

四、心脏起搏器的常规适应证

随着对心律失常机制的认识不断深入以及起搏工程技术的进步，心脏起搏治疗的适应证也在不断发展变化。除了对明确的病态窦房结综合征（SSS）和房室传导阻滞等常规适应证有肯定的治疗效果外，一些非常规适应证，如心力衰竭、梗阻性肥厚型心肌病等也已列为临床起搏治疗的适应证。由于临床情况的复杂性，某些病变有时难以界定是否为心脏起搏治疗的适应证。因此，临床上更需要指南进行指导，各级医师都应了解和熟悉起搏治疗的适应证。

永久性心脏起搏器治疗的主要适应证是症状性心动过缓，是指由于心搏过于缓慢，导致心排血量下降，重要脏器及组织尤其大脑供血不足而产生的一系列症状，如晕厥、近似晕厥、头晕、黑矇等。长期心动过缓也可引起全身性症状，如疲乏、运动耐量下降以及充血性心力衰竭等，这些症状的特异度较差，需要仔细辨别是否与心动过缓有关。对于心动过缓的患者，包括反复窦性停搏、心脏变时功能不良、药物所致的心动过缓等，目前指南强调症状是植入起搏器时必须考虑的因素，无症状、特别是夜间心动过缓的患者不建议植入起搏器。在考虑是否植入起搏器时还应鉴别传导系统病变是否可逆，以及复发的可能性。传导系统病变的不可逆是植入永久性起搏器必备条件。如病因可消除、病变可逆的房室传导阻滞患者不推荐植入起搏器，这些病因包括药物中毒、Lyme 病、一过性迷走神经张力增加或无症状的睡眠呼吸暂停综合征等。对于一过性的缓慢性心律失常应仔细评估其复发的可能性，如复发概率很高，应考虑起搏治疗。

基于循证医学证据的丰富与积累，2008 年 ACC/AHA/HRS 公布了《2008 心脏节律异常器械治疗指南》，2010 年 ESC 公布了《ESC 心力衰竭器械治疗指南》，中华医学会心电生理和起搏分会于 2009 年组织了 CRT 专家工作组，根据 ACC/AHA/HRS 和 ESC 的指南，结合我国的情况，提出了我国《心脏再同步治疗慢性心力衰竭的建议》（2009 年修订版）和 2010《植入性心脏起搏器 - 目前认识和建议》。而后相继发布了《心脏再同步治疗慢性心力衰竭的建议》（2013 年修订版）和《心脏再同步治疗慢性心力衰竭的中国专家共识》（2021 年修订版）以及《心动过缓和传导异常患者的评估与管理中国专家共识 2020》。本章将结合上述指南介绍永久性起搏器植入的适应证。

在历数起搏器适应证前首先了解 ACC/AHA/NASPEd 的 1991 年关于适应证的划分：① Ⅰ类适应证：根据病情状况，有明确证据或专家一致认为该治疗对患者有益、有用或有效。相当于我国所谓的绝对适应证。② Ⅱ类适应证：根据病情状况，该治疗给患者带来的益处和效果证据不足或专家的意见有分歧。Ⅱ类适应证中又进一步根据证据 / 观点的倾向性分为Ⅱa（意见有分歧倾向于支持）和Ⅱb（支持力度较差）2 个亚类。相当于相对适应证。③ Ⅲ类适应证：根据病情状况，专家一致认为该治疗无效，甚至某些情况下对患者有害，因此不需要 / 不应该接受此项治疗。即非适应证。支持当前建议的证据又根据证据的来源情况分为 A、B、C 3 个等级。A 级：数据来源于多个随机临床试验或荟萃分析。B 级：数据来源于单个随机临床试验或大规模非随机研究。C 级：专家一致意见和（或）小规模研究、回顾性研究和注册研究。

（一）窦房结功能不良（sinus node dysfunction，SND）

尽管 Wenckebach 在 1923 年就报道了 SND 的心电图表现，但直到 1968 年，SND 才开始被作为一个临床实体进行描述。SND 包括一系列心律失常，包括持续性的窦性心动过缓、变时功能不良、窦性停搏、窦房传导阻滞和慢快综合征，后者可表现为阵发性室上性心动过速和心动过缓交替出现，因此药物治疗心动过速可加重心动过缓，使治疗矛盾。任何导致窦房结细胞破坏的情况均可导致 SND 的临床表现，如缺血或梗死、浸润性疾病、胶原血管疾病、外科创伤和内分泌疾病等，但 SND 主要发生在老年患者，典型的患者多在 70～80 岁被诊断，推测其可能是由于窦房结和心房肌的衰老退行性变所致。心房起搏治疗 SND 的 28 项不同研究的数据显示完全性房室传导阻滞的年发生率中位数为 0.6%（0～4.5%），总发生率为 2.1%（0～11.9%）。这提示尽管退行性变的过程缓慢，但对于特殊传导系统仍然是有影响的。

SND 可表现为窦房结变时功能不良，即对运动或应激刺激无反应或反应低下，如运动后心率上升时间太慢、上升频率不足或下降太快。目前对于窦房结变时功能不良的诊断仍无统一标准，一般认为运动高峰时心率不能达到最大预测心率（220 减去年龄）的 80% 时，可考虑存在变时功能不良。频率适应性起搏器可使这类患者在体力活动时心率提高，以适应生理的需求。

症状性心动过缓唯一有效的治疗是植入永久性心脏起搏器。SND 在我国是起搏治疗最常见的一种适应证，植入起搏器不仅能提高患者的生活质量，也能使部分患者的生存时间延长。在考虑是否应行起搏治疗时，应仔细评估上述心律失常与症状的关系，包括使用动态心电图等多种手段。心脏电生理检查可通过测得一些参数，如窦房结恢复时间等来评估窦房结功能，但因其敏感度和特异度较差，临床意义需谨慎评价。对于心动过缓的患者，包括频发窦性停搏、心脏变时功能不良、药物所致的心动过缓等，强调症状是植入起搏器时必须考虑的因素，无症状，特别是夜间心动过缓患者不建议植入起搏器。例如对于运动员和长期有较大运动量的年轻人来说，平时的心率就比较慢，常低于 50 次 / 分甚至 40 次 / 分，休息和睡眠时心率则更慢，可低于 40 次 / 分，但窦房结功能正常，也无症状，心率慢是由迷走神经功能增强引起的，不考虑起搏治疗。最新 ACC/AHA/HRS《心脏节律异常器械治疗指南》及《心动过缓和传导异常患者的评估与管理中国专家共识 2020》SND 的永久性起搏治疗适应证如下 [5]：

1. Ⅰ 类适应证

（1）明确症状是由 SND 导致的，推荐永久起搏治疗提高心率并改善症状。（证据等级：C-LD）

（2）有症状的变时性功能不良。（证据等级：C）

（3）治疗其他疾病所必需的药物所致的症状性窦性心动过缓。（证据等级：C）

2. Ⅱ a 类适应证

（1）有与心动过缓一致的明显症状，但未证实与所发生的心动过缓有关，心率＜ 40 次 / 分。（证据等级：C）

（2）不明原因的晕厥，若发现有临床意义或经电生理检查证实的 SND。（证据等级：C）

（3）对于快 - 慢综合征患者，如果症状是由于心动过缓导致的，应接受永久起搏治疗，可以提高心率并改善灌注不足的症状。（证据水平：C-EO）

（4）对于因窦房结变时功能不全引起症状的患者，应选择带有频率应答功能的起搏器治疗，可以增加活动耐量、改善症状。（证据水平：C-EO）

3. Ⅱb类适应证

（1）当症状很可能是由心动过缓导致，但未完全明确时，可以考虑口服茶碱提高心率，改善症状并帮组确定永久起搏的潜在获益。（证据水平：C-LD）

（2）清醒状态下心率长期低于40次/分，但症状轻微。（证据级别：C）

4. Ⅲ类适应证

（1）无症状的SND患者。（证据等级：C）

（2）症状明确与心动过缓无关。（证据等级：C）

（3）非必需药物引起的症状性心动过缓。（证据等级：C）

（二）成人获得性房室传导阻滞

房室传导阻滞分为一度、二度、三度（完全性）阻滞。高二度房室传导阻滞是指连续2个或以上P波被阻滞的严重二度传导阻滞。按解剖学分类，阻滞位置可以在希氏束上、内或以下。依阻滞的严重程度不同，患者可以从无症状到因心室率过于缓慢而出现晕厥，甚至出现继发于心动过缓的室速。房室传导阻滞患者是否需要心脏起搏器治疗，在很大程度上取决于患者是否存在与心动过缓相关的症状。根据临床试验的结果，植入心脏起搏器肯定能改善三度房室传导阻滞患者的生存率。对一度房室传导阻滞的患者起搏治疗的必要性难以定论。临床上有一种情况为长PR综合征，由于PR间期过长，超过300ms，造成心室舒张期充盈减少，产生类似起搏器综合征的临床表现，使用双心腔起搏纠正PR间期能改善患者的临床症状。二度Ⅰ型房室传导阻滞若为窄QRS波阻滞，位置一般在房室结，进展为三度房室传导阻滞并不常见，一般不需要起搏治疗。二度Ⅱ型房室传导阻滞多为房室结下阻滞，特别是宽QRS波者，容易进展为三度房室传导阻滞，预后较差，起搏治疗是必需的。因此，房室传导阻滞是否需要起搏治疗主要决定于阻滞位置及患者是否有症状。ACC/AHA/HRS《2008心脏节律异常器械治疗指南》及《心动过缓和传导异常患者的评估与管理中国专家共识2020》成人获得性房室传导阻滞患者的永久性起搏治疗适应证如下：[5]

1. Ⅰ类适应证

（1）任何解剖部位的三度和高二度房室传导阻滞患者，出现心动过缓相关症状（包括心力衰竭）或推测有房室传导阻滞引起的室性心律失常。（证据等级：C）

（2）任何解剖部位的三度和高二度房室传导阻滞患者，出现药物（治疗其他心律失常或疾病所必需）引起的症状性心动过缓。（证据等级：C）

（3）任何解剖部位的三度和高二度无症状的窦性心律房室传导阻滞患者，在清醒状态下已证实心室停搏≥3s，或任何<40次/分的逸搏心律，或出现房室结以下的逸搏节律。（证据等级：C）

（4）任何解剖部位的三度和高二度无症状的心房颤动（房颤）房室传导阻滞患者，清醒状态下出现≥1次至少5s的间歇。（证据等级：C）

（5）房室交界区消融后出现的任何解剖部位的三度和高二度房室传导阻滞患者。（证

据等级：C)

(6) 心脏手术后出现没有希望恢复的任何解剖部位的三度和高二度房室传导阻滞患者。(证据等级：C)

(7) 无论是否有症状的神经肌源性疾病伴随的任何解剖部位的三度和高二度房室传导阻滞患者，如强直性肌营养不良、Kearns-Sayre 综合征、欧勃肌营养不良 (Erb dystrophy) 和腓骨肌萎缩症。(证据等级：B)

(8) 无论阻滞的类型和部位，症状性的二度房室传导阻滞患者。(证据等级：B)

(9) 无症状的任何解剖部位的持续三度房室传导阻滞患者，清醒状态下平均心室率≥40 次 / 分，如果存在心脏扩大或左心室功能障碍，或阻滞部位在房室结以下。(证据等级：B)

(10) 运动时出现的二度或三度房室传导阻滞，且没有心肌缺血证据患者。(证据等级：C)

(11) 非可逆性二度Ⅱ型、高度及三度房室传导阻滞，不论有无症状，均推荐永久起搏。(证据水平：B-NR)

(12) 对于神经肌肉疾病 (包括肌营养不良、Kearns-Sayre 综合征等) 所致二度、三度房室传导阻滞或 HV (His-ventricular) > 70ms 患者，不论有无症状，均推荐永久起搏。(证据水平：B-NR)

(13) 持续性房颤合并症状性心动过缓患者，推荐永久起搏。(证据水平：C-LD)

(14) 对于需药物治疗心律失常或其他疾病所致症状性房室传导阻滞患者，若无可替代治疗方案，推荐永久起搏。(证据水平：C-LD)

2. Ⅱa 类适应证

(1) 无症状且没有心脏扩大的持续三度房室传导阻滞患者，伴随逸搏心率> 40 次 / 分。(证据等级：C)

(2) 电生理检查证实的希氏束内或以下的无症状二度房室传导阻滞患者。(证据等级：B)

(3) 伴随血流动力学不稳或类似起搏器综合征症状的一度或二度房室传导阻滞患者。(证据等级：B)

(4) 无症状的窄 QRS 波群的二度Ⅱ型房室传导阻滞患者。当出现宽 QRS 波群时，包括单纯的右束支传导阻滞，则推荐升为Ⅰ类适应证。(证据等级：B)

(5) 炎症性心肌病 (如心脏结节病或淀粉样变) 所致二度Ⅱ型、高度及三度房室传导阻滞，应永久起搏。(证据水平：B-NR)

(6) 层粘连蛋白 A/C 基因突变患者 [包括肢带和埃默里 - 德赖弗斯 (Emery-Dreifuss) 肌营养不良患者]，若 PR 间期 > 240ms 合并 LBBB，应永久起搏。(证据水平：C-LD)

(7) 一度或二度Ⅰ型房室传导阻滞合并相关心动过缓症状，应永久起搏。(证据水平：C-LD)

3. Ⅱb 类适应证

(1) 无论是否有症状，神经肌源性疾病伴随任何程度的房室传导阻滞 (包括Ⅰ度) 患

者，如强直性肌营养不良、欧勃肌营养不良和腓骨肌萎缩症，因为其房室传导阻滞的进展不可预测。（证据等级：B）

（2）药物和（或）药物中毒引起房室传导阻滞，当停药后仍有可能再次发生房室传导阻滞者。（证据等级：B）

（3）对于神经肌肉疾病患者，若 PR 间期＞240ms，QRS 间期＞120ms 或存在分支传导阻滞，可考虑永久起搏。（证据水平：C-LD）

4. Ⅲ类适应证

（1）无症状的一度房室传导阻滞。（证据等级：B）

（2）希氏束上，或不知道是位于希氏束内或以下的无症状二度Ⅰ型房室传导阻滞患者。（证据等级：C）

（3）很有希望恢复且复发可能性不大的房室传导阻滞患者（如药物中毒、Lyme 病或一过性迷走神经张力增加，或无症状的睡眠呼吸暂停综合征低氧血症期间发生者）。（证据等级：B）

（4）对于一度、二度Ⅰ型及 2：1 房室传导阻滞患者，若无相关心动过缓症状或阻滞部位在房室结，不建议永久起搏。（证据水平：C-LD）

（三）传导异常 — 慢性双分支传导阻滞

双分支传导阻滞指心电图上有房室结以下右束支和左束支的 2 个分支之一传导障碍的证据。交替性束支阻滞（双侧束支阻滞）是指两侧的 3 个分支在心电图上均有阻滞的证据，如在连续记录的心电图上分别可见到右束支和左束支阻滞图形，或一份心电图为右束支传导阻滞合并左前分支传导阻滞，另一份心电图为右束支传导阻滞合并左后分支传导阻滞。这类患者出现症状或进展为三度房室传导阻滞时发生猝死的概率较大。晕厥是双分支阻滞常见的表现。尽管无肯定的证据表明起搏能降低猝死的发生率，但起搏能减轻患者的症状。这类患者有时症状是由合并的室速引起的，必要时应行电生理检查加以评定。另外，双分支阻滞患者 HV 间期延长尤其是≥100ms 时会增加病死率，应考虑起搏治疗。《心动过缓和传导异常患者的评估与管理中国专家共识 2020》传导异常及 ACC/AHA/HRS《2008 心脏节律异常器械治疗指南》慢性双分支阻滞患者的永久性起搏治疗适应证如下：

1. Ⅰ类适应证

（1）高二度房室传导阻滞或间歇三度房室传导阻滞患者。（证据等级：B）

（2）二度Ⅱ型房室传导阻滞患者。（证据等级：B）

（3）交替性束支传导阻滞患者。（证据等级：C）（证据水平：C-LD）

（4）双分支或三分支阻滞伴高度房室传导阻滞或间歇性三度房室传导阻滞的患者，推荐永久起搏。（证据水平：B-NR）

（5）双分支或三分支阻滞伴二度Ⅱ型房室传导阻滞的患者，推荐永久起搏。（证据水平：B-NR）

（6）伴有晕厥的束支传导阻滞患者，如果 HV 间期≥70ms 或在电生理检查中发现房室结下阻滞的证据，推荐永久起搏。（证据水平：C-LD）

2. **Ⅱa 类适应证**

(1) 未被证实晕厥由房室传导阻滞引起，在除外了其他可能的原因（特别是室速）引起晕厥的双分支或三分支阻滞患者。（证据等级：B）（证据水平：B-NR）

(2) 电生理检查时偶然发现 HV 间期明显延长（≥ 100ms）的无症状患者。（证据等级：B）

(3) 虽无临床症状，但电生理检查时发现 HV 间期明显延长（≥ 100ms）的双分支或三分支阻滞患者，应永久起搏。（证据水平：B-NR）

(4) 电生理检查偶然发现的并非生理因素引起的起搏诱导的希氏束下阻滞。（证据等级：B）

(5) 电生理检查时，心房起搏能诱发希氏束以下非生理性阻滞的双分支或三分支传导阻滞患者，应永久起搏。（证据水平：B-NR）

(6) 预期生存期 > 1 年的 Kearns-Sayre 综合征伴传导障碍的患者，应植入带除颤功能的起搏器。（证据水平：C-LD）

3. **Ⅱb 类适应证**

(1) 预期生存期 > 1 年的安德森 - 法布里（Anderson-Fabry）综合征，且 QRS 时限 > 110ms 的患者，可考虑植入带除颤功能的永久起搏器。（证据水平：C-LD）

(2) 无论是否有症状，双分支传导阻滞或任何分支传导阻滞患者合并神经肌源性疾病，如强直性肌营养不良、欧勃肌营养不良和腓骨肌萎缩症。（证据等级：C）

(3) 神经肌肉疾病（肌营养不良、Kearns-Sayre 综合征等）伴发任何程度的分支阻滞，无论是否有症状，可考虑永久起搏，因为传导阻滞随时会加重。（证据水平：C-LD）

(4) 心力衰竭、LVEF 轻中度降低（36% ~ 50%）且 LBBB（QRS ≥ 150ms）的患者，可以考虑 CRT。（证据水平 C-LD）

4. **Ⅲ 类适应证**

(1) 无房室传导阻滞或症状的分支传导阻滞患者。（证据等级：B）

(2) 无症状，合并一度房室传导阻滞的分支传导阻滞患者。（证据等级：B）

(3) 1 : 1 房室传导的单纯传导异常的无症状患者，如没有其他起搏植入适应证，不建议永久起搏。（证据水平：B-NR）

（四）心肌梗死急性期后

急性心肌梗死伴房室传导阻滞的患者，心脏起搏器的适应证在很大程度上取决于是否存在室内传导阻滞。与其他永久性心脏起搏适应证不同，伴发房室传导阻滞的心肌梗死患者不单以症状作为心脏起搏的主要条件，而且对需要临时起搏治疗者并不意味着将来一定需要永久性起搏治疗。急性心肌梗死伴室内传导阻滞，除单纯性左前分支传导阻滞外，近期及远期预后多数不佳，且猝死发生率增加。因此，考虑永久性心脏起持治疗时必须注意传导异常的类型以及梗死部位、心电紊乱与梗死的关系等。至于心肌梗死前已存在的束支传导阻滞对急性心肌梗死后病死率的影响，观点尚不统一。而左束支传导阻滞合并高度或三度房室传导阻滞、右束支传导阻滞合并左前或左后分支传导阻滞，则属预后不良的表现。

如果急性心肌梗死伴发的房室传导阻滞可望恢复或对远期预后无不良影响（如急性下壁心肌梗死时），则一般不需要植入永久性起搏器。ACC/AHA/HRS《2008 心脏节律异常器械治疗指南》及《心动过缓和传导异常患者的评估与管理中国专家共识 2020》心肌梗死急性期后患者的永久性起搏治疗适应证如下：

1. Ⅰ类适应证

（1）ST 段抬高心肌梗死后发生希氏束 - 浦肯野纤维系统内的伴交替性束支传导阻滞的持续二度房室传导阻滞，或希氏束-浦肯野纤维系统内或之下发生的三度房室传导阻滞患者。（证据等级：B）

（2）房室结下短暂的高二度或三度房室传导阻滞患者，合并束支传导阻滞。如果阻滞部位不明确，应行电生理检查。（证据等级：B）

（3）持续的症状性二度或三度房室传导阻滞患者。（证据等级：C）

（4）急性心肌梗死患者合并二度Ⅱ型房室传导阻滞、高度房室传导阻滞、交替性束支传导阻滞或三度房室传导阻滞时（持续的或房室结以下传导阻滞），推荐在观察期后行永久起搏治疗。（证据水平：B-NR）

2. Ⅱ a 类适应证

（1）Ⅱ a 类适应证：急性心肌梗死患者出现有症状或显著影响血流动力学的窦房结功能不全或房室结水平的房室传导阻滞，使用阿托品是合理的。（证据水平：B-NR）

（2）Ⅱ b 类适应证：即使没有症状的房室结水平的持续二度或三度房室传导阻滞患者。（证据等级：B）

3. Ⅲ类适应证

（1）无室内传导异常的短暂性房室传导阻滞患者。（证据等级：B）

（2）仅有左前分支传导阻滞的短暂性房室传导阻滞患者。（证据等级：B）

（3）无房室传导阻滞的新发束支传导阻滞或分支传导阻滞。（证据等级：B）

（4）合并束支传导阻滞或分支传导阻滞的无症状持续一度房室传导阻滞患者。（证据等级：B）

（5）急性心肌梗死患者出现一过性房室传导阻滞是能恢复的，不应植入永久起搏器。（证据水平：B-NR）

（6）急性心肌梗死患者出现新发的束支传导阻滞或单纯的分支传导阻滞，无二度或三度房室传导阻滞，不应植入永久起搏器。（证据水平：B-NR）

（五）儿童、青少年和先天性心脏病（先心病）

儿童、青少年和先心病患者永久性心脏起搏的最常见指征：①症状性心动过缓；②慢快综合征；③先天性或外科手术后的高二度或三度房室传导阻滞。尽管起搏治疗的常见适应证与成年人相似，但在考虑儿童和青少年患者（＜ 19 岁）是否需行永久性起搏治疗时，下列一些情况应注意：①相当一部分患儿合并先心病或为先心病手术后，其心脏循环状态不同于正常情况；②定义婴幼儿及儿童"心动过缓"的频率标准时，应考虑患儿的年龄；③先天性传导系统病变即便有显著的心动过缓，也可能无明显症状，尤其在婴幼儿，但确有不正常的病理生理学状态存在，如平均心率、QT 间期、心排血量和运动耐量等，应加以综合评估；④与心动过缓有关的症状在许多患儿为阵发性或短暂性，难以记录到，需反复多次记录动态心电图。先天性三度房室传导阻滞患儿症状可不明显，现有的研究已表明植入起搏器可改善这类患儿的预后。对儿童常见的长 QT 综合征，起搏治疗对长间歇诱发的心动过速有预防作用。对于儿童阵发性房性心律失常合并心动过缓，也是先心病术后常见的一种情况，使用抗心律失常药物治疗尤其是胺碘酮可导致心率进一步减慢及其他不良反应，起搏治疗可起心率支持作用。先心病手术后合并的高二度或三度房室传导阻滞预后很差，若传导阻滞持续 7d 以上，并且预期不能恢复者应植入永久性起搏器。ACC/AHA/HRS《2008 心脏节律异常器械治疗指南》儿童、青少年和先天性心脏病患者的永久性起搏治疗适应证如下：

1. Ⅰ类适应证

（1）高二度或三度房室传导阻滞患者，伴随症状性心动过缓、心室功能不良或低心排血量时。（证据等级：C）

（2）与年龄不相称的心动过缓导致相关症状的窦房结功能不良（sinus node dysfunction, SND）患者。心动过缓定义随患者年龄和预期心率变化。（证据等级：B）

（3）预期不能恢复或持续时间至少 7d 的心脏手术后高二度或三度房室传导阻滞患者。（证据等级：B）

（4）伴随宽 QRS 波逸搏心律、复杂室早或心室功能不良的先天性三度房室传导阻滞患者。（证据等级：B）

（5）先天性三度房室传导阻滞婴儿患者，伴随心室率＜ 55 次 / 分或心室率＜ 70 次 / 分合并先心病。（证据等级：C）

2. Ⅱa类适应证

（1）预防先心病合并窦性心动过缓患者房内折返性心动过速的复发，SND 可为自身先天性或继发于抗心律失常药物的治疗。（证据等级：C）

（2）1 岁以上先天性三度房室传导阻滞，平均心率＜ 50 次 / 分，心室有基本 RR 间期 2 倍或 3 倍的突然停搏，或存在变时功能不良相关的症状。（证据等级：B）

（3）复杂先心病伴随窦性心动过缓，静息心率＜ 40 次 / 分或心室停搏＞ 3s 的患者。（证据等级：C）

（4）窦性心动过缓或房室失同步所致血流动力学不稳定的先心病患者。（证据等级：C）

（5）先心病患者心脏手术后出现不明原因晕厥，曾有一过性完全性心脏传导阻滞，目前残存分支传导阻滞，在仔细评估除外其他晕厥原因后。（证据等级：B）

3. Ⅱb类适应证

（1）术后一过性三度房室传导阻滞，恢复窦性心律后伴残存双分支传导阻滞。（证据等级：C）

（2）无症状的先天性三度房室传导阻滞患者（儿童或青少年），伴随可接受的心室率和窄 QRS 波，且心室功能正常。（证据等级：B）

（3）先心病双心室修补术后的无症状性窦性心动过缓患者，伴随静息心率＜ 40 次 / 分

或心室停搏 > 3s。（证据等级：C）

4. Ⅲ类适应证

（1）术后一过性房室传导阻滞，之后恢复正常房室传导且无症状的患者。（证据等级：B）

（2）既往无一过性三度房室传导阻滞的先心病术后患者，出现无症状的双分支传导阻滞，无论是否合并一度房室传导阻滞。（证据等级：C）

（3）无症状的二度Ⅰ型房室传导阻滞患者。（证据等级：C）

（4）无症状的窦性心动过缓患者，最长 RR 间期 < 3s，且最小心率 > 40 次 / 分。（证据等级：C）

五、心脏起搏器的非常规适应证

（一）超敏性颈动脉窦综合征和神经心源性晕厥患者的起搏治疗

因颈动脉窦受刺激引起的心脏血管反应导致晕厥或先兆晕厥者称为超敏性颈动脉窦综合征。这个综合征可表现为：①心脏抑制反射，系迷走神经张力增高导致的窦性心动过缓或房室传导阻滞，或两者兼有；②血管抑制反射，系指继发于交感神经张力降低所致的血管扩张和血压降低，此效应与心率变化无关；③混合型，同时合并心脏和血管抑制反应。对单纯心脏抑制反射的颈动脉窦超敏患者，永久性起搏治疗可以有效地改善症状；对兼有心脏和血管反射的患者，在行起搏治疗前必须慎重考虑上述因素，旨在取得最佳的治疗效果。正常人颈动脉窦受到刺激时心搏可以减慢，但最长间歇应 < 3s。若患者有晕厥或先兆晕厥症状，行颈动脉窦按压出现窦性停搏和（或）房室传导阻滞，长间歇 > 3s，可诊断为超敏性颈动脉窦综合征。有研究表明，对老年人不明原因的晕厥应考虑本病的存在，一旦诊断明确，起搏治疗有预防作用。神经心源性晕厥系指各种临床情况下触发神经反射所致的自限性体循环低血压发作，其特征为心动过缓和血压下降，占晕厥发作的 10% ～ 40%。血管迷走性晕厥是这个综合征最常见的一种临床类型。对该综合征的心脏起搏治疗尚存在较大争议。约 25% 的患者主要是血管抑制性反射而无明显的心动过缓；另有较多的患者兼有血管抑制和心脏抑制。虽然已有资料表明心脏起搏治疗并不比药物治疗能更有效地防止晕厥发作，但若严格以直立倾斜试验结果为依据，提示患者的症状如主要是心脏抑制反射所致，则心脏起搏治疗可能对改善症状有益，如植入具有频率骤降反应功能的双腔起搏器，其疗效更为显著。ACC/AHA/HRS《2008 心脏节律异常器械治疗指南》超敏性颈动脉窦综合征和神经心源性晕厥患者的永久性起搏治疗适应证如下：

1. Ⅰ类适应证　自发的颈动脉窦刺激导致晕厥反复发作，并且颈动脉窦压迫可诱发心室停搏 > 3s。（证据等级：C）

2. Ⅱa类适应证　无明确颈动脉窦刺激因素的晕厥，伴有超敏性心脏抑制反应 ≥ 3s。（证据等级：C）

3. Ⅱb类适应证　症状明显的神经心源性晕厥患者，伴随记录到的自发或直立倾斜试验诱发的心动过缓。（证据等级：B）

4. Ⅲ类适应证

（1）无症状或症状不明确的颈动脉窦刺激所致超敏性心脏抑制反应患者。（证据等级：C）

（2）避免相关行为可有效预防的情景性血管迷走性晕厥（situational vasovagal syncope）患者。（证据等级：C）

（二）快速性心律失常的起搏终止和预防

由于心脏起搏可有效预防和终止心律失常，因此在某些情况下，植入永久性心脏起搏器可用于治疗阵发性室速和室上速。用一系列起搏方式包括程控刺激和短阵快速刺激可终止折返性心动过速（包括心房扑动、阵发性室上速、室速）。这类抗心动过速装置既可以监测心动过速，又可自动或由体外装置（如磁铁）启动一种起搏方式或程序。已证实在某些情况下，起搏能预防心动过速的发作。持续起搏能防止长QT综合征和阵发性心动过缓依赖性室速。起搏与β受体阻断剂联合应用，可缩短QT间期，有助于预防心脏性猝死。ICD联合超速抑制起搏应考虑用于高危长QT综合征患者。在接受抗心动过速起搏治疗之前，必须做各种试验，以确保起搏器的安全和可靠，不加速心动过速，不诱发室颤。接受抗心动过速起搏器者，通常为对抗心律失常药物无反应，或不能控制心动过速发作。永久性抗心动过速起搏器检测和终止室上速时，其起搏应在心房内进行，如用心室起搏终止室上速，多种不良反应都曾报道过。永久性抗心动过速起搏器作为单项治疗终止室速并不合适，应作为ICD的一种功能，当抗心动过速起搏无效或加速心动过速时，ICD能转复和除颤。心房同步心室起搏可以预防阵发性室上速的发作，但由于射频导管消融等技术的成熟，目前已极少应用。对于心动过缓需植入起搏器且合并房颤的患者，大规模的随机临床试验并没有得出一致的数据支持使用哪种心房起搏方式，甚至很少有资料支持对没有症状性心动过缓的患者使用心房起搏来治疗房颤。ACC/AHA/HRS《2008心脏节律异常器械治疗指南》快速性心律失常的起搏终止和预防的永久性起搏治疗适应证如下：

1. 永久性起搏器自动探测和终止心动过速

（1）Ⅱa类适应证：症状性、反复发作且可反复被起搏终止的室上速患者在导管消融和（或）药物治疗失败或不能耐受药物治疗时。（证据等级：C）

（2）Ⅲ类适应证：存在快速前向传导功能旁路的患者。（证据等级：C）

2. 起搏预防心动过速

（1）Ⅰ类适应证：无论是否合并QT间期延长的持续性停搏依赖性室速患者。（证据等级：C）

（2）Ⅱa类适应证：先天性长QT综合征的高危患者。（证据等级：C）

（3）Ⅱb类适应证：合并SND的症状性、药物无效的反复发作房颤患者。（证据等级：B）

（4）Ⅲ类适应证：①无长QT综合征和持续性室速的频发或复杂室早患者。（证据等级：C）②由可逆因素引起的尖端扭转型室速患者。（证据等级：A）

3. 起搏预防房颤

Ⅲ类适应证：没有其他永久性起搏器植入适应证的房颤患者。（证据等级：B）

（三）肥厚型心肌病（HCM）

早期非随机研究显示短 AV 间期的双腔起搏能降低左心室流出道压力梯度，并能改善一些肥厚型心肌病患者的症状。一项在 8 例肥厚型心肌病患者中进行的长期研究支持双腔起搏的长期获益。起搏停止后左心室压力梯度仍降低，提示起搏已经导致心室重构。2 个随机试验显示约 50% 的参加者出现主观症状的改善，但和左心室压力梯度降低无相关性，出现了明显的安慰剂效应。第三个随机双盲试验显示起搏不能改善肥厚型心肌病患者的总体生活质量，仅在老年患者（65 岁以上）中提示获益较多。目前没有足够的资料支持起搏能改善肥厚型心肌病的临床过程、存活或长期生活质量。因此，不支持在所有症状性梗阻性肥厚型心肌病患者中植入永久性起搏器。在伴随明显左心室流出道梗阻（静息时压差＞30mmHg，激发试验时压差＞50mmHg）的患者中起搏治疗获益较多。ACC/AHA/HRS《2008 心脏节律异常器械治疗指南》及《心动过缓和传导异常患者的评估与管理中国专家共识 2020》肥厚型心肌病患者的永久性起搏治疗适应证如下：

1. Ⅰ类适应证

（1）HCM 患者，具 SND 或房室传导阻滞起搏器适应证。（证据等级：C）

（2）梗阻性肥厚型心肌病外科切除或酒精消融术后，持续性二度Ⅱ型及以上的房室传导阻滞患者，出院前推荐植入永久起搏器。（证据水平：B-NR）

2. Ⅱ类适应证

（1）Ⅱa 类适应证

梗阻性肥厚型心肌病外科切除或酒精消融术后，临床评估需要起搏治疗，同时患者为猝死高风险人群，预期生存时间＞1 年的患者，应植入心律转复除颤器（implantable cardioverter defibrillator，ICD）。（证据水平：B-NR）

（2）Ⅱb 类适应证

①药物治疗效果不佳的症状性肥厚型心肌病患者，伴随明显静息或诱发的左心室流出道梗阻。（证据等级：A）

②当存在心脏性猝死危险因素时，应考虑植入 DDD-ICD，且适应证升为Ⅰ类。

③梗阻性肥厚型心肌病外科切除或酒精消融术后，发生传导阻滞高概率人群，可考虑延长心电监测时间。（证据水平：C-LD）

④梗阻性肥厚型心肌病外科切除或酒精消融术中可考虑行电生理检查，评估房室结传导功能，预测房室传导阻滞发生风险。（证据水平：C-LD）

3. Ⅲ类适应证

（1）药物可控制症状的肥厚型心肌病患者。（证据等级：C）

（2）无明显左心室流出道梗阻的症状性肥厚型心肌病患者。（证据等级：C）

（四）心脏移植后

心脏移植后缓慢性心律失常的发生率为 8% ～ 23%。对于心脏移植后患者缓慢性心律失常是一种不祥的预兆，可能会增加猝死的风险，尤其是当基础心率比预期高时，其最常见的缓慢性心律失常和 SND 相关。尽管约 50% 的缓慢性心律失常在 6 ～ 12 个月可以恢复，但为加快患者康复，一些心脏移植程序仍推荐，对于术后持续性缓慢心律失常应更积极采用心脏起搏治疗。在出现排斥反应的情况下，传导系统可能有局部炎症导致心动过缓和晕厥，起搏器植入对这些患者的致心律失常作用仍然不清楚。心脏移植后患者如出现不可逆的 SND 或房室传导阻滞，并具有前面提到的 I 类适应证时应植入起搏器。由于心率的改善会增加心排血量和变时功能，从而提高患者的一般状态。心脏移植后如果晕厥反复发作，即使反复评价结果为阴性也应考虑植入永久性起搏器，因为心动过缓的突然发作最终经常被证实，并且可能是移植血管病（transplant vasculopathy）的一个征象。ACC/AHA/HRS《2008 心脏节律异常器械治疗指南》心脏移植后患者的永久性起搏治疗适应证如下：

1. I 类适应证　没有希望自行恢复的持续性不恰当或症状性心动过缓患者，以及其他所有永久性起搏 I 类指征患者。（证据等级：C）

2. Ⅱ b 类适应证

（1）心脏移植后患者相对的心动过缓时间较长或反复发生，影响其恢复和出院的患者。（证据等级：C）

（2）即使没有记录到心动过缓的心脏移植后晕厥患者。（证据等级：C）

（五）心力衰竭

1. 心力衰竭起搏治疗的发展历程　心脏起搏用于治疗心力衰竭已有 30 余年的历史，发展过程可分为 5 个阶段：

（1）第一阶段：1990 年 Hochleitner 首次提出使用双腔起搏及短 AV 间期可以改善心功能，标志着心脏起搏治疗心力衰竭时代的开始。虽然随后研究显示疗效不一，但 1998 年 ACC/AHA 起搏指南中仍将药物难治性心力衰竭列为起搏的 Ⅱ b 类适应证。2000 年北美起搏与电生理学会（NASPE）最终否定了其疗效，指出双腔起搏用于慢性心力衰竭没有临床应用价值。

（2）第二阶段：20 世纪 90 年代初即开展了三腔起搏的一系列基础研究工作。直到 1998 年 Daubert 等首先成功地经心脏静脉植入了左心室心外膜起搏电极导线，才实现了左、右双心室同步起搏，即后来称为 CRT。2001 年，第一个商用双心室起搏装置在美国问世，次年得到美国 FDA 批准。期间及此后进行了多个临床试验，其结果证明双心室同步起搏可以改善伴 QRS 波时限延长心力衰竭患者的心功能，提高其生活质量。为此，2002 年 ACC/AHA/NASPE 将 QRS 波时限延长的心力衰竭列为双心室同步起搏的 Ⅱ a 类适应证。

（3）第三阶段：2003 年 JAMA 发表的荟萃分析、2003 年的 COMPANION 和 2005 年 CARE-HF 研究表明，CRT 不但能改善心力衰竭患者症状、减少住院率，同时也能明显降低心力衰竭患者的病死率。基于此，2005 年 ESC 和 ACC/AHA 制定的心力衰竭治疗指南相继将部分合并心脏不同步的心力衰竭列为 CRT 的 I 类适应证。

（4）第四阶段：2007 年 ESC 心脏起搏和再同步治疗指南和 ACC/AHA/HRS《2008 心脏节律异常器械治疗指南》均将心功能不全、左心室射血分数（LVEF）下降且 QRS 波时限延长的患者列为 CRT 的 I 类适应证，再次充分肯定了 CRT 的治疗意义。同时，基于日益丰富的循证医学证据，就房颤患者、起搏依赖患者、CRT-D 等特定人群的适应证进行了界定，进一步扩大了 CRT 的适应人群，拓展了 CRT 的适用范畴，提升了 CRT-D 的应用地位。

（5）第五阶段：基于 MADIT-CRT[6]、REVERSE[7] 和 RAFT[8] 的研究结果，2010 年 ESC 慢性心力衰竭器械治疗指南[9] 首次将新功能 II 级（NYHA 分级）的轻度心力衰竭患者列为 CRT 的 I 类适应证。2012 年 ESC 急性和慢性心力衰竭诊断与治疗指南[10] 和 2012 年美国心脏病学会基金会（ACCF）/AHA/HRS 心脏节律异常器械治疗指南[11] 将部分轻度心力衰竭患者也列为 CRT 的 I 类适应证，同时强调左束支传导阻滞（left bundle branch block, LBBB）图形患者 CRT 获益最大，对 I 类适应证中的 QRS 时限也有了更为严格的要求。2013 年 ESC/欧洲心脏节律协会（EHRA）制订的 2013 年心脏起搏和心脏再同步治疗指南[12]、2016 年 ESC 急性和慢性心力衰竭诊断与治疗指南[13] 以及 2018 年 ACC/AHA/HRS 心动过缓和心脏传导延迟患者的评估和管理指南[14]，均再次强调了 CRT I 类适应证人群的特征，即 LBBB 图形和 QRS 时限延长。同时，对房颤患者、起搏器升级患者、高比例心室起搏但 LVEF 轻度下降患者等特定人群的适应证级别进行了界定。近年来，相继推出了自动间期优化功能[15-18]、4 极导线[19-20] 和左心室多位点起搏（multipoint pacing, MPP）[21, 22]、希氏-浦肯野系统（希浦系统）起搏[23-26] 等新技术和新疗法。

2. 适应证　2021 年中华医学会心电生理和起搏分会（CSPE）联合中国医师协会心律学专业委员会（CSA）发布了心脏再同步治疗慢性心力衰竭的中国专家共识（2021 年修订版）[27]，其 CRT-P/CRT-D 的适应证如下：

（1）I 类适应证

①窦性心律、LBBB，QRS 波时限 ≥ 150ms，尽管接受了指南推荐的最佳药物治疗，但 LVEF ≤ 35% 的症状性心力衰竭患者，推荐植入有 / 无 ICD 功能的 CRT。（证据水平：A）

②符合常规起搏适应证，预计心室起搏比例 > 40%，LVEF < 40% 的收缩功能下降的心力衰竭患者，不论房颤与否，推荐置入 CRT。（证据水平：A）

（2）II a 类适应证

①窦性心律、LBBB，QRS 波时限 130 ~ 149ms，尽管接受了指南推荐的最佳药物治疗，但 LVEF ≤ 35% 的症状性心力衰竭患者，推荐植入有 / 无 ICD 功能的 CRT。（证据水平：B）

②窦性心律、非 LBBB，QRS 波时限 ≥ 150ms，尽管接受指南推荐的优化药物治疗，但 LVEF ≤ 35% 的症状性心力衰竭患者，推荐植入有 / 无 ICD 功能的 CRT。（证据水平：B）

③房颤、QRS 波时限 ≥ 130ms，尽管接受指南推荐的优化药物治疗，但 LVEF ≤ 35% 的症状性心力衰竭患者，若能保证双心室起搏或今后选择恢复窦性心律的治疗策略，应该

植入有 / 无 ICD 功能的 CRT。（证据水平：B）

（3）Ⅱb 类适应证：窦性心律、非 LBBB，130ms ≤ QRS 波时限 ≤ 150ms，尽管接受指南推荐的优化药物治疗，但 LVEF ≤ 35% 的症状性心力衰竭患者，可以考虑植入有 / 无 ICD 功能的 CRT。（证据水平：B）

（4）Ⅲ类适应证：QRS 波时限 < 130ms 且无右心室起搏适应证的患者。（证据水平：A）

（王　庆　马　路）

参 考 文 献

[1] 陈棋，易岂建 . 心脏永久起搏器研究进展 [J]. 儿科药学杂志，2020, 26(6): 58-60.

[2] 中国医师协会心律学专业委员会，中华医学会心电生理和起搏分会 . 无导线起搏器临床应用中国专家共识 (2022) [J]. 中华心律失常学杂志，2022, 26(03): 263-271.

[3] El-Chami MF, Shinn T, Bansal S, et al. Leadless pacemaker implant with concomitant atrioventricular node ablation: Experience with the Micra transcatheter pacemaker [J]. J Cardiovasc Electrophysiol, 2021, 32(3): 832-841. doi: 10.1111/jce.14881. Epub 2021 Jan 23.

[4] Schuchert A, van Langen H, Michels K, et al. Comparison of active and passive fixation of steroid emitting atrial electrodes [J]. Z Kardiol, 1996, 85(4): 255-259.

[5] 中华医学会心电生理和起搏分会，中国医师协会心律学专业委员会 . 心动过缓和传导异常患者的评估与管理中国专家共识 2020 [J]. 中华心律失常学杂志，2021, 25(3):185-211.

[6] Moss AJ, Hall WJ, Cannom DS, et al. Cardiac-resynchronization therapy for the prevention of heart-failure events [J]. N Engl J Med, 2009, 361(14): 1329-1338. DOI: 10.1056/NEJMoa0906431.

[7] Linde C, Abraham WT, Gold MR, et al. Randomized trial of cardiac resynchronization in mildly symptomatic heart failure patients and previous heart failure symptoms [J]. J Am Coll Cardiol, 2008, 52(23): 1834-1843. DOI: 10.1016/j.jacc.2008.08027.

[8] Tang AS, Wells GA, Talajic M, et al. Cardiac-resynchronization therapy for mild-to-moderate heart failure [J]. N Engl J Med, 2010, 363(25): 2385-2395. DOI: 10.1056/NEJMoa1009540.

[9] Dickstein K, Vardas PE, Auricchio A, et al. 2010 Focused update of ESC guidelines on device therapy in heart failure: an update of the 2008 ESC guidelines for the diagnosis and treatment of acute and chronic heart failure and the 2007 ESC guidelines for cardiac and resynchronization therapy. Developed with the special contribution of the Heart Failure Association and the European Heart Rhythm Association [J]. Eur Heart J, 2010, 31(21): 2677-2687. DOI: 10.1093/eurheartj/ehq337.

[10] McMurray JJ, Adamopoulos S, Anker SD, et al. ESC guidelines for the diagnosis and treatment of acute and chronic heart failure 2012: The Task Force for the Diagnosis and Treatment of Acute and Chronic Heart Failure 2012 of the European Society of Cardiology. Developed in collaboration with the Heart Failure Association (HFA) of the ESC [J]. Eur Heart J, 2012, 33(14): 1787-1847. DOI: 10.1093/eurheartj/ehs104.

[11] Tracy CM, Epstein AE, Darbar D, et al. 2012 ACCF/AHA/HRS focused update of the 2008 guidelines for device-based therapy of cardiac rhythm abnormalities: a report of the American College of Cardiology Foundation/American Heart Association Task Force on Practice Guidelines and the Heart Rhythm Society [J]. Circulation, 2012, 126(14): 1784-1800. DOI: 10.1161/CIR.0b013e3182618569.

[12] Brignole M, Auricchio A, Baron-Esquivias G, et al. 2013 ESC guidelines on cardiac pacing and cardiac resynchronization therapy: the Task Force on pacing and cardiac resynchronization therapy of the Euro-

pean Society of Cardiology(ESC). Developed in collaboration with the European Heart Rhythm Association(EHRA) [J]. Eur Heart J, 2013, 34(29): 2281-2329. DOI: 10.1093/eurheartj/eht150.

[13] Ponikowski P, Voors AA, Anker SD, et al. 2016 ESC guidelines for the diagnosis and treatment of acute and chronic heart failure: The Task Force for the   diagnosis and treatment of acute and chronic heart failure of the European Society of Cardiology (ESC). Developed with the special contribution of the Heart Failure Assoviation (HFA) of the ESC [J]. Eur Heart J, 2016, 37(27): 2129-2200. DOI: 10.1093/eurheartj/ehw128.

[14] Kusumoto FM, Schoenfeld MH, Barrett C, et al. 2018 ACC/AHA/HRS guideline on the evaluation and management of patients with bradycardia and cardiac conduction delay: a report of the American College of Cardiology/American Heart Rhythm Society [J]. Circulation, 2019, 140(8): e382-e482. DOI: 10.1161/CIR.0000000000000628.

[15] Baker JH 2nd, McKenzie J 3nd, Beau S, et al. Acute evaluation of programmer-guided AV/PV and VV delay optimization comparing an IEGM method and echocardiogram for cardiac resynchronization therapy in heart failure patients and dual-chamber ICD implants [J]. J Cardiovasc Electrophysiol, 2007, 18(2): 185-191. DOI: 10.1111/j.1540-8167.2006.00671.x.

[16] Ellenbogen KA, Gold MR, Meyer TE, et al. Primary results from the SmartDelay determined AV optimization: a comparison to other AV delay methods used in cardiac resynchronization therapy (SMART-AV) trial: a randomized trial comparing empirical, echocardiography-guided, and algorithmic atrioventricular delay programming in cardiac resynchronization therapy [J]. Circulation, 2010, 122(25): 2660-2668. DOI: 10.1161/CIRCULATIONAHA.110.992552.

[17] Martin DO, Lemke B, Birnie D, et al. Investigation of a novel algorithm for synchronized left-ventricular pacing and ambulatory optimization of cardiac resynchronization therapy: results of the adaptive CRT trial [J]. Heart Rhythm, 2012, 9(11): 1807-1814. DOI: 10.1016/j.hrthm.2012.07.009.

[18] Brugada J, Delnoy PP, Brachmann J, et al. Contractility sensor-guided optimization of cardiac resynchronization therapy: results from the RESPOND-CRT trial [J]. Eur Heart J, 2017, 38(10): 730-738. DOI: 10.1093/eurheartj/ehw526.

[19] Daubert JC, Saxon L, Adamson PB, et al. 2012 EHRA/HRS expert consensus statement on cardiac resynchronization therapy in heart failure: implant and follow-up recommendations and management [J]. Heart Rhythm, 2012, 9(9): 1524-1575. DOI: 10.1016/j.hrthm.2012.07.025.

[20] Ohlow MA, Lauer B, Brunelli M, et al. The use of a quadripolar left ventricular lead increases successful implantation rates in patients with phrenic nerve stimulation and/or high pacing thresholds undergoing cardiac resynchronization therapy with conventional bipolar leads [J]. Indian Pacing Electrophsiol J, 2013, 13(2): 58-65. DOI: 10.1016/s0972-6292(16)30605-2.

[21] Niazi I, Baker J 2nd, Corbisiero R, et al. Safety and efficacy of multipoint pacing in cardiac resynchronization therapy: the multipoint pacing trial [J]. JACC Clin Electrophsiol, 2017, 3(13): 1510-1518. DOI: 10.1016/j.jacep.2017.06.022.

[22] Leclercq C, Burri H, Curnis A, et al. Cardiac resynchronization therapy non-responder to responder conversion rate in the more response to cardiac resynchronization therapy with Multipoint Pacing(MORE-CRT MPP) study: results from Phase Ⅰ [J]. Eur Heart J, 2019, 40(35): 2979-2987. DOI: 10.1093/eurheartj/ehz109.

[23] Ajijola OA, Upadhyay GA, Macias C, et al. Permanent His-bundle pacing for cardiac resynchronization therapy: Initial feasibility study in lieu of left ventricular lead [J]. Heart Rhythm, 2017, 14(9): 1353-1361. DOI: 10.1016/j.hrthm.2017.04.003.

[24] Vijayaraman P, Herweg B, Ellenbogen KA, et al. His-optimized cardiac resynchronization therapy to maximize electrical resynchronization: a feasibility study [J]. Cir Arrhythm Elcetrophysiol, 2019, 12(2): e006934. DOI: 10.1161/CIRCEP. 118.006934.

[25] Huang W, Su L, Wu S, et al. Long-term outcomes of His bundle pacing in patients with heart failure with left bundle branch block [J]. Heart, 2019, 105(2): 137-143. DOI: 10.1136/heartjnl-2018-313415.

[26] Zhang W, Huang J, Qi Y, et al. Cardiac resynchronization therapy by left bundle branch area pacing in patients with heart failure and left bundle branch block [J]. Heart Rhythm, 2019, 16(12): 1783-1790. DOI: 10.1016/j.hrthm.2019.09.006.

[27] 中华医学会心电生理和起搏分会, 中国医师协会心律学专业委员会. 心脏再同步治疗慢性心力衰竭的中国专家共识 (2021 年修订版) [J]. 中华心律失常学杂志 , 2021, 25(06): 465-478.

第 20 章

老年患者心脏起搏器的植入技术

目前起搏器在植入技术方面，早已由过去的开胸经心外膜方法，发展到经静脉技术植入起搏导线。手术创伤小，操作更简单、更安全，给医师和患者带来很大便利。目前 95% 的起搏器埋植采用经锁骨下静脉穿刺技术植入电极导线。

一、手术设备和术前准备

（一）手术设备

1.**手术室** 起搏器植入手术属于植入器械的手术，容易感染，须在严格无菌条件下进行，以专门的手术室并配备紫外线和臭氧消毒装置最为理想，国内医院大多在专门的导管室完成手术。

2.**人员配备** 起搏器植入手术应由专门从事该项专业工作的技术队伍完成，包括受过专门训练、能正确处理各种心律失常、心肺复苏的专科医师，工程技术员和护士。相对固定人员有利于提高手术成功率、减少并发症。

3.**仪器设备**

（1）X 线机：要求性能要好，能以后前位和侧面等观察心脏影像，带影像增强器、电视屏幕及摄像等功能。

（2）起搏分析仪：起搏分析仪主要用于起搏导线定位时的参数测试，包括起搏阈值、心内 P/R 波振幅、阻抗等。目前有些起搏器程控仪有起搏参数测试功能。

（3）心电、血压监护仪：监测手术过程中心律、血压变化，观察起搏器是否能起搏并夺获心脏，便于及时发现及处理意外情况。

（4）除颤器及麻醉机：植入起搏器时，有时会发生恶性心律失常（如室速、室颤），这时除颤器是必不可少的。尤其是心功能差的患者风险更大。

4.**必需药品及其他器材** 手术室必须准备好抢救药品。有些患者可能合并其他器质性心脏病，手术室应准备好各种应对心脏意外的抢救药品、液体等。另外还应具备临时起搏装置、起搏器程控仪等。

（二）术前准备

1.**医师及患者准备**

（1）手术医师术前应核实患者植入起搏器的适应证，若有其他基础心脏病或影响植入起搏器的疾病，应积极纠正或控制。根据病情在术前决定起搏器型号、起搏方式（特殊情况在术中决定）及植入部位。并向患者及其家属说明植入起搏器过程中可能存在或出现的问题，争取患者及其家属理解并签字。

（2）按照无菌原则，术前进行颈、胸前清洁备皮，可预防性应用抗生素。若患者较紧张或焦虑，手术前晚上可适当给予镇静药物，让患者充分休息。如有必要，患者行手术前可禁食 6h。

（3）如果患者服用阿司匹林、氯吡格雷等抗血栓药物，在允许的条件下围术期尽量停用抗血栓药物。

2. 心导管室、手术室及其他相关物品准备

（1）术前要做好导管室或手术室清洁消毒，确保无菌操作的进行，进出导管室或手术室人员要穿戴专门手术衣、拖鞋、口罩、帽子等。

（2）根据术前讨论备好起搏器及电极导线，并核实与植入起搏器相关的测试仪、连接线及程控仪等配件到位。

（3）患者进入导管室或手术室前，应尽量排空膀胱；进入后应建立可靠的静脉通道，进行持续心电、血压、血氧检测，各种急救仪器（如除颤器、麻醉机等），药品及供氧装置准备到位，以防不测。

3. 麻醉　从静脉插管植入起搏器后，一般采取局部麻醉，除非是不能配合手术年龄太小的儿童和少数老年人，或者经心外膜植入起搏导线者采用全身麻醉。目前大多用不需要作皮试的 0.5%～1% 利多卡因进行麻醉（术前可用生理盐水进行 1 ： 1 稀释），注意剂量不要太大，不要超过 2mg/kg（体重），浓度太高可通过抑制 Na^+ 内流，促进 K^+ 外流而导致窦性停搏及完全性房室传导阻滞。如果单用利多可因麻醉不佳，必要时可联合应用镇静药，但需要麻醉师密切观察患者，以免引起呼吸抑制。亦可采用 2% 普鲁卡因，但应用前必须做皮试。

二、老年患者的心脏起搏器植入

心脏起搏器植入技术从 Senning 的开胸心外膜植入开始，至 Furman 经静脉植入经历了半个世纪的发展历程，到目前主要有 2 种植入方法：一种是心外膜植入，另一种是经静脉植入。前者需开胸将起搏电极导线直接固定于心外膜上，需全身麻醉；后者为经静脉将起搏电极导线置于心内膜，局部麻醉即可。目前约 95% 以上的起搏导线是经静脉插管植入的。心外膜植入电极导线主要应用于有起搏器适应证的心外科手术患者或不能经静脉系统植入者。下面主要介绍经静脉植入心内膜起搏技术。

经静脉植入起搏器技术的要点是：静脉选择，起搏导线固定，电极参数测试，连接并埋植起搏器。

静脉选择

常用的静脉有 8 条，左右各 4 条。近年来，不少中心采用经腋静脉穿刺植入起搏导线，可以减少血气胸等并发症[1]。浅静脉是头静脉和颈外静脉，深静脉有锁骨下静脉和颈内静脉。头静脉或颈外静脉需采用切开方法，锁骨下静脉和颈内静脉则采用穿刺技术。两种方

法各有利弊,头静脉切开较为安全,锁骨下静脉穿刺较为方便快捷。对于一位专科医师来说,必须掌握静脉切开和静脉穿刺 2 种方法。

1. 头静脉切开法

(1) 解剖位置:头静脉起自手背静脉网的桡侧,先沿前臂桡侧上行,后沿肱二头肌外侧上行,穿过锁骨的胸骨部近端到胸大肌附着处,并走行于三角肌和胸大肌之间,注入腋静脉。

(2) 手术步骤:①患者仰卧于 X 线手术台上,切口定位,对一侧胸前锁骨下胸壁的三角肌、胸大肌沟处进行局部麻醉。②沿麻醉部位在锁骨下 2 ～ 3cm 的胸三角肌沟纵行或斜形切开皮肤 3 ～ 5cm,钝性分离皮下组织和肌肉筋膜,暴露三角肌沟,在两肌肉的缝隙间有一层脂肪垫,头静脉就位于此脂肪垫下;剪开脂肪垫寻找头静脉,注意保持手术野止血良好,以便更好地找头静脉。头静脉粗细变化较大,10% ～ 15% 的患者血管较细,不易插管。大多数患者血管较粗能插入 2 根电极。③钝性分离头静脉 1.5 ～ 2cm 后,结扎静脉远端,近端绕一固定线。轻提固定线,用小剪刀在两线之间剪开头静脉一小切口,为血管的 1/4 ～ 1/3。④用静脉拉钩将小切口提起,注意动作要轻柔,避免拉断头静脉。将电极导线经切口沿头静脉送入,导线的指引钢丝要顶到头端。在进入锁骨下有阻力时,可拔出钢丝 2cm 或使患者手臂外展张开,注意导线易返回进入腋静脉;进入颈内或对侧锁骨下静脉,可在 X 线影像下操作。有少数导线难以进入头静脉的,可先行放置可撕裂外鞘,然后经外鞘管送入导线。

头静脉切开插管几乎没有并发症。多采用右侧头静脉,因为右侧头静脉距右心室近,导线行程短,容易插管,并且右侧插管有利于大多数医师操作。但对于大多喜欢活动右上肢的患者来说,会影响患者活动。10% ～ 15% 的患者头静脉比较细,不宜插入 2 根电极,因此我们还应该掌握另一常用方法,即锁骨下静脉穿刺法。

2. 锁骨下静脉穿刺法　1979 年开始锁骨下静脉穿刺后,由于方法简单、迅速及可靠,成为广大医师喜爱的手术方法。

(1) 解剖位置:锁骨下静脉是腋静脉的延续,长 3 ～ 4cm,直径 1 ～ 2cm,由第一肋外缘行至胸锁关节的后方,在此与颈内静脉相汇合形成头臂静脉。锁骨下静脉的前上方有锁骨与锁骨下肌;后上方则为锁骨下动脉,动静脉之间由厚约 0.5cm 的前斜角肌隔开;下后方为宽扁的第一肋骨。锁骨下静脉下后壁与胸膜仅相距 5mm,该静脉的管壁与颈筋膜、第一肋骨膜、颈斜角肌及锁骨下筋膜鞘等结构相连接,因而位置恒定,不易发生移位,利于穿刺,但管壁不易回缩,若术中不慎,易进入空气导致气栓。在锁骨近心端,锁骨下静脉有一对静脉瓣,可防止头臂静脉的血液逆流。

(2) 手术步骤:①患者仰卧于 X 线手术台上,取头高足低位(在头部或两肩胛部垫薄枕)以提高静脉压,利于穿刺,并偏向对侧。于一侧(左右侧均可)锁骨下第一肋间隙处进行局部麻醉。②根据手术医师习惯,锁骨下静脉穿刺可分 2 种情况:一是先行皮肤小切口,从切口中穿刺;二是先成功穿刺后切开皮肤。沿局麻部位切开皮肤,钝性分离皮下组织。用 18 号穿刺针连接盛有少量生理盐水的 5ml 注射器于锁骨中内 1/3 处进行穿刺,针尖与皮肤成 10° ～ 30° 夹角,针尖指向胸骨上窝,可用左手指触摸锁骨上窝作为参考线路。

也有学者主张在锁骨中点处进针，过于靠内，电极导线在锁骨与第一肋间容易被挤压撕裂，即锁骨下静脉挤压综合征。③选好穿刺点后沿既定方向进针，进针要缓慢，如针尖碰到锁骨可后退 0.5cm，向胸廓压低针杆 3～5mm 后再进针，针尖在锁骨与第一肋之间的疏松组织中通过，针筒始终保持负压。当穿刺针进入锁骨下静脉回流通畅后再插入少许后用另一只手固定针头，右手并取下针筒，注意针头不要移动位置。迅速将导引钢丝沿针孔送入锁骨下静脉。④钢丝进入锁骨下静脉后必须在 X 线透视下进行，大多数情况下导引钢丝可顺利进入上腔静脉，但有时会进入颈部静脉，可回撤并旋转钢丝改变前端方向重新进入。当导引钢丝经上腔静脉进入右心房后，最好也进入下腔静脉，以确保穿刺操作在静脉系统内，没有误穿动脉，拔出针头保留钢丝。⑤将可撕开鞘沿钢丝插入锁骨下静脉。若为单腔起搏，可将导引钢丝及可撕开鞘内芯全撤出，留置可撕开鞘，在 X 线透视下迅速将电极导线沿锁骨下静脉送入心脏，撤出并撕去可撕开鞘。若为双心腔起搏，目前常用的有 2 种方法：一是一针穿刺法，只将可撕开鞘内芯撤出保留钢丝及可撕开外鞘，将电极导线送入后把可撕开鞘拔出并撕去。重新将另一可撕开鞘及内芯沿保留的钢丝插入锁骨下静脉，拔出内芯和导引钢丝送入电极导线并撕去可撕开鞘。这样 2 根电极导线全部留置于右心房内。另一种是两针穿刺法，按第一次的穿刺方法重新穿刺锁骨下静脉，送入起搏导线。两种方法各有利弊，可根据习惯选择。

（3）注意事项：①有少数患者锁骨与第一肋间隙狭窄，锁骨下静脉穿刺困难，可能是因为穿刺点过于偏内侧，也可以在 X 线透视下进行穿刺，还必须掌握另一种静脉植入途径。②在少数情况下，穿刺后导引钢丝不能顺利进入，可能穿刺针已不在静脉内，可重新穿刺。有时导引钢丝进入穿刺针后既不能前进又不能后退。可能针尖嵌入钢丝螺纹中，此时不能用力硬拉，以防钢丝断裂，可先回撤针头再撤钢丝。有时锁骨下静脉发生狭窄或闭塞（原先有起搏导线需重新植入的多见），可经穿刺针静脉造影，以明确静脉狭窄程度。若不能通过可选择对侧静脉途径。③必须确保穿刺操作在静脉系统内。如果穿刺针误穿入锁骨下动脉，未送入鞘管，可拔出穿刺针局部压迫数分钟即可；若已送入扩张鞘，千万不可贸然拔出，否则会导致致命性大出血。应紧急请外科会诊。有报道可以通过逐渐缩小鞘管直径方法或球囊导管封堵、带膜支架封堵来解决，遇到此情况必须慎重处理。④若穿刺时患者感觉疼痛或有向上肢放射的感觉异常，说明穿刺针刺入臂丛神经附近，必须立即后撤针头。若穿刺针回抽为气体，可能进入胸膜腔或刺伤肺组织，回撤针头重新穿刺。术后应及时检查，并对症处理。在插入鞘管过程中，嘱患者必须平静呼吸，避免咳嗽，以防空气进入静脉发生气栓。⑤若已送入可撕开鞘于锁骨下静脉内，鞘管进入过深，在进入上腔静脉处撕开外鞘容易扭曲变形，电极导线难以通过。此时可回撤鞘管或应用导引钢丝与电极导线一起送入。

3. 颈外静脉切开法　位于颈部浅筋膜内，在胸锁乳突肌浅表面向下后斜行，至该肌后缘距锁骨约 0.5cm 处进入深筋膜汇入锁骨下静脉。在锁骨中点上 2～3cm 处进行局部麻醉并做一约 3cm 横切口，切开皮肤，分离到浅筋膜，在颈阔肌下面即可找到静脉。颈外静脉壁薄容易损伤，故应小心分离。颈外静脉插管后需经过长距离皮下隧道才能到达胸大肌表面与脉冲发生器连接。因此在操作中容易牵拉电极导线，发生移位。现在很少使用颈外静脉切开法，只有以上几种方法不能植入时才考虑此方法。

4. 颈内静脉穿刺法　颈内静脉伴随颈内动脉下降，初始在该动脉的背侧，后达其外侧，向下与颈总动脉（偏内）、迷走神经（偏后）共同位于颈动脉鞘内。颈内静脉上段位于胸锁乳突肌胸骨头内侧，中段位于胸锁乳突肌2个头的内侧，下段位于胸锁乳突肌胸骨头与锁骨头构成的颈动脉三角内。通过颈内静脉植入导线有2种方法，一是颈内静脉切开法，二是颈内静脉穿刺插管。目前多采用后者。从理论上讲颈内静脉各段均可穿刺，但其上段与颈总动脉、颈内动脉距离较近，且有部分重叠，尤其颈动脉在该段位置变化较大，故不宜穿刺。下段位置较深，穿刺有一定难度，但表面标志清楚，其位置在胸锁乳突肌二头与锁骨上缘形成的小三角内（锁骨上小窝）。中段位置较表浅，操作视野暴露充分，穿刺时可避开一些重要的毗邻器官，操作较安全，可选此段穿刺。

患者多取仰卧位，肩部垫枕使之仰头，头偏向对侧（穿刺多选右侧），操作者站于患者头端。在选定的部位处，先用5ml针管进行局部麻醉，继续试穿颈内静脉，以了解进针方向及进针深度。然后换用18号针头沿原来进针部位刺入，防止穿透静脉后壁，要求边进针边抽吸，有落空感并回血示已进入颈内静脉内。注意进针不应过深，麻醉药不宜过多，以免引起水肿不宜穿刺。当血液回流通畅后固定针头拔出针管，沿针孔导入钢丝。X线透视下钢丝经右心房一直进入下腔静脉。切开法同颈外静脉切开法，插入鞘管进电极导线同锁骨下静脉穿刺。

颈内静脉是上腔静脉系的主要属支之一，离心脏较近，当有心房舒张时管腔压力较低，故穿刺插管时要防止空气进入形成气栓；穿刺时穿刺针进入方向不可过于偏外，因静脉角处有淋巴导管（右侧）或胸导管（左侧）进入，以免损伤淋巴管和胸导管。穿刺针不可向后过深以免损伤静脉后外侧的胸膜顶造成气胸。选择右侧颈内静脉比左侧安全，且易成功，因右侧颈内静脉与右头臂静脉、上腔静脉几乎呈垂直位，插管进入颈内静脉后可继续向下垂直推进也相对安全。

5. 腋静脉穿刺法

（1）解剖位置：腋静脉是锁骨下静脉向外的延续，在锁骨内侧称为锁骨下静脉，出锁骨称为腋静脉。腋静脉全程均在锁骨下方的胸廓外经过，通常在大圆肌下缘处，由肱静脉内侧支延续而成，至第一肋外侧缘处移行于锁骨下静脉。根据其走行，以胸小肌上、下缘为标志将其分为三段：第一段：大圆肌腱下缘至胸小肌下缘；第二段：胸小肌上、下缘之间；第三段：胸小肌上缘及第一肋外侧缘，其内侧为第一肋间隙，外侧为腋动脉，腋动脉和腋静脉在第三段被前斜角肌隔开，前斜角肌的厚度为10～15 mm。

（2）腋静脉穿刺的优点：①解剖位置相对固定，容易穿刺，成功率高；②损伤腋动脉时因无骨性组织遮挡，容易压迫止血，特别适用于血管脆性大的老年人；③穿刺针与胸前壁成一定角度，有肋骨的屏障作用，故穿刺进入胸腔的可能性甚低，不用担心误穿胸腔内脏器；④远离胸膜顶，穿刺时比较安全，不易造成气胸；⑤腋静脉穿刺时起搏导线通过锁骨与第一肋骨的间隙时距离大，不形成挤压。

（3）方法：腋静脉穿刺方法有根据体表定位、X线透视定位、腋静脉穿刺盲穿法、静脉造影、超声引导、导丝引导等多种方法，下面介绍几种常用方法。

① Magney 体表定位法：先取两条线，一条是胸锁关节与肩锁关节的连线（A 线），另一条是胸骨角中心与肩胛骨喙突的连线（B 线），两个点分别是 A 线的内、中 1/3 交点（C 点）和 B 线的外中 1/3 交点（D 点）；取 D 点为穿刺点，针尖指向 C 点，与皮肤成 30°～45° 夹角，在 X 线引导下，在 C 点处刺入静脉，此点为腋静脉与锁骨下静脉移行处，深度以锁骨和第一肋骨的间隙为准。

② 盲穿法：选胸三角沟和喙突作为基本体表标志。喙突水平垂直于胸三角沟做一个约 2cm 的切口，在胸三角沟内侧 1～2cm 处进针穿刺。如未能进入静脉，则在透视下找到第一肋，针头指向第一肋，由内向外不断进针直至进入静脉。

③ 腋静脉造影＋导丝体表引导法：先行腋静脉造影，造影时行透视，将穿刺用的导引钢丝放置在静脉造影所显示的皮肤表面，并作记号，在记号引导下行腋静脉穿刺。

④ 超声引导法：目前国内外专家及指南越来越多地倡导超声引导下血管穿刺[2-4]，嘱患者仰卧，穿刺侧手臂外展 45°～60°，移动超声探头显示锁骨、第二肋和胸膜影像（图 20-1A），叠加彩色多普勒血流显像及脉冲多普勒探及腋静脉第三段血流频谱（图 20-1B），改变探头方向区分腋静脉、腋动脉（图 20-1C）并选择锁骨中线平面定位穿刺点。穿刺针与胸壁成 45°～60°，针尖向第二肋骨骨膜方向置入，运用纵轴或斜轴显影技术，显示针体和针尖，动态引导完成置管，置管深度为 14～16 cm。置管后超声检查导管位置、静脉内血流速度和静脉周围情况。

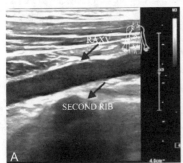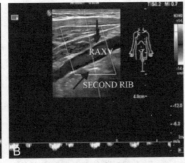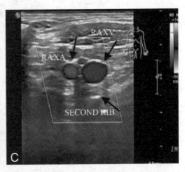

图 20-1 腋静脉及周围组织超声影像

A. 腋静脉与胸膜间有肋骨屏障相隔（箭头），位置相对固定和表浅；B. 腋静脉血流频谱多普勒（箭头），呈两相波形；C. 腋静脉和腋动脉相隔一定距离（箭头），不易误穿动脉。RAXV. 右腋静脉；RAXA. 右腋动脉；SECOND RIB. 第二肋骨

摘自：刘艳芳，王凤云，刘义超，等. 超声引导经腋静脉穿刺中心静脉置管的临床应用 [J]. 中国医学影像学杂志，2022，30（7）：738-742.

三、电极导线的固定及参数测定

电极导线固定的牢靠性取决于导线的硬度和头端的造型。目前电极导线大多属于聚氨酯导线，比较细小、柔韧。导线头的固定目前分为被动固定和主动固定。被动固定是靠其固定装置（翼状头、叉状头）牢固地固定于肌小梁中，主动固定是借助其头端的电极螺旋头，通过螺旋将电极头牢牢的旋入心内膜中。

（一）右心室导线固定

右心室电极导线目前主要放置于右心室心尖部和右心室流出道间隔部。长期以来由于右心室心尖部容易到达，易固定、移位率低，因此是常规的心内膜起搏部位，多采用被动固定方式。最近有研究表明右心室流出道高位间隔部起搏更接近生理性起搏，使患者更加受益，因此有许多医师采用右心室流出道起搏，流出道间隔部位起搏多采用主动固定方式。下面主要介绍右心室心尖部起搏。

若植入双腔起搏器，应首先植入右心室电极导线，然后再植入右心房电极导线。右心室电极导线的放置有以下几个关键步骤：①电极导线通过三尖瓣瓣口；②确定电极导线的植入部位并固定；③参数测定；④调整导线张力及预留长度。心室电极导线欲通过三尖瓣进入右心室有以下几种方法：

1. 弯钢丝法　是最常用的一种方法，将钢丝尖端弯成适当角度（30°～60°）。先用直钢丝将电极导线送入右心房内，抽出直钢丝送入弯钢丝，于三尖瓣口处旋转弯钢丝使尖端朝向右心室，推送导线及钢丝跨过三尖瓣口进入右心室流出道或肺动脉内，此时撤出弯钢丝送入直钢丝，缓慢撤回导线使其落入右心室心尖部，并根据参数调整到合适位置。固定后若轻拉导线，头端不会移动位置。

2. 直钢丝法　当导线进入右心房后，回撤钢丝2～3cm，使导丝前端恢复柔韧弹性，电极头顶住右心房侧壁，施与导线旋转力量，使电极后坐通过三尖瓣进入右心室。再将直钢丝顶到头，向前推送，使其嵌入心尖部的肌小梁中。导管操作动作应轻柔，避免损伤右心房侧壁，导线前端靠自身重力及血流作用进入右心室。

3. 转动体位法　导线进入右心房中部时候，让患者取右前斜位或左侧位，引导钢丝回撤2～3cm，使前端恢复柔韧并旋转导线，使导线头指向前端或顶住右心房侧壁，导线前端靠自身重力及血流作用进入右心室。

（二）右心房导线固定

右心房电极导线的固定一般在右心室导线固定好后进行。右心房壁肌小梁不如右心室心尖部发达，电极不易固定。因此多采用右心耳、冠状静脉窦或采用螺旋电极主动固定于心房壁和房间隔部位，目前最常用的心房起搏部位是右心耳，采用"J"型被动固定电极导线，右心耳难以固定、起搏阈值不好或外科手术切除右心耳的患者可采用主动固定或冠状静脉窦起搏。

1. 右心房"J"型电极导线固定　"J"型导线是根据右心房特点设计的，适合固定于右心耳，首先将直钢丝插入导线中顶到头端，"J"型导线尖端变直，然后将导线下送至右心房三尖瓣口的上方，并成游离状态，把钢丝缓慢回撤少许，导线尖端恢复自然弯度钩住右心耳（如果回撤太多导线尖端可能回缩成环状或泪滴状，钩不住心耳），然后旋转电极导线，使其牢固地固定于右心耳的肌小梁内并随心房收缩同步左右移动，再将钢丝全撤出导线。如果电极头固定不牢，需要重新放置。

2. 右心房主动固定螺旋电极导线　心房主动固定电极导线有"J"型螺旋电极导线和直

螺旋电极导线，"J"型电极头主要固定于右心耳，直螺旋电极可用于心房侧壁或房间隔部位的固定。"J"型螺旋电极导线主要借助"J"型钢丝将电极导线送至右心耳部。再根据体外旋转电极导线的圈数将电极导线旋出并固定好，直螺旋电极导线可以根据右心房结构的需要植入大多数部位（通过弯钢丝）。

3. 冠状静脉窦电极导线固定　右心房电极导线绝大多数固定于右心耳，但有些患者心房结构异常或做过心脏外科手术，因此需要把电极导线固定于冠状静脉窦内，但由于进入冠状静脉窦太深就成为左心室起搏，过浅容易脱位；故冠状静脉窦电极导线是特殊设计的，电极导线尖端带有一定的弯度，易使电极导线固定于冠状静脉窦内，最佳位置应该为冠状静脉窦口附近，此处起搏阈值较低，容易植入。植入时将电极导线的指引钢丝前端2～3cm弯成60°，使近端与远端的弧度方向基本一致，冠状静脉窦口在左前斜30°位于心脏下缘上方2～3cm与胸椎交界处。电极导线进入冠状静脉窦后会上下摆动。冠状静脉窦电极导线的尾端主要起固定作用，最近出现冠状静脉窦螺旋电极导线，将其旋于冠状静脉窦近端。有报道并没有增加冠状静脉窦破裂的风险。

（三）双腔起搏器导线固定

目前大多数患者需要植入双腔起搏器，这就需要植入2根导线。现在导线采用聚氨酯材料，因此比较细而柔软，大多数静脉都能容纳2根导线。固定时一般先固定心室导线再固定心房导线。如果先行植入心房电极导线，再操作心室电极导线时容易使其移位。

在电极导线固定过程中可能会遇到许多问题及特殊情况：

1. 有些患者心脏结构异常　如巨大右心房，右心房肥厚、Ebstein畸形、永存左上腔静脉、大量三尖瓣反流，此时电极导线难以跨过三尖瓣口或不易固定于心尖部。此类患者术前应该评估，可采用主动螺旋电极导线或让患者取左侧卧位，这样容易植入和固定。约0.5%的人群存在左上腔静脉，这些人中又有10%～17%的患者缺少右上腔静脉。因此在植入起搏器时电极导线不容易进入右心室。如果反复推送不能进入，就需考虑患者是否存在右上腔静脉，可造影显示，如缺如就需考虑心外膜电极导线。

2. 电极导线的翼状头钩住瓣叶　电极导线的翼状头有时在三尖瓣附近时会钩住瓣叶，此时可短促用力牵拉导线，避免大力撕裂三尖瓣，或插入弯钢丝至尖端通过旋转脱离三尖瓣。有时右心室电极导线容易误进入冠状静脉窦，因此必须在透视下确定：如侧位时电极导线尖端指向前方，说明在右心室内，指向后方可能在冠状静脉窦内；如进入右心室内有室早，进入冠状静脉窦则没有。送电极导线时，如果进入肺动脉后撤回心室的，肯定不在冠状静脉窦内。冠状静脉窦内起搏阈值较高，心室内阈值较低。

3. 电极导线固定于心内膜后　要患者深吸气及反复咳嗽，在X线透视下观察患者电极头是否移位；还需观察电极导线的张力，如深吸气或咳嗽时，导线张力过大，容易引起牵拉移位；如过于松弛，导线会在心脏内打圈或在呼气时脱位。

4. 采用主动固定电极导线时　螺旋电极头对心内膜具有损伤作用，有时测试阈值时不能即刻得到满意结果，大多需5～10min后方自动改善。如果测试参数不满意需调整电极导线，必须将螺旋完全旋回，否则有可能引起心肌穿孔、心脏压塞。

5. 电极导线在胸壁固定时也很重要　要用 8 号缝线双重结扎电极导线，注意结扎时需通过导线固定护套将导线缝于皮下组织，不能直接结扎导线表面，以免损伤导线的绝缘层或使导线断裂。

（四）参数测定

当电极导线到达并固定于心内膜的相应位置后，需进行起搏阈值的测试。这一点非常重要，如果起搏阈值不好，将影响起搏器正常工作。测试主要有起搏阈值、感知阈值、阻抗、P 波及 R 波振幅。如果是单极导线，其电极头与阴极连接，另一电极夹皮下组织与阳极相连或夹起搏器囊袋中的金属而与阳极相接。优点是囊袋偏内侧，不影响患者活动，但操作电极与阳极连接。测试项目有电压、电流、心肌阻抗、P 波及 R 波振幅，有条件可测斜率即电压和时间的变化。如 R 波振幅偏低，斜率亦低，则可能感知不足；若斜率测试正常，就表现为感知正常。因此斜率测试也很重要。起搏阈值在植入电极导线后会有变化，短期上升，2 周左右达高峰（可达刚植入时的 2 ～ 4 倍），然后开始下降，3 个月左右趋于平稳。目前多采用激素洗脱起搏电极导线，其起搏域值大多 < 0.5V。因此，要求脉宽为 0.5ms 时心房应 ≤ 1.5V，心室应 ≤ 1V，并尽量寻找电压输出阈值最小的部位。心肌对输入的脉冲有一定的阻力，成为心肌阻抗，其正常值为 300 ～ 1000Ω。阻抗太小可能出现短路，太大可能是导线连接不良或导线断裂。目前按需起搏器感知功能极为重要，临床要求 P 波振幅 ≥ 2mV，R 波振幅 ≥ 5mV。因此，电极导线的位置既要使起搏阈值低又要使 P 波及 R 波振幅高。如果各项参数不满意，可以重新寻找电极导线放置位置，至满意为止。电极导线应尽量避开膈神经走行位置，以免引起膈肌刺激现象。测试时常规在起搏电压 5 ～ 10V 时检查有无膈肌刺激现象。若有则应重新更换起搏位置。

四、起搏器囊袋制作与埋植

目前由于起搏器重量轻，体积较以前大为减小，绝大多数埋植于两侧胸前的任一侧。首先制作囊袋，与锁骨下第一肋间用 0.5% ～ 1% 利多卡因局部麻醉，做一个长约 5cm 的斜切口或横切口。钝性分离皮下组织至胸大肌筋膜层，在筋膜层上用示指和中指向内下方钝性分离制作一囊袋，大小与起搏器体积相符。制作时要严格止血，制作完成后如需进行其他操作可先填塞无菌纱布压迫止血。操作完成后将无菌纱布取出，并再次检查囊袋内有无出血、渗血，确定囊袋中无纱布及出血后，将已连接导线的脉冲发生器放入囊袋中。有些医师习惯先制作囊袋，从囊袋中进行锁骨下静脉穿刺。优点是免去制作皮下隧道，操作简单；缺点是囊袋靠外侧，影响患者活动且易磨损皮肤。也有些医师习惯做 2 个切口，一个静脉穿刺的小切口、一个囊袋切口。在静脉切口与起搏器切口之间做一皮下隧道，使脉冲发生器与导线连接，优点是囊袋靠内侧，不影响患者活动，但操作稍复杂。制作囊袋需注意以下几点：①囊袋必须到达胸大肌筋膜层，如太浅在皮下组织或脂肪内，容易使脂肪液化及磨损皮肤，太深接触胸大肌容易刺激肌肉抽动及并发血肿；②囊袋制作过程要严格止血，可采用电刀、结扎及压迫止血，以免出现血肿或继发感染；③囊袋大小要适宜，过大起搏器容易反转牵拉导线移位，单极则有可能导致不起搏现象；过小起搏器容易磨损周围组织；④导线多余部分要盘埋于起搏器下面，以免导线被磨损及以后更换脉冲发生器时切断或剪短电极；⑤脉冲发生器植入囊袋后要双层缝合，先缝合皮下组织及囊袋，再缝合皮肤。关闭后要加压包扎或沙袋压迫 8 ～ 12h。起搏器植入近期内尽量避免剧烈咳嗽、剧烈运动，以免引起导线脱位，并可根据情况预防性应用抗生素。

有少数年轻患者，为了美观不愿在前胸埋植起搏器，可在腋窝下做纵切口或在乳房下做斜切口制作囊袋，通过皮下隧道将导线与脉冲发生器连接。

五、其他起搏部位

（一）双心房起搏导线固定

双心房起搏主要用于有明确房内传导阻滞的患者。正常情况时，双侧心房的电活动有先后，但差别不大于 100ms。当右心房的电活动经 Bachman 束向左心房的传导明显延缓时，称为房内传导阻滞。在体表心电图上表现为 P 波增宽，带有切迹或呈双峰，P 波时限＞120ms。人群中房内传导阻滞少见，发生率约为 1%，其中 90% 的患者伴有器质性心脏病及左心房扩大。在需要植入永久性起搏器的患者中，房内传导阻滞的发生率达 10%，而在病态窦房结综合征伴有慢 - 快综合征的患者中发生率高达 32%。房内传导阻滞的患者房性快速性心律失常发生率明显增高。这种房性快速性心律失常表现为频繁发作，而抗心律失常药物，包括胺碘酮在内预防心律失常的发生效果不佳。

双心房同步起搏能消除房内传导阻滞，改变心房内激动传导顺序，也就去除了产生房颤的基质。但目前尚无成熟的永久性左心房起搏导线，多采用冠状静脉窦起搏替代左心房起搏。如冠状静脉窦起搏电极进入太深或进入其分支，就成了左心室起搏；如进入太浅，就容易脱出窦口。因此冠状静脉窦电极导线必须为特制电极导线或主动固定螺旋电极导线，其植入技术也相对较难（具体操作同右心房导线固定）[5]。植入成功后须将左右心房导线与 Y 型转接器连接，注意冠状静脉窦导线应与转接器的阳极孔连接，右心房导线与阴极孔连接。使右心房导线的顶部负极与冠状静脉窦电极导线顶部正极组成一对双极电极，再连接脉冲发生器。

（二）右心房双部位起搏

右心房双部位起搏可以减少房性期前收缩时心房间的传导时间，预防房颤的发生。右心房双部位起搏使心房同步，减少术后房颤的发生率。一项超声心动图的研究显示，DDDR 模式中高比例的右心房起搏会导致 LVEF 降低和左心房扩大，但右心房双部位起搏会减少这些不良结果。起搏部位多选择房间隔（Bachmann 束或右心房后间隔部位）或高位右心房多采用主动固定电极导线。

（三）右心室流出道间隔部起搏

右心室流出道影像学解剖：在左前斜 45°和右斜 30°投照下，将右心室流出道分为游离壁和间隔部，在左前斜 45°时，导线尖端指向右心室流出道后方（脊柱方向）为间隔部，指向前方（背离脊柱）为游离壁。

右心室流出道起搏需采用螺旋电极导线主动固定。手术方法及电极导线定位于心尖部基本相同，多采用弯钢丝法将螺旋电极头送到肺动脉内，然后回撤到右心室流出道。此过程必须在 X 线透视下进行，后前位时电极导线尖端指向右上方，左前斜 45° 时电极导线尖端指向脊柱。当确定电极头位于右心室流出道并接触良好后，将螺旋旋出根据体外旋转圈数固定于心内膜内（完全旋入心内膜或心肌后旋转电极用的弹簧夹固定几分钟后再松开，以防螺旋电极弹性回缩退出心内膜）。一般在电极导线送入心脏前，在体外将螺旋旋出再旋入，可检查电极导线旋转功能是否正常，又能测试完全旋出圈数。一般需要 8 ～ 12 圈（图 20-2）。

间隔部起搏的定位有时需要借助体表心电图的指导，间隔部起搏时Ⅰ、aVL 导联的QRS 波多呈 QS 型，Ⅱ、Ⅲ、aVF 导联多呈主波向上。游离壁起搏时Ⅰ、aVL 导联的 QRS波多呈 R 型，Ⅰ、Ⅱ、aVF 导联多呈主波向上。

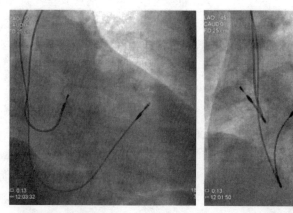

图 20-2　右前斜 30°（左图）和左前斜 45°（右图）电极导线的位置

（四）心外膜导线的植入

心外膜埋植电极导线进行起搏已很少应用，目前仅限于经静脉系统无法植入、心内膜电极导线反复脱位无法固定或需开胸手术的患者（如瓣膜置换术、先天性心脏病等）。开胸手术可直接将电极缝于心外膜上。单纯开胸手术植入电极可采用剑突下切口将电极导线植入右心室；也可以采用左侧开胸，较方便，于左侧第五肋间沿左肋缘至左腋前线做切口。最近有人亦采用胸腔镜植入心外膜电极导线。开胸方式植入心外膜电极导线需全身麻醉、损伤大，风险亦大，是万不得已之举。

六、术中及术后并发症的处理

自 1958 年第一例植入型起搏器手术以来，已逾 50 余年。毫无疑问，心脏起搏器在挽救患者生命和改善生活质量方面发挥了无可替代的作用。但其与任何其他治疗一样，也会出现我们所不期望的并发症。它可发生于手术过程中，也可发生在手术后。所幸的是，随着现代起搏技术的发展，这些相关的并发症很少致命。

对于心脏起搏并发症的分类，目前尚无统一的方法。有按发生时间早晚分为急性和慢性的；也有按临床表现分为与植入术有关的并发症，起搏器植入前症状的复发、继发于植入起搏器的症状和无症状的心电图异常。为便于叙述，本文将术中及术后的并发症综合描述。

（一）术中并发症

1. 锁骨下静脉穿刺并发症　经锁骨下静脉穿刺植入电极导线已被临床广泛采用，由于其毗邻锁骨下动脉、神经和肺尖，若操作不当可引起严重并发症。

（1）气胸：气胸是锁骨下静脉穿刺最常见的并发症。研究显示，气胸的发生率约为 1.97%，多与穿刺点偏外、穿刺过深和重复多次穿刺有关。如果发生气胸，在起搏器植入术中或术后 48h 可以出现临床症状，以下情况提示可能发生了气胸，锁骨下穿刺抽到气体、不能解释的低血压、胸痛和呼吸困难。锁骨下穿刺术后可疑气胸必须行 X 线胸片检查，观察有无气胸发生。如果肺压缩小于 30%，症状不明显，可不做特殊处理，但须严密观察，气体多于术后 1～2 周逐渐被吸收，如果肺压缩大于 30%，且症状明显，则应行胸腔穿刺排气。

（2）血胸：血管如锁骨下动脉和胸膜被刺破，则形成血胸或血气胸，这是锁骨下静脉穿刺的严重并发症，多需外科手术治疗。对于局部解剖结构可能存有变异者，外周注入造影剂和放射影像协助锁骨下静脉穿刺可以减少并发症。

（3）误穿锁骨下动脉：如果误穿锁骨下动脉（动脉血颜色鲜红、压力高），应退出穿刺针，局部压迫数分钟，一般无严重后果；如果贸然植入扩张管，不可匆忙拔出，以免发生严重后果，应外科介入缝合动脉创口。因此，锁骨下静脉穿刺成功后，应在 X 线透视下确认钢丝已进入下腔静脉，方可进入扩张管和套管。

（4）静脉空气栓塞：静脉空气栓塞较为少见。穿刺或切开大静脉如颈内静脉、锁骨下静脉时，患者深呼吸或咳嗽时胸腔成为负压，空气可能从静脉穿刺口吸入形成空气栓塞。气体不多时可无明显症状，于 5～10min 后被吸收；气体多时可致急性呼吸窘迫、低血压、低氧血症和心搏骤停。预防的方法是穿刺时取头低足高位或嘱患者呼气后屏气，避免深呼吸。

（5）其他可能出现的并发症：包括动静脉瘘、胸导管损伤、臂丛神经损伤和皮下气肿等。尽管这些并发症很少出现，但只要选择经典锁骨下静脉植入起搏器，就应熟知这些并发症。

2. 心肌穿孔　根据电极导线的植入部位，心肌穿孔多发生于右心室。其发生率国外报道约为 0.98%，常与操作电极导线的手法和患者的临床状况有关。心脏过大、心室壁薄、心功能差者（如扩张型心肌病、老年人）较易发生。

心肌穿孔可以是无症状的，或因起搏阈值升高而被发现，也可表现为：①心包炎的表现，如心前区疼痛和（或）心包摩擦音；②刺激肋间肌或膈肌，表现为胸腹部肌肉跳动；③完全性或间歇性心室夺获和感知丧失；④心包积液、心脏压塞的表现。

导线致心肌穿孔的处理，取决于起搏系统的功能和临床后果。如超声心动图提示少量积液且无血流动力学症状，可在超声心电图监测下严密观察。心肌穿孔引起血流动力学变化，则必须紧急处理。如果临床表现和超声心动图都提示心脏压塞，应做心包穿刺引流；症状解除后通常留置猪尾巴导管，以防再次发生血流动力学障碍，并准确记录引流量。如心包腔内无继续渗液，可在 48～72h 拔除引流管，并对患者进行密切观察和定期超声复查。如起搏阈值稳定，可不必调整导线位置；起搏阈值高，则应回撤导线，重新调整导线的位置。任何时候回撤心肌穿孔的导线，都可能导致心包积血。

3. 心律失常   导线植入时常见的并发症是操作导线所致的室上性或室性心律失常。这种心律失常通常是一过性的，调整导线位置即可消失，很少持续存在。心房导线的操作很少引起持续性房性心动过速（房速）、房扑或房颤。轻轻操作电极导线顶向心房壁或使用超速起搏有时即可终止房速；房扑和房颤的处理则较为困难，可能需使用抗心律失常药或行直流电复律以恢复窦性心律。操作心室电极导线时，短暂的室性心律失常较为常见，通常也较易控制。有自发持续性室速史的患者，心室电极导线的操作可能再次诱发室速。因此，在行起搏器植入术时必须行心电监测，并有相应的抢救设施和除颤器备用。植入术后早期，由于导线与心肌接触面的刺激，可能出现室性期前收缩，称为顶端期前收缩（tip extra systoles）。通常与心室起搏图形相同，一般在植入术后 24h 内消失，极少需要处理。

除心动过速外，也可发生缓慢性心律失常。对间歇性房室传导阻滞和左束支传导阻滞的患者，导管操作时损伤右束支可引起完全性房室传导阻滞。心动过缓多见于测试起搏阈值时，通常由起搏心律超速抑制所致。对可能发生心脏停搏或完全性房室传导阻滞的高危患者，谨慎的术者主张先行临时起搏器植入术或放置体外电极板行经胸体外起搏，以策安全。

4. 起搏导线误植入左心室   经静脉起搏导线误植入左心室者并不少见，最常见的原因是导线经未闭的房间隔或室间隔进入左心室；也可能经误穿的锁骨下动脉植入起搏导线。如果心室导线抬高，应怀疑在左侧，即导线在心房最低部位之上时入左侧，侧位或左侧位透视或摄片可清楚显示其位置，此时导线靠右方。导线进入左心室的潜在危险是血栓栓塞。虽然，右心室导线所致小的血栓栓塞也并非罕见，但其很少引起明显的临床征象。相反，体循环系统任何小的血栓栓塞都可能导致灾难性的后果。因此，对导线误植入左心室应予以重视。对于没有右向左分流的患者，如果术后几天内发现导线误植入左心室，应撤回导线重新放置。对伴有右向左分流的患者，应考虑植入心外膜电极导管。如最初几天内未发现导线误植入左心室，这一并发症则可能在相当长一段时间内被忽视。如数月后被发现，处理方法需个体化。导线在左心系统，必须用华法林抗凝，并告知患者有发生血栓栓塞的潜在危险。尽管尚有争议，仍应考虑拔除导管。由于拔除导管的过程中可能发生小血栓脱落导致栓塞的危险，有些学者主张开胸直视下拔除导管。然而，那些有丰富拔除导线经验的专家则认为发生栓塞的危险很小，可以使用标准的方法拔除导线。

5. 导线尾端与脉冲发生器连接不紧   导线尾端与脉冲发生器接口连接不紧可致间歇性或完全性起搏失灵，通常是由于导线植入脉冲发生器时连接不紧所致。放射影像学可以帮助诊断。

6. 导线损伤   起搏器植入术中的导线损伤比实际认识的更常见，锋利的手术刀或剪刀很容易损伤起搏导线，且修复困难。聚氨酯导线易被结扎线直接固定所损伤；为安全起见，几乎所有聚氨酯导线都配有保护套或"蝶状"套，应用其包住导线再固定于有支撑力的组织上。在植入术中，钢丝也可损伤导线，即过度用力可使钢丝打折而穿破导体和周围的绝缘层，如发生这种情况，应另换一根新钢丝再重新操作。

7. **膈神经刺激**　如果心肌电极导管置于心包附近太靠近膈神经则可引起膈神经刺激，如术中发现应将电极导管置于离膈神经远一点的位置。右心耳的"J"型导线移位或主动性固定导线在右心房侧壁，则可刺激右侧膈神经；右心外膜电极在右房外侧太靠近隔神经表面，亦可刺激膈神经。移走和重新调整导线位置，可消除此并发症。

8. **膈刺激**　膈刺激和膈神经刺激虽然结果相同，但并发症是不一样的。从脉冲发生器发出的非生理性能量经壁薄的右心室传导，直接刺激下面的膈肌，也可因电极进入右心室壁或急性右心室穿孔而刺激膈肌，右心室穿孔还可出现起搏失夺获。

起搏器植入时，当导线固定后常规给予电压为 10V，脉宽为 0.5ms 的起搏刺激，观察患者有无胸部或腹部跳动；如有跳动则需重新定位。个别患者虽经上述测试，仍于手术结束后出现膈肌刺激，多于左侧卧位时发生，也有与体位无关者。可能与心内导线移位有关。经 1～2 周后逐渐减轻，甚至消失，症状持续存在者，可通过体外程控降低输出电压至既能有效起搏又可避免膈肌刺激的理想值。如仍不能消除膈刺激，患者症状明显，烦躁不安，则需手术调整和固定导线。

9. **麻醉意外**　植入永久心脏起搏器手术通常采用局部麻醉，常用的麻醉药物是 2% 利多卡因。局部麻醉时应注意麻醉药物勿入血管，少数患者可能对麻醉药物过敏，如发生严重过敏甚至休克，应及时处理。

（二）术后并发症

1. **血肿形成**　植入术后的血肿形成是与装置植入相关的最常见的并发症之一。尽管其发生常与植入技术相关，有时即使有经验的医师也难以避免。其发生的原因主要有：①筋膜撕裂，在皮下组织和肌肉之间的筋膜通常血管较少，但有时也会有血管穿行其间。因此，分离或撕裂筋膜至皮下组织或肌肉都可能伤及小动脉、小静脉和毛细血管，引起出血、渗血，并在囊袋内形成血肿。②动脉出血，囊袋内的动脉出血最引人注目，其迅速发展形成血肿；严重者沿组织间隙扩展致囊袋扩大或因张力过高致缝合的切口裂开。③静脉血逆流，心力衰竭、瓦氏动作和咳嗽等可致静脉压升高，血液沿电极导管逆流入囊袋形成血肿。血肿形成后便发生溶解和机化。溶解形成的小碎片增加囊袋内渗透压，致液体回流入囊袋，从而引起出血性渗出。严重者，随着出血性渗出的增加，囊袋内的张力不断升高，可致囊袋沿夹层扩展或致缝合的切口裂开。这与严重的动脉出血所致的血肿一样，都需重新手术予以纠治。

起搏器植入术后局部淤血较为常见，无论面积大小，如果不继续扩大，可只进行观察。这种情况在应用抗凝或抗血小板治疗的患者中尤易出现。阿司匹林、氯吡格雷等是常被忽视的引起淤血的药物。术中严密止血极为重要。对于服用抗凝药的患者，应等凝血酶原时间接近正常、INR 控制在 1.5～1.7，再进行植入手术。血肿形成可表现为局部疼痛、肿胀隆起，触诊可有波动感。对早期的轻度血肿可采用局部压迫如沙袋加压，可使出血停止，血肿逐渐吸收；不主张引流，以防增加感染的机会，但应严密观察。

如局部囊袋很紧，皮肤肿胀、饱满，波动感明显，可在严格消毒无菌的条件下抽吸血液；但应避免重复抽吸，以免增加感染机会。也有作者反对抽吸血肿，认为血肿是无菌的，即使注意无菌技术，还是会增加感染的机会。

囊袋血肿的再手术率为0.1%～0.5%如经局部压迫仍不能止血且疼痛明显的严重血肿，有切口裂开的危险，应考虑尽早重新打开囊袋，清除血肿，并找到出血的血管严密结扎止血。避免长时间观察，延误处理的时机。未经处理的血肿可引起伤口裂开、起搏器移位、局部皮肤溃破和感染。

2. 感染　起搏器植入术后感染的发生率应＜2%，大规模资料的感染发生率＜1%。感染的发生多与以下因素有关：①手术时无菌操作不严格，切口或起搏系统污染；②手术时间过长；③脉冲发生器过大、囊袋过小，造成局部压迫缺血或磨破皮肤；④囊袋内血肿形成，为细菌繁殖创造了条件。术中认真、规范的手术操作和贯穿始终的无菌观念，对于避免感染至关重要。对于术前、术后预防性应用抗生素尚有争议。多数研究表明，预防性应用抗生素患者与未用抗生素患者的感染发生率并无差别，临床实践中，可根据具体情况处理。

起搏系统的感染应尽早发现和正确处理，其表现如下：①起搏器囊袋的局部炎症和脓肿形成；②起搏系统部分磨破皮肤并继发感染；③发热和血培养阳性伴或不伴其他部位感染灶。

临床上最常见的是脉冲发生器周围的局部感染，脓毒症并不多见。术后早期感染多由金黄色葡萄球菌引起，常发生于植入术后的数周内，并伴有发热和全身症状，多与局部脓液积聚有关。后期的感染系表皮葡糖球菌所致，可发生于植入后数月至数年，发展较隐匿，常无发热和全身症状。Hayes等认为，对于这2种细菌所致的感染，均应取出整个起搏系统包括脉冲发生器和导线，方能控制感染。早期和晚期的感染也可由其他细菌引起（包括真菌）。1/3～1/2的感染发生于新植入者，其余的发生于再次手术行脉冲发生器更换和导线重新植入者。

感染发生后，细菌可黏附于起搏系统（如电极导线）的表面形成菌落，其表面覆盖的分泌物具有防止机体和抗菌药物攻击的作用。因此，单用抗生素治疗常难以奏效，最彻底的解决方法是将起搏系统全部取出。感染的起搏器取出后如何处理尚存争议。一种是起搏器取出后立即在远离感染的部位重新植入新的起搏系统；另一种方法是先取出感染的起搏系统，如果需要，即行临时起搏术，待感染基本控制后在对侧植入新的起搏系统。电极导线感染所致的结果，可轻至局部皮肤溃破（erosion）形成窦道，重至危及生命的全身感染（败血症）。如不拔除电极导管，持续感染所致的病死率可高达66%。因此，即使在老年的高危患者，如果必要也应行导管拔除术（包括开胸拔除导管）。

3. 皮肤粘连和溃破

（1）脉冲发生器与皮肤粘连（skin adherence）：强烈提示感染，囊袋可能保不住。如果皮肤接近磨破（太薄以至于近透明），应紧急处理，一旦皮肤溃破则感染难以避免。发生皮肤粘连前，起搏器可以轻轻移动，此时如无感染，清创并重新缝置囊袋多可获成功。

原位置和原起搏器也可重新使用。皮肤粘连发生后，炎症反应随之发生；同时，细菌穿过皮肤污染囊袋。因此，皮肤发生粘连后，囊袋的处理原则同皮肤溃破。

（2）皮肤溃破（erosion）：是指囊袋表面的皮肤失去完整性致起搏器系统外露的现象。尽管皮肤溃破常发生于起搏器植入术后很长时间，但常与植入技术有关。皮肤溃破并不常见，常由以下因素引起：①起搏器囊袋无痛性感染；②手术时囊袋制作过小；③起搏器植入过于表浅，尤其是在儿童和瘦小的成人，这些人缺少皮下脂肪，即使囊袋足够大，局部皮肤仍显"紧张"；④起搏器植入过于靠近腋窝侧。感染是皮肤溃破最常见的原因，其他原因较少见。当皮肤溃破发生时，对原植入部位的外科修复是唯一的选择。如合并感染，整个起搏系统包括脉冲发生器和电极导线必须取出；然后，在远离感染的清洁部位重新植入新的起搏系统；如不伴感染，可以对原植入位置进行修复，扩大囊袋，修复皮肤使其满意覆盖。即使没有脓性分泌物，感染也可能存在；因此，应在术前细菌培养阴性后方可行囊袋修复。

4. 电极导线移位和微移位 电极导线移位是经静脉植入起搏器最常见的并发症。随着起搏工程技术的发展，导线的结构和功能得到不断的改进，导线的移位率明显降低。一般认为，对于心室导线来说，因各种原因需再次放置导线的比率应 < 2%；心房导线应 < 3%。导线移位可分为完全移位和微移位。完全移位在 X 线下可以发现导线离开原植入位置，心电图可见不起搏及不感知现象。微移位在 X 线检查时不易发现，心电图可显示起搏和（或）感知不良，程控仪检查时可发现导线阻抗明显增高。导线移位的发生与导线的设计、心内膜结构光滑、过早活动等因素有关，但与植入者的经验关系更大。

5. 疼痛 起搏器植入后在植入部位会有局部不适，通常会逐渐减轻，一般给予镇痛药（如对乙酰氨基酚）即可缓解。偶尔有些患者会主诉囊袋内或附近疼痛，且程度可能较严重。最坏的情况是切口正常愈合过程中，患者剧烈体力活动诱发疼痛。这类患者植入术后疼痛缓解常需较长的时间。如体力活动诱发局部疼痛，调整用力体位则可缓解疼痛。嘱患者继续活动，疼痛快速复现。长期疼痛并不正常，如患者主诉长期疼痛应认真对待。胸壁疼痛可能伴其他症状，如慢性胸壁疼痛或致肌肉痉挛、颈部肌肉痉挛可致胸腔出口综合征（thoracic outlet syndrome）、胸大肌痉挛可致手臂运动不适和其在肱骨附着处局部的触痛。

疼痛的诊断主要依据病史和体格检查，尚缺乏精确的辅助检查手段。疼痛的原因包括神经受累、瘢痕组织的炎症、脉冲发生器的移位和肌肉 - 骨骼系统的损伤。

与体力活动无关的疼痛可能是神经受累所致；取出脉冲发生器和导线，重新植入到对侧。瘢痕组织的炎症通常是明显的，常呈明显的红色并伴有触痛。使用激素减轻炎症反应，可最终缓解症状。与肌肉 - 骨骼系统损伤相关的疼痛主要是最初缝制囊袋的位置和脉冲发生器移位所致，囊袋过于靠近三角肌 - 胸大肌肌间沟，致脉冲发生器损伤毗邻组织是常见的原因，可通过触诊和向正中移动手臂诱发疼痛确诊。与脉冲发生器移位有关的疼痛并非移位本身所致，而是移位致新的解剖位置损伤的结果。如肋骨和肋骨 - 软骨交界处的损伤是最常见的原因。在其他部位重新制作皮下或胸大肌下囊袋是有效的解决办法；胸大肌损伤的另一个原因是局部缝合、撕裂或破溃的结果。绝大多数患者表现为典型的肌肉痉挛痛，胸大肌肱骨附着端触痛；颈部肌肉痉挛也并非少见。随着肌肉损伤的愈合，疼痛逐渐消失。

6. 体外电磁干扰（electromagnetic interference，EMI） 起搏器和其他电子仪器一样

也可能受到体外电磁干扰。尽管随着起搏工艺的提高，现代起搏器的屏蔽功能已大为提高，但从谨慎角度来讲，实际生活中还是应该重视。

目前所知可能产生 EMI 的有射频导管消融术、电灼术、电除颤术、体外碎石术、磁共振成像术、放射性治疗、经皮神经刺激术及雷达、电弧焊机、电按摩器等。

当起搏器发生 EMI 抑制可能引起心动过缓，表现为头晕、乏力，甚至晕厥。应快速终止 EMI 或迅速撤离该场所。如因医疗关系必须接受该诊断或治疗措施时，可将起搏器程控为 VOO 或 DOO 方式解决。

7. 肌电干扰　肌电干扰较 EMI 更为普遍，单极起搏系统容易受到影响。骨骼肌（胸大肌）等肌电干扰的发生率可达 30%～85%，但出现症状的只占 15%～20%。诊断方法是：①详细询问病史，如植入起搏器后是否有头晕、乏力、黑矇、晕厥症状及症状发生前后的活动状况；②心电监测下行肌电干扰试验，如使患者双手掌对推或推墙壁、左手压右肩或右手压左肩、仰卧位双手支撑起坐和乏氏动作等，如试验过程中一过性的电脉冲不发放，患者出现相关症状，可将脉冲发生器程控为触发式（如 AAT、VVT）或非同步方式。如仍有症状，可行动态心电图检查以助诊断。对具极性程控功能的起搏器，如电极导线为双极的，将原设的单极程控为双极可能解决肌电干扰问题。

8. 肌肉刺激　肌肉刺激是单极起搏系统可能发生的问题，此时脉冲发生器为阳极，刺激附近的骨骼肌可引起局部肌肉跳动，给患者带来不适和烦恼；而双极起搏系统则不会发生。脉冲发生器带棱角，体积小，容易发生此并发症。肌肉跳动的原因可能是脉冲发生器外壳绝缘不良、导线绝缘层破损或输出电压过高引起漏电所致。通过降低输出电压或给脉冲发生器装上绝缘套可解决问题。

9. 电池提前耗竭　电池耗竭是预期会发生的，由于脉冲发生器的能量供应是消耗性的，因此大多数情况下不应归于并发症。但如果脉冲发生器电池耗竭比预期寿命提前出现，则应当查明原因。电池提前耗竭可能是程控为不必要的高输出或由于导线完整性丧失导致过量电流外漏所致；少数也可能与电路障碍有关。如果电池耗竭非常严重，不能单靠程控脉冲发生器来解决。电池耗竭晚期程控起搏器，有时可致输出突然完全丧失。解决的方法是更换脉冲发生器及破损的导线。

10. 起搏频率"奔放"　这是一种危及生命的严重并发症。由于电子元件失效、电池耗竭、电路不稳等原因，脉冲发生器突然发放快而不规则的电脉冲信号，频率可达 100～400 次／分，常导致快速而不规则的室性心律失常如室速和室颤。这种并发症在 20 世纪70 年代以前曾高达 2%～4%，其病死率可达 30%～40%。目前，由于起搏器电路设计的改进，这种并发症已极少发生，国外报道其发生率已降至 0.04%。同时，现代起搏器由于内置安全电路，设定了上限频率限制（如 140 次／分）。这样，即使发生了起搏频率"奔放"现象，也多不会导致严重后果。

对于这种并发症，可通过使用程控仪将起搏输出减少至失夺获、使用磁铁置于脉冲发生器上使其转为固定频率模式等方法解决；经皮切断导线是可选用的最后一项措施，可毁坏起搏系统，如患者无有效的逸搏心律，在无紧急体外起搏或临时起搏支持下，这样处理可能因心脏停搏而致严重后果。

11. 旋弄综合征（twiddle syndrome）　旋弄综合征是指植入起搏器患者有意或无意地触弄脉冲发生器，可致起搏器转位、导线扭曲，最终引起导线断裂或移位。脉冲发生器通常不受损害。旋弄综合征通常因起搏器囊袋过大或起搏器移位，使起搏器在囊袋内过于松弛所致。因此，发生这种情况应重新处理囊袋。用缝线充分固定脉冲发生器或用衣袖套固定导线于皮下筋膜，可防止这种情况的发生。也有建议将脉冲发生器放入一个合适的涤纶袋内，通过促使组织向内生长和稳定脉冲发生器，减少起搏系统的移位和扭转。

12. 起搏器综合征（pacemaker syndrome）　起搏系统功能正常，但却出现血流动力学障碍，患者出现明显症状或限制患者获得最佳功能状况的现象，称为起搏器综合征。起搏器综合征最初是在心室起搏模式（VVI）中发现的；后来发现只要存在房室分离，任何起搏模式都可能发生。起搏器综合征的发生率难以确定，这取决于如何定义。如果定义限于任何起搏模式所致房室分离的临床表现，则发生率在 VVI 起搏的患者中 7%～10%。在一项 DDD 起搏的研究中，将患者随机分为 DDD 或 VVI 起搏模式 1 周，然后交换起搏方式，结果 83% 的患者在接受 VVI 起搏治疗期间存有不同程度的起搏器综合征。该试验表明，在有比较的基础上，可能会有更多的 VVI 起搏者能意识到起搏器综合征的存在。起搏器综合征最常见的症状有气短、头晕、乏力、颈或腹部跳动、咳嗽和焦虑。除这些症状外，尚有心室起搏时血压下降，但在窦性心律或双腔起搏时血压正常，提示血流动力学受损。

应当指出，VVIR 起搏模式不能防止起搏器综合征的发生；双腔起搏模式在左心房激动明显延迟、程控的 AV 间期过长等情况下也有发生起搏器综合征的可能。如发生起搏器综合征，可通过心房起搏（房室传导功能正常者）或房室延迟适当的双腔起搏来重建房室同步收缩，从而消除起搏器综合征。

13. 起搏器介导性心动过速（pacemaker mediated tachycardia，PMT）　PMT 是与起搏器相关的心律失常。如果任何原因（最常见于室早）导致房室同步分离，则室房逆转可产生逆行 P 波，逆行 P 波如果被起搏器心房线路感知，启动 AV 间期以近似最大跟踪频率起搏心室；心室起搏可以再次引起室房逆转，形成持续性的快速折返环路。PMT 可以通过延长心室后心房不应期（post-ventricular atrial refractory period，PVARP），使其足够长而不能感知逆传 P 波来预防，或通过启动起搏器的特殊程序（如程控为 PMTON），识别和终止这类心动过速。

14. 起搏器过敏　起搏器过敏很少见，通常是脉冲发生器的保护性套袋引起；但也可能是对硅胶、聚氨酯或金属过敏。实际上，所谓的过敏往往存在不同程度的感染。因此，在诊断过敏前必须排除感染。

15. 脉冲发生器故障　主要是元器件的故障和电池提前耗竭，可表现为频率变化、丧失夺获、感知低下、工作方式自动转换（如 DDD 转为 VVI）等。现已十分罕见，如发生，则需要更换脉冲发生器。

16. 导线断裂和绝缘层破裂　由于导线断裂和绝缘层破裂所致的导线功能障碍多见于起搏器植入晚期。导线断裂在心脏起搏器植入的早年发生率较高，由于技术的进步现已不常见。虽然有更远部位的报道，但导线断裂通常还是发生在脉冲发生器附近或其进入静脉的位置即受压点。直接外伤可损坏导线，但较少见。导线断裂后通常需要更换以恢复起搏功能。如果是双极导线断裂，且起搏器极性可程控，可以将其程控为单极而恢复起搏，但这仅仅是权宜之计，不能代替导线的更换。

绝大多数永久起搏导线以聚氨酯和硅胶作为绝缘材料。在 20 世纪 80 年代早期，由于几种特定的聚氨酯导线早期出现故障，引起了人们对聚氨酯导线长期性能的担忧。在这类导线中，仅发现几种特定导线存在制造方面的问题，并不代表所有聚氨酯导线都有问题。也有聚氨酯导线在受压部位发生绝缘层破裂的报道。经锁骨下静脉穿刺植入的导线尤其容易在肋骨－锁骨间隙造成挤压损伤。导线固定结扎部位即使有保护外套，也容易损坏绝缘层。双极螺旋导丝间的绝缘层破损，而非表层的外部绝缘层破裂。

17. 传出阻滞（exit block）　传出阻滞有多种定义。最普遍接受的临床定义为起搏阈值增高，通常呈进行性，而不能用影像学上的导线移位或穿孔来解释。如调整导线位置后能获得并维持正常的阈值，则传出阻滞不成立。真正的传出阻滞在植入时阈值常常良好，与通常 3 ～ 6 周逐渐升高而后下降并保持某一水平的情况不一样，其阈值一直维持高水平。传出阻滞不常见，似乎与心肌组织－电极界面存在异常有关。对传出阻滞的原因尚存争议，有学者认为与导线设计有关；另一些学者则认为是患者心肌本身对电极的过度反应所致。激素洗脱导线（steroid-eluting）常能有效地防止传导阻滞。

18. 静脉血栓形成　起搏器植入后静脉血栓形成较罕见。如果血栓累及上腔静脉、腋静脉，包绕右心房或右心室内的起搏电极导线则会产生一些问题，包括上腔静脉阻塞、上腔静脉综合征；上腔静脉、右心房或右心室血栓形成引起血流动力学障碍；肺动脉栓塞以及锁骨下静脉血栓形成引起上肢水肿和疼痛等。

不完全阻塞或无症状的血栓形成常见，除非要更换起搏系统，通常无须临床处理。当血栓形成限制导线的静脉通路而又必须植入新导线时，有学者采用静脉扩张成形术的方法解决。

如患者发生静脉血栓，可考虑采用几种治疗方法。静脉血栓最常见的表现是上肢轻度水肿、疼痛和沉重感。非手术治疗包括卧床休息、抬高上肢、静脉注射肝素等，通常可以减轻症状。有报道对起搏器植入后血栓形成并出现症状者进行溶栓治疗，尽管这种方法有效，但对近期手术者有发生囊袋内出血的危险。锁骨下静脉血栓形成后长期抗凝对患者是否有利尚存争议。有的学者主张肝素治疗后继续应用华法林 3 个月，对于受累更重的血栓形成患者如上腔静脉综合征，需要其他介入治疗措施。

19. 栓塞　肺栓塞少见，发生率 1% ～ 3.5%，可采用抗凝和开胸取出右心房内血栓。

20. 药物作用　拟交感神经药物如肾上腺素、麻黄碱、异丙肾上腺素等和皮质类固醇激素可降低起搏阈值，而 Ia、Ic 类抗心律失常药物则可增高起搏阈值。此外，高钾血症也可使起搏阈值增高。

（卞　宁　马　路）

参 考 文 献

[1]　李月，孙绒，陶四明. 腋静脉穿刺在心脏起搏介入术中的应用 [J]. 中国心脏起搏与心电生理杂志，2021, 35(4): 297-300.

[2] 法国麻醉和重症医学学会. 2015 SFAR 超声引导下血管穿刺指南 [J]. Anaesth Crit Care Pain Med, 2015, 34(1): 65-69.

[3] 中华人民共和国国家卫生健康委员会，国家心外介入质控专家组，国家心血管病中心，等. 单纯超声心动图引导经皮介入技术中国专家共识 [J]. 中国循环杂志, 2018, 33(10): 943-952.

[4] 刘艳芳，王凤云，刘义超，等. 超声引导经腋静脉穿刺中心静脉置管的临床应用 [J]. 中国医学影像学杂志, 2022, 30(7): 738-742.

[5] 顾敏，华伟，任晓庆，等. 13 例经右侧入路行冠状静脉窦插管和左室电极导线植入的病例特点和手术经验. 中国心脏起搏与心电生理杂志. 2020,34(5):460-463.DOI:10.13333/j.cnki.cjcpe.2020.05.010

第21章

心脏起搏器的计时周期

起搏器最初用于缓慢性心律失常患者心室率的支持。但是随着科技进步和起搏器技术的发展，现代起搏器已发展成为具有复杂而完整的控制系统，且更具生理性、科学性和合理性的装置。起搏器脉冲发放的间期称为计时周期，控制着心房、心室脉冲的发放时机。单腔心脏起搏器计时周期比较简单，而双腔心脏起搏器计时周期较为复杂，两腔的控制既各自独立又互相制约。计时周期以 ms 为单位。认识起搏器计时周期非常重要，对判断起搏故障以及了解自身心电活动情况至关重要 [1]。双腔起搏器计时周期内容几乎涵盖了单腔起搏器计时周期全部内容，下面主要介绍当前常见双腔起搏器计时周期。

一、下限频率间期与上限频率间期

（一）下限频率间期

下限频率间期是指起搏器的基础频率周期，不同公司产品名称不同，美敦力公司（Medtronic）的称为 Lower Rate，波士顿科学公司（Boston Scientific）的称为 Lower Rate Limit，圣犹达公司的（St. Jude）称为 Base Rate，百多力（Biotronik）公司的称为 Basic Rate。设定下限频率间期的目的是使患者自身心率保持在规定的起搏器下限频率之上，当心脏的自身心率低于设定下限频率时，起搏器给予起搏 [2]。但下限频率不能限制自身心率，患者自主心率完全可以超过设定的下限频率。虽然下限频率可以用心室激动或心房激动间期，但大多数起搏器设计是以心室激动为基准。

（二）上限频率间期

上限频率间期是指心室或心房激动最短时间间期，即心脏的最大频率。设置上限频率间期的目的是防止起搏器对快速心房激动触发过快心室刺激，从而限制心室起搏频率过快，是对心脏具有保护作用的一个设置 [3]。现代 DDD 起搏器有以下几种频率反应方式。

1. 1 ∶ 1 心室起搏方式　自身心房频率快于起搏器下限频率，但低于上限频率时，同时自身 PR 间期长于起搏器设置 AV 间期时，心室起搏以 1 ∶ 1 方式进行，即 VAT 工作方式（感知自身心房 P 波后触发心室起搏）。这种情况依靠正常的窦房结功能，有正常 P 波，此时心室率＝自身心房率，既有房室顺序，又有频率反应性。

2. 起搏器文氏现象　自身 P 波频率超过起搏器上限频率，同时 PP 间期又长于总心房不应期（TARP）时，出现起搏器文氏现象。即 PV 间期逐渐延长，最后心室波脱落。只有当自身 PP 间隔长于 TARP，而又短于上限频率间期时才能出现起搏器文氏现象。起搏器文氏现象是防止心室起搏频率骤然变化的一种方法[4]。

3. 起搏器 2 ∶ 1 阻滞　自身 P 波频率更快时，也就是当 PP 间期短于 TARP 时，可能出现每两个 P 波中有一个 P 波落在心房不应期内而不被感知，因此表现为心室 2 ∶ 1 起搏方式，此时起搏频率骤然下降 1 倍。由于频率下降太快，患者可能感心悸等不适。如自身 P 波频率 140 次／分，当出现 2 ∶ 1 阻滞现象时，心室起搏频率降至 70 次／分。

4. 其他反应方式

（1）频率平滑化：此功能是为了避免自身心房频率太快而出现 2 ∶ 1 心室反应时导致起搏频率骤降。开启此功能，当自身心房频率超过上限频率时，心室起搏频率缓慢下降，从而可减少或避免由于起搏频率骤降而引起的不良反应[5]。

（2）自动模式转换（AMC）：现代起搏器均有自动模式转换功能[6]，当出现房性快速性心律失常，如房性心动过速、房颤或心房扑动时，起搏器自动转变为 VVI 或 DDI 工作方式，起搏器对心房激动不起触发跟随反应，而是以下限频率起搏。心房激动频率降低后，起搏器自动恢复 DDD 工作方式。

二、房室间期与心室安全起搏

PR 间期是房室时间，成人正常值为 0.12 ～ 0.20s。在双腔起搏器中同样存在房室传导时间，称 AV 间期，两者有等同的生理意义。

1. AV 间期的表现形式　AV 间期起于心房起搏（AP）或心房感知（AS），至心室起搏（VP）或心室感知（VS）。在双腔起搏器中，AV 间期可表现以下 4 种形式（图 21-1）。① AP ～ VS：心房起搏至心室感知间期；② AP ～ VP：心房起搏至心室起搏间期；③ AS-VP：心房感知至心室起搏间期；④ AS ～ VS：心房感知至心室感知间期。

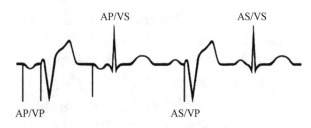

图 21-1　4 种 AV 间期形式

2. AV 间期的类型

（1）起搏 AV 间期（PAV）：PAV 是所有 AV 间期中最基本的参数。PAV 时间是由心房脉冲发放后下传到心室或起搏心室的时间，这一时间长于感知 AV 间期。因为心房脉冲发放后要经过 20 ～ 40ms 的延迟才能激动心房，因此实际的心房激动到心室激动时间要晚于程控 AV 间期 20 ～ 40ms，所以在程控 AV 间期时，PAV 要长于感知 AV 间期 20 ～ 40ms。植入起搏器的病态窦房结综合征患者中，多数房室结功能尚可，即使房室传导阻滞者，也有部分患者间断房室传导正常。因此适当延长 PAV 间期有利于心房激动经房室结传导，这样不仅符合生理要求，减少房颤及心力衰竭的发生率，而且还可以延长起搏器使用寿命。

（2）感知 AV 间期（SAV）：感知自身心房 P 波至心室脉冲发放或感知心室自身激动的时间间期。由于心房激动后其电位上升达一定幅度才能被感知，通常是 P 波达峰值时才能被感知，而不是 P 波的起始处。这就存在一个感知延迟过程。因此，临床上在程控起搏器时，感知 AV 间期必须短于起搏 AV 间期（图 21-2）。

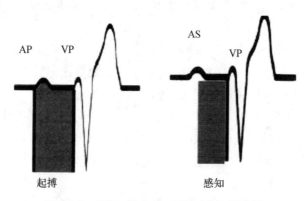

图 21-2　PAV（左）和 SAV（右）示意图

（3）频率适应性 AV 间期：正常人心脏的房室传导时间，即 AV 间期随心率的增加而缩短，当心率减慢时，AV 间期延长。通常是心率增加 10 次 / 分，PR 间期缩短 5ms，这一动态变化使房室收缩时间分配更合理，有利于血流动力学稳定。现代的部分起搏器具有频率自适应 AV 间期功能，即在一定程控范围内的 AV 间期能根据心率的快慢自动调整，模拟人体生理反应，特别适合房室传导阻滞患者。此外，部分起搏器还能自动搜索 AV 间期，在适当范围内自动延长起搏 AV 间期，使更多的心房激动经房室结下传到心室。这不但有利于恢复生理性房室激动顺序，而且延长了起搏器的使用寿命。

（4）滞后 AV 间期：滞后 AV 间期分为正滞后及负滞后。正滞后的目的是尽可能让心房激动经房室结下传，以减少心室起搏。其搜索原理为在设置的一段时间（如 5min 或 256 个心室事件）内，如未感知到自身下传的心室激动，起搏器便认为所设置的 AV 间期太短，因此自动延长 AV 间期。延长后再搜索，看有无自身心律引起的心室激动，如此反复进行。而负滞后用于某些特殊人群，如患有梗阻性肥厚型心肌病心脏失同步心力衰竭植入永久性心脏起搏器或（和）心脏再同步装置后需要心室完全起搏，其搜索过程与正滞后相反，在一段时间内如发现自身心室激动，起搏器认为设置的 AV 间期太长，而将自动缩短后再搜索，直至没有自身心室激动。不同公司和型号起搏器的 AV 间期和下限 / 上限频率。见表 21-1。

表 21-1　不同公司和型号起搏器的 AV 间期和下限 - 上限频率

公司名称	型号	AV 间期（ms）	下限 - 上限频率（次 / 分）
美敦力	Adapta（ADDR01，ADDR03，ADDR06，ADDRSI，ADDRLI）Versa（VEDR01）EnRhythm	SAV：30 ～ 350 PAV：30 ～ 350	30 ～ 210

续表

公司名称	型号	AV 间期（ms）	下限 - 上限频率（次/分）
波士顿科学	Altrua（S602-6）	PAV：10～400 SAV 补偿：0～100	30～150
圣犹达	Identity（5286，5370，5376，5380，5386，5480） Integrity（5360，5366） Verity（5256，5356，5357） Victory（5810，5816）Zephyr（5820，5826）	SAV：30～325 PAV：30～350	30～170
百多力	Cyclos（349，799，806） Philos（331，443，598） Philos Ⅱ（175，341，343，826）	PAV：30～300 SAV 补偿：0～12	30～185

3. 心室安全起搏　心室安全起搏（VSP）即非生理性房室时间（non-physiological AV delay，NPAVD）心室起搏，起始于心房的脉冲，PAV 一般设定为 110ms（包括心室空白期在内）。这段时间内，除心室空白期以外，心室电极导线具有感知功能，称为"交叉感知窗口"（crosstalk window）。但这时心室电极导线如感知到心室自身激动（QRS 波）或心外干扰信号（如肌电），则于心房脉冲后 110ms 发放心室脉冲。设置非生理性房室时间（110ms）和心室触发反应方式的目的是为了保证患者的安全，具体功能表现在以下两个方面：①如果感知的是心外干扰信号，可避免心室电极被心外干扰信号所抑制而不发放心室脉冲的风险，因此叫作心室安全起搏。由于所设置的 AV 间期比正常间期短，因而又称非生理性 AV 间期。②如果感知的是心室自身搏动的 QRS 波，则触发的心室脉冲发生在自身搏动 QRS 波不应期内，因此不会引起心室激动。心室安全起搏发生时心电图的主要特征是出现距离很近(110ms)、连续 2 次的起搏脉冲；第一个起搏脉冲常为心房起搏信号，间隔 110ms 后的第二个起搏脉冲为心室安全起搏信号。心室安全起搏一定是有心房脉冲发放的前提下才会运作的功能。

三、心室空白期

起搏器心室空白期实质上是其心室绝对不应期，始于心房起搏或心房感知，持续至心房除极后很短一段时间。心室空白期的时限各厂家的设计不同，一般 10～60ms，可以程控。心室空白期内，起搏器的心室电极无感知功能。设置心室空白期的目的是为了避免心房起搏脉冲被心室电极感知（交叉感知）而抑制心室脉冲发放。心室空白期内，其他信号（包括心脏自身的信号及外源的干扰信号）也不能被心室电极感知。

四、心房不应期与心室不应期

（一）心房不应期

起搏器心房不应期是心房脉冲发放后或感知 P 波后，心房感知放大器关闭而不感知任何信号的一段时间。双腔起搏器中，心房电极的总不应期（total atrial refractory period，

TARP）包括两部分，一是房室延迟间期，二是心室脉冲后或自身 QRS 波后心房不应期（post ventricular atrial refractory period，PVARP）。设定 PVARP 目的是避免起搏器的心房电极感知心室脉冲、自身 QRS 波、过早心房自身激动及逆传 P 波等。如果不设置 PVARP，心房电极在心室起搏或 QRS 波后感知了上述信号，则将触发释放心室脉冲，使心室连续激动。当感知到心室逆传 P 波时，起搏器和心脏将发生连锁反应，即心房电极感知逆传 P 波，触发释放心室脉冲起搏心室，心室起搏激动又逆传至心房，此过程反复下去，成为快速的心室起搏心律，称为起搏器介导的心动过速（pacemaker mediated tachycardia，PMT）。PVARP 对防止 PMT 有很重要的作用（图 21-3）。设定恰当 PVARP，使逆传 P 波落入此不应期，即可避免 PMT，室早容易发生逆传 P 波，引起 PMT，起搏器设计了一种避免室性期前收缩后 PMT 的程序，感知室早时，PVARP 可自动延长，目的也是为了避免 PMT 的发生。起搏器判断室早的机制是感知自身 QRS 波之前没有 P 波或心房起搏脉冲。

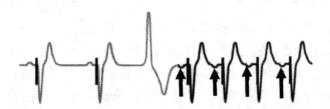

图 21-3　伴逆传的室性期前收缩触发的起搏器介导的心动过速
室早逆传 P 波（箭头所示）被心房电极感知，触发心室起搏，周而复始形成 PMT

（二）心室不应期

心室电极在心室脉冲发放以后或感知自身 QRS 波后有一段不应期，在这段时间内心室感知放大器不感知任何电信号。现代起搏器把心室不应期分为两部分：①完全不能感知任何输入信号，是真正的不应期或叫绝对不应期；②随后可感知心电信号以外干扰信号，又叫相对不应期或噪声取样期（noise sampling period，NSP），当感知了干扰信号以后，起搏器自动转为抗干扰频率。抗干扰频率为固定起搏频率，一直持续到干扰消失为止。

五、频率适应性起搏器的计时间期

对于双腔频率适应性起搏器（DDDR），下限频率间期由频率适应性传感器控制，并设置自适应频率的上限，其他参数与 DDD 方式相同。DDDR 方式开启时机体运动或情绪诱发的需氧量增高，一方面引起自适应起搏频率增快，另一方面也可能引起心脏自身搏动频率增快，有以下两种情况：

1. 自身心房频率增快超过自适应的起搏频率　此种情况见于没有窦房结变时功能不良的患者，根据患者的房室结传导功能又可分为两种情况：

（1）房室传导正常：心房激动以 1 ∶ 1 的方式下传到心室。起搏器的心房和心室脉冲都被抑制，因此完全表现为心脏自身的节律。

（2）房室传导障碍：心房激动不能传到心室，这时心室搏动是起搏的。此种起搏的心室搏动可以是 P 波触发的心室起搏（VDD 机制），它要服从设置的高限频率间期限制；起搏的心室搏动也可以是自适应机制的心室起搏搏动，主要取决于哪一种机制的频率更快。

2. 频率适应引起的心房起搏频率增快　当快于心脏自身的频率时，心房是起搏搏动。根据房室结功能又有两种情况：

（1）房室传导正常：心室搏动可以是心房起搏下传的心室搏动（AAI 机制）。

（2）房室传导障碍：这时心室搏动是起搏的。其起搏的心室搏动可以是心房脉冲启动的心室起搏搏动（DVI 机制），要服从设置的高限频率间期的制约；其起搏的心室启动也可以是自适应机制的心室起搏搏动。属于哪一种，取决于哪一种机制的频率快。

六、双腔起搏器的计时间期

依据心房通道和心室通道为基础的计时间期总结如下，图 21-4 标注了心房和心室为基础（As-Vp 和 Ap-Vs）的各计时间期。

1. 心房为基础的计时间期　①低限频率间期（LRI）；②心室后心房不应期（PVARP）；③心房总不应期（TARP），TARP=PVARP+AVI；④心房逸搏间期（VAI），VAI=LRI-AVI；⑤心室后心房空白期（PVAB）。

2. 心室为基础的计时间期　① AV 间期（AVI）；②心室不应期（VRP）；③心房后心室空白期（PAVB）；④心室安全起搏（VSP）。

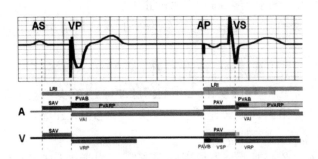

图 21-4　以心房和心室为基础的各个计时间期

AS. 心房感知；VP. 心室起搏；AP. 心房起搏；VS. 心室感知；LRI. 低限频率间期；SAV. 感知 AV 间期；PVAB. 心室后心房空白期；PAVB. 心房后心室空白期；PVARP. 心室后心房不应期；PAV. 起搏 AV 间期；VAI. 心房逸搏间期；VRP. 心室不应期；VSP. 心室安全起搏

（卞　宁　马　路）

参 考 文 献

[1] 许原. 心房逸搏间期 (AEI) 与应用 [J]. 临床心电学杂志，2020, 29(6): 401-408.

[2] 崔俊玉. 下限频率间期与应用 [J]. 临床心电学杂志，2020, 29(5): 334-341.

[3] 吉亚军，吴师伟，陈顾江，等. 圣犹达起搏器的自动夺获功能（二）[J]. 中国心脏起搏与心电生理杂志，2018, 32(2): 174-182.

[4] 牟延光. 何为起搏器文氏现象？[J]. 中华医学信息导报，2014, 29(16): 21.

[5] 张茜，何方田，刘霞. 起搏器快频率起搏 6 例分析 [J]. 心电与循环，2015, 34(1): 39-42.

[6] 崔旭辉，王阿利. 双腔起搏器自动模式转换致起搏器综合征一例 [J]. 中华心律失常学杂志，2014, 18(4): 309-310.

第 22 章

老年患者起搏方式的选择

起搏器种类繁多、功能复杂，加上患者的缓慢心律失常特点及具体病情不同，对患者选择何种起搏器及起搏方式是必须慎重考虑的问题。

一、单腔起搏方式

将一根电极导线放置在心房或心室，连接单腔脉冲发生器 SSI（R）后形成 AAI（R）或 VVI（R）单腔起搏模式。

1. AAI（R）模式　此模式的工作方式为心房起搏、心房感知，感知自身心房活动后抑制心房脉冲的发放。在 AAI 模式下，心室信号不能被感知。

（1）适应证：病态窦房结综合征（SSS）而房室传导功能正常者。

（2）禁忌证：存在房室传导阻滞和心房静止者。

（3）优点：①能保持房室同步，符合生理功能；②只用单根电极导线，植入简单；③价格便宜。

（4）缺点：一旦今后出现房颤或房室传导阻滞则起搏失效。

虽然发生房颤后起搏器不会再发放心房起搏脉冲（因为自身心房率＞设置的起搏频率），但如果不合并房室传导阻滞，则快速的房颤率会下传心室，患者的心室率不会再慢（SSS 自愈），此时也不再需要心脏起搏。

虽然 SSS 占植入永久心脏起搏器原因的 50%，但由于 1/3 患者在植入起搏器时伴有不同程度的房室传导阻滞。另外，植入时没有房室传导阻滞但日后亦不能除外本次起搏器寿命内发生房室传导阻滞的风险，因此，临床上实际植入的 AAI 起搏器并不多。与选择 VVI 和 DDD 起搏模式相比，选择 AAI 作为永久起搏方式取决于多种因素，尤其受植入医师个人情况和地区医疗实践的影响很大。对文氏点超过 140 次/分者，某些临床医师会植入 AAI 起搏器，而有些医师会植入 DDD 起搏器，但可先程控成 AAI 模式，目前有些起搏器可具有起搏模式在 AAI 和 DDD 之间进行自动转换，如 Medtronic 公司具有 MVP（心室起搏管理，Managing Ventricular Pacing）功能的起搏器和 Ela 公司的 AAI safe R 功能起搏器，避免了将来发生房室传导阻滞的后顾之忧，但同时也带来了费用的增加、心腔内多一根心房电极导线及日后电极导线的寿命、更换等弊端。因此，如能预测近期内不会出现房室传导阻滞，应植入 AAI 而非 DDD 或 VVI 起搏器。

2. VVI（R）模式　此模式的工作方式为心室起搏、心室感知，感知自身心室活动后抑制心室脉冲的发放，又称 R 波抑制型心室起搏或心室按需型起搏。在 VVI（R）模式下，心房信号不被感知。VVI（R）仅当"需要"时才发出脉冲起搏心室，起搏产生的心律实际上是一种室性逸搏心律。

（1）适应证：慢心室率的持续性房颤或心房静止。

（2）优点：只用单根电极导线，植入简单，价格便宜。

（3）缺点：主要为房室电机械活动不同步，由此可能出现起搏器综合征并促发快速房性心律失常的发生和持续。

一般而言，如无持续性房颤或心房静止，应当植入 AAI 模式或 DDD 模式而非 VVI 起搏器。我国目前植入 VVI 起搏器比例较高，主要是经济方面的原因，当然也存在医师认识及技术方面的问题。随着人们对生活质量水平要求的提高及医疗行为的规范，医师应该告知患者各种起搏模式的利弊并应提供患者最佳的治疗选择。

3. 其他单腔起搏模式

（1）AOO、VOO 模式：为非同步起搏模式。又称为固定频率起搏。心房、心室只有起搏而无感知功能。起搏器以固定频率（非同步）定期发放脉冲刺激心房或心室，脉冲的发放与自身心率快慢无关。至于能否夺获心房或心室则以脉冲发放与心房或心室自身电活动不应期的关系而定。当脉冲刺激落在心肌不应期以外时，引起心房或心室激动，否则不能激动心房或心室，是无效刺激脉冲。弊端为无感知功能，故可导致起搏脉冲与自身电活动的竞争而产生竞争心律。若刺激信号落入心房易损期可引起房性快速心律失常，而落入心室易损期则可能导致室性心动过速（室速）甚至室颤（实际上起搏刺激落在心室易损期，引起室颤的可能性甚小，除非存在心肌缺血、药物作用或严重电解质紊乱或其他电活动不稳定的情况）。

固定频率的起搏模式早已不作为单独的起搏器存在。它是 AAI 或 VVI 起搏器磁铁试验时出现的起搏方式。亦可暂时用于评估起搏器的起搏功能（如在自身心率快于起搏器设定频率时评价起搏器能否夺获心房或心室）、判断和预防电磁干扰造成的感知异常（通常为过感知）以及偶尔可用于竞争起搏心室以终止患者合并存在的某些室速。另外，起搏器电池耗竭时也可能会出现此工作模式。

（2）AAT、VVT 模式：为心房、心室触发型起搏模式。心房、心室均具有起搏和感知功能，但感知自身房、室电活动后的反应方式为触发（T 代表感知后的反应为触发 trigger）心房、心室脉冲的发放（而非抑制）。通常在感知自身 P 波或 R 波后 20ms 发放刺激脉冲，后者落入心房、心室自主除极电活动的有效不应期内，不能夺获心房、心室，从而避免与自身心律竞争。如起搏间期内未感知到自身 P 波或 QRS 波，则在起搏间期末发放脉冲刺激心房或心室起搏。弊端为耗电，也不作为单独的起搏器存在。但可用于诊断，因起搏信号能标记每一个感知事件，故可用来评估判断感知不良或感知过度。

二、双腔起搏方式

脉冲发生器具有 2 个腔，分别将心房和心室导线放置在右心房和右心室（DDD 模式）。也可采用具有心房感知及心室起搏/感知功能的单一导线（VDD 模式）。

1. DDD（R）模式　又称房室全能型起搏，是具有房室双腔顺序起搏、心房和心室双重感知、触发和抑制双重反应的生理性起搏模式。心房、心室脉冲的发放都能被心室感知事件抑制，如果在特定的事件周期内不出现自身的房、室活动，脉冲发生器就会适时发放脉冲分别激动心房和心室。

（1）适应证：SSS 和（或）房室传导阻滞者。

（2）非适应证：存在持续房颤和心房静止者。

①持续房颤者只能感知心房电活动而不能起搏心房，心房静止者既不能感知也不能起搏心房，故此时植入的 DDD（R）起搏器只能当 VVI（R）起搏器使用，因此在这种临床情况下不应植入 DDD（R）起搏器。

②如为阵发性房颤或慢 - 快综合征者，应推荐使用 DDD（R）起搏器。一方面以心房为基础的起搏有一定减少房性快速心律失常的作用，另一方面，目前的 DDD（R）起搏器均具有自动模式转换功能（automatic mode switching，AMS），发生房颤时起搏器不会跟踪过快的心房率（自 DDD 模式自动转化为 DDI 模式）。

优点：能最大限度地保持房室同步，符合生理功能。近年来在我国植入数量迅速增多。很多大的医疗中心已超过 50%。

缺点：价格贵，使用寿命短于 SSI，手术相对复杂，心腔内导线（异物）多。

2. VDD 模式　又称心房同步心室抑制型起搏器。心房、心室均具有感知功能，但只有心室具有起搏功能。特点：P 波感知后可被心室起搏跟踪，QRS 波感知后能引起心室起搏抑制。在整个 VDD 起搏系统中，P 波的正确感知是其正常工作的关键。

（1）适应证：用于房室传导阻滞而窦房结功能正常者（因心房不能被起搏）。如植入后进展为 SSS，则失去心房起搏功能，因此不用于伴有 SSS 患者。

（2）优点：只需植入单根电极导线，简单方便。

（3）缺点：心房感知的敏感和特异度问题（感知线圈在右心房腔内，与右心房壁不能始终保持紧密接触）；不能进行心房起搏。

3. DDI 模式　心房、心室均具有感知和起搏功能，QRS 波感知后引起心室、心房起搏抑制，P 波感知后抑制心房起搏（与 DDD 相似），但不触发 AV 间期（I），即不出现心室跟踪。如患者有正常的房室传导，基本类似 AAI；如患者存在房室传导阻滞，则在心房起搏时可房室同步，而在心房感知时房室则不能同步。心室脉冲是根据基础起搏频率间期（VV 间期）来发放的，因此导致自身心房活动后的房室延迟事件长短不一。

它不作为一个单独的起搏模式而仅作为 DDD（R）发生模式转换后的工作方式。由于无心室跟踪功能，因此可避免房速导致的过快心室跟踪。对植入 DDD 起搏器患者出现快速房性心律失常时可程控为 DDI 模式。由于目前所应用的 DDD 起搏器均具有 AMS 功能，当发生室上速时，可自动转变成无心房跟踪的模式 DDI（R）或 VVI（R），一旦房性快速心律失常终止，又能自动转换成 DDD 或 DDDR 模式。随访时只需要开启此功能即可。

4. DVI 模式　心房、心室都具有起搏功能，但只有心室具有感知功能。由于心房脉冲与自主 P 波无关，故此模式可能触发房性心律失常。房室可顺序起搏，但因心房无感知功能，故不出现心房激动后心室跟踪现象。基本不用作永久起搏模式，只作为 DDD 起搏器可程控的一种模式。

5. VDI 模式　心房、心室都具有感知功能，但只有心室具有起搏功能；基本同 VVI，但其心房感知功能可用于诊断（如统计房速事件等）。基本不作为永久起搏模式，只作为 DDD 起搏器可程控的一种模式。

目前临床上常用的单、双腔起搏器的特点见表 22-1。

表 22-1　临床常用不同类型起搏器的特点

模　式	优　点	缺　点	应　用
AAI（R）	仅需单根电极导线，生理性、简单	出现 AVB 时不妥	不伴 AVB 的 SSS
VVI（R）	仅需单根电极导线，简单	房室不同步	持续房颤伴高度 AVB
DDD（R）	生理性	需 2 根电极导线，植入、随访较复杂	持续房颤、心房静止外的心动过缓
VDD（R）	房室同步	窦性心动过缓时丧失房室同步	窦房结功能正常的 AVB

三、三腔起搏方式

三腔起搏器根据植入部位可分为两种，一种是左心房 + 右心房 + 右心室的三腔起搏，另一种是在传统右心房、右心室起搏的基础上增加左心室起搏，又称为双心室起搏。前者目前临床应用较少，主要用于治疗和预防心房颤动，而后者是目前心脏再同步治疗（cardiac resynchronization therapy，CRT）的主要方法，临床主要用于顽固性心力衰竭、扩张型心肌病等的治疗，近几年已成为心脏起搏专业领域的研究热点，故在此主要对以双心室起搏为主的三腔起搏方式进行探讨。

1. 优点　增加左心室起搏的 CRT 治疗，能够纠正心室间、房室间的非同步性，改善室间隔的矛盾运动，有助于逆转心室重构，改善患者心律失常、心力衰竭等临床症状，提高患者生活质量及运动耐量，并有助于降低患者的心力衰竭再入院率，延长患者生存时间[1]，已成为治疗 CHF 的一线治疗手段。

2. 缺点　相比其他治疗慢性心力衰竭的方法，CRT 的费用较高，国内应用相对滞后，植入率较低。另外双心室同步起搏需要将左心室导线通过冠状静脉窦植入到左心室静脉侧支，该方法有一定的难度，包括外科小切口、胸腔镜下左心室心外膜导线植入的替代方法，其共同缺点是术后需要长期抗凝预防血栓栓塞，一定程度上增加了患者脑卒中风险[2]。

近年来，有研究结果显示，36 例充血性心力衰竭患者植入手术成功，经 1 ～ 6 个月随访发现，均无感染、电极脱位、囊袋积血、冠状窦夹层等并发症，且无死亡病例，表明双心室起搏治疗植入手术成功率高，短期并发症较少，治疗安全性高，可作为药物治疗效果欠佳的充血性心力衰竭患者的辅助治疗方法[3]。

另有研究者通过设立不同分组的方式，就三腔起搏器对慢性心力衰竭合并心房颤动患者的治疗效果进行了评估，结果显示，相比于实施药物治疗的对照组患者，使用三腔起搏器治疗的研究组患者，治疗后的纽约心功能分级（NYHA）和左心室舒张末期内径（LVEDD）出现了明显的降低，6min 步行距离和左心室射血分数（LVEF）均明显高于对照组[4]。

对于三腔起搏器在治疗扩张型心肌病的作用效果，有研究纳入 28 例临床诊断符合扩张型心肌病标准的患者，对照组（14 例）在常规治疗的基础上使用美托洛尔进行 6 个月的治疗，观察组（14 例）则在常规治疗的基础上进行心脏三腔起搏器治疗，结果显示：观察组治疗后 LVEDD、左心室收缩末期内径（LVESD）与治疗前相比均降低，LVEF 和左心室短轴缩短率（LVFS）上升，心功能等级、N 基端脑钠肽前体（NT-ProBNP）的水平、QRS 波段的宽度均低于治疗前，差异均具有统计学意义（$P < 0.05$），而对照患者组仅见 NT-ProBP、QRS 波宽度的水平低于治疗前（$P < 0.05$），治疗前后 LVESD 和 LVEF 差异无统计学意义（$P > 0.05$），心功能等级、QRS 波段的宽度未见明显变化[5]。综上可见，三腔起搏器对于扩张型心肌病患者心功能的改善具有显著效果。

CRT 治疗在改善 CHF、慢性心力衰竭（CHF）合并房颤及扩张型心肌病心功能及生活质量方面效果显著，且具有良好的临床应用价值。但由于国内应用的滞后性、手术难度较大、价格昂贵等因素的制约，植入率仍较低，对其临床实际应用效果及远期预后等情况，在未来还需在多方努力下开展更多的相关性研究。

四、希浦系统起搏

目前双心室起搏已被证实可有效减轻左心室不同步化，改善患者心律失常、心力衰竭以及左束支阻滞患者的症状和预后，但仍有约 30% 的高心室起搏比例的心力衰竭患者无法从心脏再同步化治疗（CRT）中达到预期疗效[6]。

近年来，希浦系统起搏（HPCSP）已逐渐成为起搏领域的研究热点，其通过起搏刺激心脏传导系统，能够保证正常的心室激动顺序，获得良好的血流动力学效应，是较为生理的一类起搏方式，目前包括了希氏束起搏和左束支起搏[7]。

1. 希氏束起搏（HBP）　希氏束起搏根据起搏位点的不同可分为两种，一种为选择性希氏束起搏，激动从希氏束开始向下传导，再经过左右束支、浦肯野纤维扩布到左右心室，另一种是非选择性希氏束起搏，激动同时希氏束和周围心肌向下传导[8]。

2018 年中国心力衰竭诊断与治疗指南首次将 HBP 治疗心力衰竭（HF）写入指南，文中指出相较于双心室起搏，希氏束 - 浦肯野纤维系统传导疾病使用 HBP 效果更佳，尤其针对左束支传导阻滞，HBP 其更符合生理性特点，并提出 HBP 适应证：①左心室导线植入失败患者；② CRT 术后无应答患者；③药物控制心室率不理想的心房颤动（AF）伴 HF，且经导管消融失败或不适合 AF 消融，需要房室结消融（AVNA）控制心室率的患者；④慢性 AF 伴 HF，需要高比率心室起搏（> 40%）的患者[9]。

（1）优点：可提供正常生理性或接近生理性的心室激活模式，可以防止右心室起搏（RVP）的不利影响；具有可行性及安全性的特点，值得临床推广[10]。

（2）缺点：有起搏阈值高、R 波振幅低，以及潜在的希氏束远端病变导致房室传导阻滞的风险，而且起搏电极植入成功率同术者植入技术水平相关，植入后起搏器程控相对复杂[11]。

（3）HBP 的应用前景：用于药物难治性房颤、起搏器相关性心肌病以及心力衰竭合并左束支传导阻滞者。

2. 左束支起搏（LBBP）　左束支的左心室间隔面内膜下传导束分布呈网状，不同个体间差异大，因此起搏夺获的束支不尽相同，可为左束支主干或左前分支，或左后分支，或更远端的左侧浦肯野系统，目前统称为左束支区域起搏[12]。

LBBP 技术作为一种新型起搏位点，与希氏束起搏相比，左束支区域比较宽泛，具有相对容易的植入技术及较短的学习曲线，起搏阈值低，避免了 HIS 束起搏时传导束病变向心室侧发展至失夺获的影响，其核心是起搏直接夺获左束支，达到双心室激动的同步性，从而使左、右心室收缩实现再同步化，改善心功能[13]。

目前的临床研究显示，心室起搏依赖合并心力衰竭或房颤伴房室结消融、有 CRT 适应证、左心室电极导线植入失败及 CRT 无反应患者可从 LBBP 治疗中获益[14]。

（1）优点：激动沿传导系统下传，较为符合生理性；电学参数好，不容易发生脱位；临床操作可行性高、起搏阈值低，能够改善心脏电-机械同步性，降低室性心律失常风险，逆转心室重构[15]。

（2）缺点：存在室间隔内血肿、穿孔等潜在风险；部分导线位于室间隔内，室间隔收缩对导线的机械损伤以及导线拔除困难；远期疗效及患者获益如何，还有待验证[16]。

应当指出的是，HPCSP 作为真正的生理性起搏，是维持或恢复左心室内电和机械同步性最优选择，在部分不能完全纠正宽 QRS 波情况下可与左心室电极融合达到最优化 CRT，但在未来的治疗中尚需解决植入流程复杂、HPCSP 专用起搏器研发以及电极脱位穿孔等与 HPCSP 植入相关并发症的问题[17]。

五、病态窦房结综合征的起搏方式

1. AAI 起搏模式　如年龄较轻，无房室传导阻滞或预测近期房室传导阻滞发生概率很低，文氏点正常者应选择 AAI 起搏以符合生理要求。否则应选择 DDD 起搏器。

2. VVI 起搏模式　心房静止者应选择 VVI 起搏器。

3. DDD 起搏模式　慢快综合征者应选择 DDD 起搏器。

4. 频率应答起搏模式　变时功能不全及慢室率房颤患者应选择频率应答起搏器。在植入起搏器时无变时功能障碍者也可选择植入具有 R 功能的起搏器，以备今后出现变时功能不全时开启此功能。具有双感受器的起搏器频率反应的特异度高。

5. 起搏器功能及起搏部位的选择　具有阵发性房颤者可选择同时具有预防房颤功能的起搏器。对房室传导正常的患者，选择具有减少右心室起搏功能的起搏器是合理的；如存在心房间传导阻滞伴发的房性快速心律失常，可考虑房间隔起搏。

6. 频率骤降功能或闭环刺激系统　如因血管迷走性晕厥植入起搏器，建议选用具有频率骤降功能或闭环刺激系统的 DDD（R）起搏器。

7. 梗阻性肥厚型心肌病的起搏器选择　如梗阻性肥厚型心肌病选择起搏器治疗，应选择 DDD 而非 VVI 起搏。

六、房室传导阻滞的起搏方式

1. AAI 起搏模式　很显然对于高度或三度房室传导阻滞患者 AAI 模式是不合适的。

2. VVI 起搏模式　虽可避免由于心率缓慢导致的心搏骤停危险并能使心率及心排血量

增加，但存在不能房室同步的弊端，不推荐使用，除非患者存在持续房颤、心房静止或其他非医疗原因（经济等）。

3. DDD 起搏模式 是目前临床上被广泛采用的起搏模式，它能在避免心搏骤停的前提下实现房室同步，从而使患者的每搏量（SV）和心排血量增加。可用于伴或不伴 SSS 者。

4. VDD 起搏模式 窦房结功能正常或预期发生窦房结功能不全概率低者，可选择 VDD 起搏模式。

5. 减少右室心起搏策略 随着对右心室心尖部起搏弊端的认识，减少右心室起搏的策略受到关注。但针对起搏依赖患者，无论怎样延长起搏器的 AV 间期，心室总要被起搏，此时减少右心室起搏的策略是无意义的。

6. 右心室流出道间隔部起搏 虽流出道间隔部起搏尚缺乏大规模的有益证据，对起搏依赖患者推荐导线放置在右心室流出道间隔部而非右心室心尖部，但需规范植入的部位（非右心室流出道游离壁）。术后加强随访，如今后发生心功能不全，则建议升级为 CRT。

7. 右心室心尖部起搏 心功能正常者长期的右心室心尖部起搏的确会导致部分患者心功能下降，但其发生时间、比例及易发生心功能损害的高危人群尚不清楚。针对心功能正常且高度依赖起搏器患者的起搏模式选择，无论新植入抑或更换，尚无证据直接进行 CRT 治疗，后者性价比不高。

8. CRT 治疗 对于 LVEF ≤ 35% 的起搏依赖患者进行 CRT 治疗已经有明确的适应证。2009 年中华医学会心电生理和起搏分会 CRT 专家工作组制定了我国 CRT 治疗建议：① LVEF ≤ 35%，符合常规心脏起搏适应证并预期心室起搏依赖的患者，心功能 III 级及以上者；② LVEF ≤ 35%，已植入心脏起搏器并心室起搏依赖者，心脏扩大及心功能 III 级及以上者；③ 为起搏器植入前；④ 为起搏器植入后升级为 CRT，列为 CRT 的 IIa 类适应证。将最佳药物治疗基础上 LVEF ≤ 35%、心功能 I 级或 II 级的心力衰竭患者，在植入永久起搏器或 ICD 时若预期需长期心室起搏者列为 CRT 的 IIb 类适应证。

另外，应结合患者的经济情况、年龄、一般情况及所合并的疾病进行综合考虑。如高龄、肿瘤晚期、长期卧床等患者可不必选择生理性起搏以便获得更加合理的性价比。

（邵 翔 马 路）

参 考 文 献

[1] 阿拉腾其木格，俞波．双腔起搏器更换三腔起搏对长期右心室心尖起搏后老年心力衰竭患者左心功能影响 [J]．中华保健医学杂志，2019，21(5)：417-420．

[2] 顾敏，华伟．心脏再同步治疗方法新进展 [J]．中华心律失常学杂志，2019，23(4)：352-354．

[3] 陈雪斌，王瑾，张冠茂，等．双心室起搏治疗充血性心力衰竭的效果 [J]．河南医学研究，2020，29(18)：3354-3355．

[4] 满建秀．慢性心力衰竭合并心房颤动患者进行三腔起搏器治疗的临床评价 [J]．中外女性健康研究，2020(14)：59-60．

[5] 贾伟，李艳艳．扩张型心肌病患者安装三腔起搏器后的效果及对患者心功能指标的影响 [J]．山西医药杂志，2020，49(2)：201-203．

[6] 陈莹，董颖雪，刘飞，等．心室起搏依赖的心力衰竭患者应用希氏束起搏与传统起搏对心脏功能影响

的对比研究 [J]. 中国循环杂志 , 2020, 35(5): 468-474.

[7] 陈页川 , 盛夏 . 左束支起搏的临床研究进展 [J]. 全科医学临床与教育 , 2020, 18(8): 733-736.

[8] 党浩迪 , 史永峰 , 吴箴言 , 等 . 希氏束起搏的研究进展 [J]. 中国实验诊断学 , 2020, 24(2): 351-353.

[9] 龙燕 , 樊光辉 , 李蒋凤 . 希氏束起搏的可行性及安全性 Meta 分析 [J]. 湖北民族学院学报 (医学版), 2020, 37(1): 25-29.

[10] 陈柯萍 , 张澍 . 希氏 - 浦肯野系统起搏的现状及存在问题 [J]. 中华心律失常学杂志 , 2019, 23(2): 93-95.

[11] 林杰 , 李海瑞 , 李海鹰 . 左束支区域起搏的现状和展望 [J]. 心血管病学进展 , 2020, 41(5): 462-467.

[12] 匡晓晖 , 张曦 , 高晓龙 , 等 . 心腔内超声指导左束支起搏 [J]. 中华心律失常学杂志 , 2019, 23(2): 109-114.

[13] 张婕 , 李建伟 , 张清 , 等 . 左束支起搏对缓慢性心律失常短期疗效及安全性评估 [J]. 陕西医学杂志 , 2020, 49(7): 844-847.

[14] 赵若寒 , 邓晓奇 , 王淑珍 , 等 . 伴右束支传导阻滞者左束支区域起搏的最佳房室间期选择 [J]. 临床心血管病杂志 , 2020, 36(9): 844-849.

[15] 叶炀 , 吴圣杰 , 陈学颖 , 等 . 希浦系统起搏生理性心脏同步化治疗 [J]. 心电与循环 , 2020, 39(2): 109-119.

[16] Zhang W, Huang J, Qi Y, et al. Cardiac resynchronization therapy by left bundle branch area pacing in patients with heart failure and left bundle branch block [J]. Heart Rhythm, 2019, 16(12): 1783-1790. DOI: 10.1016/j.hrthm.2019.09.006.

[17] 中华医学会心电生理和起搏分会 , 中国医师协会心律学专业委员会 . 心脏再同步治疗慢性心力衰竭的中国专家共识 (2021 年修订版) [J]. 中华心律失常学杂志 , 2021, 25(6): 465-478.

第 23 章

频率适应性心脏起搏的原理及应用

频率适应性起搏器（rate adaptive pacemaker）是指起搏频率能随人体的代谢活动而自动改变，以满足人体活动时需求的起搏器。

在植入起搏器的患者中，约 50% 以上的患者对运动、情绪改变等不能做出正常的心率反应，即患者心率不能随机体代谢活动的增加而增加，这种情况叫作心脏变时功能不良（chronotropic incompetence，CI），而频率适应性起搏器主要适用于这类患者。第一台频率适应性起搏器应用于临床是 1986 年由美国 Medtronic 公司生产的，以后其他公司的传感器陆续上市，并广泛应用于临床，这类起搏器的临床应用已近 30 年。在美国植入起搏器的患者中，90% 以上为频率适应性起搏器。

一、频率适应性起搏原理

心血管系统的主要功能是将氧及营养物质输送到全身各器官，同时排除组织代谢所产生的废物。要完成这一重要功能，心脏必须确保足够的心排血量，而心排血量取决于心率及每搏量，即心排血量 = 心率 × 每搏量。正常人安静时心排血量 5 ～ 6L/min，而运动时心排血量可增加至 20L/min 以上，为安静时的 3 ～ 4 倍。活动时，为保证足够的心排血量，心率及每搏量均需增加，前者更为重要，尤其是在次极量或极量运动时，心排血量的增加主要取决于心率增加的程度。由此可见，对于存在心脏变时功能不良的患者，频率适应性起搏器在改善患者的运动耐量及生活质量时具有何等的重要性。

频率适应性单腔起搏器（VVIR）的极量运动试验结果表明，该起搏方式与传统的 VVI 起搏比较，运动中的起搏频率增加了 69%，运动时间延长了 32%。对于严重心脏变时功能不良而植入双腔起搏器的患者，运动时 DDDR 起搏的心排血量比 DDD 明显增加，患者的生活质量也明显优于 DDD 及 VVIR 起搏。此外，间歇性发作的房性心律失常，如房颤及心房扑动，可产生不适宜的心室反应，使之不能产生适当的频率调整。另外，对于心脏收缩功能低下（如心力衰竭患者）及心脏收缩储备能力降低者（如老年人），其活动时心排血量的增加更依赖于心率的快慢。有研究发现，与非 CI 的心力衰竭患者相比，合并 CI 患者的心肺运动试验及峰值氧耗（PVO$_2$）值降低了 12%～ 23%[1]。这些患者在植入无频率支持的起搏器，其心排血量、运动耐量及生活质量等都会受到不同程度的影响。

二、变时功能不良的临床表现及诊断

（一）心脏变时功能不良的临床表现

心脏变时功能正常者，在极量或次极量运动时，心率的反应为开始时有相对快速的上

升，在稳定活动状态时有一比较稳定而且合适的最大心率，在活动结束后缓慢恢复到基线水平。而心脏变时功能不良者，通常有 4 种表现形式。

1. 在极量运动过程中，最大心率明显低于相应年龄的预测值，且运动初始及恢复阶段心率反应显著降低。

2. 运动中最大心率与预测值相近，但运动初始阶段心率的反应明显下降或延迟。

3. 运动的初始反应及最大心率值接近正常，但是在运动结束后，心率迅速下降，并可出现长间歇。

4. 运动中心率变化波动很大，无规律，呈忽快忽慢的趋势，但最快心率明显低于正常值。

心脏变时功能不良具有动态变化的特点，同一患者在不同时间可表现以上多种方式。

（二）心脏变时功能不良的诊断

用氧消耗量的方法诊断变时功能不良比较可靠，但需要特殊设备，临床使用不太方便。目前临床上仍然常用 Bruce 运动平板试验来判断有无心脏变时功能不良，即运动时最快心率小于预测值的 80% 则认为患者存在变时功能不良。如果运动时最快心率 < 120 次 / 分时，为轻度心脏变时功能不良，运动时最快心率 < 100 次 / 分，为严重心脏变时功能不良。此方法是用来诊断冠心病，对评价心脏变时功能不良存在不足，其一，安装起搏器的患者以老年人为主，这些患者中多数合并器质性心脏病，因此，不能或不宜做极量运动；其二，运动试验检测冠心病的终点或评判标准为是否有心肌缺血，而评判心脏变时功能不良的观察指标为心率增加的程度及由此导致心排血量的改变情况。但由于此方法比较简单，容易被临床医师接受，所以应用比较广泛。

三、传感器类型与频率适应性起搏

引起起搏器频率适应性变化的关键因素是传感器。当窦性心率不能随人体活动而增加时，起搏器的传感器则模拟窦房结功能，通过增加起搏频率满足人体正常活动及代谢的需要。传感器的种类很多，但临床上应用较多的是体动传感器、体动加速度传感器、每分钟通气量传感器、QT 间期传感器及感知心肌阻抗的传感器。

（一）体动传感器

以 Medtronic SIGMA 系列频率适应性加速度传感器为例。通过安置在起搏器机壳内面的压电晶体感知患者运动时产生的加速度力，加速度力使压电晶体的构形发生改变。这些机械变化再转化为电信号。这些电信号经起搏器内设法处理后，以脉冲形式发出。当由机械能转化为电信号达到一定强度时，即活动感知阈值时，起搏器输出频率便发生改变。通常情况，人体活动强度越大，加速度力引起压电晶体的构形改变越大，由机械能转化为电信号也越多，从而更多的起搏脉冲发放导致较快的起搏频率。

1. 可程控参数

（1）感知下限及上限频率（lower rate and upper sensor rate）：感知下限频率是指在无

窦性心率或体力活动时的最低起搏频率，可程控范围通常在 70～90 次／分，每挡 10 次。感知上限频率是指在极量运动时最快起搏频率，可程控范围通常在 100～170 次／分。临床上可根据患者的具体病情选择，如年龄、体力活动状况、心功能及有无合并症等。

（2）活动感知阈值（activity threshold）：活动感知阈值是指能够引起起搏频率适应性改变的最小活动强度，共设 4 个档次：

①低档（low）：此档最敏感，传感器可感知到身体绝大多数体力活动，包括轻微的体力活动。

②中／低档（medium/low）：传感器只能感知到人体有限的体力活动，主要是对轻到中等强度的体力活动才做出频率适应性反应。

③中／高档（medium/high）：传感器只能感知到人体中等强度的体力活动。

④高档（high）：此档最不敏感，只能感知到极量或很强的体力活动，即只有当活动强度很大时起搏器才出现相应的频率适应性反应。

从以上可以看出，档次越高越不敏感。临床上根据患者的具体情况选择感知阈值档次。大多数患者可放在中／低档。

（3）频率适应性斜率（rate response curve）：频率适应性斜率是以患者活动量的增加为横坐标，起搏频率为纵坐标绘成的曲线。起搏器根据频率适应性斜率和感知上限及感知下限频率建立患者在某一活动范围内比较稳定的起搏频率。一共有 10 个档次，由于儿童患者比老年人需要更高的频率支持，所以，同样的档次，儿童的起搏频率明显快于老年人。对于同样强度的活动量，如果设置的档次越高，则起搏频率越快。一般而言，如无明显心功能障碍或心脏储备功能良好的患者，可程控在相对较低的档次。反之，心功能不全、心脏储备能力不足或平时活动较少的患者，通常需要程控在较高的档次。大多数患者频率适应性斜率可设置在 7 挡。

（4）运动加速时间（activity accelerating time）及减速时间（activity decelerating time）。

①运动加速时间：是指活动开始后起搏频率上升到设定的上限频率所需要的时间。有 15s、30s 及 60s 3 个档次。

②运动减速时间：指活动停止后起搏频率下降到运动前或下限频率所需要的时间。有 2.5min、5min 及 10min 3 个档次。

一般情况，将运动加速时间设置在 30s，运动减速时间设置在 7min。

2. 临床应用　此类体动传感器比较简单，术后程控简易，主要调节感知阈值及频率适应性斜率。长期使用性能比较稳定，并且频率适应性反应与人体活动的相关性比较好，因此，临床应用很广泛。此类传感器的主要优、缺点如下：

（1）优点：①临床使用方便简单，可同任何标准电极导线连接；②体动感知无明显增加起搏器电能的消耗；③长期使用稳定性好；④频率适应速度快；⑤术后程控简易。

（2）缺点：①对非生理性体内外振动缺乏特性。如拍击起搏器、在颠簸的路上行走或车内颠簸可使起搏器频率加快。患者在睡眠翻身时挤压起搏器，亦能激活压电晶体传感器，导致起搏频率增加；②上下楼梯的影响。由于下楼产生的颠簸比上楼强，因此，下楼时传感器的起搏频率比上楼时要快。

（二）体动加速度传感器

以美敦力公司（Medtronic）KAPPA700 系列频率适应性起搏器为例，其为体动加速度传感器。

1. 原理　加速度传感器被安放在起搏器的电路板上，不与起搏器机壳接触，对运动的反应与起搏器同胸大肌的接触没有关系，对感知的运动指标是身体前后向、左右向、上下向及侧向等不同方向的加速度变化。此改变所产生的应力使传感器受压变弯曲，这些机械变化再转化为电信号，经起搏器内设法处理后，以脉冲形式发放。当由机械能转化为电信号达到一定强度时，即活动感知阈值时，起搏器输出频率便发生改变。通常情况，机体活动强度越大，加速度受压弯曲的程度也越大，由机械能转化为电信号也越多，活动计数相应增加，从而，更多的起搏脉冲发放导致较快的起搏频率。

与 SIGMA 系列压电晶体传感器不同的是，加速度计对于直接作用于起搏器机壳振动，如按压起搏器等无感知。此外，KAPPA700 传感器对超过活动阈值的感知信号的频率和幅度都有记录。这样能更好地决定患者在整个活动中的运动负荷而产生相应的起搏频率。

美敦力无引线心脏起搏器则采用三轴加速度传感器，取代单轴加速度传感器检测人体运动进而调节起搏心率[2]，实现频率应答功能。使用一种特制软件能检测心房收缩以实现 Micra AV 同步起搏，MARVEL 研究入选来自 9 个国家 12 个中心的 64 例患者，旨在验证这种软件算法的同步性，结果显示：这种算法起搏下平均 AV 同步率达到 87%（CI 81.8%～90.7%）；其中高度房室传导阻滞患者中 80% 能达到 AV 同步，而 AV 正常的患者该数值达 94.5%，因此研究者认为，Micra AV 同步起搏可以显著改善房室传导阻滞患者的同步性[3]。

2. 主要程控参数　与 SIGMA 系列相似，但更符合生理要求，如感知频率除下限及上限频率外，还有日间活动频率（activities of daily living rate，ADL）即患者白天一般活动时所能达到的中度起搏心率。起搏器对以上的感知频率均可自动调整。当开启起搏器的"频率轨迹优化功能"（rate profile optimization）时，起搏器每天自动收集患者日间活动频率及极量活动频率，并与患者希望达到的目标频率比较，如果两者比较接近，起搏传感器不调整输出频率。如果传感器记录到的实际频率高于患者的目标频率时，起搏器自动降低输出频率。以上频率调整的目的是最大限度地满足每一例患者的实际需要。

KAPPA700 系列采用双斜率的频率适应性反应，即对每一例患者的日间活动频率及上限频率的斜率可单独程控，这更具有生理性。每一斜率曲线有 5 个档次，档次越高，起搏输出频率越快。对于同样强度的活动量，如果设置的档次越高，则起搏频率越快。一般而言，如无明显心功能障碍或心脏储备功能良好的患者，可程控在相对较低的档次。反之，心功能不全、心脏储备能力不足或平时活动较少的患者，通常需要程控在较高档次。

此类起搏器由于采用加速度计感知患者身体活动，除频率适应性反应与人体活动的相关性比较好外，抗外界非生理性干扰能力明显提高。

3. 临床应用

（1）主要优点

①频率适应性反应速度快。

②与 SIGMA 系列的感知频率比较，KAPPA 系列起搏器增加了日间活动频率，这样更能满足患者白天活动的生理需求。

③对非生理性刺激的反应明显降低，这些非生理性刺激包括拍击起搏器、在颠簸的路上行走或车内颠簸、在睡眠时翻身挤压起搏器等。

④由于使用双斜率频率适应性，因此对日间活动频率范围及上限频率范围可独立调控，这就使得频率适应性反应更具生理性。

⑤长期使用稳定性好。

（2）主要缺点

①对调节非运动性代谢的增加不敏感，如思维及情感活动。

②对运动后的频率反应不如每分钟通气量传感器。

（三）每分钟通气量传感器

1. 原理　每分钟通气量传感器通过测量电极导线顶端电极与脉冲发生器之间的经胸阻抗，测得潮气量和呼吸频率，然后计算出每分钟通气量，并与安静状态的基础值相比较，经脉冲发生器的内设算法自动调节起搏输出频率。每分钟通气量传感器需要特殊的双极电极导线。

2. 临床应用　此类传感器的最大优点为起搏频率的改变与活动量变化的相关性比较好，因此在临床上应用比较广泛，如埃拉公司的 Ela Talent、美敦力公司的 Medtronic Kapp400、吉丹公司的 Guidant Insignia Plus、Guidant Pulsar Max Ⅱ型号的传感器等。但与体动传感器比较，这类传感器对运动反应的起始频率上升比较慢，比窦房结慢 30s。此外，还受其他因素，如讲话及非运动或代谢性增加引起呼吸频率加快的影响。

（四）QT 间期传感器

1. 原理　根据人体活动或情绪改变时，QT 间期与体内代谢活动适应性缩短或延长这一生理特点研制而成。通过测定 QT 间期的变化，可以反映出人体在运动、情绪改变及思维活动时交感神经的兴奋程度。

2. 临床应用　此类频率适应性起搏的特点是起搏频率的增减与代谢活动的相关性比较好，长期使用性能比较稳定。但不足之处为频率适应性反应比较慢；需要心室完全起搏，这对房室结功能良好的患者不利，因为增加心室起搏的比例不但增加耗电量，而且增加心力衰竭及房颤的发生率。此外，影响 QT 间期的药物，如胺碘酮等将影响起搏器频率适应性效果。心肌缺血对 QT 间期有一定的影响。高血钙时 QT 间期缩短，而低血钙时 QT 间期延长，这些都将影响起搏器频率适应性效果。

（五）感知心肌阻抗的传感器

闭环式频率适应性起搏器，如 Biotronik Inos 及 Protos 起搏器利用了正常人体调节原理。当运动、情绪变化或思维活动时，交感神经兴奋，心肌收缩力增加，但由于窦房结变时功能不良，心率不能相应加快。此时，起搏器的感知器则模拟正常窦房结功能，增加起搏频率从而满足人体代谢的需要。由于其调节过程是双向性的，即活动或情绪改变引起起搏频率的增加，而增加的起搏频率导致心排血量及血压的增高又对中枢交感神经系统起到负反馈的调节作用。因而，此类起搏器又称闭环式频率适应性起搏器。不同于加速度及每分钟通气量传感器，这类传感器是单行性的，即当活动时触发起搏频率加快，但增加的起搏频率对人体无负反馈的调节作用，因此，又叫开环式频率适应性起搏。

1. 原理　Inos 及 Protos 闭环式频率适应性起搏的工作原理为心室电极连续采集每一心动周期心肌阻抗的变化，绘成阻抗曲线。心脏收缩时，心肌收缩力逐渐增加，心肌阻抗随心肌收缩力的增加而成比例增加，因为心肌收缩力与心肌阻抗正相关，而与心腔内的血容量负相关。在收缩晚期，心肌收缩力及阻抗均达到最大值，而此时心腔内的血容量最少。起搏器将每一心动周期心肌阻抗的变化绘成阻抗曲线后与以前安静时记录到的阻抗曲线对比，根据两者的差值来调节起搏频率。差值越大，起搏频率增加的幅度越大。比如，安静时，当前记录到的阻抗与以前休息时记录到的阻抗曲线相同，因而起搏器不改变输出频率。一般活动时，心肌收缩力及阻抗增加的幅度较小，因此，起搏频率的增加不大。剧烈活动时，由于心肌收缩力明显增加，因而，心肌阻抗变化很大，起搏感知器感知到这一变化后，其增加起搏频率的幅度也相应增大。

2. 特点

(1) 能感知情绪变化、思维活动等自主神经功能改变：目前临床上常用的加速度或分钟通气量等传感器只能感知体力活动的改变。Protos 起搏器的感知器，不仅能感知体力活动，而且还能感知到脑力活动。因而，此类感知器更符合生理要求，其功能更接近窦房结。这类起搏器适用于各类植入起搏器患者，尤其是活动少、长期卧床、老年人以及以脑力劳动为主的患者。

(2) 程控简单：一般只需设置下限及上限频率。而加速度或分钟通气量等传感器通常需要程控多种参数，除下限及上限频率外，其他参数包括活动感知阈值、频率适应性斜率、加速时间及减速时间等。而每一项还包括不同的内容，如感知阈值有不同的档次（低档、中 / 低档、中 / 高档及高档），必须根据不同的患者随时调整。

(3) 不需要特殊电极导管：任何公司生产的心室起搏电极导管均可使用。而每分钟通气量传感器需要双极起搏电极导管。

(4) β 受体阻滞剂等心肌抑制药物无明显影响起搏器频率适应性反应：由于此类传感器通过测定心肌阻抗来调节起搏频率，而心肌阻抗与心肌收缩力正相关，当使用 β 受体阻滞剂等心肌抑制药物时心肌收缩力下降，理论上将影响起搏器输出频率。但实际上，感知器是根据阻抗变化差值来调整起搏频率的，而不是根据心肌阻抗绝对值的大小。由于 β 受体阻滞剂对安静及活动时心肌收缩力均有抑制作用，因而，心肌阻抗的绝对值都相应降低，这样两者之间的差值与用药前比较变化并不大。所以长期使用 β 受体阻滞剂等心肌抑制药物并不影响起搏频率适应性反应。

(5) 心脏器质性病变对起搏器频率适应性反应的影响：当起搏器患者发生急性心肌梗死时，由于坏死的心肌收缩力下降，电极导管测定到的心肌阻抗也相应下降。因此，虽然由于疼痛等引起交感神经兴奋及情绪变化，但起搏频率并不相应加快。

当心力衰竭或扩张型心肌病患者植入了此类起搏器，由于心肌收缩力明显减弱，因此心肌阻抗也小。但只要患者在活动或思维、情绪等变化时，在交感神经兴奋能够引起心肌收缩力增加，与安静时比较，阻抗变化值明显，则起搏器便能发挥相应的频率适应性反应。反之，如果病情很重，患者绝对卧床，当交感神经兴奋时，心肌收缩力仍无明显增加，此时，起搏器频率适应性作用也明显减弱。

（6）有较独特的抗血管迷走性晕厥效果：现代起搏器通常具有抗血管迷走性晕厥的功能。首先是识别晕厥前期自主心率骤降反应，当自主心率突然下降超过一定值（如20～50次/分），且持续一定的时间，起搏器认为患者即将发生晕厥，此时立即发放高频率干预性起搏，预防晕厥的发生。通常此类起搏器对心脏抑制型效果较好，而对血管抑制型及混合型效果较差。大多数血管迷走性晕厥患者属于血管型及混合型。

而感知心肌阻抗的频率适应性起搏器抗血管迷走性晕厥的机制不同。这类起搏器对血管迷走性晕厥的诊断不是通过频率骤降，而是发生在交感神经兴奋频率加快时。交感神经兴奋，心率加快，同时心肌收缩力加强，心肌阻抗突然升高，起搏器感知这一变化后立即加快起搏频率，从而阻止了晕厥的发生。由于高频率干预性起搏发生在频率骤降前，及交感神经兴奋期，因此，对各种类型的神经介导性晕厥的效果均好。

3. 临床效果　Malinowski 于 1998 年就比较了每分钟通气量传感器、加速度传感器、QT间期传感器及感知心肌阻抗的闭环式起搏器在日间不同活动（上下楼、散步、快步行走、跑步、上肢活动等）及思维活动时起搏器频率适应性变化。结果显示，无论是躯体活动还是脑力活动，感知心肌阻抗的频率适应性反应效果最好，更接近健康人窦房结功能。尤其是思维活动时，后者的起搏频率调节反应好，此类传感器是唯一能够感知躯体及脑力活动的传感器[4]。

在 40 例病态窦房结综合征合并不同程度变时功能不良的患者植入了 Biotronik Protos DDDR 起搏器，一种闭环刺激（Closed Loop Stimulation，CLS）双腔频率适应性起搏器，在随访中对所有患者进行测试，具体过程如下：将起搏器程控为 DDD-CLS，即开启频率适应性闭环功能。患者休息 5min 后看计算机屏幕进行思维活动测试，先看不同的颜色，然后进行算数测试（加、减、乘、除），由简单到复杂。做完后休息 15min，然后将起搏器程控到 DDDR，即关闭闭环刺激，打开加速度传感器，再重复以上相同测试。将每次测试结果打印出来，并比较两种传感器在患者思维活动时起搏频率的变化。结果显示，闭环式传感器对思维活动敏感，起搏频率随思维活动而出现相关性改变，而加速传感器则引起起搏器频率适应性变化不大。

PRE-INVASY 临床试验在 34 例血管迷走型晕厥患者植入了这类频率适应性起搏器，平均随访了 47.3 个月，晕厥发作由原来的 100% 减少到 2.9%。INVASY 临床试验共 41 例血管迷走性晕厥患者入选，在平均随访 18.9 个月中无一例患者再发晕厥。2017 年神经介导的闭环刺激研究（SPAIN）纳入 40 岁以上、反复晕厥（≥ 5 次或近 1 年内≥ 3 次）、直立倾斜试验（HUTT）阳性并为心脏抑制型的患者，植入起搏器后随机分为 DDD-CLS 治疗组及 DDI 对照组（低限 30 次/分），12 个月后或 1 个月内出现 3 次晕厥事件即交叉至对照组，结果显示 72% 的患者经 DDD-CLS 治疗后晕厥负荷减少 50% 以上，而在 DDI 组这一比例仅为 28%[5]。

以上结果显示，闭环刺激频率适应性起搏器对血管迷走性晕厥的预防作用好。但基于目前的研究，血管迷走性晕厥（VVS）患者的起搏治疗仍存在以下知识缺陷：①起搏治疗对 40 岁以下、反复发作的 VVS 患者是否有效？② HUTT 和植入式心脏事件记录仪（ILR）检测是否有助于为 VVS 患者提供最佳起搏指征？③ CLS 以外的起搏模式是否能使特定患者人群受益？④ CLS 对混合型 VVS 患者是否有效？⑤如何对 CLS 起搏器进行程控？在未来，仍需多中心大样本临床研究以进一步证实 CLS 起搏在 VVS 中的疗效，并更好地了解其应用指征、并发症和长期结局[6]。

（六）复合传感器

目前，临床上常用的大多数单传感器均存在不足。最常用的是感知体动及感知每分钟通气量的传感器，这些传感器都不够理想。理想的传感器应是：反应速度快、反应的相称性高、敏感度及特异度强。因而，近年来常将 2 种不同原理的传感器组合在一起，弥补相互的不足。如体动传感器反应速度快，但反应的相关性较低，反之，每分钟通气量传感器的反应速度慢，但相关性好，两者正好取长补短。下面以体动传感器与每分钟通气量传感器组合为例来说明这类传感器的特点：Medtronic KAPPA 400 系列频率适应性起搏传感器将体动压电晶体传感器与每分钟通气量传感器相结合。此两种传感器结合的最大优势为体动传感器在活动初始阶段的快速起搏频率弥补了后者的不足，而每分钟通气量传感器在运动达一定时间及强度后，其起搏频率与机体代谢相关性好以及运动后起搏频率下降缓慢，此优点克服了体动传感器在该方面的不足。

1. 正常工作过程　当安静或轻微活动时，即活动频率在比较低的范围内，起搏频率主要由体动传感器驱动。随活动量的增加，即活动频率逐渐升高时，体动传感器的作用逐渐削弱，而每分钟通气量传感器的主导作用则不断加强。当活动频率达到并超过日间活动频率时，体动传感器的作用消失，而起搏频率完全由每分钟通气量传感器控制。因而，患者在做强体力活动时，起搏上限频率完全由每分钟通气量传感器控制。

2. 交叉核对　由于任何单一的传感器都可能错误地输入一些非生理性信号，导致不适当的高频率起搏，如体动传感器在感知拍击起搏器的振动、在颠簸的路上行走或车内颠簸、在睡眠翻身时挤压起搏器等时均可导致起搏频率加快。类似情况，如每分钟通气量传感器在被动急促呼吸、反复活动上肢等也可导致非生理性频率的适应性反应。这些单一传感器的不足可通过交叉核对克服。其工作方式如下。

当每分钟通气量传感器显示的频率高于日间活动频率时（超过日间频率的 25%），起搏器在发放高频率脉冲前检查体动传感器显示的频率；如果体动传感器无反应或反应很低时，起搏器的实际输出频率，即交叉核对频率被限制在超过日间频率适当的频率范围内。

（1）具体而言：如果体动传感器频率 = 或 < 50%（日间频率 - 低限频率）+ 低限频率，则起搏器实际输出频率（交叉核对频率）= 日间频率 +25%（上限频率 - 日间频率）。

（2）举例说明：如果下限频率、日间频率及上限频率分别是 60 次 / 分、100 次 / 分及 140 次 / 分；体动传感器显示的频率为 80 次 / 分，此频率 < 50%（日间频率 - 低限频率）

+ 低限频率；则交叉核对频率，即实际起搏频率 =100+25%（140 － 100）=110 次 / 分。

当体动传感器显示高频率而每分钟通气量传感器未跟随反应，即显示低频率或完全无反应时，起搏频率被限制在日间活动的频率范围内。此情况常见于刷牙、颠簸等。这样就避免了这些非生理性刺激导致的高频率起搏。

由于使用了交叉核对，从而避免或减少了单一传感器导致的错误的起搏频率加速。如体动传感器感知到的拍击起搏器、在颠簸的路上行走或车内颠簸，或睡眠、翻身时挤压起搏器等导致的快速起搏，以及由于每分钟通气量传感器感知到的非生理性过度通气（如哮喘发作）引发的起搏频率不适当加快。

此外，还有体动传感器与 QT 间期传感器组合。

四、频率适应性起搏的适应证

目前频率适应性起搏的主要适应证为心脏变时功能不良的患者。这些患者由于窦房结功能障碍使自身的心率不能随人体活动及情绪刺激而增加，因而影响生活质量。而频率适应性起搏传感器可以尽可能模仿正常窦房结的电活动，当感受到人体代谢活动增加时自动调节起搏频率，以满足患者代谢活动的需要。

除变时功能不良外，频率适应性起搏的适应证还包括：①心房静止；②慢性房颤或心房扑动（房扑）伴心室率缓慢者；③间歇性发作的房性心律失常，如房颤及房扑合并不适宜的心室反应者。

虽然频率适应性起搏的主要适应证是心脏变时功能不良患者，但大多数学者认为，DDDR 起搏适合于所有需要 DDD 起搏治疗者，而 VVIR 起搏适用于任何需要 VVI 治疗的患者。这是因为：

1. 虽然在植入起搏器时患者无明显的变时功能不良，但在起搏器的随访任何时期部分患者可能会发展为心脏变时功能不良。

2. 患者在植入起搏器后可能发生阵发性房颤 / 房扑合并房室传导阻滞而需要频率支持。

3. 患者如合并高血压、冠心病、心力衰竭及快速性心律失常需要服用 β 受体阻滞剂或抗心律失常药物，这些药物可诱发或加重心脏变时功能不良。

对于病态窦房结综合征（SSS）患者，选用双腔频率适应性起搏器治疗对于患者心功能及生活质量都具有较大的获益。国内有研究者对 108 例诊断为 SSS 的患者进行术后随访观察，观察组（植入双腔频率适应性起搏器）治疗后 6 个月 6min 步行试验（6-MWT）、LVEF 水平均高于治疗前，BNP 水平低于治疗前，且观察组改善情况优于对照组（植入双腔非频率适应性起搏器）[7]。

对于老年人是否需要起搏器频率支持，即频率适应性起搏的必要性问题意见不完全统一。传统观念认为，老年人心率缓慢是正常老化的生理现象，这符合老年人代谢降低的特点，因此，起搏频率支持不如年轻人重要。然而，明尼苏达大学运动生理研究室对 57 例年龄 > 65 岁及年龄 < 65 岁的正常人平均 43h 心率分布的研究结果显示，大多数心率分布在较低的范围，约只有 10% 的时间心率 > 100 次 / 分。而两组健康人的心率分布是非常相似的，尤其是心率 < 130 次 / 分，年轻组与老年组差异无统计学意义。此研究说明，老年人同

样需要频率支持，即在适合起搏治疗的患者，不论是老年人还是年轻人均需要频率适应性起搏。

对于冠心病心绞痛的患者，一般认为不适合植入频率适应性起搏器，因为心率加快会增加心肌氧耗量，从而诱发或加重心绞痛。然而 Van Campen 等在 18 例冠心病心绞痛患者进行运动平板试验及心肌核素显像，比较 VVI 与 VVIR 起搏方式对心绞痛及运动耐量等显示，VVIR 组，平均运动时间增加 28%，两组心绞痛发作次数、硝酸甘油消耗量差异无统计意义，此外 VVI 组与 VVIR 组心肌核素显像也无明显差异。该结果表明，冠心病心绞痛患者同样可以植入频率适应性起搏器。

对于心力衰竭患者，尤其是心脏收缩功能明显不全时，由于每搏量明显降低，当活动时心排血量的增加在一定范围内主要依赖心率的加快，因此，频率的支持对于维持适当的心排血量尤其重要。

总之，对于符合起搏器治疗指征的患者，不论当时有无变时功能不良，如条件允许，应尽量植入频率适应性起搏器[8]。

（邵　翔　马　路）

参 考 文 献

[1] 苟峻琦，曾韡，帅壮，等 . 心脏变时功能不良在慢性心力衰竭中的研究进展 [J]. 心血管病学进展，2019, 40(3): 474-477.

[2] 吴雯倩，单虹颖，张千遥，等 . 基于三轴加速度传感器的频率自适应心脏起搏器运动 - 心率实验数据采集分析 [J]. 生物医学工程研究，2020, 39(3): 226-230.

[3] Garweg C, Splett V, Sheldon TJ, et al. Behavior of leadless AV synchronous pacing during atrial arrhythmias and stability of the atrial signals over time-Results of the MARVEL Evolve subanalysis [J]. Pacing Clin Electrophysiol, 2019, 42(3):381-387. doi: 10.1111/pace.13615. Epub 2019 Feb 12. PMID: 30687931.

[4] Malinowski K. Interindividual comparison of different sensor principles for rate adaptive pacing [J]. Pacing Clin Electrophysiol, 1998, 21(11 Pt 2):2209-2213. doi: 10.1111/j.1540-8159.1998.tb01154.x. PMID: 9825320.

[5] 郑晓琳，邱春光 . 起搏器治疗血管迷走性晕厥 [J]. 心电与循环，2020, 39(1): 11-14. DOI:10.12124/j.issn.2095-3933.2020.1.2019-3913.

[6] 梁燕，刘彤 . 闭环刺激起搏在血管迷走性晕厥治疗中的作用 [J]. 中国心脏起搏与心电生理杂志，2019, 33(6): 536-539.

[7] 王秀君，李健 . 双腔频率适应性起搏器对 SSS 患者的效果及对心功能、生活质量的影响 [J]. 医学信息，2020, 33(16): 107-109. DOI:10.3969/j.issn.1006-1959.2020.16.032.

[8] 华伟，胡奕然 . 心律失常领域最新临床研究：来自美国心律学会 2018 年会的报道 [J]. 中华心律失常学杂志，2018, 22(3): 274-276.

第 24 章

起搏心电图

植入人工心脏起搏器患者的心电图称为起搏心电图。因此，起搏心电图可由患者自主心律与起搏器心律共同组成。分析起搏心电图必须首先确定患者自主主导节律、存在的心电图异常及心律失常。如果这部分心电图已经相当复杂，无疑合成后的起搏心电图就会更复杂。其次，在分析自主心律的基础上，通过分析起搏心电图判定起搏器的功能是否正常。应当了解，不同类型的起搏器有其特殊的基本工作方式，同一类型起搏器也可程控为不同的工作方式，而同一种工作方式又可设置不同的工作参数。起搏器类型不同、功能不同、参数不同时，会有相应的起搏心电图特征，这些构成了起搏心电图的复杂性、多变性。

一、起搏器基本概念与起搏心电图基础

（一）起搏器系统

起搏器系统由脉冲发生器及电极导线组成。尽管脉冲发生器体积很小，但其内部含有几万个元件，分别负责起搏器的各项功能。脉冲发生器埋植在胸大肌上方的皮下组织中。电极导线的顶部及体部有起搏和感知的金属电极，负责起搏器的起搏和感知功能。电极导线经周围静脉植入，放置在相应的心腔，其尾部与脉冲发生器的连接孔相连。起搏电极导线有单极与双极之分，单极电极导线的顶部电极（－）与脉冲发生器金属壳（＋）构成单极起搏及感知，双极电极导线的顶部电极（－）与体部的环状电极（＋）构成双极起搏及感知。

有研究者致力于研发一种基于微处理器设计的心脏起搏器系统，其在实现传统心脏起搏器功能的基础上，可对起搏脉冲幅度、脉宽和起搏频率进行精确控制，并且体外无线充电功能能有效延长起搏器工作年限，减少患者更换起搏器的次数，减轻患者的经济负担[1]。

（二）起搏器功能及类型

随着起搏器工作方式、类型的不断增加，起搏器的各种功能日趋复杂。为便于医师、技术人员和患者的各种交流，国际心电图会议和心脏起搏会议制定了起搏器的代码。

起搏器编码主要是为表述起搏器的工作方式，而起搏模式是由医师或技师程控的重要参数，一经设定，起搏和感知的心腔、感知后的反应方式以及是否有频率适应性反应功能就已确定[2]。

了解和记忆起搏器代码的含义十分重要，例如 VVI 起搏器代表该起搏器起搏的是心室，感知的是自身心室信号，自身心室信号被感知后抑制起搏器发放一次脉冲。DDD 起搏器

起搏的是心房及心室，感知的是自身心房及心室信号，自身心房及心室信号被感知后抑制或触发起搏器发放一次脉冲。AAIR 起搏器起搏的是心房，感知的是自身心房信号，自身心房信号被感知后抑制起搏器发放一次脉冲。除此，该起搏器尚有频率适应性起搏功能（第 4 位的 R 字母表示）。

（三）起搏回路及起搏信号

起搏器系统的脉冲发生器不断发出起搏脉冲，经电极导线刺激和起搏心脏。起搏时，电流由起搏电极（阴极）流向无关电极（阳极）。起搏可以是单极或双极两种形式起搏，并以不同方式组成起搏回路。刺激信号又称脉冲信号或起搏信号，代表脉冲发生器发放的有一定能量的刺激脉冲，脉冲宽度 0.4 ～ 0.5ms，在心电图上表现为一个直上直下的陡直的电位偏转，有学者称之为钉样标记。应当注意刺激信号的幅度与两个电极间的距离成正比关系，双极起搏时，正负极间距小，刺激信号较低，在某些导联心电图上几乎看不到。单极起搏时起搏的正负极之间距离大，刺激信号较大，有时还呈双相。刺激信号的另一特点是不同导联记录的刺激信号幅度高低有一定的差异，这与起搏电脉冲方向在心电图导联轴上的投影不同有关。分析起搏心电图应挑选起搏信号振幅高的导联分析。

（四）起搏间期与起搏逸搏间期

起搏心电图中，自身的电活动（P 波或 QRS 波）与其后的起搏信号之间的间期称为起搏逸搏间期，两次连续的起搏信号间的间期称为起搏间期。起搏间期与设定的起搏基本频率一致。多数情况下起搏逸搏间期与起搏间期相等，对有滞后功能的起搏器启用了滞后功能时，起搏逸搏间期比起搏间期长。滞后功能是起搏器的一种功能，是为了保护和鼓励更多的自主心律，并兼有节约电能的意义。

（五）普通起搏器分类

根据电极导线植入的部位分成以下几种。

1. 单腔起搏器　① VVI 起搏器：电极导线的头部放置在右心室心尖部的肌小梁处或室间隔；② AAI 起搏器：电极导线头部放置在右心耳的梳状肌内或房间隔。

2. 双腔起搏器　2 支电极导线常分别放在右心房和右心室，进行房室顺序起搏。

3. 三腔起搏器　右心房 + 双心室（右心室 + 左心室）的三腔起搏（治疗顽固性心力衰竭）。

近年研究发现，传统的右心耳起搏可能诱发患者出现心房颤动、影响左右房整体的同步协调收缩。张新才、孙波文等对 Select Secure 3830 电极房间隔起搏的有效性和可行性进行了研究探讨，结果显示：术后 6 个月观察组（置入 3830 电极）左房内径明显小于同期对照组，对照组术后 6 个月左心房内径大于术前，因此可以认为，3830 心房螺旋电极选择部位起搏的起搏方式更符合心房电传导的生理学特性，能有效减少因心房起搏而导致的心房扩大，适合在临床工作中进一步推广应用[3]。

二、常见起搏方式的心电图特点

（一）VVI 起搏方式

在美国和欧洲，双腔起搏器占起搏器总植入术量的 80% 和 70%，而 VVI 起搏器仅占 10%。在我国，双腔起搏器的植入数量仅占 30%～50%，单腔 VVI 起搏器的植入量仍占起搏器植入总数的 50% 左右，因此，VVI 起搏器仍是我国当前常用的起搏器，了解和掌握 VVI 起搏心电图十分重要。

1. **VVI 起搏器的基本原理**　VVI 起搏器是指心室起搏、心室感知，感知自身信号后抑制起搏器发放一次脉冲。VVI 起搏器的电极导线常放置在右心室心尖部，该处有丰富的肌小梁将电极导线的头部固定。心室单腔 VVI 起搏器还可以转换为 VVT 和 VOO 工作方式，但后两者在临床几乎不用。此外，临时心脏起搏术以右心室 VVI 起搏最多见，现主要讨论右心室 VVI 起搏心电图。

（1）VVI 起搏心电图基础：心室起搏的心电图表现为起搏信号后紧跟着一个起搏脉冲引发的心室除极的 QRS 波，QRS 波宽大畸形（> 0.12s），相应的 T 波方向与 QRS 波主波相反（图 24-1）。起搏信号代表脉冲发生器发放的脉冲电流。QRS 波的形态取决于心室起搏的部位。右心室起搏的常用部位是右心室心尖部。在体表心电图上产生类似左束支传导阻滞（LBBB）的 QRS 波，心电轴常在 − 30°～− 90°。左侧胸壁导联以 S 波为主的不典型 LBBB 图形，V_5、V_6 导联的 QRS 形态可表现为以 S 波为主的宽阔波（图 24-1），也可呈宽阔、低幅向上的波。其机制为右心室心尖部受刺激后首先除极，然后除极波经由心室肌缓慢地自右向左、自心尖部向心底部（从而自下向上）除极。心室的除极后半部分是自前向后的。

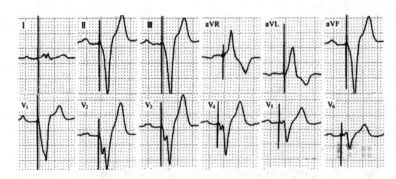

图 24-1　右心室（心尖部）起搏心电图

摘自：何方田. 何方田老师起搏心电图讲座之五，解读心室起搏器（VVI、VVIR）的心电图表现

http://bbs.iiyi.com/thread-2613843-1.html

（2）融合波：VVI 起搏的患者常有自身心律，而自身心律可以与起搏节律发生干扰，特别是自身心率与起搏频率接近时，一部分心室肌可被自身节律控制，另一部分被起搏节律所激动，此时便形成了室性融合波。这种融合是由 2 个节律点引起的心肌激动在时间上

和空间上的融合，又称真性融合波。当起搏脉冲发放延迟时，由于自身的心室电活动已经使电极部位的心肌除极，所以称为假性融合波（图 24-2）。在置入 VVI 起搏器的患者，产生心室除极融合波和假性融合波都比较常见。

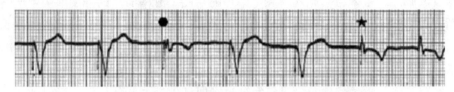

图 24-2　VVI 起搏的心室融合波和假性融合波

自身心律为心房颤动，心室率 67～88 次 / 分，与自身心率接近，图中自身 QRS 波与起搏 QRS 波交替出现，并出现心室融合波（●标记），以及假性融合波（★标记）

图 24-2～图 24-5 摘自：王斌，郭继鸿 . VVI 起搏心电图 . http://www.doczj.com/doc/055299709.html.

2. VVI 起搏功能及间期

（1）起搏功能：起搏功能是指起搏器按一定的周期、电压、脉宽发放刺激脉冲使心脏除极，是起搏器的基本功能。正常的起搏功能是指起搏器能按照感知的信号和自身定时周期进行起搏。通过心电图是否记录到起搏脉冲信号可以判断起搏器是否发放了起搏脉冲，根据起搏脉冲后有无相应的宽大畸形的 QRS 波可以判断起搏刺激是否激动或夺获了心室。从心电图上判定有无起搏功能是分析起搏心电图的第一步。

（2）感知功能：感知是指起搏器对心脏自主信号进行识别。当感知自身节律时，起搏器就会延迟发放起搏脉冲，称为起搏器节律重整。

VVI 起搏器感知后的表现是起搏器节律重整。即起搏器从感知的信号开始，按照逸搏间期重新发放起搏脉冲。当自身心室率超过基础起搏频率时，起搏器处于连续感知和节律重整状态，使起搏脉冲发放完全被抑制，在心电图上暂时表现为"静止状态"或自身节律心电图。

（3）基础起搏间期和逸搏间期：VVI 基础起搏间期是指在无自身心律时，连续 2 个起搏信号之间的时距。逸搏间期是指起搏信号与其前自身 QRS 波间的时距。理论上，如果两者设置值相同，自动起搏间期应等于逸搏间期，这是因为起搏器的感知并非发生在 QRS 波的起始部。另一个因素是，激动到达感知电极导线所在部位心肌需要一定的时间。

（4）不应期：不应期又称心室不应期或反拗期，指脉冲发生器在发放一次电脉冲后或感知一次自主心律后，感知放大器关闭，不感知任何心电信号的间期，不应期的范围 100～500ms，通常设置为 250～300ms。不应期的设置是为了防止感知起搏脉冲本身、起搏的极化电位以及 T 波。

VVI 起搏器的定时周期包括基础起搏间期、逸搏间期和心室不应期。心室起搏事件启动基础起搏间期和心室不应期，感知事件启动逸搏间期和心室不应期，在心室不应期内，起搏器不感知任何信号。两个连续起搏脉冲间的时距为基础起搏间期，而逸搏间期则指感知自身 QRS 波开始到下一个起搏脉冲发出时的时距。逸搏间期可以等于或长于基础起搏间期。如果在基础起搏间期或逸搏间期内没有感知到任何信号，间期结束时起搏器就会发放起搏脉冲。如果间期内感知到 QRS 波，则起搏器以感知时刻为起点按逸搏间期发放下一次起搏脉冲。

（5）频率滞后：频率滞后（hysteresis）是 VVI 起搏器感知自身 QRS 波发生抑制后，重新开始发放脉冲的频率与基础起搏频率不等的功能。频率滞后的程度取决于逸搏间期或滞后间期。逸搏间期与基础起搏间期之差称为滞后间期。如果起搏器的逸搏间期长于基础起搏间期，称为负性频率滞后，短于起搏间期称为正性滞后，等于起搏间期则无滞后。滞后频率或间期可程控。

（6）磁铁频率：磁铁频率是指进行磁铁试验时起搏器的起搏频率，此时的起搏模式为 VOO。在记录心电图的同时，将磁铁放置在起搏器植入部位的皮肤上，观察起搏模式和起搏频率的变化。磁铁频率随起搏器的种类、型号的不同而不同。在起搏器出厂时，起搏器的磁铁频率都已设置好，一般为 80 ～ 100 次 / 分，不能程控更改（图 24-3）。磁铁频率试验的作用包括①显示起搏功能；②测试电池的状态；③其他。

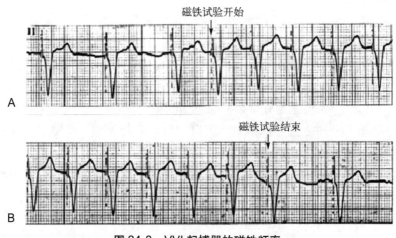

图 24-3　VVI 起搏器的磁铁频率

VVI 起搏器的基础起搏频率 60 次 / 分，在植入起搏器部位放置磁铁（磁铁试验开始），起搏器以预置的磁铁频率（100 次 / 分）进行起搏，移走磁铁（磁铁试验结束）后，起搏频率恢复到 60 次 / 分的基础起搏频率

（7）噪声反转功能：起搏器为了防止电磁干扰或其他心电信号干扰而导致起搏脉冲被抑制发放，特地设置了噪声反转功能，即起搏器遇到连续而快速的干扰信号后，其不应期发生连续重整（不同公司具体命名略有差异），但不重整起搏间期，此时无论有无自身心搏出现，起搏器将以低限频率或传感器频率发放脉冲（非同步起搏模式），直至噪声消失，起搏器恢复原按需起搏模式[4]。

单腔起搏器噪声反转功能心电图表现：快速自身心室率不能抑制心室起搏脉冲，心室起搏脉冲仍然按照下限频率发放，伪似 VOO 工作方式，一旦自身心室频率减慢，与自身快速心室率同时出现的起搏脉冲立即消失，心室感知恢复正常状态[5]。

3. VVI 起搏的异常心电图表现

（1）感知异常：起搏器感知异常分为感知不良（感知低下）和感知过度（超感知）两

种。①感知不良。在起搏器感知灵敏度设置不当、电极导线发生故障（如电极脱位或断裂）等情况时，起搏器对心脏自身正常 QRS 波不能感知，仍按自身的基础起搏周期发放起搏脉冲，称为感知不良或感知低下（图 24-4）。②感知过度。起搏器对幅度较低或不应该感知的信号发生感知，称为感知过度。感知过度的干扰源分为外源性因素和内源性因素，前者包括交流电、电磁信号和静电磁场等，后者包括肌电信号、T 波和极化电位。感知过度时，可以抑制 VVI 起搏器起搏脉冲的发放，表现为起搏的暂停或起搏间期延长（图 24-5）。

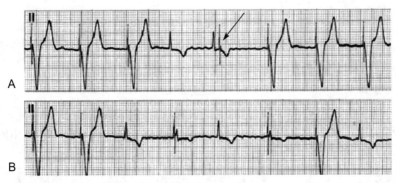

图 24-4　VVI 起搏器的感知功能不良

A. 箭头指处的 QRS 波后可见起搏脉冲，该间期小于基础起搏间期提示间歇性感知不良；B. 提高感知灵敏度后，感知功能正常

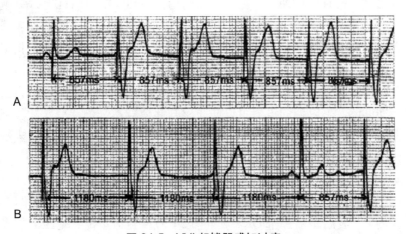

图 24-5　VVI 起搏器感知过度

VVI 起搏，起搏输出电压 3.75V，基础起搏间期 875ms。A. 心室感知灵敏度 1.5mV 时，出现 1180ms 和 875ms 长短两种起搏间期，短的起搏间期刚好等于长起搏间期中 T 波波峰到下一个起搏信号的时距，提示对 T 波发生感知（感知过度）；B. 将感知灵敏度由 1.5mV 增至 2.5mV 后，长的起搏间期消失，只有短的起搏间期，证实对 T 波的感知

　　（2）起搏功能障碍：起搏功能障碍表现为间歇性或持续性出现起搏脉冲不能按时发放，或发放后不能引起心室除极波。在心电图上表现为起搏间期长于基础起搏间期或逸搏间期，或起搏信号后无 QRS 波。起搏器类型的不同，起搏功能障碍的原因不同，其心电图表现

也不一样。

　　常见起搏功能不良的原因有：①心肌本身变化：植入急性期的炎症反应、慢性期的心肌纤维化、合并心肌病变（如心肌梗死、心肌炎）导致起搏阈值升高或无法起搏夺获；②全身性因素：电解质紊乱（如高钾血症等）、药物作用（如某些抗心律失常药物可提高起搏阈值）；③电极因素：电极导线断裂、电极导线老化、电极脱位以及电极导线与起搏器插口松动；④脉冲发生器因素：脉冲发生器的电路或元件故障、电池耗竭等，其中电池耗竭是起搏器功能障碍的最常见因素[6]。

（二）AAI 起搏方式

　　在我国，AAI 起搏器占整个植入起搏器总数的 10% 以下。随着对生理性起搏认识的增加，认识到 AAI 起搏方式对患者益处更大。

　　1. AAI 起搏器的工作原理　心房单腔起搏器包括 AAI、AAT 和 AOO 起搏器，但后两者在临床上极少使用。AAI 起搏器是指心房起搏、心房感知型起搏器，起搏器感知自身信号后的反应是抑制起搏脉冲的发放。尽管 AAI 起搏器的工作原理与 VVI 相同，但有其自己的特点。

　　（1）电极导线放置的部位：AAI 起搏器的电极导线放置在右心房的心耳部。目前最常使用的是被动固定型 J 型电极导线，放置时能够很容易"钩住"肌小梁而固定。少部分患者采用主动固定电极导线，使右心房起搏的部位变异较大。

　　（2）AAI 起搏器的计时周期：①基础起搏间期：基础起搏间期是指 AAI 起搏器正常工作时，在无自身心律的情况下连续两个起搏信号之间的时距。②逸搏间期：逸搏间期是指起搏信号与前一个自身 P 波之间的时距，即自身 P 波起始到下一个相邻起搏信号之间的时距。与 VVI 起搏器相似，基础起搏间期和逸搏间期均可以程控。③心房不应期：指起搏器在发放一次电脉冲后或感知一次自身 P 波后，感知线路关闭，不感知任何心电信号的间期，通常为 300～500ms。不应期的设置可以防止感知起搏器本身的起搏脉冲、起搏产生的极化电位以及患者自身的 QRS 波。④磁铁频率：进行磁铁试验时，AAI 起搏器的起搏模式多为 AOO。磁铁频率的特点及作用与 VVI 相似。

　　2. AAI 起搏的心电图特点

　　（1）心房起搏图形：由人工起搏信号和其后的心房波（P′波）组成。如果房室传导正常，则每一个起搏的 P′波后跟随一个 QRS 波（图 24-6）。当房室传导呈二度传导阻滞时，则起搏的 P′波中一部分不能下传心室，造成其后无继随的 QRS 波。使起搏的 P' 之后出现 QRS 波规律性缺失。

　　心房起搏部位和除极顺序的不同，起搏的 P′波形态也不同。右心房起搏最常见的部位是右心耳。由于右心耳在窦房结附近，因此右心耳起搏的 P′波形态与窦性 P 波近似，特别是肢体导联上，表现在Ⅱ、Ⅲ、aVF 导联上的 P′波直立，在 aVR 导联上倒置。由于右心耳比窦房结更靠前，故在胸前导联上，起搏 P′波的正向部分较窦性 P 波的振幅更低或倒置（图 24-6）。

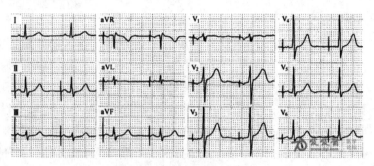

图 24-6 AAI 起搏心电图

图 24-6 ～图 24-10 摘自：何方田.何方田老师起搏心电图讲座之四，解读心房起搏器（AAI、AAIR）的心电图表现. http：//bbs. iiyi. com/thread-2611946-1.html.

（2）房性融合波：与 VVI 起搏可产生室性融合波一样，AAI 起搏也可产生房性融合波和（或）假性房性融合波（图 24-7）。

房性融合波的形态介于自身 P 波和起搏 P' 波之间，根据融合的程度不同可有多种形态。

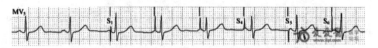

图 24-7 AAI 起搏时出现真、假房性融合波

MV_5 导联显示窦性 P-P 间期 0.87 ～ 0.89s，频率 67 ～ 69 次 / 分；S_1 ～ S_4 心房起搏脉冲落在窦性 P 波上而形成房性伪融合波，S_5、S_6 心房起搏脉冲夺获心房出现起搏 P' 波，但 S_6 后的 P8 波形态和振幅介于窦性 P 波和起搏 P' 波之间，考虑为两者的融合波。心电图诊断：①窦性心律；②心房起搏器，呈 AAI 起搏模式，真假房性融合波并存；③起搏器功能未见异常

3. AAI 起搏器的正常心电图表现

（1）起搏功能：同 VVI 起搏器。在心电图上，AAI 起搏器的起搏功能可通过心电图上的起搏信号及相应的 P' 波被认定。

（2）感知功能：AAI 起搏器具有感知功能，感知后的反应为抑制。在心电图上，AAI 起搏器的感知功能通过心房起搏间接反映出来。当自身节律使起搏器从感知信号开始按照基础起搏周期重新发放起搏脉冲时，提示起搏器感知了自身节律并发生节律重整（图 24-8）。当窦性心率超过基础起搏频率时，起搏器的脉冲发放可被完全抑制而表现为"静止状态"。

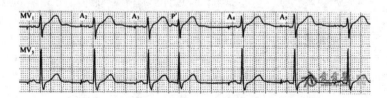

图 24-8 AAI 起搏器的正常感知和起搏功能

房性期前收缩 P' 波被感知，而抑制起搏脉冲发放，下一次起搏脉冲以感知的 P' 波为起点，按基础起搏间期发放

4. AAI 起搏的异常心电图表现

（1）感知异常：起搏器的感知异常分为感知不良（感知低下）和感知过度（超感知）2 种。

①感知不良：指对心脏自身正常的 P 波不能感知，仍按自身的基础起搏周期发放起搏脉冲（图 24-9）。AAI 起搏器感知不良的结果造成不适当的起搏，可以引起竞争性心律，甚至严重的快速房性心律失常。感知不良的原因主要是起搏器感知灵敏度设置不合适和心内电信号的振幅和（或）斜率不够高，因为 P 波振幅较 QRS 波要低得多。心电图判断感知功能不良的最简单方法是当自主心律出现时，起搏节律不能被干扰，即不能发生起搏器的节律重整。第二个心电图表现是容易出现房性融合波和假性融合波。当起搏频率高于窦性心率时，心电图表现为完全起搏心律，不能表现出感知功能不良，也不会发生竞争性心律，这是与 VVI 起搏不同之处。

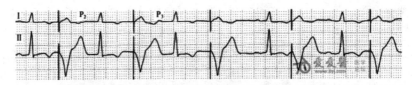

图 24-9　心室起搏器持续性感知功能低下引发人工性"室性期前收缩"二联律

②感知过度：AAI 起搏器对振幅较低或不应该感知的信号发生感知，称为感知过度。由于 P 波的振幅低，AAI 起搏器的感知灵敏度设置得要较 VVI 高，故较 VVI 起搏器更容易发生感知过度。常见的感知对象为肌电位和 QRS 波。

（2）起搏功能障碍：AAI 起搏功能异常可表现为间歇性或持续性的心房起搏停止，在心电图上表现为起搏间期长于基础起搏间期或逸搏间期。AAI 起搏障碍的原因与 VVI 起搏器相似，心电图表现也因此不同（图 24-10）。

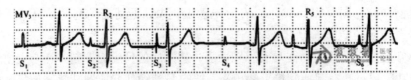

图 24-10　心房起搏器起搏功能和感知功能双重异常

设置的起搏器参数：基本起搏周期 950ms，频率 64 次 / 分，心房感知度 0.5mV，心房不应期 400ms。MV₃ 导联（图 24-10）显示窦性 PP 间期 1.30 ~ 1.59s，频率 38 ~ 68 次 / 分，PR 间期 0.16s；R2、R5 搏动提前出现，介于两个窦性搏动之间，其前无相关的 P（P'）波，偶联间期 0.68 ~ 0.72s，QRS 波形与窦性搏动一致，为间位型房室交界性期前收缩；可见心房起搏脉冲按照 0.96s 起搏周期固定地发放，但其后未见相应的起搏 P' 波跟随，其中 S₃、S₅ 起搏脉冲落在窦性 P 波上形成房性伪融合波。心电图诊断：①显著的窦性心动过缓伴心律失常，可能存在窦性停搏或呈 2∶1 传导的二度窦房传导阻滞；②间位型房室交界性期前收缩；③心房起搏器、房性伪融合波；④起搏器的起搏和感知功能双重异常，提示心房电极脱位所致

（三）DDD 起搏器方式

双腔起搏器（DDD 起搏器）的功能及心电图比单腔起搏器复杂，临床医师及心电图医

师熟悉和掌握双腔起搏器心电图十分重要，其基础是了解双腔起搏器的基本功能、工作原理和间期。

1. **双腔起搏器的基本功能** 双腔起搏器除感知、起搏功能外，还具有房室之间类房室结样的传导功能。

（1）感知功能：双腔起搏器有 2 个感知器，分别感知心房及心室自主除极产生的心房波、心室波。其中心房感知器的功能更为重要，发生感知不良或超感知都能产生严重的功能障碍。

心房除极波的起始不如心室波陡直，从心房除极波起始到能被感知的位点有感知的延迟时间。因此，双腔起搏器设定的心房感知位点（As）与心房起搏点（Ap）距心室的起搏（Vp）间期常不同。其中感知的 AV 间期（SAV）比起搏的间期（PAV）短 30ms。

（2）起搏功能：一般情况下，双腔起搏器的心房和心室均以基础频率或呈低限频率（lower rate，60 ～ 70 次 / 分）起搏，而心室起搏存在最高起搏频率或上限频率（upper rate，130 次 / 分）。自主或起搏心房波的频率低于该频率时，心室将以同样频率跟随起搏，超过此频率时，心室起搏与心房波的关系出现文氏下传，甚至 2 ∶ 1 下传。房室正向传导间期称房室延迟间期或 AV 间期，一般情况下该值设置为 140 ～ 200ms 时，房室收缩的协调性及血流动力学效果最佳。心室与下一次心房电活动之间的间期称为 VA 间期，又称心房逸搏间期（atrial escape interval，AEI）。

（3）双腔起搏器的传导功能：如上所述，双腔起搏器植入人体后，犹如植入了一个人造房室结，心房电活动可沿双腔起搏器下传到心室。显然，三度房室传导阻滞患者（图 24-11A）植入双腔起搏器后，可使窦性 P 波 1 ∶ 1 下传（图 24-11B），"三度房室传导阻滞消失"。

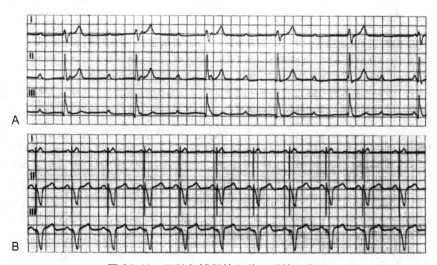

图 24-11 双腔起搏器植入前、后的心电图

患者女性，30 岁，自觉胸闷不适就诊。A. 就诊时心电图为三度房室传导阻滞；B. 双腔起搏器植入后心电图，可见每个自主心房波后跟随一次心室起搏脉冲及除极波，起搏器的植入使患者房室之间恢复了 1 ∶ 1 传导

摘自：许原 . 双腔起搏器传导功能的心电图 [J]. 临床心电学杂志，2006，15（5）；389-391.

原来没有三度房室传导阻滞的患者，植入双腔起搏器后，房室之间则出现了2条传导路径，一条是体内自然房室结，另一条是植入的人造房室结，该间期可以人为设置和调整。一个自主或起搏的心房波沿上述哪一条路径下传到心室取决于两者的传导速度，激动将沿传导时间短的"快"径路下传。多数情况下，沿自然房室结下传的方式对保护心功能有利，为此，可将起搏器的AV间期程控到比PR间期长。而天然房室结存在一度以上传导阻滞时，则心房激动沿起搏器下传安全而稳定，起搏器将变为房室下传的快通道。

2. 双腔起搏器的基本工作方式　因患者的自身心房率和房室传导功能的不同状态及动态变化，双腔起搏器可表现出5种不同类型的基本工作方式。

（1）AAI工作方式：①起搏器工作特点。心房起搏（Ap），心房感知（As）。②患者心律特点。心房率低于起搏器下限频率，天然房室结传导功能良好。③起搏心电图。心电图中可见心房起搏和心房感知。

（2）VAT工作方式：①起搏器工作特点。心房感知（As），心室起搏（Vp）。②患者心律特点。自主心房率高于起搏器低限频率，心房波沿起搏器下传起搏心室。③起搏心电图特点。心电图中可见心房感知和心室起搏（图24-12）。

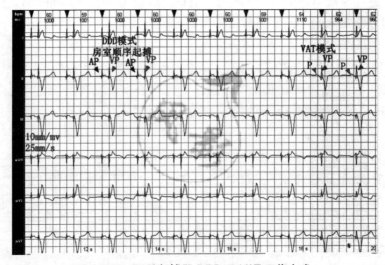

图 24-12　双腔起搏器 DDD 及 VAT 工作方式

图中可见明显的心房起搏脉冲（Ap）及心室起搏脉冲（Vp），图中黄色部分可见同时存在心房和心室的起搏，当感知到心房自身激动后停止心房激动脉冲的发放，延迟一个房室传导时间（AV delay）触发心室脉冲的发放（ASVP），当感知了一个心室激动后延迟一个基础起搏间期触发心房脉冲的发放（VSAP），为房室顺序起搏（DDD起搏）模式；图中绿色部分心房电极感知自身P波后经设置的AV间期，1∶1触发心室起搏，为VAT模式。整幅图中只有最后2次QRS搏动前可见窦性P波，提示窦性停搏可能

摘自：陈海兵．心电图图例分析4：中双腔起搏器DDD及VAT起搏模式．https：//new.qq.com/rain/a/20211112A00NMY00.

（3）VDD工作方式：①起搏器工作特点。心房感知（As），心室起搏（Vp）及心室感知（Vs），即在VAT工作方式的基础上，出现自主心室激动时，可被心室电极感知，并可抑制一次起搏的心室脉冲，因此，VDD工作方式是VAT和VVI工作方式的组合。②患者心律特点。自主心房率高于起搏器下限频率，心电图呈 VAT 起搏模式。自主心房率低于起搏器下限频率，心电图表现为 VVI 起搏模式。③起搏心电图。心电图中可见心房感知、心室起搏及心室感知（图 24-13）。能够出现以基础起搏间期的心室起搏，呈现 VVI 工作方式。

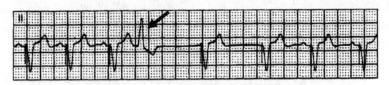

图 24-13　双腔起搏器的 VDD 工作方式

图中可见心室起搏而无心房起搏，可见心房感知及心室感知，心室感知后（箭头所指）心室起搏被抑制

摘自：许原. 双腔起搏器在不同患者的各种心电图表现 [J]. 临床心电学杂志，2007，16（6）：471-475.

（4）DVI 工作方式：①起搏器工作特点。心房起搏（Ap），心室感知（Vs）及心室起搏（Vp）。②患者心律特点：自主心房率低于下限频率，故心电图表现为心房起搏，心房起搏沿起搏器下传心室。自主心房率高于下限频率时（例如房早），则不被感知；自主心室率偶尔较高时，自主心室除极波可抑制心房及心室的电脉冲发放。③起搏心电图特点：心电图中可见心房起搏、心室感知和心室起搏（图 24-14）。

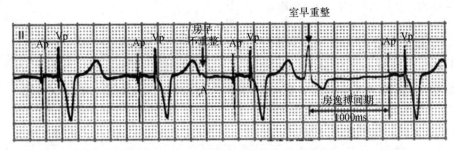

图 24-14　双腔起搏器的 DVI 工作方式

可见心房、心室起搏，自主心室除极的 QRS 波可被感知，并抑制其后的心房、心室起搏，而房早不被感知

摘自：郭继鸿. 解析起搏心电图新理念：起搏逸搏间期 [J]. 临床心电学杂志，2015，24（2）：81-92.

（5）DDD 工作方式：①起搏器工作特点。心房感知（As）及起搏（Ap），心室感知（Vs）及起搏（Vp），感知后的反应包括触发和抑制两种。②患者心律特点。自主心房率及心室率比下限频率低或高。③起搏心电图。心电图中可见心房感知和心房起搏，心室感知和心室起搏。DDD 起搏器的工作方式可变为上述其他工作方式及心电图，特殊情况下还能转换为 AOO、VVI、VOO、DVI 等工作方式。

3. DDD 起搏器类房室结传导功能的心电图表现

（1）DDD 起搏器类房室结传导功能的 AV 间期：起搏器 AV 间期代表起搏器下传时间，该间期可程控范围多数为 30 ～ 350ms，根据临床不同的需要，为获得最佳血流动力学效果及临床治疗效果而设定该间期值。图 24-15 是同一患者程控不同 AV 间期后的心电图，将 AV 间期设定为 125ms 和 175ms 时心房激动沿起搏器下传并起搏心室，AV 间期设定为 250ms 时，心房激动经房室结下传激动心室。一般情况下，同一患者在同 1 份心电图或同次动态心电图记录的 AV 间期固定为一个值。更先进的 DDD 起搏器可在同 1 份心电图或同次动态心电图记录的起搏器 AV 间期出现动态变化，AV 间期的动态变化与起搏器具有的下述功能有关：①起搏器具有 AV 间期自动化程控功能；②起搏器具有心室率平滑功能；③起搏器具有 AV 间期频率适应性功能等。这些特殊的 AV 间期功能可使双腔起搏心电图变得更复杂，成为起搏心电图的难点之一。

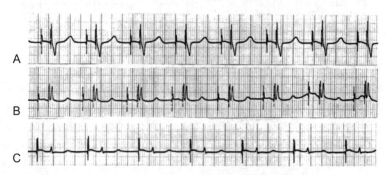

图 24-15　不同 AV 间期值的相应心电图

将 DDD 起搏器 AV 间期值分别程控为 125ms（A）、175ms（B）、250ms（C）后记录的心电图。A. 心室起搏信号夺获心室；B. 心室起搏信号后的 QRS 波为心室融合波（包括房室结下传激动心室的成分）；C. 心室起搏信号消失，心房激动沿房室结下传激动心室

（2）DDD 起搏器类房室结传导的工作模式：正常功能的房室结可将一定频率的室上性激动 1：1 下传到心室，室上性激动超过一定频率时，房室结可以出现生理性递减传导，出现文氏下传或 2：1 下传，在严重病变时，还可能在房室结发生三度房室传导阻滞。DDD 起搏器类房室结传导功能也有上述相似的几种工作模式。

① DDD 起搏器房室 1：1 传导：当室上性激动（窦性或房性）的频率低于 DDD 起搏器设定的上限跟随频率时，起搏器可将室上性激动 1：1 下传引发心室起搏。

② DDD 起搏器房室传导出现二度传导阻滞：当室上性激动的频率超过上限跟随频率时，DDD 起搏器下传功能将出现递减而发生二度房室传导阻滞。

③ DDD 起搏器文氏房室传导：当室上性激动频率高于上限跟随频率，而心房激动的间期又长于 DDD 起搏器的心房总不应期时，起搏器则出现文氏房室传导（图 24-16）。

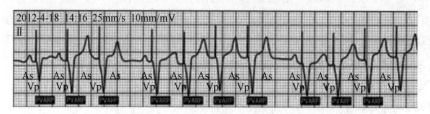

图 24-16　DDD 起搏器文氏房室传导

心电图表现为 PR 间期逐渐延长直至脱落，文氏周期表现为 5：4 或 4：3 下传

摘自：牟延光. 何为起搏器文氏现象. https://m.365heart.com/shownews.asp?id=102564.

④ DDD 起搏器 2：1 房室传导：当室上性激动的频率进一步增快，心房波的间期短

于 DDD 起搏器心房总不应期，但其频率又低于起搏器自动模式转换频率时，室上性激动经起搏器下传表现为 2 ∶ 1 的房室传导。

⑤ DDD 起搏器房室传导出现三度阻滞：当室上性激动的频率异常增高时，DDD 起搏器应用二度房室传导阻滞的传导模式不足以达到保护心室的目的，则出现 DDD 起搏器三度房室传导阻滞的情况。此时，DDD 起搏器关闭自己的类房室传导功能而暂时变为无房室传导功能的起搏器。DDD 起搏器从具有房室传导功能转变为暂时关闭状态的过程称为起搏器工作模式的正向转换（图 24-17）发生这种模式转换都是在患者发生了快速房性心律失常时，如房颤、房速、房扑等。当快速房性心律失常终止后，DDD 起搏器的工作模式又能从传导功能的关闭状态恢复房室间的传导功能，这个过程称为 DDD 起搏器工作模式的反转换（图 24-18）。反转换后，起搏器将恢复房室间的传导功能。

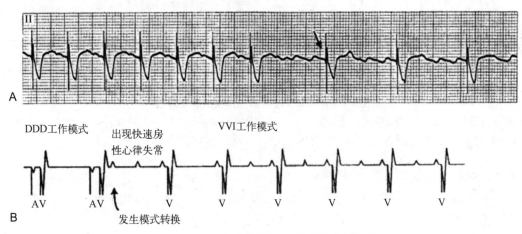

图 24-17 DDD 起搏器工作模式的自动转换

A. 模式转换时的心电图，开始患者发生了房速伴有 2 ∶ 1 下传，因房速的频率超过起搏器设定的模式转换频率，起搏器工作模式自动从 DDD 转换为 DDI 或 VVI 模式，箭头指示模式转换发生的时间点；B. DDD 起搏器工作模式转换的示意图，当心房率超过模式转换频率时，起搏器自动将工作模式转变为 DDI 或 VVI 起搏方式

（3）DDD 起搏器类房室结传导功能的其他心电图表现：临床心电图中室上性激动经 DDD 起搏器快速下传起搏心室的情况包括①房颤伴快速心室起搏。其心电图特点：房颤伴频率较快但起搏间期极不规则的心室起搏，这时心房感知器感知了房颤波，并触发 AV 间期引起心室起搏。②误感知肌电信号触发 AV 间期，并触发心室起搏。其心电图特点：频率快而间期不规整的心室起搏，与房颤伴快速心室起搏的心电图表现十分类似。不同的是，这种心电图记录时患者常常在运动，尤其可能是上肢正在运动。心电图记录中还可见到与运动伴发的明显的、杂乱无章的肌电干扰波。发生这一情况的起搏器可能无起搏模式的自动转换功能，因此其类房室结下传功能不能关闭，或者起搏器有该功能但心房感知器的感知功能不良。③起搏器介导性心动过速（PMT）发作时，经房室结逆传的心房波被起搏器的心房感知器感知，经起搏器 AV 间期下传触发心室起搏并引起心动过速。其心电图特点：心室快速起搏，心动过速的频率常在 100 ～ 130 次 / 分，多数处于起搏器的上限跟踪频率

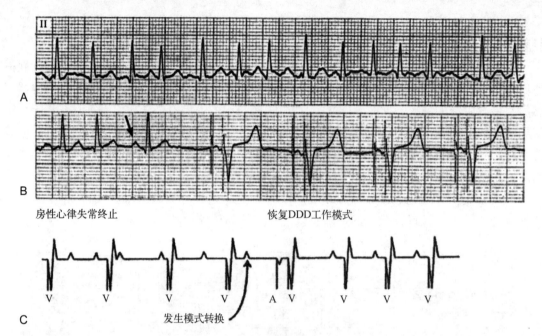

图 24-18　DDD 起搏器工作模式的反转换

A、B 是 Ⅱ 导联连续记录的心电图，房颤发生后，房颤 f 波经房室结下传引起频率较快的 QRS 波，当房颤在箭头处突然停止后，起搏器的工作模式发生了反转换，心房起搏信号重新夺获心房

值以下。此时心室起搏间期十分规整。

以下因素均可诱发房室逆传而导致 PMT 的发生：心房起搏、感知不良；心房感知过度；室性期前收缩伴室房逆传；AV 间期设置过长等。

约 60% 的病态窦房结综合征（SSS）和 40% 的房室传导阻滞（AVB）患者存在室房逆传，因而约有 50% 植入 DDD 起搏器的患者可能产生 PMT[5]。

4. 双腔起搏器噪声反转功能　心电图表现：所有频率适应性工作方式以感知器频率发放刺激脉冲，心电图可见心房、心室起搏脉冲[7]。

5. DDD 起搏器感知功能异常的心电图表现　感知功能是起搏器最基本、最重要的功能。感知功能异常时，常引起起搏器功能紊乱，并出现相应的心电图表现。DDD 起搏器的感知异常分为感知过度（超感知）和感知不良（感知低下）两种。

（1）感知过度：起搏器对不应该感知到的信号发生感知时称为感知过度。引起感知过度的干扰源分为外源性和内源性两种，前者包括交流电、电磁信号和静电磁场信号等；后者包括肌电信号、T 波、极化电位和心电的交叉感知（心房电极感知心室信号或心室电极感知心房信号）。

DDD 起搏器的感知过度有两种表现：①心房感知器超感知后，经 AV 间期触发心室起搏（图 24-19）；②感知器超感知后对起搏功能产生抑制，起搏功能的抑制可以表现为起搏信号的推迟。结果引起心脏停搏，使 DDD 起搏器患者发生晕厥。图 24-20 示心房、心室的起搏功能突然同时受到抑制，这是肌电干扰信号被超感知后（箭头所示）引发心房、心室起搏功能的抑制。

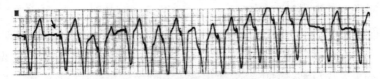

图 24-19　肌电干扰引起快速的心室起搏

规则的心律变为不规则的心室起搏律（箭头所示），运动停止后肌电干扰消失，又恢复整齐的心律

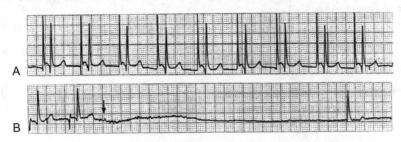

图 24-20　DDD 起搏器心房、心室起搏功能同时被抑制

A. DDD 起搏器工作正常；B. 被感知的外界电信号（箭头所示），同时抑制心房、心室的起搏功能，发生长达 6s 以上的心脏停搏

（2）感知不良：起搏器对心脏自身正常的 P 波或 QRS 波不能感知，仍按自身基础周期发放起搏脉冲时，称为起搏器感知不良（感知低下）。感知低下可引起不适当的起搏，进而能引起竞争性心律失常，甚至引起致命性心律失常。

感知不良的主要原因是心内电信号的振幅或斜率较低，与感知灵敏度值不匹配，或被感知的电信号向量与起搏器的感知轴没有形成适当的角度。

DDD 起搏器感知不良可以发生在心房、心室或同时两者皆有。感知不良可以持续出现，也可间歇性发生。

心电图发现和诊断 DDD 起搏器感知功能异常后，通过体外程控仪改变起搏器感知灵敏度，可使起搏器的感知功能恢复正常。

6. DDD 起搏器起搏功能不良的心电图表现　起搏功能异常又称起搏障碍，表现为间歇性或持续性无效起搏、起搏频率下降等。无效起搏是临床最常见的起搏功能异常，心电图表现为心房起搏信号或心室起搏信号后面没有跟随相应的心肌除极波。患者可出现头晕、无力甚至晕厥等症状。当起搏器起搏障碍时，应首先考虑是否存在感知的异常，因为超感知通常也会抑制起搏脉冲的发放。起搏障碍的原因很多，起搏器的类型不同，起搏障碍的表现也不一样。对于起搏器依赖的患者，一旦发生起搏功能障碍时，应尽快查明原因并解决，否则应进行临时心脏起搏，确保患者的生命安全。DDD 起搏器的起搏功能异常包括心房、心室或心房和心室同时发生的起搏功能障碍。

三、不同起搏部位的心电图特点

（一）左心室起搏

目前 CRT 植入中，左心室电极一般植入冠状静脉中[8]，冠状静脉主要有以下分支：心中静脉、心后静脉、后侧静脉、侧静脉、心大静脉、前侧静脉。植入不同的静脉必然起搏心脏的不同位置，从而导致左心室起搏心电图的不同。再加上不同的患者心脏基础心电传导的差异，都导致左室起搏心电图变化较大。研究发现，大部分患者存在 V_1 导联 R/S ≥ 1、Ⅰ 导联 R/S ≤ 1 及 Ⅰ 导联 Q 波，但仍有少数患者不符合上述规律，尤其是电极植入心中静脉，其左心室起搏图形变异较大。

（二）希氏束起搏及左束支起搏

1. 希氏束起搏（HBP）　近年来希氏束起搏在国内逐步推广应用于临床[9]，其心电图和动态心电图表现在不明为希氏束起搏的前提下很容易造成误诊和漏诊。因此学习和熟悉其心电图特征对于诊断希氏束起搏尤为重要。希氏束起搏的 QRS 形态和间期与自身 QRS 波群是一致的，窄 QRS 波群前有固定间期的起搏脉冲是希氏束起搏的心电图表现特征。

2. 左束支起搏（LBBP）　自 2017 年黄伟剑教授团队报道左束支起搏方式以来，对于其克服了诸多希氏束起搏的不足，激起了学界对生理性起搏的兴趣和信心[10]。正确理解和识别 LBBP 的心电图变化是手术成功的关键。

根据近年来相关研究报道，LBBP 表现为以下心电图特点：①呈现 RBBB 形态的特征性起搏图形，即 V_1 及 aVR 导联均可见特征性"M"或"rSR"表现；② aVR 可呈 Qr，R 波不宽，未见明显切记；③ Ⅰ、V_5、V_6 导联的 S 波增宽及切记均不明显；④ ST 段和 T 波的改变无明显的规律性；⑤右束支传导阻滞患者仅 V_1 导联呈特征性表现。

但研究也指出，依靠心电图的特征性"M"或"rSR"改变判断起搏位点有局限性。且目前对于 LBBP 的定义不够准确，尤其是左束支区域范围宽广，不同部位的起搏，心电图表现也不尽相同，尚需要更大样本的研究观察，来探索 LBBP 的心电图特点，以求达到对患者更精准的治疗。

四、并发锁骨下挤压综合征的心电图特点

起搏器植入并发锁骨下挤压综合征是起搏导线经锁骨下静脉穿刺植入，穿过锁骨和第 1 肋骨间隙时受周围结构的压迫、扭曲，导线断裂（包括导体部分断裂、导体完全断裂和绝缘层破损）致感知、起搏或除颤功能障碍，使原有症状复发，甚至猝死的一类临床综合征[11]。

心电图特点：除在患者胸部 X 线片可见电极导线明确受压或断裂外，患者起搏心电图可能存在着明确的起搏或感知功能障碍。

五、心室安全起搏的心电图特点

心室安全起搏（ventricular safe pace，VSP）是为防止心室电极感知心房电信号、肌电信号、电磁信号等其他电信号而抑制心室脉冲发放所设置的特殊房室间期，目的是为了防止心室停搏，保证患者安全。该功能是在双腔起搏器心房起搏的基础上除了心房后心室空白期和正常感知窗外，增加的一个感知窗口称为交叉感知窗（心室安全起搏窗 ventricular safety pacing window），电信号一旦落入交叉感知窗且被心室感知时，立即启动心室安全起搏，该数值短于程控设置的 AV 间期（100 ～ 120ms）。因自身 PR 间期长于 120ms，故心室安全起搏时的 AV 间期又称为非生理性房室延迟。

心室安全起搏的心电图特点[12]：①短 AV 间期伴起搏的 QRS 波；②短 AV 间期伴失夺获的心室起搏脉冲。

总之，起搏心电图的学习与普通心电图不同，不仅要熟悉自主心律心电图的特点，还要熟悉不同的起搏器类型和起搏方式，且需要不断更新对起搏新功能的学习，才能熟练掌握起搏心电图的分析和判断，为患者选择更好的起搏方式。

（邵　翔　马　路）

参 考 文 献

[1] 耿世钧，王宝光，李耿立，等 . 内藏式全自动心脏起搏器电路的研制 [J]. 河北工业大学学报，1999(4): 47-51.

[2] 中国医药生物技术协会心电学技术分会 . "起搏心电图"专家共识讨论稿（一）[J]. 临床心电学杂志，2018, 27(3):161-175.

[3] 张新才，孙波文，邱立彬，等 . SelectSecure3830 电极房间隔起搏的有效性和可行性 [J]. 山东医药，2020, 60(13): 53-55.

[4] 汪菁峰，梁义秀，宿燕岗 . 噪音反转工作原理 [J]. 中国心脏起搏与心电生理杂志，2019, 33(4): 358-361.

[5] 中国医药生物技术协会心电学技术分会 . "起搏心电图"专家共识讨论稿（二）[J]. 临床心电学杂志，2018, 27(4): 241-252.

[6] 陈健 . 心房起搏不良导致 PMT 反复发作 1 例 [J]. 海南医学院学报，2020, 26(11): 868-870,875.

[7] 过瑾，张常莹，承燕，等 . 心脏再同步化治疗左心室起搏心电图的特点 [J]. 实用心电学杂志，2018, 27(3): 182-184, 188.

[8] 徐小英 . 动态心电图随访希氏束起搏 1 例 [J]. 心电与循环，2017, 36(4): 262-264.

[9] 邓晓奇，汪汉，秦淑娟，等 . 左束支起搏心电图的特点观察 [J]. 心血管病学进展，2020, 41(1): 93-97.

[10] 承燕，张常莹，李宗斌，等 . 起搏器植入并发锁骨下挤压综合征 15 例的临床分析 [J]. 中华心律失常学杂志，2019, 23(6): 535-539.

[11] 郭继鸿 . 锁骨下挤压综合征 [J]. 临床心电学杂志，2019, 28(5): 394.

[12] 牟延光 . 连续性心室安全起搏 [J]. 中国心脏起搏与心电生理杂志，2016, 30(1): 81-82.

第 25 章

起搏器的随访与程控

对植入起搏器患者进行定期随访是起搏治疗过程中的重要环节，通过随访可了解起搏器的治疗效果，及时发现和处理手术及起搏器本身可能出现的并发症及其故障，了解起搏器是否处于最佳工作状态，使患者得到最优治疗效益。近年来随着起搏器工程技术的迅速发展，不断有新型或带有新功能的起搏器在临床上应用，因此更需加强起搏器的随访工作。

一、随访目的及随访内容

起搏器的随访工作应由专门的起搏门诊负责，起搏器随访目的主要有 4 个方面：了解患者情况、评价起搏器工作状况、关注患者疾病变化及与患者沟通。具体包括：①了解起搏器工作状况；②测试起搏参数，进一步评价其工作状况；③合理程控使其工作在最优状态，达到生理性起搏的目的；④及时发现并处理起搏故障；⑤预测和确认电池耗竭；⑥治疗原发病，防止和处理并发症；⑦保存患者记录和设立数据库；⑧对患者及其家属进行有关起搏器知识的宣传及教育。

随访时间及方式由多种因素决定，包括患者基本心脏病情况、起搏器的种类及植入时间、患者居住地医疗情况、随访门诊的路途远近及方便情况等。起搏器随访时间通常分为 3 个阶段，①急性期：植入后 6 ～ 12 周，随访频度要多些，一般每 3 ～ 4 周 1 次，其目的是评价起搏器效果及患者症状改善情况，检查有无新的并发症，主要内容为检查起搏器囊袋愈合情况、监测急性期起搏阈值变化以及确定电极导线稳定性；②中期：植入起搏器 3 个月后，一般起搏器工作稳定可每 6 个月到 1 年随访一次，保持起搏器以最优状态工作；③终末期：更换前 1 年，预计快到起搏器电池寿命耗竭时，应加强随访，可每月 1 次。

随访方式目前主要有诊室随访和远程随访 2 种，诊室随访是目前主要的随访模式，适用于定期或需要时进行随访和程控。考虑到患者专门为起搏器随访来医院不方便，对于急性期后的患者可以采用远程随访的方式。远程随访模式有方便患者的好处，并能及时发现问题，但也有其局限性，如果患者的心血管状况不稳定或经常变化，可能就需要诊室随访来处理潜在医疗问题。因为远程器监测不能进行直接心血管评估，也不能询问心血管病史，因此建议患者每年至少进行 1 次诊室评估。远程监测适用于临床状况稳定的患者，且不需要行预期器械程控[1]。归结起来，远程监测在以下情况有价值：起搏器随访稳定阶段（器械功能稳定），接近器械选择性更换指征需要增加随访，出现安全警报，增加随访可能检测到起搏系统功能异常。

进行起搏器门诊随访的基本设备应包括心电图监护及记录装置、各公司产品程控仪、必要的抢救设备。随访门诊应建立独立的患者及起搏器档案和资料库。随访内容应包括以下几个方面：①病史采集，注意症状是否消失、延续或再现；②体格检查，检查起搏器囊袋是否红肿、溃烂、感染以及脉冲发生器是否移位；起搏时脉冲发生器周围肌肉是否抽动；植入侧颈部、手臂有无肿胀及静脉曲张，有无静脉血栓形成等；③起搏心电图记录，12 导联心电图及 Holter 记录有无持续或间歇性起搏、有无感知功能异常；④ X 线胸片，确定有无导线脱位、导线绝缘层破裂、导线折断、导线与脉冲发生器连接问题、心肌穿孔等；⑤起搏器程控检查，起搏器储存资料回放复习及分析、起搏阈值等参数测试、起搏系统功能状态及电池消耗情况。

二、起搏器程控基本内容

起搏器程控是指程控仪在体外对植入体内的起搏器发放指令，调控起搏器的起搏方式和工作参数，并可诊断及处理起搏系统的故障及并发症，还可对患者进行心电生理检查。根据患者的需要，程控起搏器的起搏频率、输出能量和其他相关参数，以便充分发挥起搏器的最大生理功能效应，最大限度地改善和维持患者的心功能，节省起搏器能源。起搏器程控的主要步骤包括询问起搏器、测试各项参数、回顾诊断信息和优化起搏参数。

（一）询问并打印起搏相关参数

起搏器程控检查时需将程控头放置在脉冲发生器上方的位置，可以在坐位或立位时完成，但对于起搏器依赖的患者，保持仰卧位则可提高患者对短暂心脏停搏事件的耐受性。当在测试中出现短暂心脏停搏事件时，避免出现头晕、黑矇，甚至晕厥的情况。通过询问可以了解起搏相关的工作参数和电极导线相关的工作参数。起搏相关的工作参数包括如起搏模式、起搏频率（上限、下限及传感器频率）、各时间间期 [AV 间期、心室后心房不应期（PVARP）] 以及特殊功能（频率应答、模式转换、抗起搏器介导性心动过速及室早后的反应）是否开启。电极导线相关的工作参数包括起搏输出、感知灵敏度以及起搏和感知极性。

（二）测试电池电量及导线阻抗

起搏器程控的重点是确定起搏的疗效，分析诊断起搏系统故障和明确起搏器更换指征。每种起搏器均有自己的正常使用寿命，目前生产的起搏器多数可以直接经程控仪显示起搏器预计剩余使用时间和更换指示，绝大多数起搏器在电池电量不足时能显示"建议更换起搏器"，又称"择期更换指征（elective replacement indicator，ERI）"或显示"电池电量达到终末期（end of life，EOL）"。电池状态显示"ERI"时，多数起搏器仍能正常工作 3 个月左右，不需要紧急更换，可以择期及时更换；而电池显示为"EOL"时，电池接近耗竭，起搏器功能状态随时会发生变化，需要尽快更换。

评价电池状态不能片面以一个指标观察，而应该多角度分析。除了程控仪显示达到更换指征外，电池电压和电池阻抗也是非常重要的判断指标。初始询问时，程控仪可自动测试并显示当前电池电量和电池阻抗。多数起搏器初始电池电量为 2.8V 左右，电池耗竭时电量可降至 2.5V 左右。电池阻抗也可间接反映电池状态，初始阻抗多在 100Ω 左右，随着使用寿命缩短，阻抗增加，终末期可达到 10 000Ω 以上。当电池电压显示值正常，而程控仪指示 ERI 时，应首先考虑电重置现象[2]，绝大多数通过程控重新设置起搏器，可以恢复正常工作方式，必要时需要通过厂家改动程序，才能恢复正常工作方式。一定要避免误诊断为电池耗竭，造成不必要的更换。

目前多数起搏器在询问后能显示预计寿命，预计寿命可精确到月，例如预计寿命 76 个月。预计寿命是一个估测值，随着起搏比例、电极导线阻抗和起搏输出的变化而动态变化，因此要正确解读预计寿命意义，不能盲目相信，了解估测的预计寿命可能与实际寿命有出入[3]。

起搏导线的阻抗测试也是起搏器程控检查的重要部分，通过阻抗测试，可以检查电极导线的电学完整性。多数起搏器在初始询问时，自动测定电极导线阻抗。一些起搏器还可定期自动测量起搏阻抗，显示长期阻抗变化曲线，为程控随访提供重要的信息。一般起搏导线的阻抗多为 300～1000Ω，但一些高阻抗电极导线的阻抗可达 1000～2000Ω。阻抗的突然改变通常与电极导线机械损伤有关，导线阻抗明显下降 50% 以上或低于 300Ω，提示电极导线绝缘层破裂。因为绝缘层破裂后，接触了体液和血液，而液体的阻抗低，因此测得的导线阻抗也随之降低。电极导线阻抗突然增加 50% 以上或高于 1000Ω，提示电极导线导丝断裂或接口螺丝未旋入（在植入时）或松动。出现导线阻抗的异常增高或降低均表明电极导线电学完整性的破坏，需要手术更换导线，或重新插入接口螺丝并旋紧[4]。

（三）测试起搏和感知阈值

1. 起搏阈值　是指在不应期外持续有效夺获心肌的最小能量。需设置合适起搏频率和 AV 间期，保证起搏器能完全夺获心肌。在单腔起搏器阈值测试时，需程控测试时的频率高于自身心率；在双腔起搏器测试时，心房起搏阈值测试同样需适当提高起搏频率，使其高于自身频率，而进行心室起搏阈值测试时，需要缩短起搏或感知的房室间期（AV 间期），使心室夺获，或程控为单腔 VVI 方式再测试。测试时注意观察起搏电压有无夺获心肌，一旦出现失夺获，及时终止测试。失夺获前的起搏电压即为起搏阈值。

2. 感知阈值　是指能抑制起搏器脉冲发放的自身心律的最小振幅（mV），就是起搏器能"看见"的最小信号感知。精确的感知能够使起搏器判断心脏自身是否搏动，起搏器通常设置为只有在心脏不能产生自身搏动时才以起搏脉冲刺激。在测试感知阈值时需判断患者是否存在起搏依赖，对于起搏依赖患者进行感知阈值测试时应谨慎，避免出现长时间停搏。P 波振幅测试，适当降低起搏频率，使起搏频率低于自身心律。R 波测试，延长 AV 间期（DDD）或降低起搏频率（VVI）使自身 QRS 波夺获心室。逐渐增高感知灵敏度，直到起搏器不能感知自身心律，发放起搏刺激时，终止测试（有些起搏器可自动进行感知测试）。发放刺激前，P/R 波增幅最大值即为感知阈值。

（四）回顾诊断信息

起搏器的诊断功能是指应用已经植入人体的起搏器及其导线记录和存储患者心律情况及起搏器工作状况，帮助医师制订治疗方案。以往的诊断功能主要记录频率、心律失常事件、起搏系统功能等。随着诊断功能的进展，目前还可以对心律失常事件进行诊断和记录，对心功能状态提供实时监测。因此，目前起搏器的诊断功能主要包括以下 3 个方面：对起搏心律和自身心律的诊断、对房性心律失常的诊断、对心功能的诊断。

起搏器提供对房性心律失常的诊断功能可以记录房性心律失常发作时间、持续时间、心律失常发作次数及负荷、发作时心房频率和心室频率等信息，医师通过上述信息可以评估心律失常发作及负荷、评估心室率控制的状况、是否需要抗凝治疗、是否需要抗心律失常药物治疗或其他治疗，以及评价房颤治疗效果。而起搏器对心功能的诊断是通过记录患者植入起搏器后的活动度、昼夜心率及心率变异性来实现的。部分起搏器还能通过对经胸阻抗的监测，来发现肺淤血。胸腔内液体增多会导致经胸阻抗下降，因此，肺淤血时，经胸阻抗明显下降，水钠潴留指数明显增高。达到报警阈值时，起搏器会自动报警，提醒患者去医院就诊，可以使患者尽早得到治疗，避免发生严重的心力衰竭。

三、起搏治疗的优化

优化起搏是为了达到生理性起搏的目的。传统意义上认为房室顺序起搏和频率适应性起搏就是生理性起搏，优于单腔 VVI 起搏，可为患者带来益处。但是几项大规模临床试验如 CTOPP 试验、MOST 试验、UKPACE 试验、DAVID 试验等的研究结果却表明：尽管 DDD 起搏保持房室顺序，在血流动力学方面优于房室失同步的 VVI 起搏，但并不能改善预后。其根本原因是由于右心室心尖部起搏改变了心室激动顺序，使左、右心室激动不同步，从而导致房颤和心力衰竭的发生率增加。因此传统的生理性起搏概念受到挑战，生理学起搏不仅仅是房室顺序起搏及频率适应性起搏；生理学起搏的概念包括了房室顺序起搏、频率适应性起搏、保持正常的心房激动顺序及保持正常的心室激动顺序。也就是说除频率适应性起搏以外，应保持房室同步、房内和房间同步及室内和室间同步[5]。

在起搏器程控中如何优化起搏，使之达到生理性起搏是非常重要的，经询问起搏器、测试各项参数并回顾诊断信息后，医师应结合患者临床情况，给予合理程控，主要程控参数包括以下内容：

1. 起搏频率优化

（1）减慢起搏频率：病态窦房结综合征或房室传导阻滞患者，起搏器植入前长期心脏搏动偏慢，50 ～ 60 次 / 分，而且心功能正常者，为充分发挥患者的自身心律，可将起搏频率减慢至 60 ～ 45 次 / 分。或者打开滞后频率，当患者有自身窦性心律时，起搏器以低于基础频率的滞后频率工作。

（2）增加起搏频率：患者心功能不全，需要增加起搏频率代偿心功能者、手术后患者和儿童，可适当将起搏频率增加至 75 ～ 90 次分。另外，对于慢 - 快综合征的患者，也可通过增加心房频率，以达到抑制异位心律，从而减少房性心律失常发作的目的。

（3）设置睡眠频率：睡眠频率是指在患者睡眠期间程控设置为较低的频率，使患者更好的休息。可程控为"on"或"off"。睡眠方式的使用分固定睡眠方式和动态睡眠方式。固定睡眠方式的使用比较简单，只需要将患者 24h 人为分成 2 个时间段，如白天为清醒时间段，夜间为睡眠时间段，将后者程控为睡眠方式。这种固定睡眠方式的程控对部分患者可能不适合，如老年人或经常出差的患者睡眠时间不规则。因此程控时要结合患者的生活方式以及起搏器的功能，进行选择性的程控。

（4）设置频率应答功能：窦房结变时功能不良或慢性房颤伴慢心室率的患者植入带有频率应答功能的起搏器（DDDR 或 VVIR）后，应打开频率应答功能，并设置合适的参数。使起搏频率能满足患者的日常活动及运动的需要。

2. 输出能量优化

（1）输出电压：起搏器出厂值输出电压一般为 3～5V。输出电压减少一半，输出能量就减少 75%，例如将起搏器输出电压由 5V 减至 2.5V，则能量由 12.5μJ 减至 3.125μJ，相当于原能量的 25%。起搏器植入后，急性起搏阈值升高，一般在 4 周后逐渐恢复至稳定期。因此起搏器植入后 6～8 周可将输出电压减低，先测定起搏阈值，然后将输出电压减至起搏阈值的两倍，以保证患者安全起搏，又最大限度地减少输出能量。尽管一些情况下，起搏阈值 < 1.0V，但通常起搏输出仍应程控为 ≥ 2.0V，但是考虑到程控的起搏输出 > 电池电压，需要增加放大器电路，会大大增加起搏器电池耗用，因此尽量使起搏输出 ≤ 2.5V。

（2）脉宽：输出脉宽一般是 0.5（0.1～1.0）ms，如输出电压不变，脉宽减少或增加，输出能量也相应减少或增加。

3. 房室间期优化　房室间期（AV 间期）优化包含 3 方面含义：对于房室传导功能正常的患者，应尽量鼓励自身下传，以达到最小化心室起搏；对于房室传导阻滞的患者，应设置合适的房室间期，AV 延迟一般为 120～200ms 时心功能较好，同时应打开频率适应性 AV 延迟，使 AV 间期能随着心率增加相应缩短，更加符合生理需要；但是对于梗阻性肥厚型心肌病及接受心脏再同步治疗的患者，就应该程控较短的 AV 间期，保证心室起搏，以达到最大化心室起搏目的。

房室结功能正常的心动过缓患者，植入 DDD（R）起搏器后应最大限度地降低心室起搏比例，主要通过延长 AV 间期，保持房室结领先，减少不必要的心室起搏。延长 AV 间期的方法包括手动延长 AV 间期和自动延长 AV 间期，从而达到最小化起搏的目的。目前临床常用的最小化心室起搏的自动化算法有以下几种：

（1）AV 搜索和 AV+ 搜索：Medtronic 公司双腔起搏器具备的一项特殊功能，AV 间期能够在预先设定的基础上动态延长，促进自身心律下传。当出现房室传导阻滞时，此功能会暂时关闭，AV 间期能恢复到预先设定的生理范围。

（2）心室起搏管理（management of ventricular pacing，MVP）：是 Medtronic 公司另一项降低心室起搏比例的技术，起搏器能自动在 AAIR 和 DDDR 之间转换。双腔起搏器平素以 AAIR 模式工作，当患者发生一过性房室传导阻滞时，起搏器可自动从 AAI 向 DDD 模式转换，使患者仍能得到房室同步的功能性起搏。

（3）自动房室传导搜索（autointrinsic conduction search，AICS）：是 St. Jude 公司双腔起搏器中具有的一项自动化功能。起搏器每隔 5min 自动地将 AV/PV 间期延长，搜寻自身房室传导并且调整 AV/PV 延迟以鼓励自身传导。

（4）自身心室优先功能（ventricular intrinsic preference，VIP）：是 SJM 起搏器的一项功能，提供更加强大的自身传导搜索，在安全的基础上最大限度延长 AV 间期，减少不必要的右心室心尖部位起搏比例。

4. **感知优化** 精确的感知应该保证不会发生感知不良的情况，起搏器不会错过应该能够感知的 P 波或 R 波，同时保证不会发生过感知的情况，即起搏器不会将心脏以外的活动误认为自身心脏事件。精确的感知是保证起搏器正常工作的前提，但是起搏器植入后，感知不是固定不变的，受很多因素影响如起搏电路（电极导线）的完整性、导线在心腔内位置、导线极性（单极或双极）、心肌的电生理特性等。在病理和生理情况下，感知的 P 波和 R 波高度都会受影响，因此植入起搏器后时有感知不良产生，包括感知不足和感知过度，需要经常随访及程控调整感知灵敏度。感知灵敏度决定于感知值，比如心房的感知值设在 1.5mV，如升高感知灵敏度则需将感知值由 1.5mV 降至 1.0 ～ 0.6mV；反之，如降低感知灵敏度，则由 1.5mV 升至 2.0mV。当发生过度感知时，表明感知灵敏度过高，需将感知值升高；发生感知不足时，表明感知灵敏度偏低，需将感知值降低。目前很多型号的起搏器能实时、自动地调整 P 波和 R 波的感知灵敏度，保障安全，及时避免误感知、过感知现象。可以减少随访时间。

四、其他参数程控

1. **不应期** 指起搏器感知心腔电信号以及释放脉冲后的一段绝对不再感知的间期。一般心房不应期设在 300 ～ 500ms，通常为 400ms，而心室不应期设在 350ms。

2. **导线极性** 按极性可分为单极导线和双极导线。目前所用导线大多为双极导线，尤其是心房导线。双极导线较单极导线感知更确切，感知过度和感知不足的发生率明显低于单极导线。因此一般植入双极导线后，应将心房或心室的感知极性程控为双极。而起搏极性程控为单极或双极均可。单极较双极起搏的脉冲信号幅度高。当患者出现囊袋跳动时，除适当降低输出电压外，可将起搏极性程控为双极。在行起搏器更换的患者尤其要注意起搏和感知的极性是否匹配。如以往导线多数为单极导线，而新植入的起搏器出厂值设置如为双极起搏或感知，则起搏器不能正常工作，因此，需程控改变起搏器的起搏和感知极性为单极，使之与原导线的极性相匹配。

3. **起搏方式选择** 双腔起搏器可程控为 AAI、AOO、VVI、VOO、DDD、DVI、VDD、VAT、DDI、DOO 等各种起搏方式。

4. **某些自动化功能的程控** 目前许多起搏器具有某些特殊的自动化功能，如自动模式转换功能及抗起搏器介导性心动过速功能，应熟悉各种功能参数的使用，按照患者的需要进行程控，并选择适当的工作参数。

（1）自动模式转换功能（automatic mode switching，AMS）：当患者发作阵发性房性快速心律失常时起搏器从心房跟踪方式（DDD 或 DDDR）自动转换成非心房跟踪方式（VVI、VVIR 或 DDI、DDIR），而当心律失常终止后又自动恢复成跟踪方式（DDD 或 DDDR），是近年来研制开发和应用最多的处理房性快速心律失常的一种起搏器功能。可程控为"on"和"off"，当患者临床上有房性心律失常发作时，应打开此功能。

（2）抗起搏器介导性心动过速（pacemaker- mediated tachycardia，PMT）是指植入双腔起搏后，由于室房逆传产生的一种由起搏器参与的环形运动性心动过速。这是双腔起搏器的一种特有并发症。其产生的条件是心脏有完好的室房逆传，而诱发条件是有房室分离存在，最常见的是室早。当植入双腔起搏器的患者发生一个室早后，激动经房室传导系统逆传至心房，起搏器的心房通路感知到这个逆传的心房活动，启动一个房室间期产生一个起搏的心室激动。该心室激动经房室传导系统逆传至心房再次启动一个 AV 间期，如此反复形成心动过速。与其他性质的环形运动性心动过速一样，短心房不应期和长 AV 间期有利于 PMT 诱发与维持。如植入双腔起搏器的患者出现以上限频率起搏的心房跟踪性心动过速应考虑 PMT 的可能。

对起搏器患者不进行随访或随访不足是不完整的起搏器治疗。随访门诊应规范，随访方案可视患者病情及起搏器类型个体化。应程控起搏器各参数在最优工作状态并及时处理故障，使起搏器发挥最大的工作效率。熟悉起搏器电池耗竭指征，及时准备更换，以免发生医源性意外。

（廉鸿飞　马　路）

参 考 文 献

[1] 刘俊鹏，杨杰孚，佟佳宾，等 . 远程监测系统在心血管植入型电子器械的老年患者中应用调查 [J]. 中华老年医学杂志，2018, 37(10): 1085-1088.

[2] 华伟，王欢，刘志敏，等 . 可兼容磁共振检查的新型起搏器的临床应用（附两例报告）[J]. 中华心律失常学杂志，2011(4): 300-301.

[3] 陈柯萍，陈若菡，华伟，等 . 自动阈值夺获功能对起搏器电池寿命影响 [J]. 中华心律失常学杂志，2007(1): 62-63.

[4] 金鄂，周梦桥，郑萍，等 . 起搏器导线绝缘层破损表现及初步处理与随访 [J]. 中国心脏起搏与心电生理杂志，2021, 35(6): 523-528.

[5] 蔡迟，华伟，黄灏，等 . 犬左束支区域起搏与心室不同部位起搏的心电学及急性血流动力学比较研究 [J]. 中国心血管病研究，2022, 20(8): 726-731.

第 26 章

起搏系统故障识别及处理

起搏系统故障是指由于起搏系统的物理性损坏或机体内环境的变化所导致的起搏系统功能异常。常见原因包括：①电极导线的断裂或绝缘层破裂；②起搏器脉冲发生器相关的参数设置不当，电路元件故障，电极导线连接不当；③导线与心肌接触问题。导线移位和接触不良。起搏系统故障的心电图主要表现为：起搏功能障碍、感知功能障碍、起搏器介导的心律失常。

随着起搏器工程技术的发展，起搏器的使用寿命已明显延长，起搏脉冲发生器本身故障的发生率大大减少，但起搏器植入过程中受到患者病情(如心肌纤维化、大量三尖瓣反流)、术者起搏植入技术、起搏部位的选择、测试分析状况等多种因素的影响。因此，应注意及时发现起搏器植入后的功能障碍并及时予以处理。

一、起搏功能障碍

起搏功能障碍包括无输出和失夺获。起搏功能异常比感知功能异常相对少见。心电图表现为无输出信号或间断出现刺激信号，但无心室或心房反应，或起搏脉冲未按设定的起搏间期发放，出现起搏脉冲间断发放。起搏信号后连续无心室夺获或在长时间内无起搏脉冲发放的现象称起搏停止，对起搏器依赖的患者可引起心搏骤停。

(一) 常见原因分析

1. *起搏器电池耗竭*　目前起搏器使用的锂 - 碘电池的寿命一般在 8 ～ 10 年，临床上判断电池耗竭的主要标准是磁铁频率下降10%，而现代起搏器在随访程控时均可自动显示起搏器的使用寿命及更换时间。如患者未定期随访或程控，当起搏器电池耗竭时心电图最先可表现为单纯的起搏功能障碍而感知功能正常。此时，为保证有效起搏，起搏器自动增加起搏脉宽代偿输出能量的不足，双腔起搏器可自动调整起搏模式为 VVI 起搏[1]。当电池进一步耗竭，起搏器的磁铁频率和基础起搏频率也随之下降，甚至不能夺获心房或心室，进而可出现起搏及感知功能障碍。

如果出现较预期使用寿命明显缩短的起搏频率下降则提示起搏器电池提前耗竭。常见的原因[2]如下。

(1) 由于起搏阈值高而导致长期高能量输出。

(2) 起搏器植入术后一直未将输出电压降低。起搏器在出厂时的输出电压一般在3.5V，急性期过后当起搏阈值稳定后应程控将输出能量降低，一般实际输出是阈值的 2 ～ 3 倍，这样可节省能源以延长起搏器的寿命。

（3）电极导线的绝缘层受损导致漏电现象。

（4）导线与起搏器连接的插孔内有液体渗入出现短路等。

当发现起搏器电池耗竭时应及时更换起搏器。

2. 导线折断或绝缘层损坏

（1）术中操作失误

1）原因：手术刀或剪刀可能划破甚至剪断电极导线。尤其是在更换起搏器时，由于瘢痕组织紧密包绕电极导线，在分离时不小心便可损伤电极导线。当首次植入起搏器时，如果将过长的电极导线放置在起搏器的表面，更换时更容易损伤电极导线。

2）预防措施：①术中规范操作；②在首次植入起搏器时，应将多余的电极导线盘绕在起搏器的后面。

（2）导引钢丝穿破绝缘层

1）原因：导引钢丝插入电极导线时，在弯曲处用力过大也可能损伤绝缘层。

2）预防措施：①推送导引钢丝动作要轻；②导引钢丝不要带有血迹，否则推送阻力大。

（3）锁骨挤压

1）原因：晚期电极导线损伤多见于经锁骨下静脉送入电极导线，由于锁骨与第一肋之间的肌肉、韧带等与电极导线长期摩擦可损坏，甚至折断电极导线或损坏绝缘层（图 26-1）。

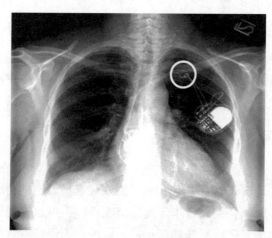

图 26-1　锁骨挤压电极导线打折

2）预防措施：①尽可能经头静脉或腋静脉途径放置电极导线；②在穿刺锁骨下静脉时，穿刺点尽量靠外。

（4）绝缘层损坏的表现：①胸部肌肉刺激；②感知功能障碍，尤其是感知低下；③起搏功能障碍；④电极导线阻抗降低（常 $< 250\,\Omega$）。

（5）电极导线断裂的表现：①无刺激信号；②有刺激信号但无夺获；③感知功能障碍；④电极导线阻抗异常增高（常 $> 2000\,\Omega$）。

（6）在术中损伤电极导线，如及时发现应更换新的电极导线。

（7）电极导线晚期损伤的处理方法根据受损的轻重而定，如不严重，可体外程控为单极起搏方式，等待更换起搏器时再处理。如严重受损，出现程控不能纠正的起搏或感知功能障碍，则应尽早更换新的电极导线。

3. 电极导线与起搏器连接不紧

（1）原因：①电极导线的尾端插入不深，未达到起搏器连接插孔的顶端；②螺丝未拧紧。

（2）预防措施：①确保导线尾端完全通过连接孔至螺丝钉进入处；②起搏器专用起子一定要垂直插入螺帽，并拧紧螺丝（听见限力螺丝起咔哒声音）。

4. 电极导线脱位　电极导线脱位是常见并发症，多数发生在术后早期，尤其是术后 1～2d。脱位的发生与电极导线头端的构形、基础心脏病变以及术者的操作熟练情况及是否规范等有关。近年来，由于使用顶端为翼状或锚状的电极导线，以及有螺旋状主动固定电极导线，使其脱位的发生率大大下降，心房及心室电极导线脱位率分别低于 5% 及 2%。心脏明显扩大，尤其是扩张型心肌病患者，由于心内膜光滑及肌小梁扁平较容易发生脱位。

电极导线脱位可有明显脱位及微脱位 2 种，前者 X 线胸片或透视容易发现，而后者从影像学上改变不明显[3]，部分患者可见导管弧度发生改变。两者均可出现起搏及感知功能障碍，尤其是起搏功能障碍。

当发现电极导线脱位后应及时重新手术，调整位置。预防电极脱位的最好方法是规范手术操作，应注意以下几方面：

（1）准确定位，近心尖处肌小梁粗大，容易固定。

（2）到位后用直钢丝适当用力顶电极导线的头端，使其嵌顿在肌小梁内。电极导线在心房内的张力及曲度合适，尤其是当吸气末时仍有一定的弯度。

（3）用较粗而结实的不吸收缝线通过电极保护袖套将电极导线缝合固定于胸大肌上，最好固定 2～3 次，并检查是否固定牢固。即适当用力外拔电极导线，如电极导线无移动则固定良好，否则重新固定。

5. 心脏穿孔　心脏穿孔与电极导线的质地、基础心脏病变以及手术操作等因素有关。早期的电极导线质地较硬且粗，发生心肌穿孔的概率要多，而目前使用的永久起搏电极导线很少发生穿孔。严重扩张型心肌病由于心肌明显变薄，当术中操作不当、用力大，或电极导线张力太大时可发生心肌穿孔。目前国内外报道发生在右心室起搏系统穿孔的概率 ＜1%。随着多腔起搏的临床应用，尤其是双心室起搏，左心室电极导线或扩张鞘穿破冠状静脉窦引起急性心脏压塞的报道并非罕见。但发生率还未见明确的统计学资料。

（1）穿孔位置：①心房或心室。②冠状静脉窦：常规双腔起搏器发生冠状静脉窦穿孔的概率罕见，但当冠状静脉窦粗大（如存在左上腔静脉或双上腔静脉）时，电极导线很容易进入窦内，如未能及时识别，电极导线头端或其倒翼可能损伤冠状窦[4]。而植入双心室起搏器，在放左室电极导线时可能损伤冠状静脉窦。

（2）临床表现：有些患者可能无明显临床症状，而有些患者可出现：①胸痛；②电极导线刺激肋间肌或膈肌，表现为胸腹或膈下肌肉收缩；③起搏阈值明显升高及感知功能障碍；④急性心脏压塞的临床表现。心率加快、血压下降、出虚汗、呼吸困难，严重时发生休克。

（3）诊断及处理：临床表现结合超声心动图一般能够做出诊断。一旦确诊应尽早处理，将电极导线轻轻撤回并重新放置。在撤回导线后，一般不会出现心脏压塞。如果出现了症状性心脏压塞，应及时穿刺引流。如果出血量多或穿刺引流后又出现心脏压塞时应放置引流管，使用深静脉穿刺输液导管引流很方便，当穿刺抽出积血后放入导引钢丝，然后送入输液导管，为方便引流，可在导管头段的侧面剪多个小孔。如果出现严重的心脏压塞，以上处理不能控制出血，则需要外科开胸手术。

6.感知过度　感知过度时可以抑制单腔起搏器起搏脉冲发放，表现为起搏暂停或起搏间期延长（详见感知功能障碍）。

7.其他

（1）合并急性心肌梗死。

（2）严重酸中毒及电解质紊乱：尤其是高钾血症时。

（3）药物：一些抗心律失常药物，如胺碘酮可引起起搏阈值增高，从而导致起搏功能障碍。

（二）起搏功能障碍识别及处理流程（图26-2）

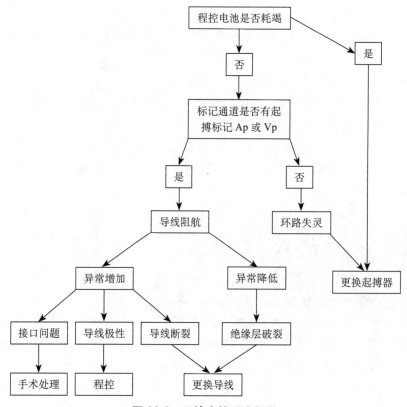

图26-2　无输出处理流程图

1.临床表现

（1）出现植入起搏器前的症状：乏力、头晕、黑矇，甚至晕厥等。

（2）新出现的症状：胸闷、气短、心悸、肌肉跳动（囊袋刺激、膈肌刺激）、局部疼痛等。

　2. 心电图

（1）常规心电图：能够发现绝大多数起搏功能异常。

（2）动态心电图：发现常规心电图不容易发现的间断起搏功能异常。

　3. 程控检查

（1）了解电池状态：是否电池耗竭，如是电池耗竭，应更换起搏器。

（2）了解导线阻抗：异常增加，导线不全断裂或接口问题→手术处理；异常降低，绝缘层破裂→X 线胸片核实→导线更换术。

（3）了解起搏极性：程控至单极起搏双极感知的方式。

　4. X 线胸片

（1）导线移位：导线重置术。

（2）心肌穿孔：根据穿孔情况决定行导线重置术或外科手术。

（3）导线断裂：程控进一步明确后，更换导线。

（4）绝缘层破裂：程控进一步明确后，更换导线。

（5）接口问题：程控检查后行手术检查。

二、感知功能障碍

起搏器感知功能障碍是最常见的起搏系统故障，包括感知低下及过度感知。

（一）感知低下

起搏器感知功能低下时，表现为起搏器的感知器对自身 P 波或 QRS 波不能感知或间断不能感知，在自身 P 波或 QRS 波内或其后的不同时间出现刺激信号，并与自主心律竞争（图 26-3）。常见引起感知功能低下的原因如下。

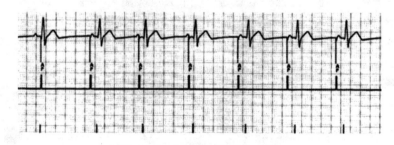

图 26-3　心房感知低下心电图

　1. 振幅过低或斜率过低　电极导线头端接触部位心肌炎症、纤维化以及导线顶端电极接触部位心内膜纤维化程度较重时可导致心内电图振幅过低或心室波斜率过低。

　2. 起搏电极导线脱位　起搏电极导线脱位，使顶端电极与心内膜接触不良，进而引起感知功能低下或起搏功能发生障碍。这种现象有时可随体位变化间歇发生。

　3. 导线断裂或绝缘层损坏　通常与起搏功能障碍并存。

4. 抗心律失常药物与电解质紊乱 　抗心律失常药物、高钾血症、心力衰竭等也会引起感知低下。

5. 不适当的感知安全范围 　植入起搏器时根据检测自身 P 波及 R 波振幅设置感知度，如设置的感知度值偏高或当任何原因导致心内信号减小时，就可能出现感知低下。而现代起搏器具有自动调节感知度的功能，当自身心内信号因炎症、药物、电解质的影响而降低时，起搏器将自动调高感知灵敏度。

6. 其他 　①急性心肌梗死：可引起心内电图振幅减低，发生感知功能低下；②电极导线连接插头松动或接触不良；③新发心律失常：室速、室颤、房颤或房扑以及室早等均可引起感知功能低下；④电除颤：除颤能量可能影响起搏器感知放大器，此外强大的除颤电能如果直接作用于起搏器可能损伤起搏器电路，从而导致感知不良。感知功能低下时，多数情况可通过降低感知灵敏度值，从而提高感知灵敏度得到纠正。不能奏效的病例需调整电极导线的位置。

（二）感知过度

当起搏器感知了患者自主心电信号之外的电信号时称感知过度，可抑制起搏脉冲的发放，导致起搏频率改变或心脏停搏。单腔起搏器感知过度时，心电图表现为基础起搏信号间期不规则地延长，严重时可引起长时间无起搏脉冲发放。双腔起搏器心房感知过度时，可引起心室快速的跟踪起搏，引起患者心悸不适。感知过度常见以下因素：

1. 体外电场、磁场等因素 　尽管新的起搏器应用了不锈钢或合金外壳，对外界电磁场的屏蔽作用明显改进，一般在 20cm 以外的中等强度的电磁场对起搏及感知功能没有影响，但距离过近或过强的电磁场仍可能会对部分起搏器的感知功能产生影响。近距离可引起起搏器干扰的设备包括发电厂、家用电器（电磁炉、微波炉、直接接触的电动剃须刀）、手机、雷达、电焊器或电凝手术刀等。

预防及处理：①避免到过强的电磁场环境中去；②使用手机、电动剃须刀等保持离起搏器至少 15cm 的距离（如起搏器埋植在右侧，最好用左手接听手机）。

2. 肌电干扰 　肌电位是引起感知过度并引起抑制起搏脉冲发放的重要外源性电信号（图 26-4）。主要见于使用单极电极导线的患者，国外有报道发生率在 12%～85%。北京大学人民医院李学斌等通过对心房单极感知的起搏器进行肌电位干扰试验发现，单极心房感知灵敏度值 1.0mV 时，感知过度发生率为 21.7%，感知灵敏度值 0.5mV 时，感知过度发生率高达 81.7%。由于心室波振幅较高，心室的感知灵敏度的设置值较高，因而发生过感知的概率很小。

检查患者是否存在肌电干扰对起搏输出的抑制作用可做以下试验：①三角肌 / 胸大肌运动。患者双手掌对着墙用力；抬肩、曲肩；手背尽量内收等；②腹直肌：反复仰卧起坐；③膈肌：深呼吸、Valsalva 动作。当做以上动作时，心电图记录到起搏输出抑制，便可证实存在肌电干扰。

预防措施：①尽量使用双极起搏电极导线；②如为双极起搏电极，则将单极程控为双极；③如植入单极起搏导线，则适当降低感知灵敏度（增加绝对值）。

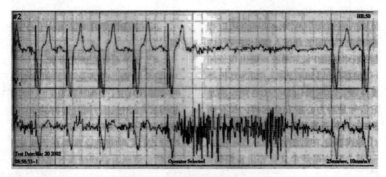

图 26-4　肌电干扰引起过感知

活动右上肢导致＞ 3s 的停搏

3. **交叉感知**　交叉感知（crosstalk）为一个心腔的心电信号或起搏脉冲信号被起搏器的另一心腔电路误感知，导致起搏器输出功能抑制（图 26-5）。

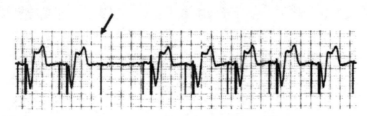

图 26-5　心室交叉感知导致输出抑制

交叉感知发生于双腔起搏系统，单极起搏电极更容易发生。为避免心室对心房的交叉感知，双腔起搏器设置了心室空白期，在此间期内，心室感知器不感知任何心房信号。这实质上是心室的一段绝对不应期，它开始于心房发放脉冲的同时，持续至心房除极后很短一段时间。心室空白期的时限各厂家的设计不同，一般 10～60ms，是可程控的。在这段时间内，起搏器的心室电路无感知功能。在心室空白期内，其他信号（包括心脏自身的信号及外源的干扰信号）也不能被心室电路感知。

（1）原因：①起搏器程控不当。空白期过短、心室感知度过高、心房输出脉冲过高；②电极导线移位：如右心室电极导线头端移位到流出道或心房电极导线移位到流出道，使得房室电极导线靠近；③电极导线绝缘层损坏。

（2）预防及处理：①最有效的预防交叉感知的方法是应用双极电极。②心室电路对心房脉冲感知的处理。心室电路对心房脉冲的交叉感知多发生在心室空白期结束后，因此可延长起搏器的心室空白期来防止交叉感知；打开"心室安全起搏"功能，即使发生交叉感知也不会造成心室停搏；降低心房脉冲幅度及心室感知灵敏度，但要保证对正常 R 波及异位室性搏动的感知。③心房电路对心室电路感知的处理。设置有效的心室后心房不应期（PVARP）；降低心房电路的感知灵敏度，但要保证对正常 P 波及房早的感知；减低心室电路输出，但要保证心室有效的安全起搏。④如存在电极移位或绝缘层损伤，则予以相应的处理。

（三）感知功能障碍识别及处理流程

1. **临床表现**　胸闷、气短、心悸、乏力、头晕、黑矇、晕厥等症状。

2. **心电图**　①常规心电图：能够发现绝大多数感知功能异常；②动态心电图：发现常规心电图不容易发现的间断感知功能异常。

3. **程控检查**　①了解电池状态：是否电池耗竭，如是应及时更换起搏器。②了解导线阻抗：导线阻抗异常增加，导线不全断裂或接口松动，应手术处理；异常降低，绝缘层破裂→导线更换术。③ P 波、R 波高度测试。比较感知灵敏度设置与测得的 P 波、R 波高度，是否有足够的感知安全范围，如不合适应程控调整。④过感知测试。嘱患者植入侧上肢进行内收活动，如心电图无相应的 P 波和 R 波，即出现长间歇→肌电感知→程控降低感知灵敏度，如为双极导线，则将感知极性程控为双极。⑤交叉感知识别及处理。观察标记信号是否为心室安全起搏，如有则证实存在交叉感知→程控适当延长心室空白期。

4. **X 线胸片**　①导线移位，应行导线重置术；②心肌穿孔，根据穿孔情况决定行导线重置术或外科手术；③导线断裂，程控进一步明确后行导线更换术；④绝缘层破裂，程控进一步明确后行导线更换术。

三、起搏器介导的心律失常

起搏器治疗缓慢性心律失常，但偶尔起搏器本身也可导致心律失常，尤其是快速性心律失常。常见的有以下几种。

（一）起搏器介导的心动过速 （pacemaker mediated circus movement tachycardia，PMT）

PMT 是双腔起搏器特有的并发症，当患者存在室房传导时，心室起搏后逆行的 P 波如落在心房电路不应期，可被心房电路感知。这可能引起起搏器和心脏发生连锁反应，即心房电路感知逆传 P 波，触发释放心室脉冲起搏心室，心室起搏的激动又逆传入心房。此过程反复连续下去，成为快速的心室起搏心律，即起搏器介导的环形运动性心动过速（图 26-6）。

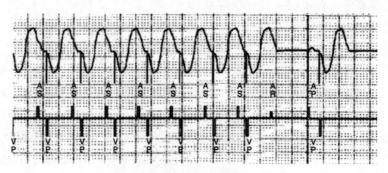

图 26-6　起搏器介导的心动过速

1. 形成 PMT 的条件

（1）心脏传导系统存在逆行传导（室房传导）。

（2） 所使用的起搏器必须具有心房感知及心室触发功能（DDD、VDD、VAT）。

（3）室房传导时间必须长于心室起搏后心房不应期。

（4）室早通常是诱发因素。

2. 诊断　双腔起搏器如设置在心房跟踪模式时（如 DDDR、DDD 或 VDD），若出现不明原因的起搏器心动过速，而且起搏频率与上限频率完全一致时，可诊断为 PMT。若将 DDD 程控为 DDI 或 VVI 起搏方式，心动过速立即终止，或使用磁铁将 DDD 变化为 DOO 方式，心动过速立即终止，进一步证实为 PMT。

3. 预防及处理　适当延长心室后心房不应期（PVARP），使逆传的心房 P 波不被感知是预防 PMT 最有效的方法。通常将 PVARP 延长到 400ms 或 450ms。但延长 PVARP 将降低心室跟踪频率。如 AV 间期为 150ms，PVARP 450ms，此时的最大跟踪频率只有 100 次 / 分。

一旦出现 PMT，应及时将起搏模式改为非跟踪模式，或使用磁铁立即终止心动过速 [5, 6]。之后采用延长 PVARP 或程控起搏模式等方法来预防 PMT。

具有自动化功能的起搏器能够迅速检测逆传的 P 波及 PMT，并及时终止之。当连续检测到 8 个 VA 间期之后的第 9 个心室起搏时，如满足以下条件，起搏器便确定为 PMT：① VA 间期 < 400ms；②始于心室起搏事件；③终止于感知逆行心房波。当确定 PMT 后，起搏器自动延长 PVARP 达 400ms，使逆行心房波落在不应期中而不被感知，从而终止 PMT。此外，当出现室早时，同心室起搏一样，室早导致逆传的心房激动被感知后可能会触发 PMT。具有自动化功能的起搏器能够发现室早。在心室起搏或自身的 QRS 波之后，当感知心室电活动，其前又无心房激动时，起搏器便认为是室早。当确定发生室早后，起搏器自动延长 PVARP 到 400ms，使室早引起的逆行心房波落在 PVARP 中，从而预防了 PMT 的发生。

（二）频率适应性起搏感知器诱发的心律失常

目前临床上最常用的频率适应性起搏感知器为体动传感器及每分钟通气量传感器，这些传感器单独使用都有不足，如对人体活动代谢量增加的识别缺乏特异度。

体动传感器的工作原理通过安置在起搏器机壳内面的压电晶体感知患者运动时身体振动，身体的振动使压电晶体的构形发生改变，这些机械变化再转化为电信号。这些电信号经起搏器内设算法处理后，以脉冲形式发出。但对非生理性的体内、外的振动缺乏特异度。如拍击起搏器、在颠簸的路上行走或车内颠簸可使起搏器频率加快。患者在睡眠时翻身挤压起搏器，亦能激活压电晶体传感器，导致起搏频率不适当增加。

而每分钟通气量传感器通过测量电极导线顶端电极与脉冲发生器之间的经胸阻抗，测得潮气量和呼吸频率，然后计算出每分钟通气量，并与安静状态的基础值相比较，经脉冲发生器的内设算法自动调节起搏输出频率。但哮喘患者在哮喘发作时，由于呼吸频率及经胸阻抗明显增加，将导致起搏频率不适当的异常增加。

（三）心室不当快速跟踪起搏

植入 DDD 起搏器患者，在快速房性心律失常发作或存在肌电干扰时，起搏器可以发生心室快速跟踪起搏，从而引起患者的不适。在具有自动模式转换功能的起搏器，这种快速跟踪的发生率降低，但在下列情况下仍可能发生：①自动模式转换功能没有打开，或起搏器本身没有自动模式转换功能（较早期的 DDD 起搏器）；②感知的心房频率没有达到自动模式转换所要求的标准；③在自动模式转换功能被触发之前，或感知的快速心房率持续时间较短；④心房部分感知低下。

心室不当快速跟踪起搏心律失常的特点为：①存在快速房性心律失常，或者明显的肌电干扰；②心室起搏频率较快，但介于下限频率和上限频率之间，心室起搏节律可以规则也可不规则；③快速心室起搏与患者的症状出现的时间一致。由于这种快速跟踪常呈发作性，而且肌电干扰可能与患者的活动有关，因此，有时需要动态心电图监测才能记录发作时的心电图。

一旦出现这种快速跟踪性心室起搏，可以通过以下方法处理：①通过程控降低起搏器（多数是心房通道）感知灵敏度；②将单极感知改为双极感知，但患者植入的必须是双极导线；③加用抗心律失常药物；④减少植入起搏器侧的肢体活动。

（四）竞争性心律

VOO/AOO/DOO 没有感知功能，用于有自主心律的患者很容易发生竞争心律，从而诱发一系列的心律失常，如房性心律失常、室性心律失常，甚至室颤等，严重危害患者的健康。因此，除了特殊情况外，没有感知功能的起搏器在临床上被废弃。对于有感知功能的起搏器，竞争性心律的发生主要由于感知不良引起。

竞争性心律可以是心房（心房感知不良），也可以是心室（心室感知不良）。在心电图上，竞争性心律表现为，出现自身的电信号后，应该抑制心房或心室起搏脉冲的发放，但起搏器仍按自身的频率（或间期）发放起搏脉冲，从而使这些脉冲落在自身心动周期的不同阶段。如果起搏脉冲落入心房 / 心室的易损期，则可能诱发房性或室性心律失常。

（五）起搏器频率奔放

早期的起搏器在电池耗竭时，可出现起搏频率高达 100～400 次 / 分，即起搏器频率奔放。这种情况严重时可诱发室速或室颤，导致死亡。国外报道，这种并发症在 20 世纪 70 年代以前高达 2%～4%，发生后病死率为 30%～40%。当出现这种情况，应立即使用磁铁或紧急程控，如失败则需要取出起搏器或剪断电极导线。而 20 世纪 80 年代以后，由于起搏技术的改进使得这种并发症很少发生。现代起搏器内置有安全电路，设置有上限频率，使得任何情况下起搏频率不会超过上限频率，这就有效地防止了起搏器频率奔放。

（六）电极导线诱发的心律失常

在植入起搏器时，不论心房还是心室电极导线的机械刺激都会诱发心律失常，但通常是一过性的。导线在心房内出现房早，严重时诱发房颤或心房扑动。心室导线刺激出现室早或短阵室速，偶可诱发持续性室速或室颤。

植入起搏器后如出现电极导线移位，尤其是心室导线移位可刺激引起频发室性心律失常。

（廉鸿飞　马　路）

参 考 文 献

[1]　赵爽，杨杰孚，齐欣 . 起搏器电池耗竭致起搏器综合征及 T 波记忆现象一例 [J]. 中华心律失常学杂志，2019, 23(1): 81-82.

[2]　程力，石翔 . 永久心脏起搏器植入术后电池耗竭一例 [J]. 实用心电学杂志，2018, 27(4): 293-294, 297 .

[3]　李珍珍，林祖近，徐玉顺 . 起搏术后 3.5 年起搏感知功能失灵一例 [J]. 中国心脏起搏与心电生理杂志，2020, 34(5): 506-508.

[4]　祁述善，谢培益，周胜华，等 . 介入性操作穿破冠状静脉窦导致心脏压塞的床旁体征和处理 [J]. 中华心律失常学杂志，2003(5): 287-289.

[5]　吉亚军，杨亚莉，陈顾江，等 . 起搏器介导的心动过速的干预 (美敦力公司起搏器) [J]. 中国心脏起搏与心电生理杂志，2020, 34(1): 63-64.

[6]　杨亚莉，陈顾江，吉亚军，等 . 起搏器介导的心动过速的终止 (波士顿科学公司起搏器)[J]. 中国心脏起搏与心电生理杂志，2019, 33(6): 551-552.

第 27 章

生理性起搏

生理性起搏（physiological pacing）是指人工心脏起搏器在保证患者基本心率的同时，通过起搏器不同类型、各种起搏方式、电极导管的各种位置、不同间期的计算方法，获得各心腔之间最好的同步性、最理想的电生理稳定性、最佳的心排血量，保证起搏节律及血流动力学效果最大程度地近似心脏的正常生理状态。即起搏器模拟窦房结和希氏束浦肯野纤维系统的功能越好，就越符合生理状态。

60 余年的心脏电生理的研究发现，心排血量的改变不仅依赖于心室，而且还依赖于心房的辅助泵作用、生理性的心率和双心室的正常顺序激动。生理性起搏经历了房室同步起搏、变时性起搏 2 个历史阶段，通过起搏器功能、电极导线的进一步研发和完善，进入了心室同步起搏这一历史阶段。

生理性起搏主要包括心房按需起搏（AAI、AAT）、心房同步心室起搏（VAT、VDD）、全自动起搏（DDD）、频率自适应性单腔起搏（AAIR，VVIR）、频率自适应性双腔起搏（DDDR、VDDR）。近年来，更完善的生理性起搏还包括双心房或双心室起搏，使心肌激动顺序更接近心脏自身生理活动。

目前对生理性起搏的研究重点已转到如何恢复和保持心室同步性。大规模临床试验研究已明确右心室起搏的危害。所以当前生理性起搏必须选择合适心室起搏时机，鼓励自身传导，减少或避免右心室起搏，发展心室同步起搏。对于依赖于心室起搏的高度或完全性房室传导阻滞及慢性房颤患者，可以选择更生理的起搏部位，例如间隔起搏和流出道起搏。而对于不合并高度房室传导阻滞的患者，在保证安全的同时应尽可能减少心室起搏。在如何优化窦房结病变患者的右心室起搏、发展心室同步起搏方面，目前的策略主要包括：①寻找右心室心尖部以外的新的起搏位点；②转换为心房起搏；③程控 DDDR 起搏为最佳工作状态；④设计、应用新的起搏器运行机制。

随着人们对心脏功能的进一步了解以及起搏器制造工艺的进步，起搏功能必定越来越生理化。减少不必要的心室起搏，在保持房室激动同步的基础上，维持和促进心室激动同步化，是今后生理性起搏的发展方向。同时由电刺激装置、传感装置、缩微电脑组成的智能起搏器，将具备更精密的程控功能和更高的自动化程度，模拟医师的思路"随机应变"，植入后起搏参数可自动优化。使起搏器运行在最有效最节能的状态，由心脏节律管理者上升为心脏疾病管理者，适用于任何类型的心律失常以及心肌病、心力衰竭、晕厥等其他疾病。其独特的疗效和显效速度，将使生理性起搏从定性到定量、从粗放到精确，日趋完美。

起搏器许多功能的改进和创新都是为了使起搏器尽可能符合人体的生理状态，提供正常或接近正常的血流动力学效应，提高生活质量。完全模拟正常生理状态的生理性起搏（仿生理性起搏）是工程技术人员和医务人员追求的目标，也是未来起搏技术的发展方向。

一、右心室心尖部起搏的危害

常用的右心室起搏电极位置有右心室心尖部、右心室流出道等。自 1959 年 Furman 首先选择右心室心尖部作为心室电极起搏位置起，右心室心尖部曾一直被视为最适合的起搏部位，有操作简便、容易辨认、长期参数稳定等优点。但大量临床研究表明，相较于右心室流出道起搏，右心室心尖部起搏有缺陷，可能增加房颤和心力衰竭的发生率。

窦性心律时，心室激动的传导几乎是均匀、同步的，自上而下地扩布到左、心室。心肌细胞的迅速除极形成 60 ～ 80ms 的心室除极 QRS 波，随即形成复极的 ST-T 波。左右心室的机械活动时间与生物电活动的顺序大致一致。但是右心室心尖部起搏使得心室最早激动点位于右心室心尖部，激动逆行，使整个心室收缩形态及起始方向与正常恰好相反。右心室心尖部起搏相当于发生了左束支传导阻滞，结果使室间隔与右心室游离壁先收缩，左心室游离壁的收缩明显延迟，结果左心室游离壁与室间隔的同步性丧失，左右心室的收缩失同步。而且激动通过局部心肌传导给邻近细胞，其传导速度缓慢，使起搏时的心室除极波宽大畸形，时限 > 120ms。导致了右心室心尖部起搏时心室的等容收缩时间延长、总收缩时间延长，而左心室充盈时间相对缩短，心排血量和心功能下降。

右心室心尖部起搏，最先使右心室心尖部激动，使心室内血液涌向激动延迟、收缩延迟的左心室游离壁和侧壁的基底部，引起局部的膨隆扩张、非同步甚至矛盾性室壁运动。对于室间隔也一样，右心室心尖部起搏时，右心室肌除极早于左心室，室间隔随右心室先行除极、收缩，而延迟激动的左心室游离壁除极和收缩时，室间隔收缩已结束，在左心室游离壁收缩产生的张力及室内血流的压力，使室间隔出现向右的反向位移、扩张、异常运动。上述不同时相出现的心底部、心尖部、室间隔的不协调收缩，甚至矛盾性室壁运动能够产生数量不等的心室腔内的血液分流。这种腔内分流的现象在心脏明显扩张时更为明显，可能是引起心力衰竭的最重要原因之一。心室腔内的分流将使收缩期延长、左心室射血期缩短，左心室的每搏量下降。当右心室心尖部起搏引起左心室后乳头肌功能不全时，能引起二尖瓣反流。

OPSITE 研究， MADIT Ⅱ 等一系列试验揭示了最小化右心室起搏以及右心室起搏位置的选择给患者所带来的益处。而之后多项研究 2 种起搏位置的选择对于心功能、QRS 波时限影响的试验纷纷显示右心室心尖部与右心室流出道相比，在射血分数、心排血量 QRS 波时限等方面，右心室流出道组均较右心室心尖部有益。张宇龙等在 2010 年公布的一项 meta 分析中，分析了 16 项临床试验共计 926 例患者，得到以下结果：①左心室射血分数。右心室流出道组在 3 个月和 18 个月的左心室射血分数均高于右心室心尖部组，差异有统计学意义 [WMD = 3.53，95％ CI（1.02，6.04）；WMD = 8.94，95％ CI（7.35，10.52）]；② QRS 波时限。术后即时右心室流出道组和右心室心尖部组相比，QRS 波时限有所减小，差异有统计学意义 [WMD= － 22.42，95%CI（－ 31.05，－ 13.80）]，然而 3 个月后差异无统计学意义 [WMD = － 13.88，95% CI（－ 29.75，2.00）]；③起搏参数。右心室流出道组在术后即时的起搏阈值（V）高于右心室心尖部组，而 3 个月后，与右心室心尖部组无差别。在感知阈值和阻抗方面，即时和术后 3 个月时两者之间均无差异，提示在中短期内，选择右心室流出道起搏对于患者的心功能有更大的保护作用[1]。

二、最少化心室起搏功能

（一）房室结优先 - 自动 AV 搜索功能

设计思路：就传导而言，DDD 起搏器就宛如人工的房室结。因此，植入 DDD 起搏器的患者，房室之间就有了 2 条下传路径，一个是患者自身的房室结，一个是人工房室结（DDD 起搏器），窦性激动或其他室上性激动通过哪条路径下传到心室，主要取决于哪一个"房室结"是传导的"快径路"激动总是优先经"快径路"下传心室。例如，自身房室结下传时间（PR 间期）为 150ms，此时人工房室结下传时间（AV Delay）如果为 200ms，则窦性激动沿自身房室结（快径路）下传；如果把人工房室结的下传时间程控为 100ms，则人工房室结成为快径路，窦性激动将沿 DDD 起搏器下传。两者传导的最大区别就在于，窦性激动沿自身房室结下传时，心室激动顺序完全正常。而经人工房室结下传时，右心室心尖部先激动，心室激动顺序完全改变。

总之，室上性激动若沿正常传导通路下传，则会产生良好的临床效果；反之，若是沿人工房室结下传，则会产生不良结果。因此，若不是患者房室结的传导功能存在明显障碍，总是希望患者的室上性激动沿自身房室结下传。而延长 DDD 起搏器的房室间期是达成这一目的的唯一手段。问题是房室间期延长多少才是最合理的呢？因为过度延长房室间期也不利于心室的做功。而理想的房室间期值应该是比房室结自身传导时间稍长。由于房室结自身的传导时间随心房节律的变化而变化，因此动态的房室调整十分必要。由此起搏器自动进行房室间期调整的设计思路应运而生。

1. 自动自主传导搜索（autointrinsic conduction search，AICS）功能　St.Jude 公司的 AICS 功能是基于动态延长房室间期鼓励自身房室传导的原理。开启该功能后，起搏器每隔一个搜索间期自动延长 AV/PV 间期一个 δ 值（可程控其大小）。若此时起搏器感知自身下传的心室事件，则将维持延长的 AV/PV 间期直到出现心室起搏事件；若起搏器未感知自身下传的心室事件，则将返回原始 AV/PV 间期直到下个搜索间期。

2. 房室间期自动搜索（Search AV+，SAV+）功能　Medtronic 公司开发的 SAV+ 功能也是基于动态延长房室间期的原理。开启该功能的起搏器每隔 30min 进行一次搜索，将 PAV/SAV 间期逐步增加一个延长值，直至最大值（可程控其大小）。若感知到自身房室传导，则会不断调整延长值以保证 AV/PV 间期较自身房室传导时间略长；若在最大 PAV/SAV 间期（原始 PAV/SAV 间期 + 最大延长值）基础上，16 个心动周期中出现 8 个以上的心室起搏，则恢复原始 AV/PV 间期。若起搏器在延长 PAV/SAV 间期后，不能感知自身房室传导，则会将搜索间期由 30min 不断翻倍（如 1h，2h…直至 16h）。若搜索间期为 16h 的情况下，连续 10 次搜索都不出现自身房室传导，Search AV+ 功能将自动关闭，起搏器恢复为传统 DDR 模式，除非人为程控改变。

自动房室间期搜索的范围有限，故该功能在房室结优先方面的作用也是有限的。该功能适用于房室传导功能正常者或间歇性房室传导功能障碍者。对其他房室传导功能障碍者，该功能的作用随阻滞程度的不断加重而愈加无效。

（二）房室结优先 - 心室起搏管理（managed ventricular pacing，MVP）功能

设计思路：DDD 起搏器问世之初，曾被誉为"全自动起搏器""生理性起搏器"。但是随后的实践却没让人看到想象中的优势。经过深入的分析和研究发现，问题的根源在于右心室心尖起搏的弊端并未因房室顺序起搏而有任何改善，这种不利影响的程度与右心室心尖部起搏的总量呈正相关，尤其在附加频率适应性起搏功能之后，右心室心尖部起搏总量大幅度增加时有。资料显示，对房室传导功能正常或间歇性障碍者，自动房室间期搜索功能可减少心室起搏总量 20%～30%，但不能彻底解决该问题。而固定延长房室间期大约可减少心室起搏总量 10%～20%，且会带来更多问题。①房室间期过长将影响左心室充盈，造成舒张期二尖瓣反流；②房室间期过长，使总心房不应期延长，自动模式转换功能将受影响；③未能避免的右心室起搏仍将有悖生理性起搏；④在房室逆传功能正常者，长房室间期后的心室事件有可能逆传激动心房，若该心房激动恰巧未落入心室后心房不应期，则可能构成新型的起搏器相关的心律失常。因此，寻找能有效减少心室起搏事件的新的起搏模式 MVP 就是这样产生的。

1. 心室起搏管理（MVP）功能　MVP 功能是 Medtronic 公司的另一项降低心室起搏比例的技术使起搏模式能在 AAIR 和 DDDR 之间自动转换。支持 MVP 功能的双腔起搏器的基本起搏模式为 AAIR，但心室活动被持续监视（实质为 ADDR 模式），若发生一次房室传导阻滞（AA 间期内脱落 QRS 波），被阻滞的 P 波不会触发心室起搏跟踪，而是触发保护性心室安全起搏，将 AA 间期增加 80ms；若房室传导阻滞连续发生（连续 4 个 P 波中有 2 个不能下传），则起搏模式由 AAIR 转换为 DDDR。模式转换 1min 后，起搏器将检测自身房室传导功能 1 次，若自身房室传导恢复，则再次转换为 AAIR 起搏；若检测失败，则将检测间期不断翻倍（如 2min，4min…直至 16h），最终每 16h 自动检测 1 次，与 SAV+ 功能不同，起搏器不会自动关闭该功能。

2. 安全的心房起搏（AAIsafeR）　Ela 公司开发的双腔起搏器 AAIsafeR 功能的设计思路与 MVP 相近，同样使起搏方式在 AAIR 和 DDDR 之间自动转换。启用该功能后，起搏器以 AAIR 模式工作，PR/AR 间期则被持续监测，当 PR 间期＞ 350ms 和（或）AR 间期＞ 450ms 时则被识别为异常。以下 4 种情况下，起搏模式将从 AAIR 转变为 DDDR：①连续 12 个心动周期中出现超过 3 个心房波下传受阻；②连续 2 个心房波下传受阻；③ 6 个以上连续的异常 AR/PR 间期；④超过 3s 的心室停搏。当起搏器在 DDDR 模式下，感知连续 12 个自身下传的 R 波或连续工作 100 个心动周期后，自动转换为 AAIR 模式。但当起搏器连续 3d 每天转换为 DDDR 模式的次数超过 5 次或者 1d 内超过 15 次时，起搏器将维持传统 DDDR 模式，除非人为程控改变。

实践证明，MVP 功能适用于房室传导功能正常及间歇性房室传导功能障碍者，对持续性房室传导功能阻滞者，该模式并不适用。与自动房室间期搜索功能相同的是，都是以房室结优先传导、心室激动顺序正常化、生理化为目的；不同的是，前者为达成房室结优先的目的以丧失部分房室顺序激动为代价，后者则是要在确保房室顺序起搏的前提下，再尽

量追求房室结优先的目标。

三、心室间隔部起搏的评价

人工心脏起搏器诞生至今已有 60 余年，随着起搏器工程技术及心脏病理生理的发展，对起搏模式和起搏部位的认识不断有新的进展。就起搏部位而言，越来越多证据表明传统的右心室心尖部起搏对血流动力学和心功能等方面有诸多不良的影响。而 20 世纪 80 年代开始研究的右心室间隔部（right ventricular septum, RVS）起搏，由于起搏位点靠近传导系统，起搏后可获得更接近生理心脏激动顺序，因此普遍认为优于传统的右心室心尖部起搏。

1. 右心室间隔部（RVS）起搏的背景　右心室心尖部起搏具有脱位率较低，起搏可靠，阈值稳定，并且操作技术简单，电极易于固定等优点，因此一直以来是临床上主要的心室起搏部位。但随着研究的深入，右心室心尖部起搏对血流动力学和心功能等方面的不良影响逐渐被重视：①右心室心尖部起搏不但改变了右心室的激动顺序，而且造成了左、右心室间激动及机械运动的失同步，使心底部、室间隔和心尖部出现不协调收缩，甚至矛盾性室壁运动，继而产生心室腔内的血液分流，成为影响左心室收缩功能的主要因素。此外，右心室心尖部起搏还对心室舒张功能有一定的影响，可导致 dp/dt 的峰值下降。②右心室心尖部起搏使心房助推作用丧失，导致心排血量下降 10%～30%。③长期的右心室心尖部起搏引起心肌损害如心肌细胞结构破坏、营养不良性钙化、左心室心肌重构、心肌内儿茶酚胺含量增加，最终导致心功能下降，即"起搏诱导性心肌病"[2]。近些年对起搏器远期疗效评价的一些较大规模的循证医学研究更是引起人们对右心室心尖部起搏的反思。研究显示，DDD/DDDR 起搏虽然保持了房室顺序激动，却在病死率、心脑血管事件发生率等方面并不优于 VVI 起搏。DDD/DDR 起搏器高比例的右心室心尖部起搏可将其房室同步起搏的优势全部抵消。因此一直致力于寻找更佳的起搏位点，而主动螺旋电极导线的问世使右心室选择性部位起搏成为可能。通过近些年的临床试验和研究，普遍认为 RVS 起搏优于右心室心尖部起搏。RVS 起搏可以获得接近正常生理的心室激动顺序，最大限度保持左、右双心室间正常的电激动顺序和收缩同步性，同时改善左心房与左心室的收缩同步性，增加左心室的舒张充盈时间，减少二尖瓣反流，有效地避免了起搏对血流动力学和心功能的不良影响。近乎生理的心室激动顺序改善心室收缩协调性，避免心腔内血液分流，从而改善了心肌组织的血流灌注及压力负荷，保持正常的神经内分泌活性，因此可以避免起搏介导的组织重构和细胞结构变化。目前 RVS 起搏已成为心室起搏的主流。

2. 右心室间隔部起搏的部位选择及临床可行性

（1）右心室流入道间隔部（RVITS）起搏：RVITS 位于右心室流入道三尖瓣隔瓣与前瓣交界的瓣环下方，圆锥乳头肌的瓣叶侧心内膜部位，其后方希氏束穿透膜部间隔处。在心脏解剖上以圆锥乳头肌为界线，瓣叶侧为右心室流入道，另一侧为右心室流出道，其后上方为室上嵴。Deshmukh 等总结右心室各种起搏部位的研究，发现围绕着三尖瓣瓣环之上、中、下部位起搏的 QRS 波窄、波形相对正常，心电图上的 $V_1 \sim V_3$ 导联呈 QS 型，提出 RVITS 起搏的概念[3]。张英川等认为 RVITS 起搏部位只能在瓣环下方。要实现 RVITS 起搏，在植入导线时，X 线透视下以希氏束电极顶端为定位标记，右心室导线在其远端上方标测，同时记录起搏导线局部电图，V 波较希氏束电图 V 波提前出现，起搏心电图与窦性心律时的 QRS 波相似或接近正常（间期约 130ms）。此部位可较好的固定螺旋电极，不会损伤瓣叶、腱索以及乳头肌[4]。右心室流入道间隔部起搏的临床可行性，从起搏心电图看，RVITS 起搏的图形类似左束支传导阻滞，但与真正的左束支传导阻滞性质不同。RVITS 起搏均为心肌传导，左、右心室心肌的激动扩布是基本同步的，但由于左心室激动的向量大，表现为类似左束支阻滞图形。由于其起搏点邻近希氏束，能以相对正常的顺序激动心室，电活动和机械收缩是从室间隔向左右心室均匀扩散，消除了室间隔的矛盾性运动，减少了二尖瓣功能性反流。RVITS 起搏较右心室心尖部起搏平均心排血量明显增加，左心室压力上升峰率明显增高，收缩末期心室顺应性显著改善，其起搏心室激动时间与心房起搏时心室激动时间相似，而明显短于右心室心尖部起搏，是一种近似生理性起搏。但有研究发现先天完全性房室传导阻滞的患者在 RVITS 起搏后扩张性心肌病的发生率高[5]。

（2）右心室流出道间隔部起搏：右心室流出道间隔部是右心室流出道的起搏部位之一。右心室流出道位于右心室前上方，内壁光滑无肉柱，其上端借肺动脉口通肺动脉干，又称动脉圆锥或漏斗部。其他主要的起搏部位还有游离壁以及前壁。右心室流出道间隔部分为高位与低位，其中高位间隔部在理论上被认为是右心室流出道起搏的最佳部位[6]。要想实现右心室流出道间隔部起搏，右心室流出道电极导线常规由左侧头静脉途径或锁骨下静脉插入，先用弯钢丝把主动电极送入肺动脉，然后回撤导线至右心室流出道，在左前斜位（LAO）40° 透视下确定电极导线头端和右心室流出道关系，位置确定后将螺旋电极旋入心内膜下，然后测定阈值、感知、阻抗等各项参数。可根据心电图协助判定导线的位置：Hillocks 等研究表明，室间隔部起搏 QRS 波明显窄于前壁及游离壁起搏 [（140.7±3.9）ms vs（158.1±4.7）ms，$P < 0.000\ 1$]，I 导联主波低于游离壁及前壁 [（0.11±0.04）mV vs（0.35±0.03）mV，$P < 0.001$] 或负向，室间隔起搏 I 导联主波 50% 为等电位或负向，而游离壁及前壁 I 导联无负向主波。在垂直切面上，游离壁起搏心电图电轴（43.4±7.6）° 及前壁起搏心电图电轴（54.5±8）° 较室间隔组（82.8±2.3）° 左偏；在水平面上，游离壁（−63.6±3.2）° 及前壁（−58.8±3.8）° 较室间隔（−54.0±2.9）顺钟向转位更为明显。室间隔 R 波移行导联多在 V_4，而游离壁及前壁多在 $V_4 \sim V_5$。但这些心电图的变化不是绝对的，定位还需结合 X 线。右心室流出道接近房室结水平，其起搏冲动能通过间隔，同时向双侧心室传导，使双心室电活动更接近一致，心室激动顺序接近生理状态，能获得较好的效果。Lewicka-Nowak 报道右心室流出道间隔部起搏心排血量较右心室心尖部起搏提高，而 NT-proBNP 水平则更低，右心室流出道起搏可减缓心肌重构，获得更大的临床效益。Giudici 对 112 例在右心室流出道放置主动固定起搏 / 除颤导线的患者进行了长达 5 年的随访中，没有导线脱落和失效发生。说明右心室流出道起搏是安全有效的。

（3）希氏束起搏和希氏束旁起搏：希氏束起搏与生理传导极为接近，QRS 波形态与电轴相对正常，类似自身窦性节律，被认为是最理想的间隔起搏部位[7]。实现希氏束起搏首先需要放置一根标测电极导线，以记录到希氏束电图作为标志，操作螺旋电极导线靠近希氏束，试起搏夺获希氏束后，将螺旋电极导线旋进组织中。判断是否为希氏束起搏有如下标准。起搏信号至 QRS 波的时间等于 H 波至 QRS 波的时间；起搏产生的 QRS 波和窦性心律时 QRS 波的时间相同且形态一样。Giudici 对慢性房颤伴左心功能不全患者进行长期直接希氏束起搏，发现其左心室舒张末内径和左心室收缩末内径降低，射血分数增加，心胸比例下降。Catanzaritit 研究证实希氏束起搏减少了起搏导致的心室失同步，维持了左、右心室收缩同步和心室内收缩同步，保持了较好的血流动力学。但由于希氏束的解剖特点和现有导线的特性，在实际操作中若想将螺旋电极导线精确固定于希氏束是很困难的，但如果电极导线能到达距希氏束约 5mm 的部位，解剖位置为室间隔膜部的右心室面称为希氏束旁起搏。理论上，起搏越接近希氏束，其激动顺序越接近正常，而且传导是经过浦肯野纤维系统，能获得较好的血流动力学效应以及改善心功能，因此希氏束旁起搏同样可以达到比较理想的效果。然而尽管希氏束起搏和希氏束旁起搏有效性已得到证实，却由于手术过程较复杂，需先行标测记录希氏束电图，同时又缺乏专门的植入工具，可能起搏导线难以达到理想位置以及术后起搏阈值增高等因素影响了希氏束起搏的临床推广。

（4）右心室心尖部间隔部起搏：右心室心尖部间隔部的起搏部位接近间隔部与隔缘肉柱延续处，心电图无典型的垂直 QRS 电轴。由于手术操作简单、不需要标测，在影像学下定位通过比较心电图即可以完成。因此临床上当心尖部起搏参数不好时，偶尔也被临床医师选用。但其所致心室激动顺序与心尖部差不多，对血流动力学和心功能等方面与右心室心尖部起搏有相似的不良影响，故单纯该部位的临床应用与研究较少。

（5）右心室双部位（right ventricular dual site）起搏：右心室双部位起搏并不是单纯意义上的右心室间隔部起搏，因为有 2 根起搏导线分别置于右心室心尖部和右心室间隔部。Pachon 等认为右心室双部位起搏是一种间接的双心室同步起搏技术。在右心室流出道间隔部起搏基础上增加右心室心尖部起搏，即使室间隔和左心室游离壁的收缩趋于同步保持了正常的心室激动收缩顺序，又部分恢复了左右心室收缩的同步性，使 QRS 波时限明显缩短，心脏活动协调性增强，同时它还可使左心室乳头肌活动接近生理状态，减少二尖瓣功能性反流，增加左心室充盈，进而改善心功能。BRIGHT 随机、双盲试验对 42 例患者进行 6 个月的随访发现，对于终末期心力衰竭的患者，右心室双部位起搏可以明显改善心功能，增加 6min 步行距离，可作为 CRT 失败时的替代方法。目前右心室双部位起搏的适应证为：扩张型心肌病伴心力衰竭、伴左束支传导阻滞的心力衰竭者以及有植入 VVI 或 DDD 起搏器指征者。右心室双部位起搏是一种较生理的起搏方式，但是否能真正替代双心室起搏的临床地位，仍需在临床工作中进一步研究。

3. 右心室间隔部起搏的现状　RVS 起搏技术的研究始于 20 世纪 80 年代，主动固定螺旋电极导线的问世使 RVS 起搏技术渐渐成熟，尤其是螺旋电极定位器（Locator）的应用使间隔部起搏技术难度大大降低。目前 RVS 起搏的优点已得到国内外电生理专家的一致认可，但也存在局限性：①个体差异或心脏结构的改变，同一间隔起搏部位并非对所有患者均能起到良好效果，甚至电极导线无法定位成功；②反复发作短阵室性心动过速或频发室性期前收缩；③与右心室心尖部起搏相比技术难度较大，操作时间长，较难推广；④主动螺旋电极导线的操作不同于普通翼状电极导线，在更换起搏位置时需收回螺旋钢丝，否则易损伤局部组织，甚至发生心脏压塞；⑤螺旋钢丝的旋出要恰当，过松易导致电极脱位，过紧会过度压迫心壁，有引起心壁穿孔的危险。但随着起搏技术和相关产品的发展，目前存在的问题将会进一步得以解决。

　　相对于右心室心尖部起搏，RVS 起搏作为一种更近似生理的起搏，确实可以使患者获得更大的益处，然而，Kypta 等[8]的研究表明右心室间隔部起搏在保持心功能方面并不优于心尖部起搏，并不能减少 RVP 不同步导致的心力衰竭。BLOCK HF 研究显示，对于起搏依赖且心功能受损的患者，双心室起搏（BVP）对比 RVP 能降低死亡及心力衰竭发生率，改善生活质量[9]。

四、双心室与希浦系统起搏

　　在传统右心房、右心室双心腔起搏基础上增加左心室起搏即为双心室起搏（BVP），以恢复房室、室间和室内运动的同步性[10-12]。设定适当的房室间期可实现房室同步运动，减少二尖瓣反流，延长左心室充盈时间，恢复心房收缩对左心室充盈的贡献。设定适当的室间间期，纠正左、右心室收缩的时差，从而避免室间隔矛盾运动，增加心排血量。此外，通过刺激左心室较晚激动部位的心肌，可使左心室心肌同步收缩，协调的向心运动以提高心脏排血效率，同时改善左心室舒张功能。长期应用还可改进神经激素环境、逆转心肌重构。20 世纪 90 年代初开展了三腔起搏的一系列基础研究工作。直到 1998 年 Daubert 等[13]首先成功的经心脏静脉植入了左心室心外膜起搏导线，才实现了左、右双心室同步起搏，即心脏再同步治疗（cardiac resynchronization therapy，CRT）。此后进行了多个临床试验，其结果证明左、右双心室同步起搏可以改善伴有 QRS 时限延长慢性心力衰竭患者的心功能，提高其生活质量[14-18]。

　　最常用的左心室导线的植入方法是经冠状静脉窦至心脏静脉。经冠状静脉窦至心脏静脉起搏左心室的操作主要包括：冠状静脉窦插管、冠状静脉窦及心脏静脉的逆行造影、选择合适的心脏静脉并定位左心室导线于靶静脉。目前推荐尽量将导线植入至心脏侧后静脉、侧静脉或者超声心动图提示激动最延迟部位，避免将左心室导线置于心尖部。研究证实，在最晚激动位点处的起搏可提高 CRT 疗效[19]。到位后按常规方法行起搏阈值、阻抗和感知性能测试，各项参数满意且以 5V 电压起搏不引起膈神经刺激视为定位成功。可接受的左心室导线参数如下：起搏阈值≤ 3.5 V 或比起搏器的最大输出电压低 2 V 且不会因电压过高引发膈神经刺激；阻抗 300 ~ 1000 Ω，可有约 30% 的波动。左心室 4 极导线的应用不仅避免了高起搏阈值和膈神经刺激，而且提供了更多起搏位点的选择。在此基础上发展起来的左心室多位点起搏（multipoint pacing，MPP）被证实可有效提高 CRT 疗效和反应率。而对照研究 His-SYNC 试验结果显示在心脏再同步治疗（CRT）适应证患者中，和双心室同步起搏相比，希氏束起搏（His bundle pacing，HBP）可获得更好的电学同步性，并有获得更好的左心室射血分数（LVEF）提升趋势[20]。然而，HBP 存在植入时起搏阈值偏高、远期有一定比例的阈值升高、植入位点未跨越阻滞部位等缺陷，使其难以广泛应用于所有起搏适应证和 CRT 适应证患者，尤其是对于阻滞部位在希氏束以下或更远端的患者[21, 22]。2016 年，Mafi-Rad 等[23]在人体上开展了经静脉途径从右心室穿刺室间隔行左心室间隔部位起搏技术。Huang 等[24]在 2017 年首次提出了经静脉途径、穿刺室间隔、行心室间隔内的左束支起搏（left bundle branch pacing，LBBP）技术，随访 1 年发现 LVEF 改善，LBBP

阈值稳定。董士铭[25]等比较了左束支区域起搏与右心室流入道间隔部起搏，比较两组患者的起搏导线参数、心功能指标、心电参数及不良事件。结果显示：两组术中植入电学参数差异无统计学意义。短期随访起搏阈值左束支区域起搏者略低。Chen（陈柯萍）等[26]发现，相比右心室起搏（RVP），LBBP 的 QRS 时限更窄且起搏参数同样稳定。Hua（华伟）等[27]、Wu（吴圣杰）等[28]及 Li（李晓飞）等[29]研究发现，LBBP 参数优于 HBP，临床预后与 HBP 相似，但均优于传统的双心室起搏（BVP）。目前希氏束 - 浦肯野（希 - 浦）系统起搏的定义、植入标准及非随机对照研究（包括参数稳定性、心室同步性指标改善等）的正性结果都已基本明确，但仍缺乏大样本、随机、对照试验来进一步证实希浦系统起搏的长期临床疗效及 LBBP 术后导线的长期安全性。

（廉鸿飞　马　路）

参 考 文 献

[1] 张宇龙，潘慧，马彬，等 . 右室流出道起搏对心功能影响的 Meta 分析 [J]. 中国循证医学杂志，2010，10(4): 476-482.

[2] 陈旭华，华伟 . 起搏诱导的心肌病及生理性起搏在其防治中的作用 [J]. 中国循环杂志，2022, 37(8): 855-859.

[3] Deshmukh A, Lakshmanadoss U, Deshmukh P. Hemodynamics of His Bundle Pacing [J]. Card Electrophysiol Clin, 2018, 10(3): 503-509. doi: 10.1016/j.ccep.2018.05.014.

[4] 张英川，李海宴，陈慧敏，等 . 右心室流入道间隔部起搏的临床可行性 [J]. 中华心律失常学杂志，2000(2): 117-119.

[5] Tsujii N, Miyazaki A, Sakaguchi H, et al. High Incidence of Dilated Cardiomyopathy After Right Ventricular Inlet Pacing in Patients With Congenital Complete Atrioventricular Block [J]. Circ J, 2016, 80: 1251-1258. doi: 10.1253/circj.CJ-15-1122. Epub 2016 Mar 24.

[6] Witt CM, Lenz CJ, Shih HH, et al. Right ventricular pacemaker lead position is associated with differences in long-term outcomes and complications [J]. J Cardiovasc Electrophysiol, 2017 , 28(8): 924-930. doi: 10.1111/jce.13256. Epub 2017 Jun 21.

[7] Deshmukh P. His Bundle Pacing: Concept to Reality [J]. Card Electrophysiol Clin, 2018, 10(3): 453-459. doi: 10.1016/j.ccep.2018.05.007. Epub 2018 Jul 21.

[8] Kypta A, Steinwender C, Kammler J, et al. Long-term outcomes in patients with atrioventricular block undergoing septal ventricular lead implantation compared with standard apical pacing ［J］. Europace, 2008, 10(5): 574-579. DOI:10.1093/europace/eun085.

[9] Curtis AB, Worley SJ, Adamson PB, et al. Biventricular pacing for atrioventricular block and systolic dysfunction [J]. N Engl J Med, 2013, 368(17): 1585-1593. DOI: 10.1056/NEJMoa1210356.

[10] Aurieehio A, Stellbrink C, Block M, et al. Effect of pacing chamber and atrioventricular delay on acute systolic function of paced patients with congestive heart failure. The Pacing Therapies for Congestive Heart Failure Study Group．The Guidant Congestive Heart Failure Research Group ［J］. Circulation, 1999, 99: 2993-3001.

[11] Kass DA, Chen CH, Curry C, et al. Improved left ventricular mechanics from acute VDD pacing in patients with dilated eardiomyopathy and ventricular conduction delay ［J］. Circulation, 1999, 99: 1567-1573.

[12] Ukkonen H, Beanlands RS, Barwash IG, et al. Effect of cardiac resynchronization on myocardial efficien-

cy and regional oxidative metabolism [J]. Circulation, 2003, 107: 28-31.

[13] Daubert JC, Ritter P, Le Breton H, et al. Permanent left ventricular pacing with transvenous leads inserted into the corollary veins [J] . Pacing Clin Electrophysiol, 1998, 21: 239-245.

[14] Stellbrink C, Breithardt OA, Franke A, et al. Impact of cardiac resynchronization therapy using hemodynamically optimized pacing on left ventricular remodeling in patients witlh congestive heart failure and ventricular conduction disturbances [J] . J Am Coll Cardiol, 200l, 38:1957-1965．

[15] Gras D, Mabo P, Tang T, et al. Multisite pacing as a supplemental treatment of congestive heart failure: preliminary results of the Medtronic Inc. InSync Study [J] . Pacing Clin Electrophysiol, 1998, 21: 2249-2255.

[16] Cazeau S, Leclercq C, Lavergne T, et al. Effects of multisite biventricular pacing in patients with heart failure and intraventricular conduction delay [J] . N Engl J Med, 2001, 344: 873-880.

[17] Linde C, Leelercq C, Rex S, et al. Long-term benefits of biventricular pacing in congestive heart failure: results from the MUhisite STimulation in eardiomyopathy (MUSTIC) study [J] . J Am Coll Cardiol, 2002, 40: 111-118.

[18] Abraham WT, Fisher WG, Smith AL, et al. Cardiac resynchmnization in chronic heart failure [J] . N Engl J Med, 2002, 346: 1845-1853.

[19] Ansalone G, Giannantoni P, Ricci R, et al. Doppler myocardial imaging to evaluate the effectiveness of pacing sites in patients receiving biventricular pacing [J] . J Am Coll Cardiol, 2002, 39: 489-499.

[20] Upadhyay GA, Vijayaraman P, Nayak HM, et al. His corrective pacing or biventricular pacing for cardiac resynchronization in heart failure [J]. J Am Coll Cardiol, 2019, 74(1): 157-159. DOI: 10.1016/j.jacc.2019.04.026.

[21] Vijayaraman P, Ellenbogen KA. Approach to permanent His bundle pacing in challenging implants [J]. Heart Rhythm, 2018, 15(9): 1428-1431. DOI:10.1016/j.hrthm.2018.03.006.

[22] Sharma PS, Vijayaraman P, Ellenbogen KA. Permanent His bundle pacing: shaping the future of physiological ventricular pacing [J]. Nat Rev Cardiol, 2020, 17(1): 22-36. DOI: 10.1038/s41569-019-0224-z.

[23] Mafi-Rad M, Luermans JG, Blaauw Y, et al. Feasibility and acute hemodynamic effect of left ventricular septal pacing by transvenous approach through the interventricular septum [J]. Circ Arrhythm Electrophysiol, 2016, 9(3): e003344. DOI: 10.1161/CIRCEP.115.003344.

[24] Huang W, Su L, Wu S, et al. A novel pacing strategy with low and stable output: pacing the left bundle branch immediately beyond the conduction block [J]. Can J Cardiol, 2017, 33(12):1736.e1-1736.e3. DOI: 10.1016/j.cjca.2017.09.013.

[25] 董士铭，郭成军，戴文龙，等 . 左束支区域起搏与右心室流入道间隔部起搏的临床对比研究 [J]. 中华心律失常学杂志 , 2019, 23(2): 102-108.

[26] Chen K, Li Y, Dai Y, et al. Comparison of electrocardiogram characteristics and pacing parameters between left bundle branch pacing and right ventricular pacing in patients receiving pacemaker therapy [J]. Europace, 2019, 21(4): 673-680. DOI: 10.1093/europace/euy252.

[27] Hua W, Fan X, Li X, et al. Comparison of left bundle branch and his bundle pacing in bradycardia patients [J]. JACC Clin Electrophysiol, 2020, 6(10): 1291-1299. DOI:10.1016/j.jacep. 2020.05.008.

[28] Wu S, Su L, Vijayaraman P, et al. Left bundle branch pacing for cardiac resynchronization therapy: non-randomized on treatment comparison with His bundle pacing and biventricular pacing [J/OL]. Can J Cardiol, 2020[2020-05-14]. https://linkinghub.elsevier.com/retrieve/pii/S0828282X20304396. DOI:10.1016/j.cjca.2020.04.037.

[29] Li X, Qiu C, Xie R, et al. Left bundle branch area pacing delivery of cardiac resynchronization therapy and comparison with biventricular pacing [J]. ESC Heart Fail, 2020, 7(4): 1711-1722. DOI: 10.1002/ehf2.12731.

第 28 章

起搏器导线拔除术

几乎与经静脉植入永久性心内膜电极导线技术问世的同时，多篇文献报道了用不同方法拔除已植入心脏内电极导线的结果。由于植入后不久，电极导线便被纤维组织包绕，并与血管和心腔内膜粘连，致使难以拔除。临床上最早应用的拔除方法是直接牵引法，通过手术者的手拉、重物悬吊或胶布固定法，直接牵引血管外的皮下电极导线。少数病例是经静脉途径，通过活体组织检查钳（forceps）、猪尾导管（pigtail catheter）或套圈导管（snares catheter）牵引心腔内电极导线。直接牵引法有时需持续数天或数周之久，成功率极低常发生多种严重并发症，如电极导线断裂、心内膜和三尖瓣叶的撕裂、心脏破裂和心脏压塞，甚至死亡，因此开展了外科手术取出电极导线的方法。尽管改善了拔除的成功率，但开胸手术需要切开心房或心室，创伤大，伴随一定的围术期死亡率，而且也不宜推广。

20 世纪 80 年代后期，血管内反推力牵引技术（intravascular countertraction techniques）逐渐应用于临床。通过一整套标准化的拔除工具，例如使用锁定钢丝（locking stylet）和双层套叠式扩张鞘管（telescoping sheaths）可以沿植入电极导线的原静脉途径，或经下腔静脉途径使用长鞘管（long sheath）可控圈套钢丝（snares）和捕抓网篮导管（retrieval baskets），可以拔除不同情况下的各种电极导线。临床应用的结果和大规模多中心统计资料证实，血管内反推力牵引技术是目前最有效和相对安全的心内膜电极导线拔除方法 [1]。在相关临床实践中，业内逐渐将一些特定的系列医疗行为用一些短语概括表示如下。

1. 除去电极导线（lead removal） 采用任何方法将已植入的起搏器或除颤器电极导线取出体外，包括电极导线的移出和拔除。

2. 移出电极导线（lead explant） 对于植入时间短于 1 年的起搏电极导线或除颤器电极导线，经原植入静脉途径和仅使用植入时所提供的器具，稍加外力牵引便从静脉取出电极导线。

3. 拔除电极导线（lead extraction） 必须使用专门工具或更为复杂的操作过程将电极导线经静脉取出。包括：①不论电极导线植入时间的长短，使用除植入时器械包以外的特制专门工具，如专用锁定钢丝、具有或不具有切割能力的套管（金属套管、激光套管、射频电流套管）、圈套、捕抓器械等除去电极导线或电极导线的断片；②不经过原植入的静脉途径除去电极导线；③除去已植入 1 年以上的任何电极导线。

一、适应证与禁忌证

（一）适应证

在血管内反推力牵引技术的形成和应用初期，Byrd 等根据植入电极导线后出现并发症的严重程度或可能导致的继发后果，将电极导线的拔除适应证分为以下 3 类。

1. 必须拔除的电极导线（如不拔除，则危及生命）

（1）感染性电极导线引起全身性感染，如败血症或感染性心内膜炎。

（2）电极导线断裂，残端游离于心室腔内，机械刺激引起室性心律失常。

2. 需要拔除的电极导线（如不拔除，则难以控制病情或可能发生致命性并发症）

（1）囊袋感染或破溃。

（2）电极导线引起静脉血栓，可能发生静脉闭塞。

（3）长期电极导线感染并形成慢性瘘管。

（4）起搏电极导线与 ICD 电极导线相互干扰，可能导致 ICD 误识别和误放电。

（5）电极导线破裂，弹簧钢圈暴露于心腔内，可能引起血栓栓塞。

3. 谨慎拔除的电极导线（暂无拔除的医疗指征）

（1）电极导线引起局部慢性疼痛。

（2）非感染性弃用电极导线。

2000 年北美心脏起搏和电生理学会（NASPE）就经静脉拔除心内膜电极导线举行专家会议，提出了有关的拔除适应证。

Ⅰ类（一致公认必须除去的电极导线）：①因起搏系统静脉部分感染或因起搏器囊袋感染（而血管内电极导线又无法以无菌方法与囊袋分开）所致的败血症（包括心内膜炎）；②残留的电极导线断片引起危及生命的心律失常；③残留的电极导线、电极导线断片或拔除电极导线的金属器械已经或即将对患者的身体造成损害；④残留的电极导线或电极导线断片引起临床严重的血栓栓塞事件；⑤所有可利用的静脉均发生闭塞，但又需要植入新的经静脉起搏系统；⑥电极导线干扰其他已植入装置的正常功能（例如起搏器或除颤器）。

Ⅱ类（通常需要除去的电极导线，但权衡利弊，仍存有争议）：①未累及静脉内电极导线的局部囊袋感染、破溃或慢性瘘管，可通过无菌切口将电极导线切断并将电极导线与感染部位完全隔离。②无原因可查或怀疑起搏系统所致的潜在性感染。③起搏器囊袋或电极导线植入处长期疼痛并引起患者明显不适，但药物、外科手术及其他方法又不能解除。④因电极导线的设计不当或失误，对患者可能构成威胁。尽管这种威胁并不会因电极导线的留存而即刻或即将发生。⑤电极导线干扰恶性疾病的治疗。⑥电极导线植入处受到创伤后，电极导线可能会干扰该部位的修复。⑦电极导线妨碍新的需要植入性装置的静脉途径。⑧年轻患者的弃用电极导线。

Ⅲ类（一致公认不需要除去的电极导线）：①除去电极导线的弊明显大于利；②老年患者的弃用电极导线；③使用过程中电极导线的性能一直稳定可靠，在更换起搏器时证实电极导线功能参数正常并可继续使用。

除上述的适应证外，在做出是否除去电极导线的决定时，还需要考虑以下临床因素：①患者的年龄；②患者的性别；③患者的整体健康状况（包括生理和心理），如合并的疾病、心功能状态、家族史和既往外科手术史、能否接受输血（宗教的限制）和外科手术治疗、有无恶性肿瘤；④电极导线的粘连物有无钙化现象；⑤心腔内有无赘生物；血管内电极导线的数目；⑥电极导线植入的时间；⑦电极导线的脆性、一般状况、物理特性；⑧医师的经验；患者的期望。

（二）相对禁忌证

以下患者的临床状态或情况可能成为经静脉拔除电极导线的相对禁忌证：① X 线检查证实心房或上腔静脉内有累及电极导线的钙化；②缺乏所需的设备；③患者不适于紧急开胸手术；④已知电极导线是经非正常的静脉和心脏途径（如锁骨下动脉、心包腔）植入的。

二、疗效评价

（一）疗效的定义

采用血管内反推力牵引技术，能够成功和安全地拔除大多数需要拔除的电极导线。尽管少数病例在拔除过程中仍残留部分电极导线，但仍取得了预期的临床结果，例如保存了原植入静脉途径、植入新的起搏器和电极导线、感染得到控制 [2]。因此有关拔除电极导线的疗效定义应包括两个方面：就每根电极导线而言的放射学结果和就整个治疗目的而言的临床结果。

1. 就每根电极导线而言的放射学结果

（1）完全成功：经静脉途径拔除整根电极导线，包括其顶端电极。

（2）部分成功：拔除电极导线的大部分，但仍残留顶端电极，或≤ 4cm 长度的电极导线线圈和（或）绝缘体。

（3）失败：经努力之后，仍残留有＞ 4cm 长度的电极导线。

2. 就整个治疗目的而言的临床结果

（1）成功：达到了与拔除电极导线适应证有关的所有临床目的。至少应该包括以下目的。①解决了拔除电极导线的临床适应证，例如，因感染而拔除电极导线者，术后原切口处的感染得到治愈。因所有可利用的静脉均发生闭塞而拔除电极导线者，成功植入了新的电极导线。因回收有设计缺陷电极导线而拔除电极导线者，解除了潜在的危险因素。②无严重并发症。③改善了起搏状态。

（2）失败：未能达到所有的临床目的。

（二）临床大规模调查结果

在经静脉血管内反推力牵引术的发展阶段（1988～1994 年）和成熟阶段（1994～1996 年），美国先后进行了 2 次多中心的临床调查，分别拔除 1299 例患者的 2195 根电极导线和 2338 例患者的 3540 根电极导线。结果显示成熟阶段的完全成功率（93%）和部分成功率（5%）均较发展阶段（完全成功率 86.8% 和部分成功率 7.5%）明显提高，同时失败率则由 5.7% 显著降至 2%。分析影响成功率的因素有：①与电极导线植入时间成正相关的纤维组织粘连程度，植入时间每增加 3 年，部分拔除或拔除失败的概率增大 1 倍；②患者的年龄，50 岁以下的成功率明显低于 50 岁以上的患者；③术者的经验，有经验术者（拔除电极导线例数≥ 20 例）的成功率明显高于缺乏经验的术者；④是否是感染性电极导线，感染性电极导线的拔除成功率明显高于非感染性电极导线；⑤不同部位的电极导线，心房电极导线的拔除成功率显著高于心室电极导线。而电极导线的固定方式（主动或被动）、绝缘层材料（硅胶或多聚酯）、极性（单极或双极）以及患者的性别等因素则对拔除成功率的影响不显著。

三、导线拔除方法

1.**血管内反推力牵引技术** 目前经静脉拔除电极导线的方法主要是指血管内反推力牵引技术[3]。其基本原理是，通过锁定钢丝或网篮导管，将牵拉力直接引至电极导线的远端，经套叠式扩张鞘管分离出与血管和心脏内粘连的电极和电极导线远段，使牵拉力能更加集中于电极导线的远端，提高拔除成功率；在牵拉锁定钢丝或网篮导管的同时，将扩张鞘管顶住局部心肌，保持与牵引力相反的推力，有利于远端电极脱离所附着的心内膜，也可避免牵引过程中可能发生的血流动力学障碍和心肌撕裂等并发症（图28-1）。血管内反推力牵引法有经上腔静脉和经下腔静脉两种途径，一般首选前者。

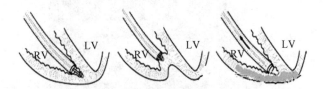

图28-1 血管内反推力牵引技术拔出示意图

摘自：李学斌：电极导线拔除技术 . http：//www.360doc.com/content/16/0323/22/3006878_544731761.shtml.

（1）经上腔静脉途径（经原植入静脉途径）：适用于原植入静脉血管之外留有一段电极导线的患者。所需特殊工具包括：①锁定钢丝；②不锈钢和塑料 Byrd 双层套叠式扩张鞘管。操作过程为切开皮肤，分离出原植入静脉入口处的电极导线，剪断后去除一段绝缘层，暴露出 1 ～ 2cm 弹簧钢丝。用探针测量电极导线内腔的大小，选择与之相配的锁定钢丝。顺时针旋转锁定钢丝，并尽可能推送至电极导线内腔的远端，继之逆时针旋转和锁定。沿锁定钢丝和电极导线，将 Byrd 双层套叠式扩张鞘管交替推进至电极导线的远端电极处，钝性分离血管和心腔内电极导线。在手动牵引锁定钢丝和内层扩张鞘管的同时，反向推动外层扩张鞘管，并取出电极导线。

（2）经下腔静脉途径：用于上腔静脉途径拔除失败或电极导线完全脱入心腔内的患者。电极导线植入的时间越长，纤维组织包绕则越严重，采用经下腔静脉途径拔除的概率便越高。所需特殊工具为①双层长扩张鞘管；②远端可控的套圈钢丝；③ Potter 网篮导管。操作过程为，穿刺股静脉后在长钢丝引导下将双层长扩张鞘管送至下腔静脉；经长鞘管将套圈钢丝和网篮导管送入右心房下部，套住电极导线并拽入内鞘管中，将长鞘管沿电极导线送到远端电极附着的局部心肌；在牵引网篮导管和内鞘管的同时，反向推动长鞘管，并从长鞘管内取出电极导线。

2.**激光导线拔除术** 使用常规血管内反推力牵引技术无法拔除电极导线时，可考虑行激光拔除。局部麻醉下切开囊袋，取出脉冲发生器。钝性分离原植入电极导线周围的粘连组织至距导线静脉入口 1cm 处，以减少术后出血。剪断电极导线并去除一段绝缘层暴露出 2～3cm 弹簧钢丝。用探针测量电极导线内腔的大小，选择与之相配的锁定钢丝。推送锁定钢丝至电极导线内腔的远端，并锁定钢丝。再用缝线将电极导线绝缘层与锁定钢丝近端连接。打开并调试准分子激光，选择合适的激光鞘管，透视下沿导线推送激光鞘管和外层扩张鞘管。当推送遇到阻力时，则释放激光消融粘连组织。继续推送激光鞘管和外层扩张鞘管至距离心内膜 2～3cm 处。心内膜表面不宜释放激光。鞘管经过无名静脉与上腔静脉连接处、右心房侧壁、三尖瓣环以及接近电极导线顶部时应小心操作。钙化程度严重时可选用金属扩张鞘管，以通过局部钙化灶。最后，在手动牵引锁定钢丝的同时，反向推动外层扩张鞘管，并取出电极导线（图 28-2）。

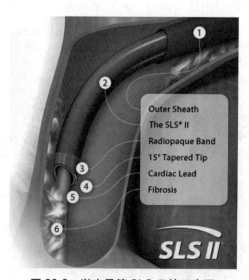

图 28-2　激光导管 SLS Ⅱ 的示意图

①机械外鞘管；②激光导管 SLS Ⅱ；③激光导管顶端的 X 线标志；④激光导管顶端成 15°斜面；⑤心脏内欲拔除的起搏除颤导线；⑥与导线粘连的纤维结缔组织

摘自：李剑明．激光鞘电极导线拔除术．https：//m.365heart.com/shownews.asp?id=98313.

当某一电极导线拔除特别困难时，可尝试拔除另一电极导线，有时反而有利于拔除之前较难拔除的那根导线[4]。采取这一方案时应警惕空气栓塞。此外，由于导线绝缘层在牵引锁定钢丝时可能发生断裂，术者应掌握经股静脉拔除电极导线技术。手术时间取决于组织粘连程度、局部钙化灶以及拔除电极导线根数。主要并发症包括心脏压塞、血胸、肺栓塞、电极导线移位和死亡，次要并发症包括：局部出血、肺水肿、一过性低射血分数和少量心包积液。

心脏起搏器和植入型心律转复除颤器（ICD）卓越的治疗效果已为人们所公认，随着起搏工程技术的飞速发展，起搏治疗的适应证也不断拓宽，植入起搏器和 ICD 的患者越来越多，同时也伴随一定的相关并发症，例如电极导线断裂和起搏系统感染。就起搏系统感染而言，轻者表现为植入部位皮肤局部红肿、疼痛，重者则脉冲发生器囊袋化脓溃破，伤口经久不愈，引发菌血症或心内膜炎。拔除电极导线是唯一有效的根治方法。应充分认识到经静脉拔除电极导线已成为心脏起搏器和 ICD 治疗领域中不可缺少的专项技术。正确了解此项技术的适应证、疗效和并发症是每个从事心脏起搏治疗的医师和技术人员必备的常识。拔除电极导线是一项风险较高的有创性治疗措施，伴有一定的严重并发症。对于具体病例，一定要再三权衡利弊，严格掌握适应证。对于无任何症状的弃用电极导线，原则上不主张拔除。电极导线拔除术是一项困难而复杂并且具有很大潜在风险的手术操作。不是任何一个能植入心脏起搏器的医师及医疗单位就可进行这项工作，要求医师有一定的临床经验和从事心脏介入治疗技术，需要各种拔除电极导线的专用器具及相关科室的积极配合，以保证手术的顺利进行，并能对发生危及生命的并发症能够及时救治。术前的准备工作是十分重要的，包括对患者及其家属事先说明有关电极导线拔除治疗的利弊、成功率和可能发生的并发症，得到他们的理解和同意。

（廉鸿飞　马　路）

参 考 文 献

[1]　王方正，马坚，何梅先，等 . 经静脉拔除心内膜导线：目前认识和处理建议 [J]. 中华心律失常学杂志，2002(5): 263-268.

[2]　Toba M, Nasu T, Nekomiya N, et al. Dual countertraction for extraction of abandoned leads with severe lead-to-lead adhesion [J]. J Arrhythm, 2021, 37(6): 1576-1577. doi: 10.1002/joa3.12648. eCollection 2021 Dec.

[3]　Barakat AF, Zmaili MA, Tarakji KG, et al. Transvenous Lead Extraction in Patients With Arrhythmogenic Right Ventricular Cardiomyopathy [J]. JACC Clin Electrophysiol, 2019, 5(6): 665-670. doi: 10.1016/j.jacep.2019.05.003. Epub 2019 May 29.

[4]　Akhtar Z, Zaman KU, Leung LW, et al. Triple access transvenous lead extraction: Pull-through of a lead from subclavian to jugular access to facilitate extraction [J]. Pacing Clin Electrophysiol, 2022, Jun 10. doi: 10.1111/pace.14547. Online ahead of print.

第 29 章

植入型心律转复除颤器

心脏性猝死是现代医学面临的一个重大问题，在美国每年夺去约 40 万生命。心电图监测技术的应用证实了医院外心脏停搏者多数是由心室颤动（室颤）引起的，大部分患者（大于 80%）先出现室性心动过速、继之室性心动过速持续恶化而发生室颤。因室颤自行转复非常少见，所以决定室颤患者生存的一个最重要的因素是：从室颤发生至得到除颤治疗的时间。植入型自动除颤器为恶性室性心律失常的治疗提供了一个确实有效的治疗方法[1]。体内自动除颤器可以在心律失常发生 10 ～ 20s 释放电除颤，在这段时间除颤成功率几乎 100%，这种装置可以对自发性室颤作出有效的反应，感知危及生命的恶性室性心律失常，并进行有效的治疗防止心脏性猝死的发生。植入型心律转复除颤器（implantable cardioverter defibrillator，ICD）已被证明了其防止院外心脏性猝死的效果。ICD 技术发展非常迅速，具有诊断和多种治疗功能的新一代 ICD 开始在临床应用。ICD 的临床适应证也在不断放宽。ICD 技术的发展已经对心脏性猝死的治疗发生了深远影响，越来越多的患者得到了 ICD 治疗。

一、ICD 的基本组成与适应证

（一）ICD 最基本的组成

1. ICD 的基本组成 包括：①用于监测心电信号和释放电治疗的电极导线系统；②脉冲发生器，包括感知和处理信号的电路以及决定治疗的线路装置，此外脉冲发生器还包括用于通过电极导线释放治疗所需的电池能量装置。与起搏器能量输出有所不同的是，起搏器能量以电流毫安为单位计算，每个脉冲输出 25μJ，而 ICD 释放能量约 30J。为了完成放电，ICD 的电池必须能在电容里 10s 左右充电 1 ～ 2A。早期的 ICD 采用锌泵电池，而这种电池技术有很多局限性，不能产生所需的高能量电流。锂碘电池拥有大的电容，但不能进行快速的充电。理想中的 ICD 电池应该具有低自身放电率，可控制放电，安全可靠植入人体，并能够提供高强度电流，锂钒五氧化物电池在 20 世纪 60 年代中期开发用于美国国家航空航天局（NASA），后来用于植入除颤器。这种电池可以连续放出 2A 的电流，具有每小时 800mA 的电容。为了防止任何电池内容物的泄漏，生产厂家将电池密封在钛金属外壳内，因为电池提供仅大约 3.2V 或 6.4V，直流电与直流电的电压转换线路用于产生高电压，以进行对电容充电，从而产生高能量电除颤。20 世纪 80 年代末，在锂钒五氧化物电池除颤器基础上改进的锂银钒五氧化物电池除颤器，已经得到广泛的应用。这种技术提供了更好的电流能量密度以及较低的内部阻抗。

2. **电容**　用于储存电池的充电能量。ICD 内低电压电池使电容充电需要几秒，电容储存充电的高电压（可高至 750V）能量。当治疗时，储存的能量通过电极导线系统在很短的时间（约 10ms）释放出来。最初用在 ICD 的电容为铝电解电容，它由闪光灯的原理开发的。目前仍采用铝电解电容，但进行了改进，2 个导体被一个绝缘体分开。2 个小的铝线圈被铵电解分开。铝氧化物在阳极形成，产生高电压，这一氧化物提供了一个薄电子层，传导构成电容，其余电离子构成阴极。因为不充电将减少电容的功效，并导致充电时间延长，因此须定期充电。治疗电除颤或定期使电容充电可解决这一问题。

3. **除颤波形**　早期 ICD 采用单相除颤波进行电除颤，双相除颤波的优点现已得到公认，目前双相除颤波已常规应用在 ICD 上。双相除颤波与旧的 ICD 系统使用的单相电除颤波相比具有更低的除颤阈值（DFT）。目前经静脉 ICD 系统采用 2 个弹簧电极双极除颤，一个弹簧电极位于右心室，另一个更靠近近端，这 2 个弹簧电极放在同一根经静脉导线上，双相除颤波，加上双极除颤，已使除颤所需能量大大降低。近年来，ICD 系统应用 ICD 外壳本身作为电极系统的一部分。电除颤线路由外壳本身和经静脉的位于右心室的弹簧电极构成（单极除颤）。

（二）适应证的演进过程

最早的 ICD 植入适应证：患有顽固性室性心动过速（室速）/ 室颤，药物治疗无效，并且至少 2 次发生心脏停搏。后来这个严格的标准被放宽为患者只发生一次心脏停搏，或患者患有持续性室速伴有血流动力学改变，而药物治疗无效并不适合外科手术治疗的患者。随着第三代具有抗心动过速起搏功能的 ICD 系统的开发和应用，适应证进一步放宽[1]。

1. 早在 1998 年，美国心脏病学会、美国心脏协会（ACC/AHA）制定的植入 ICD 指南将其适应证分为 3 大类：Ⅰ类是大家一致公认需要植入 ICD；Ⅱ类是大多数认为应植入 ICD，但对植入 ICD 的必要性存在分歧意见；Ⅲ类是一般认为没必要植入 ICD。

指南制定适应证的依据级别分为 A、B、C 三级。A 级：依据资料来源于多个随机的临床试验，并包含了大量病例。B 级：资料来源于数目有限的临床试验，且所包含的病例数相对较少，或来源于设计合理的非随机试验的资料分析或是观察性注册资料。C 级：以专家们的一致意见作为建议的主要依据。

我国根据美国 1998 年 ACC/AHA 和 2008 年 ACC/AHA/ 美国心律学会（HRS）的相关指南结合 2015 年 ESC 和 2017 年 AHA/ACC/HRS 相关指南以及最新的临床研究结果制定了《植入型心律转复除颤器临床应用中国专家共识（2021）》。B 级证据又分为：B-R 级（randomized，随机），来自一项或以上中等质量的 RCT 证据，中等质量 RCT 的荟萃分析；B-NR 级（nonrandomized，非随机）来自一项或以上设计级执行良好的非随机、观察性或注册研究，或上述研究的荟萃分析。C 级证据又分为：C-LD 级（limited data，有限数据），设计或执行局限的随机或非随机观察性或注册研究，或上述研究的荟萃分析，对人类受试者的生理或机制研究；C-EO 级（expert opinion，专家意见），基于临床专家经验的共识。

（1）Ⅰ类适应证

①非一过性或可逆性原因引起的室颤或室速所致的心搏骤停。（证据等级：A）

②自发的持续性室速。（证据等级：B）

③原因不明的晕厥，在心电生理检查时能诱发有血流动力学显著临床表现的持续性室速或室颤，而药物治疗无效、不能耐受或无法进行药物治疗。（证据等级：B）

④伴发于冠心病、陈旧性心肌梗死和左心室功能障碍的非持续室速，在心电生理检查时可诱发室颤或持续性室速，而不能被Ⅰ类抗心律失常药物所抑制。（证据等级：B）

（2）Ⅱa类适应证：无。

2. 2002年10月ACC/AHA/北美起搏和电生理学会（NASPE）更新了植入型心脏起搏器及抗心律失常器械（ICD）临床应用指南，对1998年的适应证作了一些重要改动。

（1）Ⅰ类适应证

①非一过性或可逆性原因引起的室颤或室速所致的心搏骤停。（证据等级：A）

②伴有器质性心脏病自发的持续性室速。（证据等级：B）

③原因不明的晕厥，在心电生理检查时能诱发有血流动力学显著临床表现的持续性室速或室颤，而药物治疗无效、不能耐受或不可取。（证据等级：B）

④伴发于冠心病、陈旧性心肌梗死和左心室功能障碍的非持续性室速，在心电生理检查时可诱发室颤或持续性室速，而不能被Ⅰ类抗心律失常药物所抑制。（证据等级：A）

⑤无器质性心脏病的自发性持续性室速，对其他治疗无效。（证据等级：C）

在Ⅰ类适应证中：第1、3条无变化，对第2、4条作了改动，另外增加了第5条。

第2条改为：伴有器质性心脏病的自发的持续性室速。1998年第2条适应证为自发性持续性室速。此次增加了伴有器质性心脏病的条件，因为ICD对于受损的心脏患者治疗与其他治疗相比更加有效。另外，对于正常结构心脏的室速，通常可用药物或导管消融治疗。

第4条内容无变化，证据等级由B升至A，主要依据新发表的研究结果。

1998年Ⅰ类适应证共4条，此次增加了第5条。这条强调了对于其他治疗无效的无器质性心脏病的自发性持续性室速，仍是ICD治疗的适应证。

（2）Ⅱa类适应证

心肌梗死后1个月或冠状动脉旁路移植术后3个月，左心室射血分数≤30%（Ⅱa）。（证据等级：B）

1998年无Ⅱa类适应证，此次增加了Ⅱa类适应证。

此条适应证主要依据MADIT Ⅱ临床试验与结果，证明ICD对于此类患者可有效降低31%的死亡危险性。

（3）Ⅱb类适应证

①推测心搏骤停是由室颤所致，而由于身体的其他原因不能进行心电生理检查。（证据等级：C）

②在等待心脏移植术时，有归咎于持续性室性快速心律失常的严重症状（例如晕厥）。（证据等级：C）

③诸如长QT综合征或肥厚型心肌病等有致命性室性快速心律失常高危的家族性或遗传性疾病。（证据等级：B）

④伴发于冠心病、陈旧性心肌梗死和左心室功能障碍的非持续性室速，在心电生理检

查时可诱发持续性室速或室颤。（证据等级：B）

⑤病因未确定的晕厥反复发作，伴有心室功能障碍和心电生理检查诱发出室性心律失常，而排除了其他可引起晕厥的原因。（证据等级：C）

⑥不明原因的晕厥或有家族史的不明原因晕厥伴有典型或非典型的右束支传导阻滞和 ST 段抬高（Brugada 综合征）。（证据等级：C）

第 6 条为Ⅱ b 类中新增加适应证。此次增加了 Brugada 综合征为 ICD 治疗的适应证，基于临床的几个研究证实 ICD 可有效防止此类患者发生猝死。

3. 时过 6 年，随着人们对心律失常认识的不断深入、器械治疗技术的长足发展、以及循证医学证据的丰富和积累，美国心脏病学会、美国心脏协会和美国心律学会（ACC/AHA/HRS）再次对 2002 年 ACC/AHA/NASPE 植入型心脏起搏器和抗心律失常器械指南进行了更新和修订，于 2008 年 5 月正式公布了《2008 年心脏节律异常装置治疗指南》。

（1）Ⅰ类适应证

①非可逆性原因引起的室颤或血流动力学不稳定的持续室速导致的心搏骤停。（证据等级：A）

②器质性心脏病的自发持续性室速，无论血流动力学是否稳定。（证据等级：B）

③原因不明的晕厥，在心电生理检查时能诱发有显著血流动力学改变的持续室速或室颤。（证据等级：B）

④心肌梗死所致 LVEF < 35%，且心肌梗死后 40d 以上，心功能Ⅱ级或Ⅲ级。（证据等级：A）

⑤心功能Ⅱ或Ⅲ级，LVEF ≤ 35% 的非缺血性心肌病患者。（证据等级：B）

⑥心肌梗死所致 LVEF < 30%，且心肌梗死 40d 以上，心功能Ⅰ级。（证据等级：A）

⑦心肌梗死后非持续性室速，LVEF < 40%，且心电生理检查能诱发出室颤或持续室速。（证据等级：B）

（2）Ⅱ a 类适应证

①原因不明的晕厥，伴有显著左心室功能障碍的非缺血性扩张型心肌病。（证据等级：C）

②心室功能正常或接近正常的持续性室速。（证据等级：C）

③肥厚型心肌病，有一项以上的心脏性猝死主要危险因素。（证据等级：C）

④致心律失常性右室发育不良 / 心肌病，有一项以上心脏性猝死主要危险因素。（证据等级：C）

⑤服用 β 受体阻滞剂期间发生晕厥和（或）室速的长 QT 综合征患者。（证据等级：B）

⑥在院外等待心脏移植的患者。（证据等级：C）

⑦有晕厥史的 Brugada 综合征患者。（证据等级：C）

⑧有明确室速记录但没有引起心搏骤停的 Brugada 综合征患者。（证据等级：C）

⑨儿茶酚胺敏感度室速，服用 β 受体阻滞剂后仍出现晕厥和（或）室速。（证据等级：C）

⑩心脏结节病、巨细胞性心肌炎或 Chagas 病。（证据等级：C）

（3）Ⅱb类适应证

①非缺血性扩张型心肌病，LVEF≤35%，心功能Ⅰ级。（证据等级：C）

②有心脏性猝死危险因素的长QT综合征患者。（证据等级：B）

③有晕厥和严重器质性心脏病，侵入性和非侵入性检查不能明确原因者。（证据等级：C）

④有猝死史的家族性心肌病患者。（证据等级：C）

⑤左心室致密化不全患者。（证据等级：C）

（4）Ⅲ类适应证

①即使符合上述Ⅰ、Ⅱa和Ⅱb类适应证，但预期寿命短于1年。（证据等级：C）

②无休止的室速或室颤。（证据等级：C）

③存在明显的精神疾病，可能被器械植入术加重，或不能进行系统的随访。（证据等级：C）

④没有条件行心脏移植或CRT-D治疗，药物难以控制的心功能Ⅳ级的心力衰竭患者。（证据等级：C）

⑤原因不明的晕厥，既没有可诱发的室性快速性心律失常也不合并器质性心脏病者。（证据等级：C）

⑥合并预激综合征的房性心律失常、右心室或左心室流出道室速、特发性室速、或无器质性心脏病的分支相关性室速，经手术或导管消融可治愈者。（证据等级：C）

⑦没有器质性心脏病，由完全可逆病因导致的快速性室性心律失常（如电解质紊乱、药物或创伤）。（证据等级：B）

4. 2008年指南的修订和更新之处主要在于以下方面：

（1）强调ICD应用于心脏性猝死尤其是一级预防时，仅适用于已接受理想的药物治疗，且良好生活质量下预期存活时间＞1年的患者。

（2）强调ICD植入前应进行独立的危险因素评估和危险分层，同时应充分考虑患者的治疗意愿。

（3）因心脏性猝死的一级预防与二级预防存在重叠，故把ICD一级预防和二级预防建议合并后进行论述。

（4）ICD一级预防的LVEF标准，以制定指南所依据的临床试验的患者入选标准为基础，因此，不同临床情况下存在不同的LVEF标准（30%、35%、40%）。而且，目前LVEF测定方法尚缺少一个"金标准"，指南建议临床医师在应用LVEF作为ICD植入标准时，尽量应用其所在机构中最合适也最准确的测定方法来评估LVEF。

（5）ICD一级预防的指征制定主要是参考大规模、多中心、前瞻性临床研究，其中非缺血性心肌病者主要依据SCD-HeFT、DEFINITE研究；缺血性心肌病者依据MUSTT、MADIT、SCD-HeFT、MADIT-Ⅱ研究。本指南放宽了缺血性及非缺血性心肌病患者的ICD治疗适应条件，尤其是将MADIT-Ⅱ研究提示的适应人群即心肌梗死后LVEF下降者由2002年的Ⅱa类升级为Ⅰ类适应证。

（6）指南详细阐述了离子通道病和特定人群的ICD植入指征，包括长QT综合征，致心律失常性右心室心肌病，左心室致密化不全，电生理异常性疾病（特发性室颤、短 QT 综合征、Brugada 综合征、儿茶酚胺敏感度多形性室速），特发性室速，严重心力衰竭和心脏移植后等情况。

（7）对终末期患者的 ICD 和起搏器的程控进行了专门阐述。

5. 2021 年中国以疾病为单元的 ICD 适应证的推荐[2]：见表 29-1～表 29-10。

表 29-1　缺血性心脏病患者 SCD 一级预防的 ICD 推荐

推荐级别	疾病状态	证据水平
I	LVEF ≤ 35%，心肌梗死 40d 后及血运重建 90d 后，经优化药物治疗后心功能 II 级或 III 级（NYHA 分级）	A
I	LVEF ≤ 30%，心肌梗死 40d 后及血运重建 90d 后，经优化药物治疗后心功能 I 级	A
I	既往心肌梗死导致的 NSVT，LVEF ≤ 30%，电生理检查能够诱发出持续性室速或室颤	B-R
II a	心功能 IV 级，等待心脏移植或者 LVAD 的非住院患者	B-NR
III	难治性终末期心力衰竭，心功能 IV 级，不计划进行心脏移植、LVAD 或者 CRT 的患者	C-EO

注：SCD. 心脏性猝死；ICD. 植入性心律转复除颤器；LVEF. 左心室射血分数；NSVT. 非持续性室性心动过速；室颤. 心室颤动；室速. 室性心动过速；LVAD. 左心室辅助装置；CRT. 心脏再同步治疗

表 29-2　缺血性心脏病患者 SCD 二级预防的 ICD 推荐

推荐级别	疾病状态	证据水平
I	心肌梗死 48h 后发生的非可逆原因导致的室颤或血流动力学不稳定的室速患者	A
I	心肌梗死 48h 后发生的非可逆原因导致的血流动力学稳定的持续性单形性室速患者	B-NR
I	心肌梗死 48h 后不明原因的晕厥，电生理检查能够诱发出持续性单形性室速患者	B-NR
II a	因冠状动脉痉挛导致心搏骤停复苏后，药物治疗无效或不能耐受者	B-NR
II b	因冠状动脉痉挛导致室速、室颤及心搏骤停复苏后，担心药物或介入治疗后仍可能再因冠状动脉痉挛诱发室速、室颤及心搏骤停者	B-NR
II b	既往已有 LVEF 降低，ACS 发生后血运重建不及时或不完全，预计 LVEF 会持续低于 35%，以及发生 48 h 后仍又无诱因的持续性单形性室速发生，可考虑早期（< 40d）植入 ICD	C-LD

注：SCD. 心脏性猝死；ICD. 植入型心律转复除颤器；室速. 室性心动过速；室颤. 心室颤动；LVEF. 左心室射血分数；ACS. 急性冠状动脉综合征

表 29-3　非缺血性心脏病患者 SCD 一级预防的 ICD 推荐

推荐级别	疾病状态	证据水平
I	经优化药物治疗 3 ～ 6 个月后 LVEF ≤ 35%，心功能 II 级或 III 级（NYHA 分级）	B-R
II a	Lamin A/C 基因突变导致的非缺血性心脏病，至少存在以下两个危险因素（NSVT、LVEF < 45%、非错义突变、男性）	B-NR
II b	优化药物基础上心功能 I 级，LVEF ≤ 35%	B-R
III	难治性心功能 IV 级心力衰竭，不计划进行心脏移植、LVAD 或 CRT 的患者	C-EO

注：SCD. 心脏性猝死；ICD. 植入型心律转复除颤器；LVEF. 左心室射血分数；NSVT. 非持续性室性心动过速；LVAD. 左心室辅助装置；CRT. 心脏再同步治疗

表 29-4　非缺血性心脏病患者 SCD 二级预防的 ICD 推荐

推荐级别	疾病状态	证据水平
I	出现非可逆原因的室速 / 室颤导致心搏骤停或血流动力学不稳定的持续性室速	A
I	出现非可逆原因的血流动力学稳定的持续性单形性室速	B-NR
II a	不明原因晕厥，考虑晕厥为严重室性心律失常所致可能性大者	B-NR

注：SCD. 心脏性猝死；ICD. 植入型心律转复除颤器；室速. 室性心动过速；室颤. 心室颤动

表 29-5　ARVC 患者的 ICD 推荐

推荐级别	疾病状态	证据水平
I	ARVC 合并一项高危因素（心搏骤停复苏后、持续性室速、心功能不全 RVEF/LVEF ≤ 35%）	B-NR
II a	ARVC 合并不明原因晕厥，考虑晕厥可能为室性心律失常所致	B-NR
II b	ARVC 伴随 1 个或多个 SCD 主要危险因子（广泛右心室受累的证据、左心室受累、存在多形性室速和心尖室壁瘤、反复发作的 NSVT、未成年猝死家族史等）者	C-LD

注：ARVC. 致心律失常性右心室心肌病；ICD. 植入型心律转复除颤器；RVEF. 右心室射血分数；LVEF. 左心室射血分数；SCD. 心脏性猝死；NSVT. 非持续性室性心动过速；室速. 室性心动过速

表 29-6　HCM 患者的 ICD 推荐

推荐级别	疾病状态	证据水平
I	因室速 / 室颤导致的心搏骤停，或出现自发持续性室速导致晕厥或者血流动力学不稳定者	B-NR
II a	年龄≥ 16 岁，无致命性室速或室颤病史，应用风险 - 猝死计算器评估 5 年 SCD 风险≥ 6% 者	B-NR
II b	年龄≥ 16 岁，无致命性室速或室颤病史，应用风险 - 猝死计算器评估 5 年 SCD 风险 4% ～ 6%；部分患者猝死风险 < 4%，但充分评估判断 ICD 获益超过风险者	B-NR
II b	合并非持续性室速或者运动后血压发生显著变化，排除其他猝死高危因素	B-NR
III	HCM 为非猝死高危因素相关的基因型，不应当植入 ICD	B-NR

注：HCM. 肥厚型心肌病；ICD. 植入型心律转复除颤器；室速. 室性心动过速；室颤. 心室颤动；SCD. 心脏性猝死

表 29-7　心脏结节病与心肌炎患者的 ICD 推荐

推荐级别	疾病状态	证据水平
I	心脏结节病患者，如出现持续性室速，或者为心搏骤停的幸存者，或者 LVEF ≤ 35%	B-NR
IIa	心脏结节病患者，LVEF > 35%，但有晕厥，或 CMR/PET 显示存在心肌瘢痕，或存在永久起搏的适应证	B-NR
IIa	心脏结节病患者，LVEF > 35%，如电生理检查能够诱发出持续性室性心律失常	C-LD
IIa	心肌炎急性期出现持续性室速，控制急性期症状后可行 ICD 植入	C-LD

注：ICD. 植入型心律转复除颤器；室速 . 室性心动过速；LVEF. 左心室射血分数；CMR. 心脏磁共振成像；PET. 正电子发射型计算机断层显像

表 29-8　心力衰竭患者的 ICD 推荐

推荐级别	疾病状态	证据水平
IIa	左心室射血分数减低的心力衰竭，不符合通常 ICD 适应证，但计划出院后在家等待心脏移植的患者	B-NR
IIa	正在使用左心室辅助装置的患者，如出现持续性室性心律失常	C-LD
IIb	心脏移植后，如出现严重的排异性血管病变，心功能不全的患者	B-NR

注：ICD. 植入型心律转复除颤器

表 29-9　离子通道疾病患者的 ICD 推荐

推荐级别	疾病状态	证据水平
I	各种离子通道疾病，如出现过心搏骤停，排除可逆因素后植入 ICD	B-NR
I	长 QT 综合征伴心搏骤停或反复晕厥病史，如 β 受体阻滞剂治疗无效或者无法耐受	B-NR
I	短 QT 综合征患者，发生过持续性室速或者心搏骤停	B-NR
I	儿茶酚胺敏感度室速（CPVT）患者，在接受最大耐受剂量的 β 受体阻滞剂治疗基础上，反复发作持续性室速或晕厥	B-NR
I	自发 I 型 Brugada 综合征患者，如出现心搏骤停、持续性室速，或者近期出现疑为室性心律失常导致的晕厥	B-NR
I	心电图呈现早期复极的患者，发生过持续性室速、室颤或者心搏骤停	B-NR
IIb	无症状的长 QT 综合征患者，接受足量的 β 受体阻滞剂治疗后静息 QTc 间期 > 500ms	B-NR
IIb	Brugada 综合征患者，程序心室电刺激不同位点可诱发持续性室颤者	C-LD

注：ICD. 植入型心律转复除颤器；室速 . 室性心动过速；室颤 . 心室颤动；QTc. 校正的 QT 间期

表 29-10 成人先天性心脏病及神经肌肉疾病患者的 ICD 推荐

推荐级别	疾病状态	证据水平
I	成人先天性心脏病患者，出现非可逆原因室速 / 室颤导致的心搏骤停	B-NR
I	成人先天性心脏病患者，出现血流动力学不稳定的室速，对残余病灶 / 心室功能进行评价和适当治疗后，推荐植入 ICD	B-NR
I	成人先天性心脏病患者，LVEF ≤ 35%，经正规药物治疗，心功能仍为 Ⅱ级或 Ⅲ 级（NYHA 分级）者	C-LD
Ⅱ a	Emery-Dreifuss 病和肢带型肌营养不良 IB 型患者，合并心脏进行性受累	B-NR
Ⅱ b	Ⅰ 型肌肉萎缩症患者，如有起搏适应证，可以考虑植入 ICD	B-NR

注：ICD. 植入型心律转复除颤器；室速. 室性心动过速；室颤. 心室颤动；LVEF. 左心室射血分数

二、ICD 的植入和测试

目前，几乎所有 ICD 植入均采用非开胸电极导线系统。通过锁骨下静脉或头静脉送入电极导线，ICD 植入于胸前。经正中切口，左侧或腋下切口开胸植入心外膜片状电极导线与非开胸电极导线植入系统相比，具有较高的并发症及死亡率，现在已基本放弃。但同时进行其他心脏手术需要正中或侧切口开胸时，仍然可植入心外膜片状电极及心外膜频率感知电极导线。然而，大多数外科医师及电生理医师目前一致认为开胸手术与非开胸植入 ICD 分开进行更好。一般非开胸植入系统植入手术应在左侧胸前进行，这样可使除颤电流通过大面积的心肌，提高除颤效果[3]。

（一）设备和条件

1. 导管室　ICD 植入手术必须在有 X 线透视设备的导管室进行，此外必须在无菌条件下进行，导管室应配有心电监测设备，麻醉机气管插管设备以及抢救药品。

2. 人员　包括手术医师及助手、麻醉师、护士，以及熟悉 ICD 测试技术的工程技术人员。手术医生应具有较丰富的心内科临床经验，以及较熟练地掌握心脏起搏器的植入技术。

3. 设备　必须配备一台体外除颤器，在 ICD 除颤阈值测试时，一旦 ICD 不能有效除颤，最后必须由体外除颤器除颤，以保证患者的安全。此外还需配备体外程控分析仪和起搏器分析仪。

（二）非开胸电极导线植入

非开胸电极植入系统目前广泛应用于临床。临床上首次应用非开胸电极导线植入系统始于 1988 年，由 CPI 公司首先推出 Endotak 系统，由于 Endotak 出现一些问题，如电极导线在除颤时破裂等而限制其广泛应用。经过不断改进后，电极可靠性不断提高。改进的心内除颤电极导线正在临床广泛应用。

非开胸的 ICD 系统在 20 世纪 90 年代迅速发展。1993 年，美国 FDA 正式批准通过了第三代非开胸除颤 ICD 系统，使 ICD 的植入量进一步增长。自 1994 年以来，经静脉单极除颤系统开始在临床应用，进一步简化了手术过程，提高了除颤效果，推动了临床的广泛应用。初步临床应用结果表明，至少 80% 的患者采用非开胸 ICD 系统可以得到满意的除颤阈值。国内自 1996 年开始应用非开胸 ICD 系统，发展较快，阜外心血管病医院 1996 年报道了 15 例非开胸 ICD 的经验，15 例患者均成功地植入了经静脉单导管 ICD。除颤阈值为 12.8（5～15）J。R 波高度为 9.9（3.7～14.6）mV。所有 ICD 埋于患者胸前的肌肉下囊袋里，无手术并发症发生。

1. ICD 系统分类　目前在临床上应用的非开胸植入 ICD 系统根据除颤电极导线的构成大致可以分为 2 类：

（1）以心内线圈电极导线为主的除颤系统：虽然各厂家设计有所不同，但右心室三级感知和除颤电极导线基本相同，经静脉植入的心内膜三级感知和除颤电极导线，在此之后为一用于除颤的线圈电极导线。此线圈电极导线需与另一电极导线构成除颤电路。另一除颤电极导线的设计各厂家有所不同。例如 CPI 的 Endotak 系统在心室感知除颤电极导线的心房段加设另一线圈电极导线，构成除颤电路。这些系统在临床应用时，大多数患者可得到满意的除颤效果，但仍有少部分患者不能得到满意的除颤阈值，而改用其他非开胸 ICD 系统或开胸植入 ICD 系统。

（2）单级除颤系统：单级除颤系统是指除颤器外壳本身作为除颤的一个电极，与心内的线圈除颤电极构成除颤电路。该系统具有以下特点：①手术操作进一步简化，只需经静脉植入一根三级的感知与除颤电极导线，将除颤器直接埋于左胸前的皮下或胸肌下，由右心室的线圈电极导线与左胸前的除颤器外壳构成除颤电路；②除颤阈值低，因为除颤器外壳作为除颤电极，大大地增加了除颤电极的面积，从而进一步有效地降低了除颤阈值。

2. 手术操作　手术切口一般选择左锁骨下横切口或斜切口。手术一般在局部麻醉下进行，仅在除颤阈值测试时，需要短时间全身麻醉。选择锁骨下静脉或头静脉送入电极导线，除颤电极导线较粗，通过左锁骨下静脉送入较为理想。电极导线顶端通常置于右心室心尖部或右心室心尖间隔部。

3. 起搏和感知参数测试　应用起搏器分析仪测量患者在基础心律时的 R 波高度。R 波振幅至少要大于 5mV。保证 ICD 在患者窦性心律、室速和室颤时感知所有的心室激动，并精确地感知在这些心律时的心室率非常重要。在 R 波＜5mV 时，对室颤时 R 波潜在的感知不足是令人担心的。有时，需要重新放置电极导线于右心室心尖部以外的其他位置，如靠心尖的间隔部，流入道或流出道，以获得可接受的 R 波幅度。当感知满意后，需要测试起搏阈值，应小于 1.5V（0.5ms 脉宽时）。电极导线的阻抗应反复测试，不同厂家生产电极的阻抗应在 300～1200Ω 内。反复测试电极导线阻抗的稳定提示电极与心内膜稳定的接触。在电极导线固定于肌层或通过皮下隧道后，对所有测试参数，包括 R 波幅度、阻抗和起搏阈值均应重新测试。在电极导线插入 ICD 连接头并用螺丝刀固定后，应再重复测试。通常在诱发室性快速心律失常前，在患者基础心律时，通过高电压电流同步释放 1J 的低能量电除颤，以评价系统的阻抗。

（三）除颤阈值测试

当感知和除颤电极导线固定后，完成起搏阈值和感知参数测定后，将脉冲发生器与电极导线连接，诱发室颤，检验整个 ICD 系统感知心律失常和除颤功能及效果。

电极与体外除颤测试系统连接进行除颤阈值测定。测试除颤阈值是整个测试过程最重要的部分，进行除颤阈值测定时，首先需要诱发心室颤动。室颤的诱发方法有两种，一种为 T 波电除颤，即在 T 波易损期上以低能量电除颤诱发室颤，另一种方法为 50Hz 交流电刺激，两种方法均能很好地诱发出室颤。应用这些方法诱发出的室颤，所需除颤能量没有差别。在有些服用胺碘酮或索他洛尔的个体，有时诱发室颤很困难。

在植入手术中，有 2 种主要的方法决定除颤阈值。一种常用的方法是逐渐降低除颤能量，直到不能终止室颤。除颤阈值是指可以终止室颤的最小除颤能量。另一种方法主要应用于高危患者。仅仅证明在 ICD 最大除颤能量下安全界限范围内可有效地终止室颤的能量值。临床研究证明应用测量 2 次除颤阈值的方法，90% 的室颤可成功除颤。在测试除颤阈值时 70% 的室颤可终止。逐渐降低除颤能量的方法，其优点是可较精确地测出实际除颤阈值，另外，可以评价 ICD 是否能在除颤失败后，立刻重新识别室性心律失常，而通常感知这时的心室电活动是困难的。临床上，在植入手术中，可以接受的除颤能量与 ICD 最大释放能量之间的安全界限为 10J。目前非开胸电极系统的平均除颤阈值在 10J 左右。虽然除颤阈值的标准各个医学中心有所区别，但大多数医院采用连续 2 次 20J 或以下的能量能有效除颤作为成功标准，即除颤阈值≤ 20J，才可考虑电极导线与脉冲发生器连接，并植入脉冲发生器。也有某些医院采用 15J 作为植入 ICD 的标准。目前 ICD 系统最大除颤能量在 30 ～ 34J，除颤阈值应低于最大的除颤能量 10J 以上（安全界限），以保证最大能量释放时高于 95% 的成功率。某些新的 ICD 系统最大释放能量可达 35 ～ 40J。可以允许植入 ICD 时除颤阈值为 20 ～ 24J。

在手术过程中，评价除颤器功能，标记导联在评价感知诱发的室速或室颤时，提供了有价值的信息。在室颤波较小时，不能识别或延迟识别称为感知不足并不是不常见。许多生产厂家推荐程控感知灵敏度，根据最新一次的感知测试结果进行设定。这种方法可以保证在较小幅度的室颤波可被 ICD 所感知。因为室颤波的振幅在某一个发作时下降或在除颤失败后波幅减小。许多电生理医师用较长的识别时间和至少一次除颤失败后，在高能量保驾除颤前测试，评价感知情况。最初，除颤测试在心外膜电极导线系统植入时进行。后来早期的非开胸电极导线植入时用体外支持设备模仿除颤器功能，通过消毒的电缆与电极导线相连进行测试。随着非开胸系统及除颤波形的改进，使除颤阈值降低，目前，直接采用 ICD 进行测试。用这种方法 ICD 与通过静脉植入放在右心室心尖部的电极导线相连，所有测试通过体外程控仪直接程控 ICD 进行。直接用 ICD 测试有许多优点，包括可以用标记导联和程控感知灵敏度，另外可减少手术时间，从而减少感染的危险，以及与手术相关的并发症[4]。

（四）除颤器植入

以往由于除颤器体积较大，只能埋藏于患者腹部，通常为左上腹，然后通过经胸腔的长隧道与经静脉植入的除颤电极相连接。由于设计的不断改进，除颤器的体积和重量不断减少，目前临床上应用的除颤器均埋植于患者胸前，避免了由长隧道引起的一些电极并发症。作为单极除颤系统的一个电极，除颤器必须埋植在左胸前。ICD 胸前植入是埋于肌肉下囊袋还是皮下囊袋，视患者胸前皮下组织而定，若患者较瘦，皮下脂肪少，可将 ICD 埋于肌肉下；对于皮下脂肪较多的患者，可将 ICD 埋于皮下囊袋。以往 ICD 植入手术通常在手术室进行，非开胸手术目前绝大多数在导管室进行，由心内科医师植入 ICD。

三、双腔 ICD 的优势

研究表明：ICD 经常会发生误放电，误放电的比例可达 27% ～ 41%，使植入 ICD 的患者生活质量下降，而误放电多发生于患者出现室上性的快速心律失常，如房颤、心房扑动、室上性心动过速（室上速）、窦性心动过速等。因此如何准确地识别室速和室上速常是减少误放电的关键。双腔 ICD 增加了心房电极导线，可直接记录心房的电活动，为准确识别室上性快速心律失常提供了条件。以 Medtronic Gem DR 双腔 ICD 为例，双腔 ICD 采用分别心房 P 波与心室 R 波的逻辑关系来准确区分室上性与室性心律失常[5]。另外结合心率指标及 RR 间期规律指标等进一步提高了识别的准确率。

应用双腔 PR 逻辑分析指标可明显减少不适当地识别导致的误放电。临床研究报道，300 例应用双腔 ICD 患者采用 P-R 逻辑分析指标，在随访过程发生的 1092 次心动过速发作中，室速和室颤识别率为 100%。92% 的所有发作被准确地分类和识别，与单腔 ICD 单纯应用频率识别指标相比，减少误放电 72%，明显提高了植入 ICD 患者的生活质量。

许多植入 ICD 的患者伴有心动过缓，需要双腔起搏治疗。与单腔 ICD 相比，双腔 ICD 除了可更准确识别和治疗快速室性心律失常，而且更有效地用于治疗心动过缓。此外，一些患者合并快速房性心律失常及心功能不全，双腔起搏对于这些患者将优于单腔起搏。Higgins 等报道了 122 例植入 ICD 患者中，有 35 例（28.7%）符合 ACC/AHA 的 I 类起搏适应证。Iskos 等报道了 398 例接受 ICD 治疗患者，随访 3 年，最终 22% 患者另外植入了或需要植入双腔起搏器。

Best Study 于 1999 年公布了结果，该研究回顾性分析了美国 Mayo Clinic 253 例植入 ICD 的患者，分析有多少患者需要双腔 ICD 治疗，其中，11% 因心动过缓明确需要起搏治疗（已植入起搏器患者或 NASPE I 类起搏适应证），约 28% 需要双腔起搏（为 NASPE II 类适应证，心功能 III、IV 级），14% 可能需要双腔 ICD（有阵发性房颤时，或 EF < 20%）。约 53% 的植入 ICD 患者可能需要双腔 ICD 治疗，使患者从中受益。因此双腔 ICD 与单腔 ICD 相比，有下列优点[5]：

1. 植入 ICD 的部分患者中需要心动过缓起搏治疗。

2. 房室顺序起搏对于心功能不全者可改善或保持心功能。

3. 基于心房起搏的双腔起搏可防止一些快速房性心律失常发作。

4. 双腔 ICD 可以准确识别室上性快速心律失常，减少误放电。

四、植入术中及术后并发症的处理

植入型心律转复除颤器（ICD）是预防心脏性猝死唯一有效的治疗手段。随着大规模临床试验的结果，ICD 治疗适应证已从单纯的二级预防转为一级预防和二级预防并重。事实上，国外植入 ICD 的患者中，绝大多数为一级预防。因此，ICD 植入量在近年明显增加，而其并发症的发生率也显著增加。与普通起搏治疗相比，ICD 并发症的发生率更高，而且造成的危害也更大，因此如何预防并发症发生、如何及时识别和处理并发症在 ICD 治疗中非常重要。

（一）植入术中并发症的处理

ICD 植入的并发症除了常规起搏器可能出现的并发症外，术中主要增加了麻醉及除颤阈值（DFT）测试引起的并发症。

1. 低血压　常发生在静脉麻醉、DFT 测试、低容量（改善心功能的过度利尿等）及血管迷走神经反射等，一旦发生可适量补充容量，如需要可应用升压药物及其他对症处理措施。

2. 呼吸抑制　静脉麻醉过度、室性心律失常不能及时终止、呼吸道分泌物堵塞等均可引起，需在术中严密监测血氧饱和度。呼吸抑制发生时除了保持呼吸道通畅外，加大氧流量、面罩吸氧，必要时气管插管、呼吸机辅助呼吸。

3. 急性左心心力衰竭　术前需优化抗心力衰竭的药物治疗。术中一旦发生按急性左心心力衰竭处理。

4. 心律失常　最严重的是 DFT 测试时不能终止室速/室颤，需启动体外高能量除颤，如仍未成功，立即行心肺复苏，同时查找可能的原因，如常见的通气功能、电解质情况等，相应处理后再行除颤。

5. 脑栓塞　术前为房颤者，术中 DFT 测试可能使其复律，术前应采取抗凝治疗，需要 INR 达标，并行必要的检查，包括做经食管超声心动图或 CT 检查，以排除左心房血栓。一旦发生血栓按脑梗死处理。

（二）植入术后并发症的处理

ICD 植入术后并发症包括局部出血或血肿、导线移位、导线断裂和（或）绝缘层破裂、感染、静脉血栓形成、血栓栓塞等，除此之外还有 ICD 特有的并发症。

1. 术后电风暴　ICD 电风暴是指患者在植入 ICD 后，24h 内出现 3 次或 3 次以上需 ICD 干预的室速或室颤（VT/VF），是植入 ICD 后所特有的现象[6]。ICD 电风暴不仅缩短了 ICD 的寿命，给患者造成了极大痛苦，明显增加了患者的住院时间，而且增加死亡率。目前关于电风暴的发生率，各家报道不一。现在已发表关于 ICD 患者电风暴发生率的研究大多数是单中心回顾性分析，其发生率一般为 10%～20%，有的研究甚至高达 40%。发生率的差异与各研究对电风暴的定义、人群基线状况、随访时间长短以及接受的治疗差异有关。ICD 电风暴发生的原因还不十分清楚，目前认为心肌缺血、电解质紊乱、交感神经兴奋均是可能的诱发因素，而低射血分数、宽 QRS 波以及缺少 β 受体阻滞剂治疗是患者植入 ICD 后出现电风暴的强预测因素。此外，有实验研究显示希氏束 - 浦肯野纤维系统异位电冲动对电风暴具有触发和驱动的作用。但遗憾的是，临床工作中只有小部分患者能够发现促发因素。

在处理 ICD 电风暴时，除纠正诱因外，静脉使用抗心律失常药物是有效的治疗手段，其中胺碘酮是治疗电风暴的主要药物。因为发生电风暴的患者都有交感神经的过度激活，所以通过静脉注射 β 受体阻滞剂，甚至实施左侧星状神经节阻断术来抑制交感神经的兴奋，也能有效抑制电风暴。特别是对长 QT 综合征而言，β 受体阻滞剂可能是唯一有效的抗心律失常药物。应该注意的是，镇静和抗焦虑治疗对电风暴发作患者也十分重要，过度紧张易导致呼吸性碱中毒，并引起低钾，更易诱发室速 / 室颤，从而形成恶性循环。国外有报道，对于电风暴非常顽固的患者应用全身麻醉，也收到了不错的效果。另外对于部分患者，尤其是长 QT 综合征患者，可以通过静脉应用 β 受体阻滞剂加快速心室起搏终止电风暴。对此类患者而言，暂时提高 ICD 的起搏频率，不但可以减少室早后的长间歇、缩短 QT 间期，还可以抑制室性异位冲动，是治疗此类患者出现 ICD 电风暴的有效方法。

2. 不适当识别和治疗　不适当识别和治疗是 ICD 植入后的主要并发症，是导致 ICD 患者再住院最主要的原因 [7]。不适当治疗的主要危害有：①给患者造成了巨大痛苦并引起了心理问题；②引起 ICD 电池提前耗竭；③有些不适当治疗会加速并恶化心律失常；④反复电除颤损伤了心肌并使心功能恶化。与以往 ICD 相比，新一代 ICD 除了频率标准诊断室速，还可以通过附加识别标准鉴别室上速和室速。但即使有这些附加识别标准，仍有许多患者发生不适当治疗事件，国外报道 ICD 不适当事件发生率达 20% ～ 30%。阜外心血管病医院单中心的临床随访性研究结果同样显示，尽管新一代 ICD 具有更完善的识别和算法，仍有较高的不适当识别和不适当治疗事件发生率，高达 22%。

发生不适当识别和治疗的早期常见原因是室上速的不适当识别，最常发生在植入后 1 年内。晚期常见原因是导线问题，具体原因如下：①室上性快速心律失常：房颤、心房扑动伴快心室反应和窦性心动过速；②感知过度：T 波感知；噪声感知，典型的由导线引起线圈断裂、绝缘层破裂、接口松动等；③ QRS 的双重感知。

由于不适当识别室上速是 ICD 不适当识别和治疗的主要原因，因此，在新一代 ICD 中增加许多附加识别算法，力求提高识别的特异度。但许多附加识别算法在术后并不常规打开，而是在患者发生不适当识别或治疗后才酌情打开。因此，室上速不适当识别常发生在植入术后早期，多在术后 1 年内。一旦打开了附加识别算法，室上速不适当识别发生率就明显下降。常用的附加识别算法包括以下几种。

（1）突发性算法（onset）：该指标主要是鉴别窦性心动过速（窦速）和室速。窦速发生时心率逐渐增加，而室速发生往往是突发的，心率骤然增快。因此，可以通过突发性算法将窦速和室速相鉴别。但是，此算法也有局限性，如，对于运动时发生的室速，可能会被诊断为窦速，从而使治疗缺失，对患者可能造成危险。

（2）稳定性算法（stability）：主要是鉴别室速和房颤。房颤发作时 RR 间期是不规整的，而室速发作时 RR 间期基本规整，以此可鉴别室速和房颤。由于房颤是最常见的不适当识别和治疗的原因，因此对于既往有房颤病史患者，预防性打开相应鉴别诊断标准是很有必要的。

（3）QRS 波群宽度或形态：多数室速发作表现为宽 QRS 心动过速，而室上速多数为窄 QRS 心动过速。因此，通过 QRS 宽度可以鉴别。但是，由于室上速伴有差异性传导、室上速伴有束支传导阻滞的患者也可表现宽 QRS 心动过速，而室速也可以表现为窄 QRS 心动过速，因此，单凭 QRS 宽度不足以鉴别所有的室速和室上速。但是，室速和室上速由于起源点不一样，其除极向量也不一样，因此 QRS 形态是不同的。目前一些厂家的 ICD 采用了 QRS 形态的算法来鉴别室速和室上速，提高了诊断的敏感度和特异度。

除了上述附加鉴别算法，也称增强鉴别算法外，对于室速和室上速鉴别非常重要的是双腔 ICD，可以分析心房和心室之间的逻辑关系，从而判断是室速或室上速。

导线故障导致肌电、电磁干扰常发生在 ICD 植入术后 2 年左右，是导致不适当识别的另一个主要原因。导线故障包括电极导线断裂、绝缘层破裂和接头松动，发生率高达 1%～5%，常常是在患者发生不适当识别和治疗时被确诊。导线完整性可以通过起搏/感知阈值、起搏/除颤阻抗异常变化确诊。因此，定期随访测试导线参数有助于及早发现可能存在的导线故障，避免不适当识别和治疗事件。如果一旦发生导线完整性破坏，要避免因导线故障再次发生不适当感知，最可靠的方法是更换新的导线。

临床上防止 T 波感知较困难。降低感知灵敏度或增加 VT/VF 识别个数也许能减少不适当识别事件，但这种调整有时可能会影响 ICD 对危及生命的室性心律失常的识别，因此多数医师在做出这种决定时十分慎重，有时情愿忽视 T 波感知而避免可能出现的 VT/VF 不感知。延迟感知衰减功能（decay delay）能延迟感知灵敏度的衰减，是防止 T 波感知一种新办法，但目前尚未应用于所有 ICD 中。

不适当识别和治疗的诊断方法：①详细询问病史，既往室上速的病史、每次电除颤时的情况。② ICD 程控检查。事件存储资料分析；ICD 及导线系统的评估，导线阻抗、起搏感知测试；检查所有参数设置是否合适，识别参数是否合适，增强识别功能是否打开。

一旦 ICD 不适当识别和治疗的诊断成立，就需要及时处理。其解决方法包括[8]：① ICD 程控调整参数。调整识别频率、打开增强识别功能；对于室速，设置 ATP 治疗，即抗心动过速起搏（anti-tachycardia pacing，ATP）治疗，通过 ICD 发放比室性心动过速频率更快的短阵快速起搏或程序刺激来终止室速；对于感知过度者，降低感知敏感度，但是有室速漏识别的危险，应慎重处理。②导线调整或导线重置。对于导线移位和导线绝缘层破裂、导线断裂或接口问题的患者，调整导线位置或重置导线。③药物治疗。对于室上性心律失常引起者，加用抗心律失常药物或减慢心室率的药物。④其他。对于阵发性室上速、典型心房扑动和阵发性房颤可以通过射频导管消融治疗。

3. ICD 治疗缺失（漏治疗）或治疗延误　对室性心律失常的 ICD 治疗缺失或治疗延误，会导致患者出现严重的后果，甚至会危及患者生命，因此，需要及时发现和处理。

（1）心室感知不良：其原因可能是电极导线局部心肌炎症、充血、水肿、纤维化、心肌梗死或药物影响，使 R 波振幅减低；也可能是导线及脉冲发生器问题，如导线移位、断裂、绝缘层破裂、接口问题及脉冲发生器感知电路功能障碍。处理方法为程控增加心室感知敏感度（数值变小），但有感知过度引起 ICD 误识别和误治疗的可能，因此应谨慎程控。

对于导线和（或）脉冲发生器等手术调整。

（2）心律失常识别不良：主要原因是由于程控参数设置不合理，或者由于患者的疾病状态、心功能及药物治疗发生改变，而 ICD 设置的参数没有相应改变，不适合对当前的室性心律失常进行识别和治疗。如室速发作频率低于 ICD 对室速的识别频率，造成对室速的漏识别。另外由于打开了增强识别指标鉴别室速与室上速时，ICD 将室速误判为室上速或延迟诊断，使患者的心律失常不能得到及时治疗。上述情况可以通过程控合理的参数，如降低室速识别频率，谨慎使用增强鉴别指标等。

4. ICD 治疗无效 ICD 治疗无效是植入 ICD 后的严重并发症，可危及患者生命。治疗无效包括 ATP 治疗无效和电除颤治疗无效。前者可以通过程控 ATP 参数，或对部分患者关闭 ATP 功能。对于电除颤无效的患者需分析原因：电池耗竭、导线移位、导线断裂、绝缘层破裂及脉冲发生器故障均可使电除颤无效，需及时通过手术调整来解决，包括调整或重置导线、更换脉冲发生器。另一常见原因是高除颤阈值，可以由于心肌本身病变、药物影响等所致。部分可以通过程控解决：提高输出能量、改变除颤极性、程控除颤波的斜率和脉宽、程控上腔静脉线圈（打开或关闭）等。否则需酌情增加皮下片状电极或更换为能提供更大电除颤能量的 ICD。

5. 心理问题 临床试验及临床实践均证明了 ICD 能明显降低了心脏性猝死的发生率，挽救了许多具有潜在生命威胁的室性快速性心律失常患者的生命。但是由于 ICD 植入术后的并发症、术后误放电及电风暴等原因，ICD 在挽救生命的同时也给患者带来了痛苦和焦虑，造成了患者的生活质量下降。其突出表现为植入 ICD 后患者的心理问题。

几乎所有植入 ICD 的患者都有可能遭受电除颤的恐惧。电除颤经历可使患者心理和行为改变，引起焦虑，包括觉醒增加，警觉过度、逃避动作、消极情绪和对未来的悲观等。植入 ICD 后发生电除颤的部分患者不敢进行正常的工作和生活，不敢进行正常的社交活动或正常的家庭生活。因此，对于 ICD 患者进行 ICD 知识的普及、教育，以及心理治疗是非常重要的。对于电风暴的患者需要给予适当的镇静和抗焦虑的药物治疗。

（吴超联 赵成凯）

参 考 文 献

[1] 中华医学会心电生理和起搏分会，中国医师协会心律学专业委员会. 心脏再同步治疗慢性心力衰竭的中国专家共识 (2021 年修订版)[J]. 中华心律失常学杂志 , 2021, 25(6): 465-478.

[2] 中华医学会心电生理和起搏分会，中国医师协会心律学专业委员会. 植入型心律转复除颤器临床应用中国专家共识 (2021)[J]. 中华心律失常学杂志 , 2021, 25(4): 280-299.

[3] Burri H, Starck C, Auricchio A, et al. EHRA expert consensus statement and practical guide on optimal implantation technique for conventional pacemakers and implantable cardioverter-defibrillators: endorsed by the Heart Rhythm Society (HRS), the Asia Pacific Heart Rhythm Society (APHRS), and the Latin-American Heart Rhythm Society (LAHRS) [J]. Europace, 2021, 23(7): 983-1008.doi:10.1093/europace/euaa367.

[4] Al-Khatib SM, Stevenson WG, Ackerman MJ, et al. 2017 AHA/ACC/HRS Guideline for Management of Patients with Ventricular Arrhythmias and the Prevention of Sudden Cardiac Death: A Report of the Amer-

ican College of Cardiology/American Heart Association Task Force on Clinical Practice Guidelines and the Heart Rhythm Society [J]. J Am Coll Cardiol, 2018, 72(14): e91-e220. doi: 10.1016/j.jacc.2017.10.054. Epub 2018 Aug 16.

[5]   张玉玫, 刘汉雄, 蔡琳. 埋藏式心脏转复除颤器的选择: 单腔还是双腔? [J]. 中国心脏起搏与心电生理杂志. 2021,35(1): 4-6.

[6]   Elsokkari I, Sapp JL. Electrical storm: Prognosis and management [J]. Prog Cardiovasc Dis, 2021, 66: 70-79. doi: 10.1016/j.pcad.2021.06.007.

[7]   Burger AL, Schmidinger H, Ristl R, et al. Appropriate and inappropriate therapy in patients with single- or multi-chamber implantable cardioverter-defibrillators [J]. Hellenic J Cardiol, 2020, 61(6): 421-427. doi: 10.1016/j.hjc.2020.03.001. Epub 2020 Apr 4.

[8]   Geller JC, Wöhrle A, Busch M, et al. Reduction of inappropriate implantable cardioverter-defibrillator therapies using enhanced supraventricular tachycardia discriminators: the ReduceIT study [J]. J Interv Card Electrophysiol, 2021, 61(2): 339-348. doi: 10.1007/s10840-020-00816-9. Epub 2020 Jul 14.

第 30 章

植入型心律转复除颤器的程控与随访

植入型心律转复除颤器（ICD）是防治心脏性猝死和持续性室性心律失常的治疗选择。随着循证医学的不断积累，ICD 对于心脏性猝死（SCD）的一级和二级预防的临床运用日益广泛，植入 ICD 的人群数量也逐渐增加。与普通起搏器不同的是，ICD 治疗患者多伴有器质性心脏病，通常为致死性心律失常，ICD 的功能障碍常可危及患者的生命。因此，对 ICD 的规范化程控和随访显得尤为重要，以确保 ICD 功能正常和避免潜在的问题。

一、植入后的短期注意事项

1. 注意 ICD 埋置部位有无血肿或感染的迹象。

2. 术后 1 周内保持手术部位的清洁和干燥，并在 2～4 周避免将 ICD 同侧的手臂抬高到超过肩的水平。

3. 通过非侵入性检查方法检测电极阻抗、感知及起搏阈值。

4. 必要时行胸部 X 线检查，确保导线无移位。

5. 对从事特殊职业的患者进行教育，如驾驶员、潜水员、高空作业者等，以避免不良事件的发生。

6. 某些装置发出可以听见的蜂鸣声提示电池耗竭、高导线阻抗或者充电时间延长。需要告之患者这种蜂鸣声及其重要性[1]。

二、植入后的常规随访

ICD 植入后，除了围术期的上述随访注意事项外，尚需长期随访以评估患者情况，检查 ICD 系统的稳定性和性能以及合适的程序化治疗，给患者提供安全、合理的治疗策略。

（一）病史询问和体格检查

病史询问和体格检查对于了解患者的 ICD 性能非常重要。应该询问患者电击或者晕厥时的情况。特别是合并充血性心力衰竭和心肌缺血的患者尤其应该评估，因为这些情况容易促发快速性室性心律失常。慢性阻塞性肺疾病、感染、贫血和脱水这些情况则相对容易促发快速性室上性心律失常[2]，引发不恰当的电击，也应该查看。此外，需要特别询问患者是否特定体位容易促发 ICD 治疗，如果这样往往需要考虑是否存在肌电干扰和误感知。每次就诊时需要获得患者的用药情况，因为一些药物可以改变感知、起搏参数以及除颤阈值，另外一些药物也可导致电解质失衡，进而干扰正常的 ICD 功能。而有充血性心力衰竭和反复心肌缺血的患者往往需要给予一定剂量的 β 受体阻滞剂、血管紧张素转化酶抑制剂以及他汀类药物，这些药物能够减少心脏性猝死和 ICD 的治疗频率。当然，即使在植入 ICD 后一段时间，也仍然需要检查患者 ICD 的感染等情况，而早期发现植入装置的感染等情况能够防止可能的灾难性后果。

（二）装置询问

每次就诊时通过 ICD 程控装置获取 ICD 信息并仔细进行系统化检查。

1. 程控参数　程控参数包括室性快速性心律失常检测和治疗的逻辑算法，对缓慢性心律失常治疗以及各种报警设置。回顾这些参数能够揭示错误的程序可能导致的不恰当或者被抑制的 ICD 治疗[3]。例如如果没有关于室性心动过速（室速）的程序，将不能发现室速并发放有效的治疗，另外，如果没有室上性快速性心律失常辨别方案，将因为室上性心动过速（如房颤）促发不恰当的 ICD 治疗。

偶尔，ICD 治疗患者在需要外科手术治疗的时候使 ICD 暂停工作，手术结束后没有恢复 ICD 功能，这些患者会处于没有保护的状态。

2. 系统数据　系统数据包括电极阻抗、电池电压、电容器充电时间和除颤电路阻抗。检查这些数据能够快速揭示 ICD 系统潜在问题，包括电池耗竭（低电池电压或者充电时间延长）、电容器功能不全（充电时间延长）、电极绝缘层破裂（低阻抗）或电极断裂（高阻抗）。这些值应该与之前就诊时记录的信息作比较。

3. 事件记录　事件记录包括室性和室上性快速性心律失常发作的腔内电图和治疗记录，以及缓慢性心律失常信息和系统组件警报。显然每次室速（VT）、室颤和室上性心动过速（室上速）发作应该仔细回顾以保证检测适当及治疗有效。一些公司的 ICD 具有家庭远程监测功能，从 ICD 检索的数据通过电话线传送到在互联网（Internet）上固定的服务器，供经授权的医疗保健提供者评估[4]。这些信息能够让医师评估 ICD 的功能状态而患者无须亲赴医院。

4. 系统部件测试　系统部件里需要周期测试的包括感知和起搏阈值，偶尔需要做除颤阈值检测。具体如下：

（1）感知：指脉冲发生器对心脏电活动能够识别并进行反应的能力。良好的感知功能通过心房和心室导线感知自身的心内信号，保证心房和心室的快速性心律失常能够被准确地检测。

当患者手臂活动、深呼吸、咳嗽和进行其他活动时需要观察患者的 ICD 腔内电图。如果未能发现高频率信号或未能感知到体表心电图记录到的事件，应怀疑电极导线断裂、绝缘层破坏或者电极导线头端问题。同时，还需要检测腔内电图中膈肌电位和 T 波的感知或远端感知。

在 CRT-D 装置中，左、右心室电极的感知功能需要明确。此外，需要检查 ICD 中是否存在感知心室事件的双重计数问题。

（2）起搏阈值：是指能持续导致心脏除极的最小能量输出。程控时，应检查心房和心室电极起搏阈值，以确保缓慢性心律失常的起搏可靠性。起搏阈值显著变化可能是由于电极导线断裂、穿孔或脱位，充血性心力衰竭或心肌缺血，药物影响或电解质紊乱。因为心动过缓起搏能缩短 ICD 电池寿命，同时，过多右心室心尖部的起搏会导致房颤和心力衰竭的发生率明显增高，因此应尽一切努力减少不必要的起搏。

但值得注意的是，CRT-D 用于治疗心力衰竭患者和常规起搏器、ICD 不同，前者需要尽量保证起搏，因此，兼有双腔 ICD 功能的 CRT-D 中右心室和左心室起搏阈值均需检查，以确保有效的双心室起搏。此外，膈肌和胸壁起搏也应以最大的左心室电压和脉宽进行相应检查。

（3）除颤阈值（defibrillation threshold，DFT）：ICD 植入后，可能需要通过 ICD 的无创电生理检查方法对 DFT 反复进行测试。甚至在某些情况下，如增加某种抗心律失常药物或心脏事件（如心肌梗死或心脏外科手术）后也需要对 DFT 重新进行测试。因为这些情况都可能会改变室速的心室率和形态或改变 DFT。DFT 测试时要评估室速或室颤发作时的 ICD 识别功能以及 ICD 治疗失败的原因。有每年进行例行 DFT 测试的主张，但因为在 ICD 使用过程中发现的严重问题一直很少，因此这个观点未得到认可。ICD 的程控较为复杂，而成功的 ICD 程控依赖于对不同患者心律失常与其引发症状的正确理解，以及对患者基本心脏病理生理状况和药物治疗等因素的把握。此外，医师对患者 ICD 性能的全面了解是必不可少的。

（4）室性快速性心律失常的检测：大多数 ICD 根据心动过速发作时的心率将其室速的检测分为几个区域。通常而言，频率相对慢的，血流动力学稳定的室速设为室速区，而频率快的，血流动力学不稳定的室速或室颤设为室颤区。例如，室速区可设置为心室率 160 ~ 200 次 / 分，而室颤区则为心室率大于 200 次 / 分。现在一些 ICD 公司为了提高无痛治疗的概率，可将室速区根据频率再细分为慢室速区（VT1 区，频率 150 次 / 分）和快室速区（VT2 区，频率 180 次 / 分）。通常这些区的频率上限设置比记录到的室性心律失常心室率慢 10 次 / 分，确保能够可靠地检测出室性心律失常。电生理检查诱发的室速频率往往比患者自发性心律失常频率要快，因此不能以电生理检查诱发出的心动过速频率指导 ICD 的心动过速诊断分区。

心室感知灵敏度必须考虑到振幅非常低的室颤信号的成功检测，通常设置到 0.3mV 或设置为更敏感（更低）。在每个心动过速诊断区内心搏次数或超过诊断频率的心动过速持续时间也必须进行程控，以完善检测算法。

在室速区，多种增强功能可用于以减少室上速引发治疗的风险 [5]。在单腔 ICD，心律失常的稳定性、发作的突发、心律失常持续时间等均可用于提高室性心律失常诊断的特异度。一些除颤器提供了使用心电图的 QRS 波时限或形态以辅助鉴别室速和室上速。

由于 ICD（特指 CRT-D）兼有心房感知和心动过缓起搏的功能。心房电极得到基于心房、心室活动关系的信息，有助于对室速和室上速进一步的鉴别诊断。例如，通过腔内的心房和心室电图明确房室分离从而能确定室性心动过速的诊断。在一些双腔 ICD，室上速与室速之间的鉴别诊断是基于心房率的稳定性和心房率是否快于心室率。

（5）室性快速心律失常的治疗：室性快速心律失常治疗的程控取决于室性快速心律失常的心室率、血流动力学的稳定性以及对治疗的反应等。对血流动力学稳定的室速患者（一般＜ 200 次 / 分），初始治疗的首选抗心动过速起搏（anti-tachycardia pacing，ATP），因为其终止心动过速的成功率高达 90%。相对复律而言 ATP 的好处是，对患者来说无痛苦，并可延长 ICD 的电池寿命。对植入 ICD 的室颤患者，以 ATP 作为起始治疗的室速区应行经验性程控，因为这些患者 50% 以上随后可能发生室速，可被 ATP 终止。

ATP 治疗使血流动力学稳定室速转变为血流动力学不稳定的更快频率的心律失常的可能性 < 1%。一方面，心室率高达 250 次 / 分的室速以 ATP 作为初始治疗，其有效率可达 77%；另一方面，如果通过 ICD 内保存的心动过速事件回顾发现 ATP 不能有效地终止甚至是室速恶化[6]，那么 ATP 则应该被禁用，而采取低能量的电复律（5 ～ 10J）作为初始治疗。应避免能量小于 5J 的电复律治疗，这是因为其可诱发房颤。通常情况下，从 ATP 和（或）低能量电除颤至高能量电复律，室速区可给予 6 次治疗机会。

因为室颤有一既定的除颤能量，所以起始除颤能量应该有一个合适的安全范围。就其安全范围一直备受争议，但 10J 是目前业内的传统做法。如果患者植入 ICD 后 DFT 测试的安全范围 < 10J，则 DFT+10J 作为起始除颤能量可达到 99% 以上的成功率。如果测试到 DFT 升高，则可采取如下措施：停用任何可能升高 DFT 的药物，增加Ⅲ类抗心律失常药物如索他洛尔等降低 DFT，对 ICD 系统进行更改（如重新放置除颤电极导线、增加皮下排状电极或更换更高能量输出的 ICD）[7]。

（三）ICD 植入患者接受手术治疗

包括射频导管消融、经皮电神经刺激、碎石术、磁共振、放射治疗在内的一些电磁干扰均可能诱发或抑制 ICD 治疗，甚至可能损坏 ICD。ICD 植入患者接受与电灼有关的外科手术有一定的风险，主要表现为：

1. 烧灼输出信号　ICD 对烧灼输出信号的感知可能触发对误诊断的室性心律失常的治疗或者抑制起搏信号的输出。

2. 烧灼电流下传　烧灼术的电流下传可升高起搏阈值。

3. ICD 损坏或参数重置　ICD 可能被损坏或 ICD 参数被重置。

为了防止上述问题，ICD 的快速性心律失常的检测和治疗功能通常在术中被关闭。此外，如果确定 ICD 的心动过速治疗功能可被磁铁失活，那么麻醉师可在术中使用磁铁关闭 ICD 的心动过速治疗功能，而在术后移走磁铁恢复正常 ICD 功能。当然，磁铁也可以在术中确实需要 ICD 治疗时移开以随时恢复 ICD 功能。在 Boston 的 ICD（Guidant）和 St.Jude 的 ICD，其磁铁反应性是可程控的，而 Medtronic 的 ICD，快速性心动过速的检测、治疗功能在使用磁铁时被抑制，磁铁移走时重新恢复功能。值得注意的是，ICD 的缓慢性心律失常治疗功能是不能被磁铁抑制的。

当 ICD 的心动过速检测和治疗功能被关闭时，应该持续监测患者的心电图，同时备好体外除颤装置。此外，术前应该对 ICD 进行一次程控，以了解 ICD 的起搏、感知等参数是否正常。

（四）ICD 故障排除

ICD 故障排除主要包括对其心动过缓起搏功能异常的排除以及对其室速诊断和治疗障

碍的排除。详细的病史和体格检查、ICD 的腔内心电图以及其他综合数据常可以提供很有价值的信息。

1. ICD 的心动过缓起搏　虽然 ICD 的许多心动过缓起搏功能与普通的起搏器完全一致，然而有些特征又完全不同。由于需要心室感知的高敏感度和有限的检测室颤空白期，因此，ICD 的过感知问题很多时候是难以避免的。ICD 放电治疗后的各种起搏参数以及标准心动过缓起搏参数是可程控的，但 ICD 是不能程控为单极起搏模式的。

值得注意的是，带有双心室起搏功能的 ICD（CRT-D）若由于起搏阈值升高或电极导线移位而致左心室或者右心室起搏夺获失败，则会导致心电图上 QRS 波形态的明显变化，这也可能会导致心室活动的双重计数从而导致 ICD 误治疗。

2. ICD 放电问题的识别与管理

（1）ICD 放电问题的管理思路：植入 ICD 的患者中，60% ~ 80% 患者在 5 年内将会经受至少一次的 ICD 放电治疗。尽管 ICD 放电是患者在植入后就被告知可能会经历的事件，但真正发生时仍然会使许多患者产生不适甚至惊恐。因此，医务人员需要仔细识别 ICD 放电是否恰当。植入 ICD 患者在出院前，医务人员通常需教育患者学会 ICD 放电后自我处理的办法。在患者受到一次 ICD 放电后请其来到医院，快速了解患者焦虑程度，同时评估 ICD 放电是否恰当，并给予适当安慰。在随后 1 ~ 2d，评估 ICD 是否正常工作。同时嘱咐患者，若其在 24h 内出现多于 2 次 ICD 放电应马上与医师联系，因为频繁的放电可能提示 ICD 工作不正常或者患者病情发生变化。

与患者交流的主要目的是明确 ICD 是否正常发放电击。分析 ICD 放电是否正常时，需分析一切可能与 ICD 放电有关的情况，如电击治疗时患者所从事的活动、治疗依从性、是否改变了原有的治疗方案、晕厥、心悸、电磁干扰、心绞痛以及心力衰竭等。由晕厥或晕厥前兆引起的 ICD 放电均可视为正常放电[8]。由活动、同侧上肢运动、电磁干扰相关的 ICD 放电应分别考虑是由窦性心动过速、电极干扰、电磁干扰等导致。值得注意的是，约 40% 室速患者并无明显症状，因此 ICD 放电前没有心动过速的症状并不能说明无心动过速发作。对 ICD 进行程控并了解其记录的数据参数是寻找 ICD 放电直接原因最有效的办法。例如，室速发作可在 ICD 的腔内电图上发现房室分离或 QRS 波形态与窦性心律时发生明显改变。其他原因如噪声干扰、室上速、窦性心动过速等引起的 ICD 放电亦可从中找到相应的证据。

（2）ICD 放电问题的分析与处理：不管引起 ICD 放电的原因是什么，除了调整抗心律失常药物的使用外，还可告知患者植入其体内的 ICD 工作正常，以起到安慰作用。若患者因 ICD 放电而严重焦虑，则可考虑调整参数，增加抗心动过速起搏功能或给予调整抗心律失常药物治疗，甚至射频导管消融治疗以减少 ICD 放电；对于由室上速引起的 ICD 不恰当放电，可考虑开启室上速识别功能或给予抗心律失常药物预防其发作；对于肌电位过感知而引发的 ICD 放电，应重新调整 ICD 的感知参数，从而识别真正的室颤；对于干扰信号引起的 ICD 放电，同时还应彻底排查电极导线的相关问题，并同时避免电磁干扰。

此外，部分患者有时会自诉感觉到 ICD 放电，但 ICD 却无放电记录，这种现象称为"错觉电击"。这种情况常于晚上或入睡前发生，可能由于焦虑、梦魇等导致。处理办法通常是安慰患者，必要时心理咨询帮助。

　　植入 ICD 患者同时体内植入起搏器可能导致心房或心室双重计数，这种情况可以通过降低起搏器输出电压或移除起搏器的同时将单腔 ICD 升级为双腔 ICD 来解决。在双腔 ICD，心房电极的远场 R 波感知可被误认为是房颤；窦性心律下间歇性 R 波远场感知可能导致 ICD 将其识别为双重心动过速（房颤和室速），因而发放电治疗[9]。在一部分病例，这个问题可通过重新程控心房感知参数得以解决。而在某些病例则需要重新调整心房电极导线位置以最大程度降低远场 R 波感知。

　　同样，心室电极也可错误地感知到心脏外信号而促发 ICD 的不恰当治疗。ICD 可感知膈肌或胸壁肌电位，在那些能自动调整感知功能的 ICD 尤为如此。这种情况可通过程控重新调整心室感知参数，重新调整心室电极位置或者换用双极心室感知电极导线等手段来解决。

　　另一个导致 ICD 不恰当治疗的重要原因是电极导线部分断裂或绝缘层破裂等导致感知异常，这主要是由于 ICD 对外界干扰过感知从而诱发 ICD 放电误治疗。这种情况下，可以采用如下方法解决：一是更换 ICD 电极，但值得注意的是 ICD 电极导线的拔除需要特殊拔除装置，并发症较高；二是如果 ICD 的高压除颤电极导线参数正常，只是起搏/电极感知（P/S）异常，则可保留除颤电极导线，而仅增加一根 P/S 电极导线。

　　(3) 持续性室性心律失常未促发 ICD 治疗：持续室速未触发 ICD 治疗的最主要原因是 ICD 的室速诊断频率高于心律失常发作的实际频率，因此 ICD 未将其识别为室速。慢频率的室速可以出现在既往有快频率室速或者室颤的患者，也可出现在使用抗心律失常药物而使心动过速频率降低的患者。

　　此外，程控错误也可导致室速发作而 ICD 未治疗，主要包括以下情况：①因外科手术将 ICD 关闭，但术后未及时将 ICD 诊断和治疗功能重新打开；②在既往的心律失常中仅出现过室颤的患者中只对室颤的治疗进行了程控，而未设置室速的诊治参数，或者虽然设置了室速的诊断和治疗频率，但其实际发作室速的频率低于预设频率；③ICD 的参数设置过度追求室速与室上速的鉴别，虽然提高了室速诊断特异度，降低了误治疗发生率，但牺牲了室速诊断的敏感度，以至于部分室速没有被识别；④故意把血流动力学稳定的室速起始识别时间设置得较长；⑤电磁辐射引起 ICD 失效；⑥心室感知灵敏度设置过低，以至于不能识别室速或室颤。

　　系统部件故障是另一种导致 ICD 延迟治疗或者不能提供有效治疗的原因。而系统部件故障也有许多原因，例如电池或电容故障可使充电时间延长，从而延迟治疗；又如高压环路故障或感知电极导线断裂，或者绝缘层破裂，可以导致室性心律失常未识别或未治疗。此外，心室电极导线使用时间过长也可使感知功能降低而使 ICD 不能识别低振幅的室速或室颤。

　　值得注意的是，植入 ICD 的患者在发生持续性室速或室颤的时候，应该立刻启动高级心脏生命支持如心肺复苏。在还没有明确 ICD 装置失效原因之前，应该先将 ICD 关闭。

　　(4) 晕厥发作而无 ICD 治疗：患者可能会出现晕厥发作但 ICD 没有进行治疗的情况。对于这种患者的处理应着重于晕厥的原因是否与室性心律失常有关。如果推断室速是晕厥的原因，则需要对 ICD 装置进行一次全面的系统参数（包括电极）检测，以明确 ICD 工作是否正常。但实际上即使晕厥与心律失常相关，临床上更多见的情况是系统并没有出现问题，而是患者在 ICD 进行治疗之前就失去了意识。这是因为室速的识别时间过长和不恰当的重新识别间期，或者分层治疗方案过于复杂，以致无谓地延迟了有效的治疗机会。

有些植入 ICD 患者在 ICD 治疗之前就已经发生了晕厥，或者 ICD 本就未进行治疗。前者可能是因为发作时室速频率低于设定的室速检测频率，后者则可能是个体对室速的频率耐受性不尽相同，有些患者如梗阻性肥厚型心肌病患者，即使室速发作的频率不算太快也可能会发生晕厥。此外，ICD 设置时对室上速鉴别有可能过度阻碍了室速的识别[10]。如果怀疑发生了上述情况，应放宽识别的标准或者激活一个较慢频率室速的识别窗口则可能在病因确诊之前对患者有保护作用。

此外，我们应该认识到并不是所有植入 ICD 的患者发生晕厥都是由室性心律失常引起，缓慢性心律失常也是很重要的原因。在起搏器依赖的 ICD 患者中，慢心率时的起搏失败可以导致晕厥，而起搏失败的原因包括心室的过度感知、失夺获、电极失效或者 ICD 的电池耗竭等。其他引起植入 ICD 患者晕厥的原因包括神经或其他心源性晕厥、直立性低血压、癫痫发作、低血糖和心理因素等。

植入 ICD 的患者需要通过规律的随访确保 ICD 的正常工作。ICD 随访评估的内容包括装置维护以及快速性心律失常的识别和治疗。如果一旦出现了 ICD 不正常工作，存储的腔内电图和非侵入性检查手段可以简便地对装置进行故障排查并找到导致故障的可能原因。但无论怎样，临床医师保持对植入 ICD 患者临床问题的高度警觉性以及对 ICD 功能透彻的理解是在 ICD 随访中所必需的。

（吴超联　赵成凯）

参 考 文 献

[1] 中华医学会心电生理和起搏分会，中国医师协会心律学专业委员会. 心血管植入型电子器械术后随访的专家共识 (2020) [J]. 中华心律失常学杂志, 2020, 24(6): 532-544.

[2] 杨思琪，童琳，刘汉雄，等. 紧急远程程控植入型心律转复除颤器不恰当电击 1 例 [J]. 中华心律失常学杂志, 2022, 26(3): 304-305.

[3] 项美香. 新型植入型心律转复除颤器算法减少不恰当电击治疗 [J]. 中华心律失常学杂志, 2014, 18(6): 471-473.

[4] 刘俊鹏，杨杰孚，佟佳宾，等. 远程监测系统在心血管植入型电子器械的老年患者中应用调查 [J]. 中华老年医学杂志, 2018, 37(10): 1085-1088.

[5] 巫逢铭，王子盾，刘海雷，等. 抗心动过速起搏导致室性心动过速加速的影响因素分析 [J]. 中华心律失常学杂志, 2020, 24(4): 382-386.

[6] Shah SR, Park K, Alweis R. Long QT Syndrome: A Comprehensive Review of the Literature and Current Evidence [J]. Curr Probl Cardiol, 2019, 44(3): 92-106. doi: 10.1016/j.cpcardiol.2018.04.002. Epub 2018 May 10.

[7] Kim SS, Park HW, Jeong HK, et al. Defibrillation threshold testing during implantable cardioverter defibrillator implantation: 5-year follow-up [J]. J Interv Card Electrophysiol, 2021, 60(3): 485-491. doi:

10.1007/s10840-020-00733-x. Epub 2020 May 13.

[8] Goldberger ZD, Petek BJ, Brignole M, et al. ACC/AHA/HRS Versus ESC Guidelines for the Diagnosis and Management of Syncope: JACC Guideline Comparison [J]. J Am Coll Cardiol, 2019, 74(19): 2410-2423. doi: 10.1016/j.jacc.2019.09.012.

[9] Itoh T, Kimura M, Tomita H. Double tachycardia with His-left ventricular and interventricular dissociations [J]. Europace, 2021, 23(11): 1866. doi: 10.1093/europace/euab100.

[10] 曹克将, 陈柯萍, 陈明龙, 等. 2020 室性心律失常中国专家共识 (2016 共识升级版) [J]. 中国心脏起搏与心电生理杂志, 2020, 34(3): 189-253.

第31章

老年患者的心脏再同步治疗

一、心脏再同步治疗的适应证

（一）背景

心脏起搏治疗充血性心力衰竭（CHF）已有 30 年历史，主要通过以下 5 个阶段的发展逐步成熟起来。

1. 第一阶段（1992 ～ 1998 年）　主要应用 DDD 起搏器通过调整房室同步性来减少 CHF 患者的二尖瓣反流，改善心功能，临床疗效不够显著，1998 年美国心脏病学会 / 美国心脏协会（ACC/AHA）在心力衰竭（HF）治疗指南中将药物难治性 HF 列为起搏治疗的Ⅱ b 类适应证，但对 HF 患者来说仍不失为一个开创性治疗。

2. 第二阶段（1998 ～ 2002 年）　早在 20 世纪 90 年代初即开展了三腔起搏的一系列基础研究工作。直到 1998 年 Daubert 等首先成功地经心脏静脉植入了左心室心外膜起搏电极导线，才实现了左、右双心室同步起搏，即后来称为 CRT。从这时开始一个真正意义上的双心室再同步起搏治疗（CRT），2001 年，第一个商用双心室起搏装置在美国问世，次年得到美国 FDA 批准。期间及此后进行 InSync、MUSTIC 和 MIRACLE 等多中心、前瞻性、非随机临床试验，证实对 NYHA 心功能分级Ⅲ～Ⅳ级、左心室射血分数 < 35%、左心室舒张末内径 > 60mm、QRS 时限 > 130 ～ 150ms 的患者，CRT 治疗后可改善生活质量，提高运动耐力及心功能，并影响心室重构。根据这些循证医学研究结果，2002 年 ACC/AHA/NASPE（北美心脏起搏和电生理学会）将 CRT 治疗 HF 的适应证提高到Ⅱ a 类。

3. 第三阶段（2002 ～ 2005 年）　进一步循证医学研究阶段，2003 年 JAMA 杂志发表了通过汇总 CONTAKCD、Insync ICD、MIRACLE、MUSTIC 4 项临床试验的荟萃分析，证实 CRT 可以降低进行性心力衰竭病死率51%（OR = 0.49，95% 可信区间 0.25 ～ 0.93），也有全因病死率降低趋势（OR = 0.77，95% 可信区间 0.51 ～ 1.18），具体表现为 CRT 组的病死率较对照组减少 23%。具有里程碑意义的 COMPANION 及 CARE-HF 试验也均证实了 CRT（及 CRT-D）治疗改善心功能的基础上显著降低心力衰竭及全因死亡率。基于此，2005 年 ESC 和 ACC/AHA 制定的心力衰竭治疗指南相继将部分合并心脏不同步的心力衰竭列为 CRT 的Ⅰ类适应证。

4. 第四阶段（2007 年）　ESC《2007 心脏起搏器和再同步治疗指南》和 ACC/AHA/HRS《2008 心脏节律异常器械治疗指南》均将心功能不全、左心室射血分数（LVEF）下降且 QRS 波时限延长的患者列为 CRT 的Ⅰ类适应证，再次充分肯定了 CRT 的治疗意义。

同时，基于日益丰富的循证医学证据，就房颤患者、起搏依赖患者、CRT-D 等特定人群的适应证进行了界定，进一步扩大了 CRT 的适应人群，拓展了 CRT 的适用范畴，提升了 CRT-D 的应用地位。

5. 第五阶段（2010 年）　基于 MADIT-CRT[1]、REVERSE[2] 和 RAFT[3] 的研究结果，《2010 年 ESC 慢性心衰器械治疗指南[4]》首次将新功能Ⅱ级（NYHA 分级）的轻度心力衰竭患者列为 CRT 的Ⅰ类适应证。《2012 年 ESC 急性和慢性心力衰竭诊断与治疗指南[5]》和《2012 年美国心脏病学会基金会（ACCF）/AHA/HRS 心脏节律异常器械治疗指南[6]》将部分轻度心衰患者也列为 CRT 的Ⅰ类适应证，同时强调左束支传导阻滞（left bundle branch block，LBBB）图形的患者 CRT 获益最大，对Ⅰ类适应证中的 QRS 时限也有了更为严格的要求。2013 年 ESC/ 欧洲心脏节律协会（EHRA）制订的《2013 年心脏起搏和心脏再同步治疗指南[7]》、《2016 年 ESC 急性和慢性心力衰竭诊断与治疗指南[8]》以及《2018 年 ACC/AHA/HRS 心动过缓和心脏传导延迟患者的评估和管理指南[9]》，均再次强调了 CRT Ⅰ类适应证人群的特征，即 LBBB 图形和 QRS 时限延长。同时，对房颤患者、起搏器升级患者、高比例心室起搏但 LVEF 轻度下降者等特定人群的适应证级别进行了界定。近年来，相继推出了自动间期优化功能[10-13]、4 极导线[14,15] 和左心室多位点起搏（multipoint pacing，MPP）[16,17]、希氏 - 浦肯野系统（希浦系统）起搏[18-21] 等新技术和新疗法。

（二）心脏再同步治疗适应证

1. 适应证分类标准　北美心脏起搏和电生理学会（ACC/AHA/NASPE）1991 年将起搏治疗的适应证按其需要程度分为以下 3 类：

（1）Ⅰ类适应证：根据病情状况，有明确证据或专家们一致认为起搏治疗对患者有益、有用或有效。相当于我国所谓的绝对适应证。

（2）Ⅱ类适应证：根据病情状况，起搏治疗给患者带来的益处和效果证据不足或专家们的意见有分歧。Ⅱ类适应证中又进一步根据证据 / 观点的倾向性分为Ⅱa（意见有分歧倾向于支持）和Ⅱb（支持力度较差）2 个亚类。相当于我国所谓的相对适应证。

（3）Ⅲ类适应证：根据病情状况，专家们一致认为起搏治疗无效甚至某些情况下对患者有害，因此不需要 / 不应该植入心脏起搏器。即非适应证。

在大量临床试验证据的支持下，2005 年欧洲心脏病学会（ESC）/ACC/AHA 推出《慢性 HF 治疗指南》中将 CRT 适应证升级为Ⅰ类。2008 年 ACC/AHA/ 心律协会（HRS）公布的《心律失常起搏治疗指南》认为经许多超声指标证实 QRS 波时限延迟与心室电机械延迟（失同步）有关，因此单纯强调了 QRS 波时限≥ 120ms，去除用超声心动图或 TDI 评价不同步的标准。2010 年 ESC 公布的《器械治疗心力衰竭指南升级版》根据 MADIT-CRT 和 REVERSE 研究结果，将 NYHA 心功能Ⅱ级，左心室射血分数≤ 35%，QRS 波时限≥ 150ms，窦性心律提升为Ⅰ类适应证（证据水平 A）。

2. 我国 CRT 适应证建议　中华医学会心电生理和起搏分会 CRT 工作组于 2006 年基于 ACC/AHA/ESC 指南，结合我国的情况，制订了我国的 CRT 治疗的适应证并与 2013 年进行了修订。2021 年中华医学会心电生理和起搏分会及中国医师协会心律学专业委员会在

《心脏再同步治疗慢性心力衰竭的建议（2013年修订版）》基础上，结合国内外指南以及我国在希浦系统领域的开创性工作，发布《心脏再同步治疗慢性心力衰竭的中国专家共识（2021年修订版）》，提出我国CRT适应证建议如下：

（1）Ⅰ类适应证

①窦性心律、LBBB，ORS时限≥150ms，尽管接受指南推荐的优化药物治疗，但LVEF≤35%的症状性心力衰竭患者，推荐植入有/无ICD功能的CRT。（证据级别：A）

②符合常规起搏适应证，预计心室起搏比例＞40%，LVEF＜40%的收缩功能下降的心力衰竭患者，不论房颤与否，推荐植入CRT。（证据级别：A）

（2）Ⅱa类适应证

①窦性心律、LBBB，ORS时限130～149ms，尽管接受指南推荐的优化药物治疗，但LVEF≤35%的症状性心力衰竭患者，推荐植入有/无ICD功能的CRT。（证据级别：B）

②窦性心律、非LBBB，ORS时限≥150ms，尽管接受指南推荐的优化药物治疗，但LVEF≤35%的症状性心力衰竭患者，应该植入有/无ICD功能的CRT。（证据级别：B）

③房颤、QRS≥130ms，尽管接受指南推荐的优化药物治疗，但LVEF≤35%的症状性心力衰竭患者，若能保证双心室起搏或今后选择恢复窦性心律的治疗策略，应该植入有/无ICD功能的CRT。（证据级别：B）

④既往已经植入传统起搏器或者ICD的心室起搏比例＞40%患者，若心功能恶化LVEF≤35%，可以考虑升级到CRT。（证据级别：B）

（3）Ⅱb类适应证：窦性心律、非LBBB，130ms≤ORS时限＜150ms，尽管接受指南推荐的优化药物治疗，但LVEF≤35%的症状性心力衰竭患者，可以考虑植入有/无ICD功能的CRT。（证据级别：B）

（4）Ⅲ类适应证：ORS时限＜130ms，且无右心室起搏适应证的患者。（证据级别：A）

二、CRT的植入技术

（一）所需设备和条件

1.介入手术室的设备　要求开展CRT的医院必须拥有达到无菌手术要求、能实施冠状动脉造影和心内电生理检查的心导管室。必要设备包括：性能优良的X线数字摄影系统，多导生理记录仪，心电图监测仪，氧饱和度监测仪，除颤仪及临时起搏系统等。备齐各种急救药品，最好具备心外科技术支持。

2.人员配备　实施CRT手术需要术者（应具备熟练掌握植入双腔起搏器技术，并具有丰富的临床经验）1名、助手1～2名、巡回护士1名、台下监测医师1名、放射线技师1名。

（二）术前准备

术前向患者介绍手术概况，使患者尽可能保持好的心理和心功能状态，签署知情同意书。完成必要的血液及其他辅助检查，仔细评估患者的心功能及全身状态是否能耐受手术。

加强抗心力衰竭、心律失常、调整水电解质平衡等治疗，保证患者能平卧至少1d。手术当日酌情给予强心、利尿及镇静等药物，并监测静脉压及留置导尿。

（三）手术步骤

1.**患者准备**　患者呈仰卧位，建立心电、呼吸、血压、氧饱和度监测并建立静脉输液通道。此后按普通起搏器常规操作完成手术视野的消毒、铺巾。

2.**麻醉**　除非有禁忌证，所有患者均可用局部麻醉，必要时可给予适量的镇静药，对于儿童、不合作者、CRT-D植入过程中测试除颤阈值（FDT）的时候及其他某些特殊情况应给予全身麻醉。

3.**完成静脉穿刺途径及囊袋制作**　1%利多卡因局部麻醉下行左锁骨下静脉穿刺（或左头静脉分离术、左腋静脉穿刺术），插入导引钢丝并透视确认导丝远段已到达下腔静脉。一般分别穿刺2次（或3次），分别送入2根（或3根）导丝。上述过程失败可酌情改行右侧相对应的静脉入路，特殊情况下亦可选择颈内静脉入路。穿刺成功后，钝性分离皮下组织制作起搏器囊袋。

4.**电极导线的植入**　电极导线植入的顺序一般来说先植入左室电极导线，成功后再植入右心房及右心室电极导线。

（1）左心室电极导线植入方法的选择：目前最常用的方法是经冠状静脉窦（CS）将左心室电极导线植入至心脏靶静脉，成功率达90%以上。如果上述方法失败，可酌情考虑以下两种方法：①开胸或借助胸腔镜将左心室电极导线缝合在左室心外膜上，但此操作创伤大，需外科医师帮助。②行房间隔穿刺，将左心室螺旋电极导线固定在左心室内膜，此操作风险较大，血栓发生率高，涉及术后抗凝等一系列问题，目前还在研究阶段尚未达到临床广泛应用。

（2）经CS植入左室电极导线

① CS插管：CS插管是通过特殊设计的左室电极导线输送系统来完成，取左前斜或右前斜位，在透视下先将CS电生理标测导管（最好可调控头端弯度）作为指引导管送入CS，确认导管在CS后，再将CS长鞘沿电生理标测导管送入CS中远段。长鞘送入CS口时，在透视下沿长鞘注入少量造影剂，确认长鞘已在血管真腔内，方可再继续送入长鞘。若CS开口位置变异，不能找到CS开口时，可行冠状动脉造影，延长拍片时间，观察冠状静脉回流，以确定CS开口，并可预知冠状静脉分支的情况。

②冠状静脉窦造影：检查并确认静脉造影系统完好，体外进行造影球囊的充气及放气测试。先将0.014″ PTCA导丝经CS长鞘送入CS远端，再沿导丝将静脉造影球囊导管送入CS长鞘远端2～3cm，透视下证实球囊完全置于CS长鞘外1cm以上。撤出PTCA导丝，透视下推注造影剂2～3ml"冒烟"，确认长鞘和造影导管在CS内（不在血管夹层、心包腔或其他异常结构内）。首次将造影球囊导管定位应在CS的中远段，根据"冒烟"影像提示的CS内径，球囊充气可选择1ml或1.5ml，快速充盈球囊并在透视下确认球囊"亮泡"出现且位置正确后，经端孔快速注入造影剂5～10ml，摄影充分显示冠状静脉分支，回抽球囊内气体。必要时变换投照角度和体位重复造影，满意后撤除球囊造影导管。

③选择靶静脉及植入左心室电极导线：靶血管首选为侧后静脉、侧静脉或术前超声提示心脏收缩延迟区所对应的心脏静脉，其次是心中静脉，心大静脉一般不予选择。左心室电极导线的直径一般在 4～7F，需参照造影结果选择粗细、弯度、硬度与靶血管匹配的左心室电极导线型号，导线过粗难于植入靶静脉，导线过细在静脉内不易固定，导致起搏阈值增高和容易脱位。

将左心室电极导线经长鞘插入至 CS 内，可直接沿 CS 推送和旋转电极导线使其进入靶静脉的远端，亦可经 PTCA 导丝送入电极导线。先将 PTCA 导丝送入靶静脉的远端，再沿 PTCA 导丝送入电极导线至靶静脉的远端，尽量选择电极导线固定良好的位置。左心室电极导线的起搏参数为阈值 $\leqslant$ 2.5V，阻抗 300～1000Ω，R 波振幅 $\geqslant$ 5.0 mV，10V 起搏不引起膈肌跳动。不建议为追求更好的阈值等参数而将电极导线植入对纠正收缩不同步作用不佳的心大静脉等区域。

（3）右心房 / 右心室电极导线及脉冲发生器的植入：按普通双腔起搏器的方式将右心房、右心室起搏电极导线植入右心耳、右心室心尖部（或右心室间隔部）。在 X 线透视监视下，借助轨道刀切开冠状窦长外鞘尾端，一只手固定刀片和电极导线，另一只手匀速撤除长鞘。若用可撕开的冠状窦长外鞘，需一人固定电极导线，另一人边回撤边撕开冠状窦长鞘。将 3 根电极导线分别正确的插入相应的脉冲发生器插孔内，紧固螺丝，将脉冲发生器放入囊袋内。植入 CRT-D 的患者需测试右心室除颤电极导线的 DFT（其方法同 ICD）。永久性房颤患者不需要植入右心房电极导线，将脉冲发生器的心房电极导线插孔用专用栓子封堵，并将起搏器程控为 VVI/VVIR 模式（双心室）。

（四）植入术后处理及观察

术后观察及处理同普通起搏器，出院前复查 X 线胸片、心电图及起搏参数，并在心脏超声下优化 AV 间期和 VV 间期。

三、CRT 的并发症及处理

CRT 的并发症大多与常规起搏器的并发症类似，本章以介绍 CRT 独特的并发症为主。

（一）术中并发症

1. 与导线有关的并发症

（1）左心室起搏导线植入未成功：目前报道的左室导线植入失败率在 5%～13%。影响左室起搏导线植入成功的因素有：① CRT 患者心腔显著扩张，解剖位置改变，使得冠状窦口定位困难。②存在于冠状静脉窦口处的静脉瓣将大大增加冠状静脉窦的插管难度。③最佳起搏位点的左心室静脉分支变异（细小、弯曲、钙化狭窄）或缺如。④靶静脉区心肌坏死或瘢痕导致起搏参数不佳。⑤不能耐受的膈肌跳动，若起搏电压很低即出现膈肌跳动，建议更换起搏部位。

（2）冠状静脉夹层、心肌穿孔、心脏压塞：文献报道的冠状静脉夹层的发生率为 2%～4%。导致冠状静脉夹层及心肌穿孔的因素主要有以下几个方面。①血管条件不佳。因为

CRT 患者心脏显著扩张，常伴随冠状静脉窦的扩张和变形及窦口解剖位置改变。此外，静脉壁菲薄无弹性也会增加操作风险。②器械（导线输送系统及电极导线）选择不当。如长鞘头端的弧度不适宜，电极导线的质地偏硬、过粗大等。③术者判定失误及操作不熟练。一般的夹层仅表现为造影剂在局部潴留，密切观察病情无进展后可继续完成手术。如果夹层已严重影响冠状静脉窦血液回流，表现为造影剂在局部严重潴留，并向心包腔内弥散，应及时终止手术并采取相应措施。一旦发生心脏压塞症状要及时处理，立即进行心包穿刺和引流，必要时用外科方法处理并发症。

2. **急性左心衰竭及严重室性心律失常**　CRT 术中的急性左心衰竭及严重室性心律失常的发生率明显高于普通起搏器手术，发生原因主要有以下几点：①术前心力衰竭纠治不满意。②术前和（或）术中用抗心衰药物不到位。③手术麻醉和镇静不充分。④术中患者高度紧张焦虑、手术时间过长、输液过多过快、受到憋尿、闷热、疼痛等不良刺激等。⑤操作不熟练，导线过度刺激瓣膜或心肌。术中应严密监护，规范操作，尽量缩短手术时间。患者一旦发生急性左心衰竭或严重室性心律失常，立即积极采取抢救措施，待症状缓解后方可继续完成手术。若上述抢救措施未能缓解症状，应该终止手术。

（二）术后并发症

1. **左心室电极导线脱位**　国外文献报道左心室电极导线脱位发生率约为 5%，国内报道为 1.7%～4.4%。主要因为起搏导线选择不当（血管粗大而导线过细，血管细小而导线放置分支开口处），定位不满意，术后患者过早下床活动或剧烈咳嗽等，少数患者因心脏静脉特殊难于固定电极导线。电极导线脱位的主要表现是起搏或起搏阈值增高，阻抗降低或起搏失夺获。若患者术后突然心力衰竭加重，需明确双心室起搏是否良好，必要时进行 X 线检查，明确是否有完全脱位或微脱位。完全脱位者，只能再次手术方可复位导线；微脱位可通过调整起搏输出的方法解决。

2. **膈肌刺激**　国外文献报道膈肌刺激的发生率为 1.6%～3%，国内报道为 1.7%～6.7%。主要临床表现为随起搏出现的呃逆或腹肌抽动。当导线位于心侧静脉或后侧静脉末端，特别是在左心室起搏阈值相对较高，需较高起搏输出电压时，极易发生膈神经刺激。如果术后出现膈肌刺激，应行 X 线胸片检查和起搏器程控，了解导线位置是否在原位，如果导线发生了较大的移位，则应手术调整导线位置；如未移位或微移位，则可通过降低输出电压或程控起搏极性为双极起搏的方法来解决。

3. **慢性起搏阈值增高**　慢性起搏阈值增高常见于左心室导线，除外导线脱位后可将起搏输出能量提高，以保证 100% 夺获心肌。但输出电压过高，可导致电池提前耗竭，因此，在权衡利弊后可重新植入左心室电极导线。

4. **交叉感知**　CRT 植入后由于房室间或左右心室间心电和（或）起搏信号可导致交叉感知，其原因有各种快速房性心律失常、过强的起搏信号、过高的感知灵敏度设定、过长的 AV 间期设定和频发室性期前收缩等。交叉感知可能导致某一心腔的起搏脉冲被抑制，使起搏器部分或完全失去同步功能。交叉感知的心电图表现为双心室起搏图形消失或变为单侧起搏图形等，其处理方法为程控降低过感知电极导线的感知灵敏度、将感知极性改为双极、适当延长空白期或 AV 间期等，以上处理可纠正大部分交叉感知现象。

5. 造影剂肾病 CRT 植入时需要注射造影剂进行冠状静脉造影，从而增加了肾功能不全的发生率。预防措施：①术前测算肌酐清除率，肌酐清除率＜ 30ml/min，慎用或不用造影剂。②对术前血肌酐增高的患者，应选择等渗非离子型造影剂，术中尽量减少造影剂的应用，必要时将造影剂稀释后应用，此类患者不宜追求影像的完美。③术后监测血肌酐，对血肌酐增高者可给予水化及利尿等治疗。

总之，CRT 植入操作复杂，技术难度大，而且心力衰竭患者病情重，器械植入的并发症相对较多。因此，要求术前严格掌握适应证，并做好充分的准备工作。术者必须有丰富的器械植入经验，术中规范操作及严密观察，以减少并发症的发生。

四、心脏再同步治疗的优化

心脏再同步治疗（cardiac resynchronization therapy，CRT）是 20 世纪 90 年代起在传统起搏治疗基础上发展起来的一种新的治疗心力衰竭的方法。CRT 在传统起搏基础上增加了左心室起搏，首先通过协调左、右心室间和左心室内的收缩，改善心室收缩功能；其次通过调整房室间期（AV 间期），增加舒张期充盈时间；再者可以通过降低神经 - 激素水平等改善血流动力学、逆转左心室重构。多项研究证实，在优化药物治疗的基础上，CRT 具有改善心脏功能、提高患者生活质量、降低病死率和改善预后的效果。但有研究结果显示仍有 20%～ 30% 心力衰竭患者对 CRT 治疗反应较差，部分研究甚至高达 40%～ 50%。影响 CRT 治疗反应性的因素主要有心力衰竭患者的选择、药物的优化、左心室电极导线的植入位置以及 CRT 术后起搏器参数的优化。因此，通过术前优化起搏器电极导线植入位置及起搏器参数，术后随访动态调整设置参数可以使患者对 CRT 治疗的反应部分改善。

（一）心脏再同步治疗的优化

研究发现机械不同步与 CRT 获益的相关性更好，因此，超声组织多普勒显像被广泛用于评估心室内的机械运动不同步状态，而在超声心动图的指导下选择理想的左心室电极导线植入位置，并设置最佳 AV 间期和室间间期（VV 间期），可以使心脏的再同步达到最大程度，提高对 CRT 的反应性。

（二）左心室起搏位点优化

1. 基本原理 左心室起搏是在传统起搏治疗基础上发展起来的。由于传统的右心室心尖部起搏改变了正常心脏电 - 机械活动顺序，引起心室收缩不同步，导致收缩、舒张功能障碍，引起严重的二尖瓣反流，并增加房颤、心力衰竭和死亡的风险。而增加的左心室起搏，首先可以协调左、右心室间和左心室内的收缩，改善左心室收缩功能，提高左心室射血分数；其次可以通过调整 AV 间期，增加舒张期充盈时间，优化左心室充盈；再者可以同步左心室后侧壁收缩，减少功能性二尖瓣反流，明显优于右心室起搏。

目前国内外常用的左心室电极导线的植入方法为经冠状静脉窦植入。植入部位主要依据冠状静脉的解剖、电极导线的稳定性、起搏参数的测试以及膈神经刺激等因素确定。若心力衰竭患者植入 CRT 后有反应，可表现为血流动力学的改善，而血流动力学的改善与起搏电极导线的位置有关，理想的起搏位点有助于改善血流动力学，而不恰当的起搏位点可能使血流动力学恶化。对左心室起搏位点进行优化，就是选择理想的起搏位置，理论上应为能使心脏达到最大程度再同步的起搏位点。

理想的左心室起搏位置应该是收缩最延迟的部位。研究显示左心室电极植入侧壁与前壁相比，可以使心室获得更好的再同步，对血流动力学的改善更明显。目前，左心室侧静脉和后侧静脉是最常选择的电极导线植入的静脉属支。另有研究表明约 71% 的心力衰竭患者只有一个室壁收缩最为延迟，其中有 45% 为左心室下壁，30% 为侧壁，后壁及间隔部分别占 25% 和 16%，最少见的为前壁及前间壁，只占 11% 及 5%。可见不同患者收缩最延迟的部位不同，因此理想的左心室起搏位点应个体化选择。还有小部分心力衰竭患者存在 2 处或以上室壁收缩不同步，最近研究发现，通过优化起搏位点，即采用右心室心尖部、流出道联合左心室侧壁起搏，实现对心室多个收缩不同步部位的联合起搏，可使存在多处室壁收缩不同步的难治性心力衰竭患者的血流动力学参数显著改善。但由于此种方法技术要求高、手术时间相对较长，价格较高，目前在临床上的推广有限。另外，虽然左心室起搏及多部位起搏可以改善心力衰竭患者血流动力学，但激动所引起的心室收缩顺序仍然与窦性心律不同，因此，仍需继续研究并选择能更接近电生理活动顺序的起搏位点。

2. 优化方法

（1）QRS 波：心电图指标可指导电极导线定位，QRS 波时限、QRS 向量的融合或两个指标的联合应用可作为确定左心室起搏电极导线最佳植入部位的标准。理想起搏位点是，应该出现窄 QRS 波和介于单纯左心室起搏与单纯右心室起搏之间的融合向量。但是机械事件并不一定反映了电学事件，尽管可能达到了最佳的电学同步，仍可能存在明显的机械延迟。而且，心电向量融合和机械同步的关系并不明确，因此心电图指标应用价值有限。

（2）超声多普勒：CRT 术前心室机械不同步的程度可以预测患者是否对该治疗有效，疗效亦取决于理想的起搏电极导线位置，尤其是左心室电极导线的位置。超声心动图可用于 CRT 植入术中评价心脏机械运动的同步性，从而指导左心室电极导线放置在最佳位置。从理论上说，将左心室电极导线放置在超声成像中提示收缩延迟最明显的部位，可以使左心室达到最大程度的协调收缩。如果超声成像提示收缩运动欠协调，则应该调整起搏电极导线位置。虽然有研究发现在术中进行有创血流动力学监测有助于指导左心室电极的放置部位，但该方法存在有创伤及操作不方便的缺点。而心脏超声技术为无创性技术，能准确检出心肌收缩最延迟的部位，因此目前来说仍是指导左心室电极导线放置位点的有效手段。近年来，一系列新的超声技术发展迅速，总结如下。

① 组织多普勒成像（tissue Doppler imaging，TDI）技术：包括组织速度显像、组织同步显像、组织追踪显像、应变和应变率显像等，分别通过测量心肌组织的运动速度、运动位移、组织形变及形变速率等，可以反映心肌收缩延迟部位，从而评价心肌收缩的同步性。因为它也是利用了超声多普勒原理，因此具有角度依赖性的缺陷。② 二维超声斑点追踪（two-dimensional speckle-tracking echo-cardiography，2D-STE）技术：是以二维超声图像为基础发展起来的，包括二维应变和心肌速度向量成像技术。研究证实 2D-STE 能够反

映心肌收缩的同步性，当左心室前间壁和后壁的二维径向应变达峰时间≥ 130ms 时，可以预测 CRT 的疗效。2D-STE 摆脱了组织多普勒角度依赖性的缺陷，同时能够准确地反映心肌收缩情况，评价心肌收缩的同步性。③实时三维超声心动图（RT-3DE）技术：可以实时显示心脏的立体结构，对心肌收缩协调性的测量不受心肌运动方向及方式的影响，同时可以结合心肌运动确定心肌收缩延迟部位，从而优化起搏电极导线的位置，改善 CRT 的反应性。有研究以心肌同步性作为指标对 RT-3DE 和 TDI 进行对比，显示两者结果有很强的相关性。但是 RT-3DE 也有一些不确定的因素，因为二维图像的质量对它的影响比较明显，对于透声条件比较差的患者可能不能获得相对满意的三维图像，对参数测量的准确性可能受到一定的影响。

（三）时间间期优化

1. AV 间期优化

（1）基本原理：AV 间期的设置会影响房室收缩的协调性，从而影响起搏后的血流动力学。优化 AV 间期就是优化左心室的前负荷。AV 间期设置过短，使左心室舒张充盈时间缩短，左心房收缩辅助泵的作用未充分发挥，左心室前负荷和心排血量都降低；AV 间期设置过长，左心房收缩辅助泵的作用降低，导致二尖瓣提前被动关闭，引起舒张期二尖瓣反流。理想的 AV 间期设置应该在保证心室完全起搏的前提下最大程度地增加左心室充盈时间，使左心室前负荷达到最佳状态，能够在心室再同步的基础上使患者更加获益。优化 AV 间期一方面可以增加左心室舒张充盈时间，增加左心室前负荷；另一方面可以减少二尖瓣反流，使心排血量增加，改善血流动力学，达到改善心脏功能的目的。AV 间期的设置通常取决于超声心动图或有创血流动力学检测，在超声心动图指导下设置的最佳 AV 间期可增加左心室充盈 10% ～ 20%。CRT 的 AV 间期优化有各种不同的方法，现阶段 AV 间期的设置方法主要通过超声技术，即在超声技术指导下，调整 AV 间期，获得最佳 AV 间期值，改善心室有效舒张功能的各项指标，改善患者血流动力学。

（2）优化方法：① Ritter 法：1991 年 Ritter 首先报道以二尖瓣口血流反映左心室充盈，利用超声心动图连续观察二尖瓣血流多普勒，初次设置 AV 间期与患者自身 PR 间期大致相同，AV 间期长于 PR 间期，缩短或延长 AV 间期，使二尖瓣血流多普勒的 E、A 峰完整、分离，峰值最大，且无 A 峰切尾现象，即左心房完全排空，左心室充盈时间最长而又不发生二尖瓣反流，测定最佳 AV 间期为 100 ～ 120ms。并提出最佳 AV 间期值 = AV 间期短 +[（AV 间期长 +QA 间期长）-（AV 间期短 +QA 间期短）]（QA 间期指 QRS 波开始到 A 峰结束的时限），此方法较为繁琐。② Ishikawa 法：Ishikawa 等人则提出先设定一个稍长的 AV 间期，测量二尖瓣血流多普勒信号，即从 A 峰结束到二尖瓣完全关闭之间的间期，从长 AV 间期中减去这个间期即得到最佳 AV 间期。此方法相对简单。③速度时间积分（velocity time integral，VTI）法：以二尖瓣或主动脉瓣的血流 VTI 作为评价指标，通过调整不同 AV 间期测量 VTI，VTI 最大时为最佳 AV 间期，测得最佳 AV 间期为 120ms，与 Ritter 法基本一致，研究显示二尖瓣血流的 VTI 最大时测得的 AV 间期最精确，但相对耗时。

以上方法均在患者静息状态下测得，不能反映患者运动时的血流动力学。有研究指出最佳 AV 间期在运动时长于静息状态。而且 O'Donnell 等研究通过随访发现大多数 CRT 患者术后最优间期呈动态变化，同时还发现平均最优 AV 间期根据随访时间的延长逐渐延长。另外，不同的个体之间，AV 间期变化较大，并且与电极导线植入位置相关，亦和患者房室传导延迟的程度不同有关，因此，AV 间期的设置应遵循个体化、动态设置的原则。

2. VV 间期优化

（1）基本原理：VV 间期优化一方面可以补偿非最佳左心室电极导线植入部位带来的影响和避免重置导线，另一方面对伴有房颤的无法优化 AV 间期的心力衰竭患者有重要作用。通常在 AV 间期优化后再进行 VV 间期优化，即设置心室激动的顺序及延迟时间。VV 间期的设置可能会影响到心室间及心室内收缩的协调性，从而影响起搏后的血流动力学。CRT 植入后通常由右心室电极导线激动室间隔，冠状静脉窦电极导线激动左心室侧壁。研究表明双心室顺序起搏与双心室同时起搏比较，可以更好地恢复心脏收缩运动的同步性，双心室顺序起搏绝大多数以左心室优先起搏，少数则需设置为右心室优先。对于左心室后侧壁收缩延迟者以左心室优先起搏为宜，而间隔及下壁延迟者采取右心室优先起搏可获得较好的血流动力学效应。因此，不同的个体 VV 间期不同，VV 间期的设置应遵循个体化、动态设置的原则，个体化优化 VV 间期可进一步提高对 CRT 的反应性。VV 间期优化是通过改变左、右心室电极导线刺激顺序，进一步改善心室机械同步性，从而带来更多血流动力学益处。理想 VV 间期的设置应该能够使心室达到最大程度同步和心排血量最大。优化 VV 间期一方面可以延长左心室充盈时间，另一方面可以改善心室间及心室内的不同步收缩，增加每搏量，改善血流动力学，达到改善心脏功能的目的。VV 间期优化的方法有心电图、超声技术、腔内心电图等，目前以组织多普勒超声技术发展较快，主要包括组织速度成像、加速度显像、组织追踪成像、组织同步化成像等，可有效评价局部心肌机械运动的同步性。

（2）优化方法：①最大化心室同步法：在组织多普勒成像（TDI）超声指导下观察心室收缩的同步性，在心室收缩达到最大同步化时所对应的 VV 间期即为最佳 VV 间期。②速度时间积分（血流速度时间积分 VTI）法：以主动脉瓣的 VTI 作为评价指标，是目前国际上较常用的优化 VV 间期的简单而准确的方法，利用 TDI，通过顺序程控多个 VV 间期，测量主动脉瓣 VTI，并计算心排血量，心排血量最大时的 VV 间期即为最佳 VV 间期。最佳 VV 间期的范围一般在 4～20ms。③心室间机械延迟时间（interventricular mechanical delay time，IVMD）法：IVMD 为主、肺动脉射血前期时间（QRS 起始分别至主、肺动脉血流频谱起始的时间）之差，＞40ms 反应心室间收缩不同步。MIRACLE 研究通过测量 IVMD 来评估最佳 VV 间期，利用 TDI，通过顺序程控多个 VV 间期，分别测量主、肺动脉射血前期时间之差，差值最小时对应的 VV 间期即为最佳 VV 间期。

研究发现约 50% 心力衰竭患者在运动时与静息状态下相比，心肌收缩同步性有明显变化。对 CRT 患者进行随访的研究亦显示，随着随访时间的延长，最佳 VV 间期逐渐缩短，表明动态优化 VV 间期可能会为患者带来更多的血流动力学益处，因此，目前在临床上仍应该遵循动态优化 VV 间期的原则，以进一步改善 CRT 的血流动力学效应。

3. 新的优化方法　由于传统的超声优化参数方法相对耗时，目前利用心腔内心电图方法优化时间间期已受到关注。

（1）QuickOpt：是一种快速、有效的根据腔内心电图优化时间间期的方法。利用起搏器能够获取腔内心电图的优势，通过测定起搏和感知参数，明确心内传导特性，推导工程算式来计算最大化的心室前负荷时间值（AV/VP 间期）和最合理的刺激双室除极的时间差值（VV 间期），以此达到目前仅有的超声起搏间期优化方式所得到的效果。有学者将腔内心电图优化得到的最佳 VV 间期下测量的最大主动脉射血速度时间积分（AVTI），与超声优化得到的最佳 VV 间期下测得的最大 AVTI 进行比较，结果发现两种方法得到的最大 AVTI 值高度相关。该方法与超声相比具有省时，操作简单快捷的优点，同时比体表心电图能更直观地反映心内传导，利用程控仪就能优化，在 CRT 参数优化上有一定潜力，但不能用于严重窦房结功能不全、完全性房室传导阻滞或慢性房颤患者。该方法只是在右心室电极导线位于心尖部情形下发现与超声结果高度相关，在其他右心室部位还需进一步的测试。由于 QuickOpt 以电生理为基础，未能摆脱电 - 机械并不一定完全同步的弊端，但 QuickOpt 与机械同步优化参数的比较研究结果显示，两种方法提示的心室起搏顺序一致。目前临床上仍认为超声技术优化时间间期最为可靠。

（2）"智能延迟"功能（SMART Delay）"顶级专业舒适"功能（Expert Ease）：运用起搏器的 SMA RT Delay 程序通过测量感知 AV 间期（SAV）或起搏 AV 间期（PAV）及体表心电图 QRS 波时限来进行计算，当室间隔自身激动和激动延迟部位的起搏激动出现最佳融合时，心室同步化达到最大。计算时需考虑双心室起搏或仅左心室起搏及左心室电极导线的位置是位于前壁还是位于侧壁等因素。与 QuickOpt 不同的是，Expert Ease 算法仅对双心室同步起搏参数进行优化，且比 Ritter 法及 VTI 法更精确。

（3）最大心内膜加速度（peak endocardial acceleration，PEA）：在等容收缩期测定 PEA，可以反映左心室收缩功能及二尖瓣血流状况，从而进行间期的优化，以获得最大程度的心脏功能改善，目前通过右心室导线头端装备的微加速度感知器可以进行 PEA 测定。PEA 法与超声法优化的最佳间期比较，两者结果高度相关。在一项观察性研究中发现，由 PEA 方法得到的最佳起搏间期可以产生最大的左心室压随时间变化率（dp/dt），提示 PEA 法是一种新的、独立于操作者的、可靠的 CRT 优化方式。

以上 3 种方法均是利用起搏装置自动程序优化时间间期，除了 PEA 优化可能做到动态优化外，目前大多数优化时间间期的方法均是在卧位、静息状态下进行，无法反映活动状态下患者的血流动力学变化。一项针对合并房颤的 CRT 研究发现随着刺激频率的增加，双心室顺序起搏的理想 VV 间期逐渐缩短。因此，在起搏装置中增加动态优化 AV 间期及 VV 间期的功能可能是将来技术进展的一个方向。

五、心脏再同步治疗的随访

患者植入 CRT 后应该对患者进行随访观察，并通过外部程控仪了解起搏器的工作状态，对患者体内三腔起搏器系统工作的有效性、合理性进行评价。通过随访，一方面可以评估患者植入 CRT 后临床症状是否得到改善，另一方面可以了解患者是否因植入 CRT 带来某些不良反应。同时，由于起搏技术的不断发展，起搏器性能的不断改善，起搏器参数的设置越来越复杂，对随访的要求也越来越高。随访时除了观察患者临床症状的改善，还要结合起搏器的诊断功能对每个患者不同情况做出参数调整和药物优化治疗，以保证起搏器发挥最佳功能，并确保患者真正获得最佳的起搏治疗，有效提高起搏器患者的生活质量。

（一）随访目的

1. 在优化心力衰竭药物治疗的基础上，评估 CRT 植入后患者临床症状的改善情况。

2. 了解 CRT 的工作状态，包括起搏器的电池情况，心房、心室的起搏阈值和感知，心室起搏所占的百分比，根据患者的具体情况调整起搏器参数，发挥起搏器的最佳功能，使患者能够最大程度的临床获益，减少不良反应。

3. 优化 AV 间期及 VV 间期，并利用装置自动程序优化 AV/VV 间期，保证百分之百心室起搏，从而保证心脏同步收缩。

4. 及时发现三腔起搏器系统潜在的故障和功能异常，发现可能与 CRT 相关的并发症及起搏器的副作用，并及时做出相应处理。

5. 医师与患者沟通，使患者了解随访的重要性和必要性，关注自觉症状的变化，按时随访并配合医师做好随访工作。

（二）随访时间

2000 年，加拿大起搏器随访指南定期随访的日程表为：

1. 植入起搏器后 72h 内。

2. 植入起搏器后 2 ～ 12 周，12 周时需要再次随访解决心排血量降低的问题。

3. 植入起搏器后 6 个月。

4. 每年随访 1 次直到预测的电池耗竭期（此期称为维护期）。

5. 一旦发现电池接近耗竭，随访要缩短间期，以保证无起搏器功能的改变，及时更换起搏器。

（三）随访内容

植入 CRT 患者随访有其特殊性，首先要求掌握程控的基本知识、常见的参数及其意义，如电池寿命、电极阻抗、起搏阈值、感知灵敏度、起搏频率、工作方式、输出能量（振幅和脉宽）、心房不应期，房室延迟间期及某些特殊功能如自动模式转换，自动房室延迟间期搜索和起搏器介入性心动过速等。其次需评估患者临床症状的改善、优化起搏器参数、发现并处理可能的并发症（如左心室电极导线的脱位、膈肌刺激）、优化药物治疗等。

1. 首次随访时建立起搏器随访记录本　记录内容如下：

（1）植入 CRT 患者的一般资料：包括患者的姓名、性别、年龄、住址、联络方式等。

（2）植入 CRT 患者的临床资料：患者基础疾病，最好记录患者植入前的心电图、X 线胸片、超声心动图等数据。

（3）植入 CRT 资料：包括起搏器及导线厂家、型号、序号，CRT 植入时间、植入医院、手术者等。

2. 长期随访时记录内容

(1) 评估患者植入 CRT 后的疗效

①临床症状的改善情况：临床症状的改善可以反映心功能的改善，可以从患者自觉症状（包括胸闷、气促）减轻、运动耐量和生活质量的提高（6min 步行距离提高）的程度作出评估。

②超声心动图：了解心脏房室大小及心脏机械收缩是否同步。CRT 治疗的目的是纠正心脏机械收缩的不同步，并优化药物治疗，改善心排血量及逆转心脏重构，这是长期缓慢的过程，因此随访过程中应定期利用超声心动图测定心腔大小。

③动态心电图：了解 CRT 对心脏活动的影响。随访过程中定期行动态心电图检查，主要测量 QRS 波时限，是评价心室再同步治疗效果的重要指标之一；动态心电图检查可以发现起搏器的起搏及感知功能是否正常。

④实验室检查，脑钠肽可用于心力衰竭的诊断及危险因素，并指导治疗及判断预后。优化药物治疗过程中有可能用到利尿剂、抗心律失常药，定期检测电解质、肝肾功能、甲状腺功能，有利于早期发现药物副作用，及时处理。

(2) 了解 CRT 的工作情况

①评价起搏器电池状态：可以通过询问起搏器，直接观察程控仪显示的电池电压状态。

②测试工作参数：包括心房、心室的起搏阈值和感知，起搏阻抗，测量起搏阈值时应明确输出脉冲的振幅和脉宽。

③了解心室起搏所占的百分比：CRT 植入术后尽可能保证 100% 双心室同步起搏可以最大程度地达到 CRT 治疗的目的。

④其他工作参数：包括下限频率、上限频率、AV 间期、心房不应期、心室空白期和自动模式转换等。

(3) 优化 AV 间期和 VV 间期：应用超声组织多普勒显像技术或利用心腔内心电图方法优化时间间期，遵循个体化、动态优化的原则进一步改善 CRT 的血流动力学效应。

(4) 发现并处理相关并发症

1) 左心室失夺获：较多见，通过测试参数可了解有无左心室失夺获，结合心房、心室的起搏阈值和感知，起搏阻抗、心电图、X 线胸片，可以帮助了解左心室电极导线的脱位或微脱位的情况，必要时需重新植入左心室电极导线。

2) 膈肌刺激：CRT 患者术后由于活动、体位改变、导线移位等原因容易引起膈神经刺激导致患者不适，可通过程控改变起搏极性、起搏刺激向量的方向或在满足心室夺获的基础上减少输出电压、脉宽，减轻或消除膈肌刺激的程度，必要时需重新放置左心室电极导线。

3) 交叉感知：是感知非本心腔传导的刺激信号，造成起搏抑制反应。有心动过缓史或起搏依赖的 CRT 患者，若左心室电极脱位到冠状静脉窦口或右心房时，可能引起交叉感知而抑制心室输出。可通过设置心室感知灵敏度大于 P 波振幅、降低心房输出、增加心房后心室空白期以避免过感知。

4) 合并房颤的处理：CRT 患者术后症状改善不明显、双心室起搏比例下降的一个重要原因是发生房颤。快速心房激动下传导致心室率超过了起搏器设定的上限频率，会降低双心室起搏百分比。对于慢性房颤伴快速心室率的CRT患者可以通过行房室结消融术保证双心室起搏的百分比；对于伴发阵发性或持续性房颤的CRT患者可以通过电复律或优化药物治疗，如加用β受体阻滞剂或钙离子通道阻滞剂减慢心室率，并结合程控方法（合适的心房感知灵敏度、较高频率模式转换功能、心室感知反应、心房跟踪恢复、房颤传导反应）来达到最大双心室起搏百分比的目的。①心室感知反应（VSR）：用于心室感知事件时保持双心室起搏，当起搏的房室间期内发生心室感知事件时即刻发放刺激触发双心室起搏，防止在快速心房率或出现期前收缩时导致心室失夺获。②心房跟踪恢复（ATR）：用于心房不应期出现感知事件时恢复双心室起搏，可以在室早或心率超过上限跟踪频率、心室不应期感知事件导致双心室起搏功能丧失时缩短心室后心房不应期（PVARP），从而恢复对心房事件的跟踪，保持双心室起搏百分比。③房颤传导反应（CAFR）：用于防止在房颤快速下传时出现双心室夺获，当房颤快速心房刺激下传时，能动态调整心室起搏频率，增加双心室起搏百分比，同时不会显著增加平均起搏心律。

（四）随访步骤

体外程控仪是随访的必备工具，不同厂家生产的起搏器只能使用本公司的程控仪，但具有相似的工作原理和操作步骤。

1.评价起搏器电池状态：询问起搏器，直接观察程控仪显示的电池电压状态。

2.测试参数：起搏阈值（V/ms）、P/R波幅度（mV）、起搏环路阻抗（Ω）。测量起搏阈值时应明确输出脉冲的振幅和脉宽。其他程控项目包括下限频率、上限频率、AV间期、心房不应期、心室空白期和自动模式转换等。

3.评价存储资料：利用起搏器中特殊的"Holter"功能，得到有价值的诊断数据和图表，包括常规诊断数据、心律失常诊断数据和心脏功能诊断数据。

（1）常规诊断数据：①电极阻抗趋势图。查看心房心室起搏阻抗趋势图是否稳定，并浏览阻抗值是否异常。②心房频率直方图。了解频率分布合理性，是否有变时功能不全或房性心动过速/房颤。③心室频率直方图。了解心室起搏百分比及室性心律失常情况，心室起搏百分比应超过90%。④房室传导直方图。了解房室传导分布明细。

（2）心律失常诊断数据：①心房心动过速（高频）事件。了解房性心律失常情况，包括发作时间、频率及房颤负荷情况。②心室心动过速（高频）事件。了解室性心律失常情况，包括发作时间、频率，并了解事件与患者临床症状发生时间是否相符。

（3）心脏功能诊断数据：协助评价心功能改善。①夜间心率趋势。了解夜间心率变化，夜间心率趋势下降说明心功能改善。②心率变异性趋势。了解心率变异的变化，心率变异趋势增加说明心功能改善。③活动趋势。了解患者活动变化，患者活动趋势增加说明心功能改善。

4.优化间期分析相关资料，结合临床情况利用装置自动程序优化AV间期及VV间期，保证百分之百心室起搏，从而保证心脏同步收缩。

5.进行起搏方式和参数的重新设置，确认设置成功。

六、希氏束 – 浦肯野系统起搏

在心脏再同步治疗（CRT）中，希氏束起搏（His bundle pacing，HBP）、左心室间隔部位起搏、左束支起搏（left bundle branch pacing，LBBP）、左束支区域起搏研究进展迅猛，目前形成了希氏束 - 浦肯野（希 - 浦）系统起搏在心脏再同步治疗中的主导地位，但希 - 浦系统起搏的长期临床疗效有待进一步证实。

（赵成凯　马　路）

参 考 文 献

[1] Moss AJ, Hall WJ, Cannom DS, et al. Cardiac-resynchronization therapy for the prevention of heart-failure events [J]. N Engl J Med, 2009, 361(14): 1329-1338. DOI: 10.1056/NEJMoa0906431.

[2] Linde C, Abraham WT, Gold MR, et al. Randomized trial of cardiac resynchronization in mildly symptomatic heart failure patients and previous heart failure symptoms [J]. J Am Coll Cardiol, 2008, 52(23): 1834-1843. DOI: 10.1016/j.jacc.2008.08027.

[3] Tang AS, Wells GA, Talajic M, et al. Cardiac-resynchronization therapy for mild-to-moderate heart failure [J]. N Engl J Med, 2010, 363(25): 2385-2395. DOI: 10.1056/NEJMoa1009540.

[4] Dickstein K, Vardas PE, Auricchio A, et al. 2010 Focused update of ESC guidelines on device therapy in heart failure: an update of the 2008 ESC guidelines for the diagnosis and treatment of acute and chronic heart failure and the 2007 ESC guidelines for cardiac and resynchronization therapy. Developed with the special contribution of the Heart Failure Association and the European Heart Rhythm Association [J]. Eur Heart J, 2010, 31(21): 2677-2687. DOI: 10.1093/eurheartj/ehq337.

[5] McMurray JJ, Adamopoulos S, Anker SD, et al. ESC guidelines for the diagnosis and treatment of acute and chronic heart failure 2012: The Task Force for the Diagnosis and Treatment of Acute and Chronic Heart Failure 2012 of the European Society of Cardiology. Developed in collaboration with the Heart Failure Association (HFA) of the ESC [J]. Eur Heart J, 2012, 33(14): 1787-1847. DOI: 10.1093/eurheartj/ehs104.

[6] Tracy CM, Epstein AE, Darbar D, et al. 2012 ACCF/AHA/HRS focused update of the 2008 guidelines for device-based therapy of cardiac rhythm abnormalities: a report of the American College of Cardiology Foundation/American Heart Association Task Force on Practice Guidelines and the Heart Rhythm Society [J]. Circulation, 2012, 126(14): 1784-1800. DOI: 10.1161/CIR.0b013e3182618569.

[7] Brignole M, Auricchio A, Baron-Esquivias G, et al. 2013 ESC guidelines on cardiac pacing and cardiac resynchronization therapy: the Task Force on pacing and cardiac resynchronization therapy of the European Society of Cardiology(ESC). Developed in collaboration with the European heart Rhythm Association(EHRA) [J]. Eur Heart J, 2013, 34(29): 2281-2329. DOI: 10.1093/eurheartj/eht150.

[8] Ponikowski P, Voors AA, Anker SD, et al. 2016 ESC guidelines for the diagnosis and treatment of acute and chronic heart failure: The Task Force for the　diagnosis and treatment of acute and chronic heart failure of the European Society of Cardiology (ESC). Developed with the special contribution of the Heart Failure Assoviation (HFA) of the ESC [J]. Eur Heart J, 2016, 37(27): 2129-2200. DOI: 10.1093/eurheartj/ehw128.

[9] Kusumoto FM, Schoenfeld MH, Barrett C, et al. 2018 ACC/AHA/HRS guideline on the evaluation and management of patients with bradycardia and cardiac conduction delay: a report of the American College

of Cardiology/American Heart Rhythm Society [J]. Circulation, 2019, 140(8): e382-e482. DOI: 10.1161/CIR.0000000000000628.

[10] Baker JH 2nd, McKenzie J 3nd, Beau S, et al. Acute evaluation of programmer-guided AV/PV and VV delay optimization comparing an IEGM method and echocardiogram for cardiac resynchronization therapy in heart failure patients and dual-chamber ICD implants [J]. J Cardiovasc Electrophysiol, 2007, 18(2): 185-191. DOI: 10.1111/j.1540-8167.2006.00671.x.

[11] Ellenbogen KA, Gold MR, Meyer TE, et al. Primary results from the Smart Delay determined AV optimization: a comparison to other AV delay methods used in cardiac resynchronization therapy (SMART-AV) trial: a randomized trial comparing empirical, echocardiography-guided, and algorithmic atrioventricular delay programming in cardiac resynchronization therapy [J]. Circulation, 2010, 122(25): 2660-2668. DOI: 10.1161/CIRCULATIONAHA.110.992552.

[12] Martin DO, Lemke B, Birnie D, et al. Investigation of a novel algorithm for synchronized left-ventricular pacing and ambulatory optimization of cardiac resynchronization therapy: results of the adaptive CRT trial [J]. Heart Rhythm, 2012, 9(11): 1807-1814. DOI: 10.1016/j.hrthm.2012.07.009.

[13] Brugada J, Delnoy PP, Brachmann J, et al. Contractility sensor-guided optimization of cardiac resynchronization therapy: results from the RESPOND-CRT trial [J]. Eur Heart J, 2017, 38(10): 730-738. DOI: 10.1093/eurheartj/ehw526.

[14] Daubert JC, Saxon L, Adamson PB, et al. 2012 EHRA/HRS expert consensus statement on cardiac resynchronization therapy in heart failure: implant and follow-up recommendations and management [J]. Heart Rhythm, 2012, 9(9): 1524-1575. DOI: 10.1016/j.hrthm.2012.07.025.

[15] Ohlow MA, Lauer B, Brunelli M, et al. The use of a quadripolar left ventricular lead increases successful implantation rates in patients with phrenic nerve stimulation and/or high pacing thresholds undergoing cardiac resynchronization therapy with conventional bipolar leads [J]. Indian Pacing Electrophsiol J, 2013, 13(2): 58-65. DOI: 10.1016/s0972-6292(16)30605-2.

[16] Niazi I, Baker J 2nd, Corbisiero R, et al. Safety and efficacy of multipoint pacing in cardiac resynchronization therapy: the multipoint pacing trial [J]. JACC Clin Electrophsiol, 2017, 3(13): 1510-1518. DOI: 10.1016/j.jacep.2017.06.022.

[17] Leclercq C, Burri H, Curnis A, et al. cardiac resynchronization therapy non-responder to responder conversion rate in the more response to cardiac resynchronization therapy with Multipoint Pacing(MORE-CRT MPP) study: results from Phase Ⅰ [J]. Eur Heart J, 2019, 40(35): 2979-2987. DOI: 10.1093/eurheartj/ehz109.

[18] Ajijola OA, Upadhyay GA, Macias C, et al. Permanent His-bundle pacing for cardiac resynchronization therapy: Initial feasibility study in lieu of left ventricular lead [J]. Heart Rhythm, 2017, 14(9): 1353-1361. DOI: 10.1016/j.hrthm.2017.04.003.

[19] Vijayaraman P, Herweg B, Ellenbogen KA, et al. His-optimized cardiac resynchronization therapy to maximize electrical resynchronization: a feasibility study [J]. Cir Arrhythm Elcetrophysiol, 2019, 12(2): e006934. DOI: 10.1161/CIRCEP. 118.006934.

[20] Huang W, Su L, Wu S, et al. Long-term outcomes of His bundle pacing in patients with heart failure with left bundle branch block [J]. Heart, 2019, 105(2): 137-143. DOI: 10.1136/heartjnl-2018-313415.

[21] Zhang W, Huang J, Qi Y, et al. Cardiac resynchronization therapy by left bundle branch area pacing in patients with heart failure and left bundle branch block [J]. Heart Rhythm, 2019, 16(12): 1783-1790. DOI: 10.1016/j.hrthm.2019.09.006.